AF340959

PRÉCIS

DE LA

MATIERE MEDICALE.

TOME SECOND.

PRÉCIS

DE LA
MATIERE MEDICALE,

CONTENANT

Les connoiſſances les plus utiles ſur l'hiſtoire, la nature, les vertus & les doſes des Médicamens, tant ſimples qu'officinaux, uſités dans la Pratique actuelle de la Médecine, avec un grand nombre de Formules éprouvées.

TRADUCTION

De la ſeconde partie du PRÉCIS DE LA MÉDECINE PRATIQUE, publiée en Latin.

Par M. LIEUTAUD, *Médecin de Monſeigneur le DAUPHIN, des Enfans de France ; de l'Académie Royale des Sciences, & de la Société Royale de Londres.*

Nouvelle édition, corrigée, augmentée ; & à laquelle on a ajouté un Traité des Alimens & des Boiſſons.

TOME SECOND.

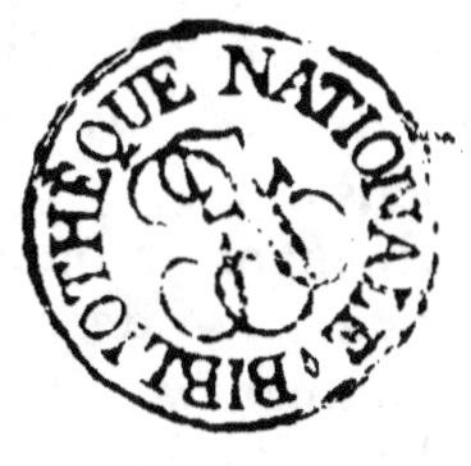

A PARIS,

Chez P. Fr. DIDOT, jeune, Libraire, quai des Auguſt.

M. DCC. LXX.

AVEC APPROBATION, ET PRIVILEGE DU ROI.

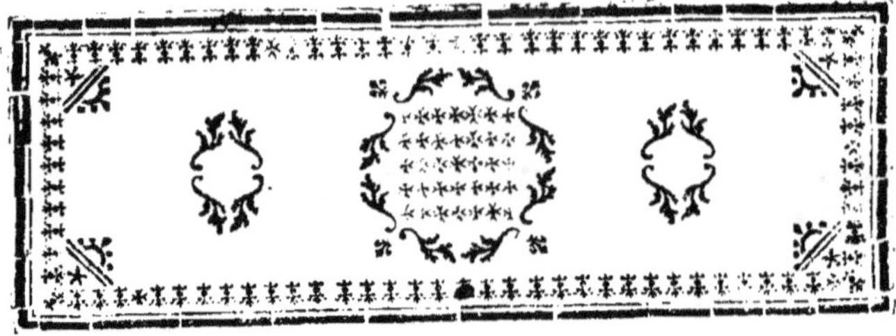

PRÉCIS

DE LA

MATIERE MÉDICALE.

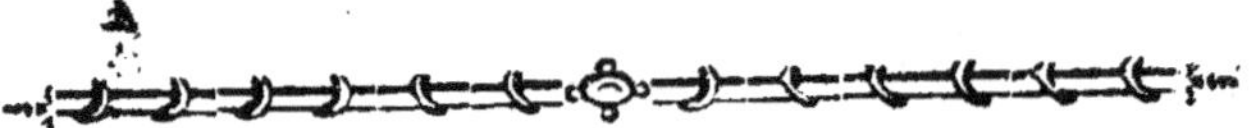

LIVRE SECOND.

DES MEDICAMENS EXTERNES.

INTRODUCTION.

Nous avons déja obſervé, en commençant cette Matiere médicale, que l'on ne donne le nom de *médicamens internes* qu'à ceux des médicamens qui ſont pris par la bouche pour qu'ils parviennent juſques dans l'eſtomac. Les autres médicamens, de quelque nature qu'ils ſoient, ſe nomment *médicamens externes*, ſoit qu'on les applique ſur la peau & les plaies, ſoit qu'on en uſe de maniere qu'ils agiſſent dans les narines, la bouche, les oreilles, les parties génitales, l'inteſtin *rectum*, &c. Ce ſont toutes ces eſpeces de

Tom. II.   **A**

remedes que nous nous proposons de raſſembler
ici , afin qu'on puiſſe les trouver facilement &
choiſir dans les diverſes indications que l'on a à
remplir. En effet , outre les diverſes maladies externes que l'on ne traite qu'avec des topiques ,
ces remedes contribuent encore à la guériſon des
maladies internes , ſoit en produiſant une irritation ſur les nerfs , comme les phénigmes oû rougiſſans , les ſinapiſmes & les veſicatoires ; ſoit en
procurant quelque évacuation , tels que les ſter-
nutatoires , les ſialagogues , les ſétons , les cauteres , &c. ſoit en pénétrant dans le corps par les
pores de la peau ; de ce genre ſont le mercure ,
les narcotiques , les purgatifs , les vermifuges ,
les ſtomachiques , les diurétiques , les cordiaux ,
les fébrifuges , les anti-hyſtériques , les anti-pa-
ralytiques , les fortifians , &c. Enfin les autres
amolliſſent , relâchent , adouciſſent , favoriſent
la ſuppuration , l'accélerent , cicatriſent , détergent , & empêchent , arrêtent ou détruiſent
la putréfaction , &c. Tous ces médicamens ſe
preſcrivent ſous pluſieurs formes , comme en
fumigations , bains de différente eſpece , fomentations , douches , lotions , injections , épithêmes , cataplaſmes , linimens & emplâtres
qui ſont employés au traitement de toutes les
parties du corps. On ſait encore que les collyres ſont conſacrés aux maladies des yeux , les gargariſmes aux parties internes de la bouche ; que
les peſſaires ſont faits pour le vagin , les lavemens
& les ſuppoſitoires pour l'intérieur de *l'anus.*
Dans cette Introduction nous jetterons un coup
d'œil général ſur les diverſes formes de médicamens externes ; mais nous dirons le plus briévement qu'il ſera poſſible , à notre ordinaire , ce

que nous jugeons nécessaire ici : ensuite nous parlerons en particulier de la saignée : enfin pour rendre cet ouvrage plus complet, nous ajoûterons quelque chose sur les sangsues, les ventouses & les caustiques, qui font certainement partie de la matiere médicale. Mais ce seroit sortir de notre sujet, & écrire sur la chirurgie, que de joindre ici les autres opérations chirurgicales : ainsi on ne doit pas s'attendre à les trouver dans cet ouvrage, où nous nous sommes renfermés dans les bornes prescrites par la division qu'on a faite de nos connoissances en différentes branches.

La fumigation, *suffimentum*, est tantôt séche, tantôt humide : elle consiste en une fumée ou une vapeur. Les résines, les gommes, les feuilles, les fleurs, les semences, les bois, diverses substances animales & minérales forment la fumigation en fumée. L'eau, le vinaigre, le vin, les esprits ardens, les eaux distillées odorantes, les infusions & décoctions aromatiques, calmantes, résolutives, servent à faire les fumigations en vapeur. Ces deux manieres de faire des fumigations se mettent en usage pour fortifier, résoudre, calmer & irriter ; pour dissiper les convulsions ; procurer quelque évacuation, &c. Aussi en vante-t on les effets dans l'enchifrenement les maladies des yeux & des oreilles : elles se prescrivent contre les chûtes de l'anus & du vagin, les hémorrhoïdes, &c. Les fumigations s'emploient encore pour corriger un air impur & se préserver de la contagion.

L'immersion du corps jusqu'à la tête dans un fluide quelconque se nomme un bain, *balneum*. L'usage n'en est pas réservé aux malades. Qui est-ce qui ne sait pas que bien des gens prennent le bain en santé, par propreté ou pour le plaisir. On croit qu'il est plus salutaire de le prendre à jeun; & c'est avec raison qu'on évite de se mettre dans le bain, peu de temps après le repas. Les malades peuvent s'y tenir depuis un quart-d'heure jusqu'à une heure entiere, & même davantage, si les forces le permettent. Le bain se prend plusieurs fois le jour, & se réitere selon le besoin. Tandis qu'on est au bain, ou en en sortant, on prend quelquefois de la crême de riz ou d'orge, du bouillon, du lait, du petit-lait, du thé, &c. Après qu'on est parfaitement séché, on se tient en repos; & quelquefois les malades se mettent au lit pour favoriser la transpiration.

Les bains domestiques, *balnea domestica*, qui sont tiédes, ou un peu au-dessous de la chaleur naturelle de l'homme, moderent le mouvement trop violent des humeurs, rendent plus souples les fibres musculaires & les autres parties élémentaires des solides, guérissent les affections spasmodiques, diminuent le mal de tête, calment les douleurs, procurent du soulagement dans les attaques de néphrétique, sont utiles dans les difficultés d'uriner & la passion iliaque, font du bien aux mélancoliques & aux maniaques, favorisent l'éruption de la petite vérole qui tarde à se faire, ont d'heureux effets dans le délire qui accompagne certaines fiévres, &c. Rarement prescrit-on les bains comme remede de précaution, à moins qu'on ne les fasse précéder d'une préparation qui consiste en saignée, purgation, boissons rafraîchissantes, apéritives, dépuratives &c. Souvent, pour remplir diverses indications, on fait des bains avec des décoctions

de plantes émollientes & aromatiques, ou de
tripes ; avec l'huile ou le marc d'olives, le marc
de raifin, le lait, &c.

Les bains de riviere, *balnea fluminum*, qui font
d'un ufage fort commun pendant les grandes chaleurs de l'été, ont à-peu-près les mêmes effets
que les bains domeftiques fimples ; & on en retire autant de fruit, pourvu qu'on ne les prenne
que vers cinq heures du foir.

Les bains froids, *balnea frigida*, que l'on prend
même pendant l'hiver, dont les anciens vantoient
fi fort les bons effets & qui font encore de l'ufage
le plus commun chez plufieurs nations, foit
comme pratique religieufe, foit pour conferver
la beauté du corps, fe prefcrivent très rarement
dans ce pays ci ; & je ne fais pourquoi ils fe trouvent ainfi abandonnés. Les Anglois font le plus
grand éloge des bains froids, & les difent un
remede très efficace non feulement pour guérir
la goutte, le rhumatifme, les affections hyftériques ou vaporeufes, mais encore pour prévenir les
catarrhes & d'autres maladies de ce genre auxquelles ces peuples font fort fujets. Durant l'hiver, il ne faut pas refter dans le bain froid plus
de deux ou trois minutes, à moins que l'habitude
ne le faffe fupporter plus long-temps ; mais, pendant l'été, on peut y être jufqu'à une demi-
heure, & même davantage. Les perfonnes, qui
ont la poitrine malade ou facile à irriter, doivent éviter les bains froids. Il n'y a peut-être pas
de plus puiffant remede que le bain froid pour
préferver les enfans qui font menacés de devenir
rachitiques, parceque ce remede poffede émi-
nemment la propriété de fortifier. C'eft pourquoi
il réuffit, pour l'ordinaire, dans les cas de foulu-

res ou d'entorfes au pied : alors on empêche que
la partie qui a fou ert ne s'enfle, en la plongeant
auſſi tôt dans l'eau froide , & l'y laiſſant durant
une heure & plus. On devroit peut-être faire autant de cas du bain froid pour le traitement de
l'incontinence d'urine & de certaines hémorrhagies, comme auſſi des affections ſpaſmodiques ;
mais il faut en uſer long-temps, en ſe repoſant
pourtant quelquefois ſelon les circonſtances. Il
faut ſavoir que les bains froids peuvent donner
lieu, en reſſerrant les vaiſſeaux de la peau , au
tranſport du ſang vers le cerveau ou les autres
viſceres. Les expériences multipliées ont appris
que le délire qui dépend de la fiévre, & la fureur
des maniaques, peuvent être diſſipés par ce ſeul
ſecours. On croit aſſez généralement que le bain
froid eſt très propre à prévenir les accès de la rage.
Nous devons faire remarquer que la plûpart de
ceux qui ſe mettent au lit , en ſortant du bain
froid, fondent en eau ; & cela ſeul prouve aſſez
qu'on ne doit pas appréhender qu'il arrête la
tranſpiration.

Le bain des eaux minérales chaudes , *balneum
aquarum thermalium* , ſe met au nombre des plus
puiſſans remedes que l'on ait contre les maladies
chroniques opiniâtres : il a un très heureux ſuccès dans le traitement des différentes éruptions
chroniques qui gâtent la peau : il délivre des douleurs aiguës de rhumatiſmes , même les plus anciens. On en a vu de bons effets dans la paralyſie :
ils guériſſent les contractions ou retiremens des
membres & leur atrophie : ils ſont ſalutaires dans
les cas de tremblemens , de ſtupeur , &c. Les
bains des eaux thermales détergent la peau & ouvrent les pores des tégumens, au point que nou-

feulement les pores laiſſent ſortir la ſueur, mais qu'ils reçoivent auſſi les molécules aqueuſes chargées des minéraux qui les rendent ſalutaires. On doit reſter dans le bain, depuis un quart-d'heure juſqu'à une demi-heure & davantage, quand les forces le permettent. Ce n'eſt qu'avec la plus grande réſerve qu'on peut preſcrire les bains des eaux thermales aux perſonnes ſujettes à des vertiges, aux épileptiques, aux hypocondriaques, aux hyſtériques, aux phthiſiques ou pulmoniques, &c. J'obſerverai encore que, ſi, pendant l'uſage de ces bains, les forces, le ſommeil ou l'appétit viennent à manquer, il faut le diſcontinuer.

Le bain de vapeurs, les étuves, *balneum vaporarium ſudatorium.* Cette eſpece de bain ſe prend en ſe tenant dans une chambre remplie de la vapeur des eaux minérales chaudes qui excitent, en peu de temps, des ſueurs très abondantes. Mais fort ſouvent ces chambres chaudes & hun.ides nuiſent à la tête & aux poumons, & il y a même des perſonnes qui ne ſupporteroient pas ce bain, ſi les baigneurs ne faiſoient pas en ſorte que la tête & la bouche fuſſent garanties de l'action de la vapeur. Avec cette précaution, c eſt à-dire, lorſque la tête n'eſt pas expoſée à la vapeur, les malades ſoutiennent la vapeur de l'eau chauffée juſqu'au degré de l'eau bouillante ordinaire, & ils s'en trouvent très bien. Mais on ne doit preſcrire ces bains qu'avec circonſpect on, tant dans la jeuneſſe, que dans un âge plus avancé. Fort ſouvent ils font du mal aux perſonnes pléthoriques & à celles qui ſont cachectiques. Quand on a les poumons affectés, il faut s'en abſtenir. D'autres obſtacles à leur uſage pour le moment, font les paffions violentes, les hémorrhagies, les flux de ventre, &c.

Outre les bains dont nous venons de faire mention, il en eft d'autres qu'on donne dans différentes vues ; comme le bain d'eau de la mer, *balneum aquæ maris*, qui eft principalement employé pour prévenir la rage : il eft encore utile pour guérir la galle opiniâtre.

Les bains aromatiques, *balnea aromatica*, & les bains de marc de raifin, *balnea vinaceorum*, paffent pour de puiffans remedes fortifians & même réfolutifs.

Les bains faits avec l'huile ou le marc d'huile d'olives, *balnea ex oleo olivarum*, *balnea ex magmate olivarum*, les bains faits avec le lait ou la décoction de tripes, font tous regardés comme d'excellens remedes externes adouciffans & émolliens.

Le bain de fable, *balneum arenæ*, qui eft échauffé par les rayons du foleil, foit fur le bord de la mer, foit dans le lit d'une riviere, eft fort eftimé contre les douleurs de rhumatifme ou l'enflure œdémateufe des jambes. Il y a lieu de croire que le fable chauffé dans un four produit d'auffi bons effets. On fait encore des efpeces de bains avec du fon, des feuilles d'aulne ou d'autres arbres que l'on a enfermées, durant quelque temps, dans un four chaud, ou expofées à l'ardeur du foleil en été, pour y prendre un degré de chaleur convenable.

Chacune des matieres, foit humides, foit féches, dont nous avons parlé jufqu'ici comme propre à faire des bains généraux, peut auffi faire des bains particuliers, ou qui n'agiffent que fur certaines parties.

Les

Les bains particuliers font le demi-bain, *femi-cupium*, où le malade eft enfoncé dans l'eau ou tout autre liquide, jufqu'aux aines ou aux reins. On prefcrit fouvent le demi-bain dans la colique hépatique, les attaques de néphrétique & les fuppreffions d'urine, foit que la caufe exifte dans les reins, foit qu'elle fe trouve dans la veffie, &c.

Quand ceux qui prennent le demi-bain, ont de la goutte, de l'enflure ou un ulcere aux jambes, ils doivent les tenir hors de l'eau ; ce bain prend alors le nom d'*inceffus*, ou bain de fauteuil.

Lorfque les pieds feuls ou tout au plus les jambes fe trouvent dans l'eau, c'eft ce qu'on nomme le *bain de pied*; *pediluvium*. On le recommande dans plufieurs maux de tête accompagnés de douleurs vives ou de fpafmes : il eft utile dans les fluxions fur les yeux, l'afthme convulfif, les palpitations de cœur, les fuppreffions des regles, des hémorrhoïdes, &c. Qulquefois il difpofe au fommeil, principalement quand, au lieu d'eau fimple, on emploie une décoction de têtes de pavot blanc ou d'autres plantes narcotiques. Enfin c'eft de la même maniere qu'on baigne les bras feuls, quand ils ont perdu la faculté de fe mouvoir, par le retirement ou la contraction, par une enflure confidérable, ou par les douleurs dont ils font le fiége.

L'embrocation ou la douche ; *embrocatio*, *irrigatio ab alto*, eft une efpece de bain formé par la chute de l'eau ou d'un autre fluide fur une partie quelconque, & que l'on entretient plus ou moins de temps. Si ce fluide tombe goutte à goutte ou du moins en petite quantité, parcequ'on preffe un morceau de linge, de drap ou

Tom. II. B

une éponge qui en font imbibés, c'eft ce qu'on nomme *embrocation, embrocatio*; mais lorfque le fluide coule, à plein canal d'une fontaine naturelle ou artificielle, & qu'il eft verfé de haut ou lancé, cela s'appelle la *douche, irrigatio ab alto*. Les embrocations & les douches fe font avec les eaux thermales & diverfes infufions ou décoctions de plantes appropriées aux différens cas. Les eaux thermales employées de cette maniere font regardées comme très efficaces pour amollir & réfoudre les tumeurs qui réfiftent le plus aux remedes ordinaires. On les vante beaucoup dans les cas d'exoftofes où les autres remedes font fans fuccès : elles diffipent les douleurs qui durent depuis long-tems : elles guériffent les vieux ulceres, rendent aux membres retirés ou contractés leur mouvement, &c. L'eau commune feule n'eft pas fans vertu, lorfqu'elle tombe de haut & en affez grande quantité ; car il eft d'expérience que différentes tumeurs des membres, tant goutteufes qu'écrouelleufes, qu'aucun remede n'avoit pu diffiper, l'ont été, en très peu de temps, par la feule douche d'eau commune.

C'eft encore à ce genre de remede, c'eft-à-dire à la douche, que l'on doit rapporter l'afperfion de l'eau froide fur le vifage de ceux qui tombent en fyncope ; pratique dont les femmes même connoiffent l'utilité.

On peut regarder comme appartenant à cet article des bains les fomentations, *fotus*, qui en ont en partie les effets, & qui fe font avec l'eau commune ou l'eau diftillée, les infufions ou les décoctions, le lait, le vin, l'oxycrat, les eaux lixivielles, l'eau de chaux, &c. On imbibe de l'un de ces fluides, des linges, du drap, des éponges que l'on applique pour remplir diverfes indications.

Les lotions , *lotiones* , font des efpeces de bains momentanés qui approchent beaucoup des fomentations. Elles fe font avec les mêmes fluides que les fomentations.

Les injections , qui fe font dans les oreilles , l'urètre , la veffie , le vagin , la matrice , l'inteftin *rectum* & les ulceres fiftuleux, ne different des lotions que par la maniere dont chacune fe pratique. On y emploie les eaux thermales , l'hydromel , les infufions & décoctions , les fucs , les huiles , le lait , &c. On voit , par les qualités de ces différens fluides , qu'il y a des injections adouciffantes & anodynes , d'autres vulnéraires & aftringentes , &c.

Il eft difficile de définir ce qu'on doit entendre par le mot *épithême* , *épithema* ; & fa fignification femble dépendre uniquement de la volonté des perfonnes qui prefcrivent ce genre de remede. On appelle ainfi des fomentations particulieres faites fur la partie que l'on nomme la *foffette du cœur* ou le *creux de l'eftomac* , fur le chignon du cou , le front , les tempes , &c.

La veffie à demi remplie d'eau , de lait , &c. que l'on doit mettre au nombre des remedes parégoriques externes , eft une efpece d'épithême. Il faut auffi regarder comme tel l'écuffon , *fcutum* , formé de poudres aromatiques , vermifuges , purgatives , anti-fpafmodiques , de baumes , de réfines , &c. qui font mêlées avec du coton cardé. On fait , avec ces mêmes fubftances liquides & bien pétries , des efpeces de cataplafmes ou d'emplâtres que l'on applique fur le nombril ou fur le devant de la poitrine. Il faut mettre également au nombre des épithêmes les fachets, *facculi*, dans lefquels s'enferment des poudres aromatiques, des fels, &c. & que l'on applique, pour l'ordinaire, fur la region épigaftrique. Il y a des fachets fecs ; d'autres ont été trempés auparavant dans du vin ou une autre liqueur. On ne trouve que trop de frippons de toute robe, qui attribuent de grandes vertus à de femblables remedes qu'ils vendent, uniquement occupés de faire des dupes.

C'eft encore dans le même article des épithêmes, que doit fe trouver le remede fuivant. On prend un pain au moment où il fort du four, & on le coupe auffi-tôt par la moitié ou environ, pour en appliquer une partie fur quelque endroit du corps. Tout le monde connoît l'efficacité de ce topique qui s'emploie, foit pour calmer les douleurs aiguës, foit pour réfoudre & diffiper un embarras nouvellement formé. Il eft auffi d'un ufage affez commun d'appliquer fur la région épigaftrique, dans les mains ou à la plante des pieds, & afin de donner des forces, du pain grillé arrofé de bon vin ou d'eau-de-vie, & faupoudré de fubftances aromatiques. Enfin les pigeons, les petits chiens & les autres animaux ouverts tout vivans, l'épiploon ou la toile de bélier, d'agneau, &c. que l'on applique affez fouvent avec fuccès fur la tête ou la région de l'eftomac dans plufieurs maladies, méritent auffi le nom d'*epithêmes.*

Le nombre des fubftances, avec lefquelles on compofe des cataplafmes, eft extrêmement confidérable. En effet il y entre des racines, des feuilles, des fleurs, des fruits, des femences, des farines, de la mie de pain, du levain des boulangers, des gommes, des favons, des onguens, des électuaires, de la boue, de la terre & différentes matieres réduites en poudre, ainfi que de l'eau, du vin, du vinaigre, de l'eau-de-vie, du lait, du miel, du blanc d'œuf, du jaune d'œuf, du beurre, des huiles, des graiffes ou axonges, &c. On prépare des cataplafmes avec ces diverfes matieres cuites ou dans leur état naturel. Les uns fe font en en mêlant fimplement quelques-unes : quelquefois elles doivent être préalablement écrafées & paffées par un tamis ; de maniere qu'il en réfulte un médicament qui ait la confiftance de bouillie, & dont tout le monde fait que les vertus font différentes, felon ce qui y eft entré. Il y a des cataplafmes maturatifs, digeftifs, émolliens, anodyns & réfolutifs ; d'autres font répercuffifs, aftringens, fortifians, cathérétiques, antiputrides, &c.

Je terminerai la lifte des topiques par le liniment, *linimentum, litus*. Il fe fait avec des baumes, foit naturels, foit officinaux ou magiftraux, des huiles, des graiffes, des moëlles, du beurre & des onguens. Le liniment, auquel on ajoûte un peu de quelque liqueur fpiritueufe, pour qu'il devienne plus pénétrant, doit non-feulement s'employer chaud, mais encore ne s'appliquer qu'après que l'on a un peu échauffé par des frictions, la partie qui doit le recevoir ; fans quoi, il eft inutile, ou du moins il a peu d'efficacité. Tout le monde fait que l'on ne fait pas ufage de l'onguent mercuriel, du liniment contre la galle, &c. fans avoir pris cette précaution. Cependant quelque foin qu'on prenne pour que ces médicamens traverfent la peau, il eft rare qu'ils en viennent à bout, à moins que l'on ne faffe précéder l'ufage des bains qui ouvrent affez les pores de la peau pour que des molécules huileufes puiffent s'y infinuer.

Nous n'ajoûterons rien ici fur les emplâtres dont les huiles, les graiffes, les moëlles, le beurre, les mucilages, la cire, la poix, les réfines font la bafe. Ce font prefque toutes des compofitions officinales ; & il fe trouve peu de perfonnes qui ignorent la maniere d'en faire ufage.

Ayant fini ce que nous nous étions propofé de dire le plus brièvement qu'il fe pourroit, fur les remedes externes généraux, il nous refte à traiter de la même maniere des remedes qui conviennent à quelque partie du corps en particulier. Je commencerai par les collyres, *collyria*, qui font confacrés au traitement des maladies des yeux. Leurs vertus font différentes, comme celles des fubftances dont ils font formés. Il y en a de rafraîchiffans, d'adouciffans ou anodyns ; d'autres font répercuffifs, réfolutifs, déterfifs, &c. On compofe des collyres avec l'eau commune, les eaux diftillées, les eaux minérales, le vin, le lait, différentes décoctions & infufions, &c. auxquelles on peut ajoûter des eaux fpiritueufes, plufieurs fels & quelques poudres. On met encore au nombre des collyres la pulpe de pommes, le blanc d'œuf, les mucilages & divers cataplafmes qui s'appliquent fur les yeux, felon les indications qu'on a à remplir, ainfi que des poudres que l'on fouffle dans les yeux. Il eft à propos de faire remarquer, à ce fujet, qu'il y a d'autres médicamens qui portent mal à-propos le nom de *collyre*, puifqu'ils ne font pas faits pour être mis fur les yeux dans les maladies de cet organe, par exemple, le collyre de Lanfranc qui s'emploie, ainſi que tout le monde le ſait, comme remede cathérétique dans le traitement des ulceres.

Les gargariſmes, *gargariſmata*, qu'il faut re-muer dans le pharynx, en ayant la tête un peu renverſée ; ou qui doivent agir, comme lotions, ſur les autres parties de la bouche, ſe compoſent avec des eaux diſtillées, ou des eaux thermales, diverſes infuſions ou décoctions, de l'oxycrat, du lait, des eſprits ardens adoucis, en y mêlant de l'eau, du miel, des ſyrops, des mucilages, &c. Dès lors ceux qui connoiſſent la nature de ces matieres, jugent qu'il y a des gargariſmes adou-ciſſans, anodyns, émolliens, ſtimulans, & d'au-tres répercuſſifs, aſtringens, réſolutifs, matura-tifs, déterſifs, anti-ſcorbutiques, &c. Si les ma-lades ne ſavent pas ſe gargariſer, ainſi que cela ar-rive aux enfans, on peut injecter la liqueur & la diriger vers la partie malade ; & cette maniere de la mouiller n'eſt pas moins avantageuſe que l'autre.

Le peſſaire, *peſſarium*, eſt fait pour inſinuer dans le vagin. Il y en a de mous & d'autres fer mes. On en prépare de pluſieurs formes, & de différente groſſeur, pour remplir les diverſes in-dications qui ſe preſentent. Le peſſaire ſe fait avec du coton imbibé d'huiles & d'onguens, avec de la toile de lin ou une étoffe de ſoie, dans lequel on enveloppe des poudres avec du miel cuit & mêlé de différentes ſubſtances médi-camenteuſes, avec certaines racines, &c. Mais il eſt beaucoup plus ordinaire que les peſſaires ſoient un morceau uni d'ivoire, de bois ou de liége enduit de cire, quand ils ſont employés pour empêcher la chute du vagin, ou faire ceſſer

une incontinence d'urine. On compose des peffaires médicamenteux , avec diverfes matieres
appropriées au cas pour lequel on les ordonne ,
par exemple , pour faire paroître les régles , pour
arrêter les pertes , calmer les démangeaifons , déterger les ulceres , &c. Il ne faut recommander
l'ufage des peffaires qu'aux femmes, & jamais aux
filles dont ils détruiroient les fignes externes de la
virginité.

Il n'eft perfonne qui ne fache la maniere de
préparer les lavemens ordinaires , & comment
ils fe donnent. On n'ignore pas non plus qu'ils
fervent à favorifer la fortie des excrémens durcis ,
diminuer la chaleur des entrailles , calmer les
douleurs , & faciliter la fortie des vents. Il y a des
lavemens qui fe font avec du jus de viande & que
l'on nomme *lavemens nourriffans :* ils fervent à
faire vivre les malades qui ne peuvent rien avaler parceque les organes ou les voies de la déglutition font viciés. On compofe auffi des lavemens
aftringens , déterfifs , anti-feptiques : il y en a encore de fébrifuges , d'anti-hyftériques , de ftimulans ou irritans , &c.

Je ne dois pas laiffer ignorer que l'on introduit
quelquefois , par l'anus , dans les inteftins , de
la fumée de tabac , pour faire ceffer des conftipa-
tions opiniâtres , ainfi que pour diffiper la colique
iliaque qui eft produite par une hernie. Pour cela , on prend une demi-once de tabac , & on en
conduit la fumée dans l'anus au moyen des inftrumens inventés par Dekker ou par d'autres , ou
avec une veffie , ou enfin de toute autre maniere
qu'on imaginera propre à réuffir.

Enfin , pour ne rien omettre des pratiques de
ce genre qui ont été ufitées , j'ajoûterai qu'on

s'eft quelquefois fervi d'un foufflet femblable à
ceux des forges, pour remplir les inteftins d'air ;
& il y a plufieurs cas de paffion iliaque dans lefquels ce fecours a été falutaire.

Le fuppofitoire, *fuppofitorium*, differe peu du
peffaire, quant à la forme. Le premier s'introduit dans l'anus, comme le fecond dans le vagin.
Les diverfes fubftances, avec lefquelles on fait
des fuppofitoires, font le coton, le linge, les
tiges ou côtes de poirée, de chou, de mercuriale
& d'autres plantes femblables ; les poreaux, le
favon, le lard, le fuif, le beurre de cacao, le
miel cuit, le fromage falé, &c. On peut ajoûter
auffi à ces fubftances, quand il faut exciter le
ventre à fe décharger, le fel gemme, le fel ammoniac, le diagrede, l'agaric, l'aloës, la coloquinte, l'euphorbe & d'autres médicamens qui
font irritans. Il fe fait encore, pour remplir diverfes autres indications, des fuppofitoires émolliens, adouciffans, anodyns, réfolutifs, aftringens, vermifuges, déterfifs, &c.

C'eft avec grande raifon que l'on met la faignée au nombre des plus puiffans remedes externes : ainfi il entre dans notre plan de dire quelque chofe, en paffant, & comme par fupplé-
ment, des diverfes efpeces de faignées & de
leurs effets, tant bons que mauvais, fans cependant entrer dans ce qui regarde la maniere de
faire cette opération qui eft du reffort de la chirurgie, & ne doit pas trouver place ici. Tout le
monde fait que l'on tire du fang, au moyen de
la faignée, des veines du bras, de la main, du
pied, de la gorge, de la langue, du front, des
yeux, &c. & que l'on ouvre une veine préféra-
blement à l'autre, felon qu'il eft indiqué par les

circonſtances, & l'effet que l'on a deſſein de produire. Il n'eſt pas moins évident pour tout le
monde, que cette opération déſemplit les vaiſſeaux, & principalement ceux de la partie où la
ſaignée ſe fait, & enſuite des autres parties plus
éloignées, ſelon les loix ſi connues de la circulation du ſang. On ne doit pas ignorer que l'on
ouvre la veine temporale, ſans qu'il y ait à craindre d'anévriſme à cette veine, parcequ'elle ſe
trouve appuyée ſur un os ; & ſouvent ce remede
a eu un très heureux ſuccès dans les maladies les
plus graves de la tête. Il eſt, pour l'ordinaire,
à propos de faire uſage de la ſaignée au commencement des fiévres : elle eſt de la plus grande
utilité dans les cas d'apoplexie ſanguine ou d'autres maladies du même genre, dans l'eſquinancie, l'inflammation des reins, la péripneumonie
& les autres inflammations internes. On ne la
regarde pas comme moins ſalutaire après les
grandes bleſſures, les chûtes conſidérables, &c.
Mais il faut éviter de répéter la ſaignée plus
qu'elle ne doit l'être, de peur que le malade
ne tombe dans un état plus fâcheux, & que l'é-
puiſement de ſes forces ne hâte ſa fin. Ce n'eſt
encore qu'avec les plus grandes précautions qu'on
doit ordonner la ſaignée aux enfans & aux vieillards. Les ſujets phthiſiques, hydropiques & ceux
qui ſont dans le maraſme la ſupportent difficilement. Il faut s'en abſtenir dans le cas d'apoplexie ſéreuſe : elle ne convient pas davantage après
l'éruption de la petite vérole & de la rougeole,
ſinon dans certaines circonſtances fâcheuſes de
ces maladies. Enfin elle eſt nuiſible à quelques
perſonnes hyſtériques, hypocondriaques ou va-
poreuſes, ainſi qu'aux paralytiques, aux gout-

ceux, &c. Et pour réfumer ce qu'on peut dire fur la faignée, c'eft un des plus puiffans fecours que la médecine poffede, quand elle eft faite à propos ; mais autrement elle devient ou inutile, ou nuifible, ou même mortelle. Il eft bon de favoir que ceux qui ont contracté une ancienne habitude de fe faire faigner, un certain temps de l'année, éprouvent, lorfqu'ils y manquent, les mêmes incommodités qui réfultent des regles fupprimées. Ce fait bien conftaté montre le danger qu'on court en abufant de la faignée.

On peut regarder comme les fuccédanés de la faignée, ou comme un remede propre à lui être fubftitué, & à en tenir lieu, les fangfues, *hirudines*, que l'on emploie également pour défemplir les vaiffeaux fanguins. On fait que cette grande efpece de vers aquatiques s'attache à la peau, & fuce le fang, dont elle fe gorge quelquefois jufqu'à crever. Les fangfues fe mettent fur diverfes parties du corps, aux tempes, derriere les oreilles, au grand angle des yeux, à la paupiere inférieure, au-dedans des narines, à l'anus, fur les membres, &c. Ces animaux ayant été lavés préalablement avec de l'eau, s'appliquent fur les parties du corps défignées pour y remplir différentes indications, foit afin de défemplir les vaiffeaux fanguins les plus voifins de la partie où on les met, foit afin d'exciter une efpece de révulfion. C'eft en produifant de pareils effets, que l'application des fangfues eft très falutaire dans les ophthalmies opiniâtres & les autres fluxions à la tête ; qu'elles font utiles dans le délire ; qu'elles diminuent les maux de tête ; qu'elles ont un heureux fuccès dans les hémorrha-

gies du nez, des poumons ou de toute autre partie ; qu'elles guérissent les hémorrhoïdes gonflées, &c. Il est à propos d'ajoûter, au sujet de
la maniere de se servir des sangsues, qu'elles
percent difficilement la peau, si on ne l'a pas
échauffée précédemment en la frottant, ou
mouillée avec de l'eau tiéde, du lait ou du sang
de pigeon. Dès que les sangsues se sont gorgées
de sang, pour l'ordinaire elles tombent : si cela
n'arrive pas, on leur jette sur le corps du sel ou
de la cendre ; ce qui leur fait quitter la peau.
Quand on veut tirer, par ce moyen, une plus
grande quantité de sang que ces animaux n'en
peuvent contenir, on leur coupe la queue, afin
que le sang coule par cette plaie, & qu'ils conti-
nuent à sucer. Il arrive quelquefois qu'après que
les sangsues sont ôtées, le sang ne cesse de couler par la petite plaie qu'elles ont faite, jusqu'à
obliger d'y appliquer une eau styptique pour
l'arrêter. Il est important d'observer que les sangsues doivent être appliquées, avec précaution &
adresse, à la bouche, aux narines, à l'anus, &c.
pour qu'elles ne pénétrent pas dans ces cavités
plus avant qu'il ne faut ; accident que l'on dit
avoir mis quelquefois la vie en danger. Si, par
malheur, elles parviennent jusques dans l'estomac & les intestins, on peut les empêcher de
sucer & les faire sortir, en faisant avaler ou en
injectant de l'eau salée & des médicamens purgatifs ; mais si elles se glissent dans les sinus qui
communiquent avec les narines ; c'est un accident qui peut devenir funeste, à moins que,
par hasard, de violens éternumens ne les jettent
dehors.

Les ventouses, *cucurbitula*, dont tout le monde connoît la forme & la maniere de les employer, s'appliquent sur les omoplates, sur le dos, à la partie postérieure du cou, aux cuisses, aux jambes, &c. On sait aussi qu'il y a des ventouses séches, & des ventouses sanglantes. Les ventouses séches ont moins d'efficacité : leur seul effet est de faire enfler la partie sur laquelle elles ont été mises ; & ce n'est que par-là qu'elles peuvent procurer quelque soulagement. Les ventouses sanglantes ou scarifiées, par lesquelles on tire autant de sang que l'on veut, ne le cédent pas à la saignée pour les bons effets ; & on les estime même plus utiles, la douleur que causent les ventouses scarifiées, ayant sur la saignée l'avantage de dissiper l'engourdissement des sens, quand on s'en sert dans l'apoplexie & les autres affections comateuses : c'est par la même action qu'elles operent, dans les maladies convulsives, une révulsion qui est extrêmement salutaire. Les ventouses scarifiées n'ont pas moins de succès dans les autres maladies de la tête, dans celles des yeux, de la bouche, &c. Enfin il est prouvé, par des observations multipliées de praticiens habiles, qu'elles procurent souvent le plus grand soulagement dans la pleurésie, quand elles sont appliquées proche du siége de cette maladie.

Presque personne n'ignore que le cautere, *fonticulum*, dont il nous reste à parler, est cet ulcere artificiel que l'on pratique avec la pierre à cautere, la pierre infernale, ou toute autre substance ou composition du même genre, ou bien avec un fer rouge. Les bras, les cuisses, l'occiput, &c. sont les parties du corps sur lesquelles

on fait cette opération, & entre lesquelles le médecin choisit d'après les circonstances. C'est, ce
me semble, prendre une voie plus sûre & plus
courte, que de faire, pour cela, une plaie légere à la peau : cependant le caustique officinal
est le plus usité, quoiqu'il cause plus de douleur.
Quelquefois aussi ce dernier est préférable pour
l'efficacité. Après ce cautere que l'on surnomme
potentiel, vient le cautere actuel, *cauterium ac-
tual*, ou le fer rouge dont les personnes timides
craignent la brûlure. Néanmoins il mérite la préfé-
rence sur les autres cauteres, pour ses effets, parcequ'il faut une révulsion prompte & momenta-
née ; & tous les praticiens conviennent qu'il est
des cas où elle est de la plus grande importance.
Malgré cela, cette maniere de brûler n'est plus
d'usage, & on ne la recommande presque plus
dans ce pays-ci, que pour arrêter la carie des os.
Des faits en assez grand nombre ont prouvé qu'il
n'est pas de remede plus efficace pour arrêter sur-
le-champ les progrès du poison de la morsure de
la vipere & des animaux enragés.

On peut rapporter au cautere actuel la brûlure
qui se fait, par le moyen du moxa, chez les Chinois. Le moxa ne paroît être autre chose que le
duvet d'une espece d'armoise étrangere dont Linnæus fait mention. On lui donne, en la roulant,
une forme pyramidale dont la base, qui a environ un pouce de diametre, s'attache à la peau,
au moyen de la gomme Arabique. Le feu, que
l'on met à la pointe, étant parvenu à la base,
brûle vivement la peau. Communément on met
de l'onguent *basilicum* sur cette brûlure, que l'on
réitere quelquefois, & que l'on multiplie suivant

le befoin. Les Chinois & les Japonois donnent
les plus grands éloges à ce genre de cautere,
qu'ils regardent comme capable de diſſiper les
douleurs les plus opiniâtres de goutte, de rhumatiſme ou même d'un autre genre. Ils emploient
ce remede dans le traitement de l'apoplexie, de
l'épilepſie & des autres maladies du même genre,
qui communément ſont guéries par cette violente
révulſion. Diverſes plantes de ce pays, qui ſont
couvertes de duvet, pourroient fournir une matiere ſemblable au moxa, & qui ſerviroit au
même uſage. Les Eſpagnols recueillent quelque
choſe de ſemblable ſur une eſpece d'*echinopus*.
On pourroit encore employer de la même maniere les barbes de la graine de clématite ou de
pluſieurs autres plantes, le coton, le lin, &c.
L'amadou enfin paroît devoir l'emporter ſur toutes les autres matieres.

Je terminerai ces généralités, peut-être trop
longues, en diſant que le cautere, ainſi que le
ſéton, *ſetaceum*, qui lui reſſemble beaucoup,
doivent être mis au nombre des moyens de guérir
les plus puiſſans & les moins capables de nuire.
De quelque maniere, & ſur quelque partie qu'on
le faſſe, il faut non-ſeulement s'en ſervir pour
préſerver des maladies funeſtes, mais encore
pour diminuer les maux opiniâtres, & les guérir
radicalement. Le cautere procure un prompt ſoulagement dans différentes maladies de la tête, &
principalement des yeux. Il eſt utile pour guérir
les douleurs de la ſciatique, & dans tous les cas
où il faut opérer une révulſion. Mais il importe
beaucoup de ſavoir qu'il eſt très dangereux, &
que c'eſt riſquer ſa vie, que de laiſſer ſécher,
quand on eſt dans un âge avancé, ces eſpeces

d'égouts ou d'écoulemens qui font anciens. Si cela
arrive naturellemens, il ne faut négliger aucun
des moyens que l'on a, pour rappeller au même
endroit la matiere purulente dont la nature avoit
l'habitude de purger le corps par cette voie; ou
il faut l'en faire fortir d'une autre maniere, de
peur qu'elle ne foit portée & dépofée au cerveau,
fur les poumons ou d'autres organes.

SECTION PREMIERE.

DES Médicamens généraux externes.

LES EMOLLIENS.

SOUS le nom de *médicamens émolliens* font compris les médicamens externes capables de rendre lâches les fibres qui avoient trop de roideur, & de donner de la molleffe aux parties qui étoient dures & rénitentes. Par ces effets, ils diminuent & même font ceffer les douleurs caufées par la roideur & la dureté. Quand on fe repréfente, comme il faut, l'action des émolliens, on n'eft pas furpris que ces médicamens, employés en topiques, faffent fort fouvent les fonctions des remedes réfolutifs & maturatifs, en donnant de la fluidité à des humeurs épaiffies, & qui ont même acquis une forme folide. Les effets falutaires de ces émolliens font inconteftables, foit qu'on les emploie en vapeurs, fumigations, lotions, douches, bains, fomentations, foit qu'on en compofe des cataplafmes, linimens, emplâtres, &c. On verra, par l'examen des fubftances que nous allons nommer comme *émollien-tes*, qu'elles empruntent leur efficacité des particules aqueufes, mucilagineufes, graffes & huileufes, dont elles font remplies. Lorfque ces principes font mis en action par la chaleur, ils pénetrent plus profondément dans les parties fur lefquelles on les applique, & ils operent mieux l'effet qu'on en attend. D'où il eft aifé de voir

Tom. II.   C

que la vapeur de l'eau chaude eſt peut-être **ce**
qu'on peut employer de meilleur & de plus pénétrant. Nous dirons, en paſſant, que parmi les
herbes émollientes il y en a cinq qui ſont d'un
uſage plus familier, & qui dans les boutiques
ſont réputées les plus efficaces ; telles ſont la
mauve, la guimauve, la mercuriale, la pariétaire & la violette ; mais les praticiens ne ſouſcrivent pas à ce choix, ſe réſervant le droit de
choiſir parmi les autres celles qui leur paroiſſent
les plus propres à remplir leurs vues.

MÉDICAMENS SIMPLES.

L es racines de guimauve, de nénuphar ; les
oignons de lys blanc, de la courone impériale (¹) ;
la racine de patience.

Les feuilles de mauve (²), de guimauve, de
ſeneçon (³), d'acanthe (⁴), de mercuriale, de
pariétaire, de poirée (⁵), de blette, de bouillon blanc, de violette (⁶), de bourrache, d'orpin, de laiteron, de pourpier & de joubarbe.

Les fleurs de camomille, de mélilot, de bouillon blanc, de ſureau.

Les ſemences ou graines de lin, de fénugrec .. la farine d'orge, de riz, de lupin, de ſeigle . de froment (⁷) ; la mie de pain. ... les pommes, les figues, les amandes douces, les pignons doux. ... l'huile d'olives (⁸), le marc
d'huile d'olives, le ſavon.

Le lait, le beurre, la crême de lait... le blanc
de baleine. ... la moëlle, la graiſſe ou axonge &
les tripes des animaux. .... les animaux tués récemment, la laine graſſe.

Les eaux de Plombieres , de Bourbon-Lancy ,
de Digne , d'Aix-la-Chapelle , de Vichy , de Barèges ; la boue des eaux de Saint-Amand , & celle
des autres eaux thermales ; enfin l'eau commune
même , pourvu qu'elle soit chaude.

EMOL-
LIENS.

MÉDICAMENS OFFICINAUX.

L'EAU de frai de grenouille , de lys blanc.

Le mucilage des semences de *psyllium* , de
coing.

L'huile des semences froides , d'amandes douces , de lin , de chanvre (9) , de lys blanc (10) ,
de camomille (11) , de laurier ; de vers de terre ,
de petits chiens , d'œufs.

L'onguent de guimauve , l'onguent rosat , l'onguent brun , l'onguent *populeum*.... le cérat de
Galien , la pommade rouge.... l'emplâtre de
mucilage (12) , le diachylon simple , le diachylon
gommé , l'emplâtre de blanc de baleine , l'emplâtre de mélilot (13).

MÉDICAMENS MAGISTRAUX.

FOMENTATIONS.

PRENEZ *graines de lin* , deux onces ; *feuilles de
mauve & de violete* , de chaque deux poignées : faites-les cuire dans ce qu'il faut d'eau pour en avoir
trois pintes. Cette fomentation , quoique peu
chargée , ne le cede point aux autres.

PRENEZ *racines de guimauve & de nénuphar* , de

chaque deux onces ; *feuilles de mauve , de pariétaire & de violette ,* de chaque deux poignées ; *fleurs de camomille & de mélilot ,* de chaque une demi-poignée : faites bouillir dans une suffisante quantité d'eau , & réduire à six livres ; pour une fomentation dont on imbibera des linges ployés en quatre , ou des tissus de laine très mollets , comme de la flanelle , que l'on applique sur la peau , pour y rester jusqu'à ce qu'ils soient réfroidis.

PRENEZ *oignons de lys & racines de patience ,* de chaque deux onces ; *feuilles de mauve , de seneçon & de bouillon blanc ,* de chaque deux poignées ; de *graines de lin ,* une once ; de *fleurs de camomille ,* une poignée : faites bouillir dans une suffisante quantité d'eau , & réduire à six livres ; pour être employé à faire des fomentations.

CATAPLASMES.

PRENEZ *feuilles de mauve , de pariétaire , de violette & de guimauve ,* de chaque deux poignées ; de *fleurs de camomille ,* une poignée : faites bouillir dans une suffisante quantité d'eau , jusqu'à ce que les plantes soient réduites en bouillie : passez par un tamis de crin , & remettez le mélange sur le feu , jusqu'à ce qu'il ait acquis , par l'évaporation , la consistance d'un cataplasme.

PRENEZ *racines de guimauve , de nénuphar & oignon de lys blanc ,* de chaque quatre onces ; *feuilles de bouillon blanc & de violette ,* de chaque une poignée : faites bouillir dans une suffisante quantité d'eau , jusqu'à ce que le tout soit en bouillie : retirez la pulpe , au moyen d'un tamis :

ajoûtez à cette pulpe une once *d'onguent de guimauve.*

PRENEZ de *farine de graines de lin*, une livre ;
de *mie de pain*, six onces : faites bouillir dans une
suffisante quantité de *décoction de guimauve*, &
réduire à la consistance de cataplasme.

PRENEZ de la *pulpe des herbes émollientes*, une
livre ; de *farine de seigle*, deux onces ; *farine de
féves & de lupins*, de chaque une once : faites
bouillir, selon l'art dans une suffisante quantité
d'eau, & réduire en consistance de cataplasme.

PRENEZ de *racine de guimauve*, une once ;
*feuilles de mauve, de branche ursine & de jusquiame
blanche*, de chaque une poignée ; *fleurs de camomille & de sureau*, de chaque une poignée : faites
bouillir dans une suffisante quantité d'eau, & réduire en bouillie : passez par un tamis : ajoûtez à
cette pulpe deux onces des *farines de feves & de
graines de lin* ; une once de *graisse de poule* ; pour
un cataplasme.

PRENEZ de *mie de pain très blanc*, & des *poudres de fleurs de camomille & de sureau*, de chaque
quatre onces : mettez infuser chaudement , durant quatre heures, dans une suffisante quantité
de *lait* : faites bouillir légérement , & quand
vous serez près d'éloigner la décoction du feu ,
ajoûtez un demi-gros de *safran* ; pour un cataplasme , qu'on renouvellera souvent, pour ne lui pas
donner le temps de s'aigrir ou de se dessécher.

PRENEZ de la *mie du meilleur pain* , & de la *farine de graines de lin* , de chaque quatre onces.
On les fait cuire dans du *lait* jusqu'à la consistance
requise. On y ajoûtera ce qu'il faut d'*huile de
lys.*

LINIMENT.

PRENEZ deux *petits chiens* nouveau nés , &
douze *vers de terre* ; *feuilles de mauve & de jufquiame ,* de chaque une poignée : faites-les bouillir pendant une heure dans trois livres d'*huile d'o-
live* & une pinte de *vin blanc :* ajoûtez fur la fin
des *fleurs de millepertuis & de camomille ,* de chaque une poignée : paffez avec expreffion , & appliquez le chaudement ; pour l'ankilofe.

PRENEZ de *graiffe humaine ,* une once ; *huile
de petits chiens & moëlle de bœuf ,* de chaque une
demi-once ; *blanc de baleine , térébenthine & ftyrax ,* de chaque deux gros ; d'*huile de vers de
terre ,* une quantité fuffifante : faites liquéfier le
tout au bain-marie , & compofez un onguent fuivant l'art.

EMPLATRE.

PRENEZ d'*emplâtre de mucilage ,* deux onces ;
de *pulpe d'oignons de lys ,* une once ; d'*huile de lys ,*
la quantité fuffifante : faites un emplâtre felon
l'art.

COMMENTAIRES.

(1.) LA COURONNE IMPÉRIALE. *Corona impe-
rialis , Dod. Pempt.*

Cette plante , qui eft de la famille des lilia-
cées , a reçu fon nom de la difpofition des fleurs
qui font rangées en cercle autour de l'extrêmité
d'une tige garnie de beaucoup de feuilles. On

n'emploie, en médecine, que la racine de la couronne impériale; elle eft fétide, bulbeufe & écailleufe. Elle fe met au nombre des médicamens émolliens. On lui reconnoît auffi la vertu réfolutive. Cependant il eft rare qu'on en faffe ufage, foit parcequ'elle n'eft pas commune, foit parcequ'il y a beaucoup d'autres fubftances qui ont les mêmes propriétés.

(2. LA MAUVE. *Malva vulgaris, flore majore, folio finuato, J B.*

Les feuilles de cette plante, qui eft très commune, & que les anciens mettoient au nombre de leurs légumes, font de la claffe des médicamens émolliens. On prépare, avec ces feuilles, des lavemens, des fomentations, des bains, des cataplafmes. Les fleurs de mauve font un médicament interne auquel on attribue, avec raifon, la vertu adouciffante; ce qui fait qu'on en recommande l'ufage dans les maladies de la poitrine accompagnées de chaleur & de féchereffe : elles ne font pas moins falutaires dans la difficulté d'uriner, & dans plufieurs autres maladies des reins & de la veffie. Les fleurs de mauve fe prennent en infufion; & communément on en prefcrit, jufqu'à une demi-poignée, pour deux livres d'eau.

(3.) LE SENEÇON. *Senecio minor vulgaris, C. B. Pin.*

Cette plante mérite d'avoir place avec les plus actifs des médicamens émolliens : elle paffe auffi pour réfolutive. On en fait des décoctions qui fervent en lavemens, cataplafmes, fomentations. Sa décoction eft utile dans le traitement de la teigne : elle calme les douleurs des hé-

C iv

morrhoïdes , & convient dans l'inflammation des testicules.

(4.) L'ACANTHE ou la branche ursine. *Acanthus sativus, seu mollis Vergilii , C. B. P. Branca-ursina Italorum.*

Les feuilles de cette plante sont du nombre des feuilles émollientes : elles s'emploient dans les mêmes cas & sous la même forme. Quelques auteurs recommandent de mettre du jus de la racine d'acanthe sur les brûlures. On attribue aussi aux semences diverses propriétés dont il est fort permis de douter.

(5.) LA POIRÉE , ou la bette blanche. *Beta alba , vel pallescens quæ Cicla officinarum , C. B. Pin.*

Cette plante potagere s'emploie aux mêmes usages externes que les deux autres plantes précédentes : elles peuvent être succédanées l'une de l'autre. Outre cela, le suc de poirée, tiré par le nez, fait éternuer, & procure l'écoulement d'une plus grande abondance de mucosité. Mais il ne faut employer ce sternutatoire qu'avec précaution , d'habiles gens le jugeant capable de nuire. On se sert communément des feuilles, qu'on enduit de beurre, pour adoucir & déterger les gales de la tête des enfans , & pour entretenir , par une légere irritation, l'écoulement des humeurs excité par les vésicatoires. Enfin les tiges se taillent pour servir de suppositoires. Nous croyons qu'il peut être utile d'ajoûter , en terminant cet article, qu'il y a diverses especes de plantes qui ressemblent à celle-ci pour les propriétés , & qu'on peut faire servir aux mêmes usages en médecine ; telles font la blette, *blitum*; l'arroche, *atriplex*; deux efpeces de *chenopodium*; la patte d'oie, *chenopodium folio triangulo*, & le Bon-Henri, *Bonus-Henricus*, &c.

(6.) LA VIOLETTE. *Viola martia, purpurea, flore fimplici, odoro, C. B. Pin.*

Les fleurs de cette plante, qui répandent une odeur très gracieufe, paffent pour rafraîchiffantes, laxatives, anodynes, quand elles font employées à l'intérieur. Auffi s'en fert-on, avec fuccès, dans la toux, l'âpreté de la gorge : elles appaifent la foif, diminuent la chaleur qui accompagne la fiévre : on les reconnoît même pour cordiales. Les fleurs de violette fe prefcrivent en infufion, depuis une poignée jufqu'à deux, pour chaque livre d'eau. On prépare, avec ces fleurs, la conferve de violette dont on ordonne depuis un gros jufqu'à deux. Il fe fait encore du fyrop de violette, & du miel de violette dont nous aurons occafion de parler. Les femences de violette font laxatives & adouciffantes, & du nombre des diurétiques les plus doux. On en prefcrit communément depuis deux gros jufqu'à trois dans des émulfions. Enfin on fait un ufage fréquent des feuilles, comme médicament émollient : elles s'emploient fous les formes de lotion, fomentation, bain, cataplafme & lavement. Il en entre quelquefois dans les bains de pieds que l'on veut rendre anodyns, & dans les gargarifmes du même genre.

(7.) LE FROMENT. *Triticum hibernum, ariftis carens, C. B. P.*

Il n'y a aucun doute que la farine de froment ne foit émolliente & réfolutive ; mais on la con-

ſerve pour des uſages plus eſſentiels, avec d'autant plus de raiſon, qu'on a aſſez de farines four-
nies par d'autres grains qui peuvent en pareil
cas tenir lieu de celle du froment. On ne rem-
placeroit pas auſſi aiſément la mie de pain blanc
dont on fait des cataplaſmes émolliens & anodyns. Qui eſt-ce qui ne ſait pas que le levain
des boulangers s'emploie pour faire des cataplaſmes maturatifs & véſicatoires ? Nous aurons occaſion, dans la ſuite, de parler du ſon.

(8) L'HUILE D'OLIVES. *Oleum olivarum*

Cette huile, qu'on retire de la pulpe du fruit
de l'olivier, par la trituration & l'expreſſion, ſe
prend intérieurement comme remede adouciſſant : elle eſt fort utile dans beaucoup de cas de
coliques & de tranchées ; & il eſt à propos d'en
faire boire, quand il y a lieu de croire que quelqu'un a avalé un poiſon corroſif : outre cela,
l'huile d'olives lâche le ventre, & quelquefois
excite le vomiſſement : elle fait ſortir ou mourir
les vers des enfans. On en donne depuis une
demi-once juſqu'à une once & demie & davantage, avec de l'eau chaude, lorſqu'on a deſſein
de procurer des vomiſſemens doux. L'uſage externe de l'huile d'olives eſt encore plus étendu :
elle ſert ſeule ou mêlée avec d'autres ſubſtances : elle eſt un des meilleurs linimens émolliens & adouciſſans ; propriétés qui la font employer dans les cataplaſmes, lavemens, &c.
L'huile d'olives paſſe auſſi pour réſolutive ; &
elle a place dans les claſſes des médicamens vulnéraires & déterſifs. On recommande d'en mettre ſur les piquûres faites avec une aiguille ou
d'autres corps pointus : elle calme auſſi la dou-

~leur & la démangeaifon que produifent les piquûres d'abeilles, de guêpes & de coufins. Si
l'on fait cuire de l'huile avec du vin, jufqu'à
ce que celui ci foit confommé, on a le remede
connu fous le nom de *baume du Samaritain* dont
on fait grand cas, & avec raifon, pour le traitement des plaies récentes. Enfin on regarde le
bain ou le demi-bain, fait avec l'huile d'olives,
ou la lie de cette huile, comme un des remedes les plus efficaces que l'on ait dans les accès
de colique néphrétique & les autres douleurs
d'entrailles qui font très aiguës, & demandent
de fort prompts fecours.

(9.) L'HUILE DE CHANVRE ou de chénevi. *Oleum
Cannabinum.*

'Cette huile fe retire par expreffion des femences écrafées du chanvre. On la regarde comme émolliente & adouciffante. Elle eft utile pour
calmer les douleurs de fciatique, & s'emploie,
avec fuccès, fur les brûlures. Quelques auteurs
la difent encore réfolutive, & en recommandent
l'ufage pour faire difparoître les tumeurs fquirrheufes & même écrouelleufes; mais nous ne
croyons pas qu'on doive avoir grande confiance
dans ce remede.

(10.) L'HUILE DE LYS. *Oleum liliorum.*

Cette huile fe prépare en mettant infufer, à
plufieurs reprifes, des fleurs du lys blanc dans
de l'huile d'olives. On la met au nombre des
médicamens émolliens, anodyns & maturatifs.
Elle s'emploie en liniment fur la poitrine, le
bas-ventre, la région du pubis, pour calmer les
douleurs des parties recouvertes par celles-ci:
elle eft recommandée pour la brûlure; mais elle
fert plus fréquemment à compofer les cataplaf-

mes émolliens, anodyns & maturatifs : enfin elle entre dans les lavemens adouciffans & laxatifs.

(11.) L'HUILE DE CAMOMILLE. *Oleum cha-mæmeli.*

Cette huile fe prépare en mettant, à plufieurs reprifes, des fleurs de camomille infufer dans de l'huile d'olives. Elle a place dans la claffe des médicamens émolliens & celle des anodyns : on la reconnoît auffi pour réfolutive. Il eft à propos de l'employer en liniment fur le ventre, dans les cas de douleurs ou de coliques vives, fur les membres qui font le fiege de la goutte, au moment où l'on fouffre le plus ; fur les hémor-rhoïdes, quand elles caufent des douleurs ai-guës, &c. D'ailleurs on fait entrer fort fouvent, & avec fuccès, de l'huile de camomille dans les lavemens émolliens, anodyns & carminatifs. La dofe de cette huile eft depuis deux onces juf-qu'à trois.

(12.) L'EMPLATRE DE MUCILAGE. *Emplaf-trum de mucilaginibus.*

Cet emplâtre, que l'on doit regarder com-me un des plus ufités, eft compofé de térében-thine & de réfine de pin liquefiées dans de l'huile chargée du mucilage qu'ont fourni la ra-cine de guimauve & les femences de lin & de fénugrec, à quoi on ajoûte de la gomme am-moniac, du *galbanum*, de l'opopanax & du *fa-gapenum*, avec de la cire jaune & du fafran. Cet emplâtre fe met dans la claffe des médica-mens externes émolliens & réfolutifs ; il eft auffi un remede maturatif. Cependant il eft bon de faire remarquer que les mucilages dont cet emplâtre porte le nom, n'y ont aucune vertu, parceque le feu les a changés, & qu'ils ne re-tiennent rien de leur premiere nature.

(13.) L'EMPLATRE DE MÉLILOT. *Emplaſtrum de meliloto.*

Cet emplâtre ſe fait avec la décoction des ſommités du mélilot, chargées de fleurs, à quoi on ajoûte de la cire & de la réſine : il paſſe pour un remede émollient & réſolutif ; mais rarement s'en ſert-on dans ce pays-ci.

LES ADOUCISSANS.

QUOIQU'IL ſoit hors de doute que les médicamens émolliens & les anodyns ont la propriété d'adoucir, cependant on attribue ſpécialement la vertu adouciſſante à certains médicamens parégoriques, ou à des topiques gras, huileux & mucilagineux, qui, en enveloppant ou en émouſſant les corps de toute eſpece, qui ſont irritans ou piquans, moderent ou calment les douleurs, l'ardeur & la démangeaiſon que l'on reſſent à la peau. Pour l'ordinaire, leur action ne s'étend pas au-delà de la peau, & s'arrête à la ſurface des chairs. Il entre auſſi dans cette claſſe des adouciſſans quelques poudres abſorbantes qui, recevant dans leurs pores les parties irritantes de diverſes ſubſtances, les empêchent de nuire ; & la cauſe irritante n'agiſſant plus, l'irritation diminue & même ceſſe en entier. Les médicamens adouciſſans de cette claſſe s'appliquent avec ſuccès ſur les gencives & crevaſſes des lévres, des mammelles, des parties génitales, de l'*anus* ; & il eſt utile d'en mettre ſur la peau, quand elle eſt couverte de puſtules, ou que l'on y reſſent des démangeaiſons, & ſur les parties attaquées de fluxions éréſipélateuſes.

MÉDICAMENS SIMPLES.

LES figues grasses.

L'huile d'olives, l'huile de noix.

La gomme ammoniac, la gomme adragant.

Le lait, le beurre (¹), la crême de lait..... la moëlle de bœuf (²), celle de cerf, &c..... la graisse d'homme (³), de cochon, d'ours, de poule, de vipere, de castor, &c.

Le blanc de baleine (⁴), le frai de grenouille (⁵).... la cire, le jaune d'œuf.

La craie, la céruse, la litharge.

MÉDICAMENS OFFICINAUX.

L'EAU de frai de grenouille... le vinaigre de Saturne, le lait virginal.... le mucilage de gomme adragant, des semences de *psyllium*, de coings.

L'huile d'œufs (⁶), de petits chiens, de lys, de vers de terre, de lin (⁷), de camomille, d'amandes douces, des semences froides ; le beurre de cacao.

L'onguent rosat ou de rose (⁸), l'onguent de guimauve, l'onguent blanc de *Rhasis*, l'onguent de *pompholyx* (⁹), l'onguent *nutritum* (¹⁰), l'onguent *populeum*... le cérat de Galien (¹¹), la pommade blanche & la pommade rouge...

L'emplâtre de blanc de baleine, l'emplâtre de mucilage, l'emplâtre de l'abbé de Grasse (¹²).

La poudre de Saturne, le sel de Saturne.

MÉDICAMENS MAGISTRAUX.

LOTIONS.

PRENEZ d'*esprit-de vin*, une demi livre ; de *sucre de saturne*, un gros : mêlez ; pour servir en lotion.

MUCILAGE.

PRENEZ de *gomme adragant*, une demi-once : mettez infuser chaudement, pendant deux heures, dans trois livres d'eau ; pour un mucilage qu'il convient d'appliquer sur les gerçures des lévres, des mammelles , &c.

POMMADES.

PRENEZ d'*huile d'amandes douces*, deux onces; de *cire blanche*, une demi once : faites liquéfier la cire : mêlez ; pour une pommade , a laquelle on peut ajoûter un scrupule de *camphre* broyé avec un peu d'huile d'amande douce.

PRENEZ de *l'huile d'olive*, une once & demie; de la *cire blanche*, deux gros : vous les ferez fondre ensemble pour y ajoûter un *jaune d'œuf*. Cette pommade est employée utilement contre la brûlure.

PRENEZ d'*huile d'œufs*, quatre onces; de *cire blanche*, une once : faites fondre la cire , & mêlez-la avec l'huile : ensuite exposez ce mêlange au soleil, durant quinze ou vingt jours, & même davantage , dans un vaisseau de verre bien fermé, dans lequel vous aurez mis assez d'eau , pour qu'elle surpasse le mêlange de la hauteur d'un doigt, & vous renouvellerez l'eau chaque jour. La pommade fera faite, quand elle paroîtra bien blanche.

PRENEZ *d'huile de femences froides majeures*, deux onces; *blanc de baleine & cire*, de chaque deux gros: faites fondre au bain-marie: agitez le tout, pendant quatre heures, dans un mortier, en verfant deffus peu-à-peu une petite quantité d'eau.

LINIMENS.

PRENEZ *huile d'amandes ameres*, & *huile d'œufs*, de chaque une once: mêlez; pour un liniment que l'on dit capable d'empêcher la petite vérole de marquer.

PRENEZ *d'huile d'amandes douces*, une once; de *blanc de baleine*, deux gros: faites liquéfier, & mêlez; pour un liniment propre à faire difparoître les taches & les afpérités de la peau.

CÉRAT.

PRENEZ *d'huile d'œuf*, deux onces; de *cire fondue* au bain-marie, quatre onces; de *blanc de baleine*, deux gros; de *plomb calciné*, une demi-once: remuez le tout enfemble, durant fix heures, dans un mortier de plomb, & faites, felon l'art, un cérat.

PRENEZ demi-livre *d'huile d'olive*, avec trois onces de *cire*: mêlez-le au bain-marie; pour un cérat qu'on lavera dans l'eau froide.

EMPLATRE.

PRENEZ deux onces *d'emplâtre de diapalme*, une once de *vinaigre* & deux gros de *fucre de faturne*: faites un emplâtre qu'on eftime contre le prurit.

COMMENTAIRES.

COMMENTAIRES.

(1.) Le beurre. *Butyrum.*

Le beurre, que l'on retire du lait de vache, est, de l'aveu de tout le monde, le meilleur non-seulement pour l'usage de la cuisine & la pâtisserie, mais encore pour l'usage de la médecine. Le beurre frais & naturel, prescrit à l'intérieur, est émollient & laxatif : néanmoins il cause souvent des nausées, ainsi que l'huile ; ce qui fait qu'on l'ordonne rarement, si ce n'est pour empâter, envelopper & émousser les particules des poisons corrosifs. L'usage externe du beurre est beaucoup plus étendu : il est presque le premier des médicamens émolliens & adoucissans : il entre dans les classes des maturatifs & des digestifs ; & on lui donne place parmi les résolutifs. Il est utile de frotter de beurre les gencives enflées des enfans, afin que les dents les rompent, & sortent plus facilement. Le beurre, appliqué sur la peau, en liniment ou en pommade, calme la douleur, la grande chaleur, la démangeaison, ramollit les parties enflammées, diminue l'ardeur qui s'y trouve communément. Ces propriétés le font employer dans les cataplasmes, mais encore plus fréquemment dans les lavemens émolliens & adoucissans, où il en entre depuis deux onces jusqu'à trois. Il est d'expérience que le beurre agit plus doucement que l'huile d'amandes douces, qui sert aux mêmes usages. Quand on emploie le beurre, les moëlles, les graisses & les huiles, il faut que ces substances soient récentes, & point rances.

Tom. *II.* D

(2.) LES MOELLES. *Medulla.*

La moëlle de la plûpart des animaux paroît posséder les mêmes vertus : cependant on fait plus de cas des moëlles de veau, de bœuf & de cerf, qui se mettent, avec raison, au nombre des médicamens émolliens & adoucissans : on les compte aussi parmi les résolutifs : elles sont même reconnues pour fortifiantes. Il s'en fait des linimens très efficaces contre les douleurs de rhumatisme, de sciatique. La moëlle a aussi la vertu de ramollir les tumeurs, même celles qui sont squirrheuses : elle rend le mouvement aux parties du corps qui l'ont perdu en devenant trop roides ; & on se trouve bien d'en mettre sur les membres paralytiques. Il y a beaucoup de ressemblance entre les moëlles & les graisses ; mais la moëlle paroît devoir pénétrer plus profondément, parcequ'elle a plus de ténuité. Pour servir aux usages médicaux, ces deux substances ont besoin de recevoir des préparations. Après en avoir séparé & rejetté les fibres, les membranes & les vaisseaux, elles sont coupées par petits morceaux, & on les agite dans un mortier ; ensuite elles sont lavées plusieurs fois dans l'eau, & liquéfiées au bain-marie ; enfin on les passe & on les renferme dans des vaisseaux de terre, pour les conserver. Je dois faire observer que les moëlles & les graisses ne peuvent pas se garder long-tems, parcequ'elles deviennent fort facilement rances.

(3.) LES GRAISSES. *Axungia.*

Il ne paroît pas y avoir beaucoup de différence entre les graisses de tous les animaux, comme il y en a peu entre les moëlles : cependant on désigne quelques graisses comme plus

efficaces que les autres. On préfere la graiſſe
d’homme, celles de cochon & d’ours. Les meilleures, après celles là, ſont les graiſſes de chapon, de poule, d’oie, de vipere, de couleuvre, de caſtor, &c. On hache les graiſſes pur-
gées de leurs membranes & de leurs vaiſſeaux:
on les pile dans un mortier & on les lave dans
pluſieurs eaux, pour les faire enſuite fondre au
bain-marie & les paſſer. On ne peut pas garder
les graiſſes long tems, parcequ’elles deviennent
rances; ce qui leur fait perdre leurs meilleures
qualités. Les graiſſes, employées à l’extérieur,
ſont adouciſſantes & anodynes : elles entrent
dans la claſſe des médicamens émolliens, & ont
place parmi les réſolutifs. Les graiſſes procurent
du ſoulagement à ceux qui ſont tourmentés de
douleurs de rhumatiſme & de ſciatique : elles
amolliſſent les tumeurs les plus dures, même
celles qui ſont écrouelleuſes : elles contribuent
à faire ceſſer les contractions & retiremens de
membres; calment les douleurs des hémorrhoïdes; ſont utiles pour la guériſon des brûlures,
des crevaſſes aux mains, des gerçures aux lévres, du polype du nez, &c. Tantôt on ne s’en
ſert que pour faire des linimens; tantôt on les
emploie en friction, afin que les particules adi-
peuſes pénétrent plus avant : ce qui y contribue encore, ce ſont quelques gouttes d’eaux ſpi-
ritueuſes que l’on mêle avec des graiſſes chaudes, pour en augmenter l’action, & en faciliter
l’introduction. A ces généralités ſur les graiſſes
je dois ajoûter que quelques perſonnes regardent la graiſſe de vipere comme un topique des
plus efficaces contre la morſure de la vipere;
mais nous ſommes perſuadés qu’il ne faut pas

ADOUCIS-
SANS.

D ij

se fier tellement à ce remede, qu'on n'en fasse pas
d'autre. La graisse de castor a peut - être une
vertu particuliere pour guérir le hoquet, la colique hystérique & celle qui est produite par
des vents, ainsi que pour toutes les affections
spasmodiques, quand on en fait des frictions le
plus près qu'il est possible du siege du mal. Il y
a des auteurs qui recommandent, de très bonne
foi, d'appliquer de la graisse de vipere sur le
dos, pour prévenir les accès de l'épilepsie ; mais
ni le raisonnement, ni l'expérience n'ont confirmé cette vertu.

(4.) LE BLANC DE BALEINE. *Sperma ceti.*

C'est fort improprement qu'on donne le nom
de *sperma* à cette substance blanche, légere,
grasse, & d'une saveur huileuse, disposée par
écailles, que l'on retire du crâne des baleines, &
peut- être même des autres gros poissons, & qui
sert, en médecine, aux usages internes & externes. Le blanc de baleine récent, c'est à dire, qui
n'est ni jaune ni rance, se prend intérieurement
comme adoucissant & anodyn dans la toux & la
chaleur de poitrine, dans la fluxion de poitrine,
l'asthme, les tranchées, les épreintes, les accès de
néphrétique, la difficulté d'uriner. On le compte
aussi parmi les résolutifs externes ; & il s'emploie
souvent comme topique, quand il y a lieu de
craindre que le lait ne soit grumelé, comme l'on
dit, dans le sein, ainsi qu'après les grandes chûtes & les violentes contusions. On en prescrit
ordinairement depuis dix grains jusqu'à un scrupule & davantage : il se prend dans de l'huile
d'amandes douces, un jaune d'œuf, du bouillon, &c. ou sous la forme de bol. On le met
très difficilement en poudre, à moins qu'on ne

le mêle avec du sucre ou un peu d une matiere
terreuse quelconque : on se sert aussi , pour cela,
de quelques gouttes d huile d'amandes douces.
Le blanc de baleine , employé à l extérieur,
semble produire les mêmes effets , & avoir les
mêmes propriétés qu'il a étant donné intérieurement. On en fait entrer assez souvent dans les
lavemens usités contre la dyssenterie & les épréin-
tes , & quelquefois même dans les injections
destinées pour la matrice , enfin dans les linimens qui se prescrivent pour faire disparoître
les taches du visage & l enflure du sein , pour
empêcher les pustules de la petite vérole de
marquer , pour guérir les contractions des membres , &c. On trouve , chez les apothicaires , un
emplâtre de blanc de baleine dont nous parlerons dans la suite.

(5.) LE FRAI DE GRENOUILLE. *Sperniola seu
sperma ranarum.*

Ce médicament est un amas d'œuf de grenouille qui sont réunis par une espece de mucilage. On met , avec raison , au nombre des
remedes externes adoucissans , émolliens & anodyns, l'eau qu'on retire du frai de grenouille
par le moyen de la distillation Elle contribue à
guérir les brûlures : elle calme l'ardeur qui se
fait sentir aux endroits où se trouvent les érésipeles : elle procure du soulagement dans le cas
de démangeaisons : souvent elle a dissipé le mal
de tête. Quelques personnes proposent de se
servir de cette eau pour dissiper les accès de
goutte & les rougeurs du visage , en la mettant
sur le lieu qu'occupe le mal ; mais je ne crois
pas qu'on puisse , sans risque , l'employer en
pareil cas.

D iij

(6.) L'huile d'œufs. *Oleum ovorum.*

Cette espece d'huile se retire par expression des jaunes d'œufs durcis par la cuisson. On la regarde comme un excellent médicament externe des plus actifs parmi les adoucissans & les anodyns : on lui reconnoît aussi la vertu vulnéraire. Ces propriétés la font mettre au nombre des meilleurs remedes cosmétiques ; & on en applique, avec succès, sur les gerçures des lévres, les crevasses des mammelles & les autres plaies de ce genre qui se trouvent à la peau ou à l'épiderme ; on s'en sert pour amollir les croûtes du dedans des narines : elle a le même effet sur les pustules de la petite vérole qui sont mûres : enfin on la recommande contre le mal aux dents, la brûlure, les hémorrhoïdes qui ne fluent pas

(7.) L'huile de lin. *Oleum lini.*

Cette huile se retire, sans employer le feu, des semences du lin écrasées & mises sous le pressoir. Nouvellement faite, elle est du nombre des médicamens internes relâchans & adoucissans. On l'emploie, avec succès, dans les constipations opiniâtres : elle est salutaire dans l'esquinancie, la toux, le crachement de sang, la fluxion de poitrine, l'inflammation des reins, la colique, l'ardeur d'urine, &c. La dose de cette huile est depuis une demi-once jusqu'à deux onces & même davantage. L'huile de lin, employée à l'extérieur, sous la forme de liniment ou de cataplasme, est émolliente & anodyne, & se met dans la classe des résolutifs & des maturatifs. Par ces propriétés, elle diminue les douleurs, amollit les tumeurs formées par des humeurs dont le cours est interrompu : elle produit de bons effets fur les membres retirés, ou dont la roideur empêche le mouvement : on en met communément, & avec raifon, dans les lavemens émolliens & anodyns.

(8.) L'ONGUENT ROSAT. *Unguentum r fatum.*

Pour faire cet onguent, on met, à deux re-prifes, des feuilles de rofes rouges & de rofes pâles en macération dans de la graiffe de co-chon : il fe colore en rouge avec de la racine d'or-canette. L'onguent rofat eft d'un ufage très fréquent à l'extérieur comme adouciffant & réfo-lutif : il calme les douleurs, diminue la chaleur des parties enflammées, contribue à la guérifon de diverfes maladies de la peau, s'applique, avec fuccès, fur les hémorrhoïdes enflées, &c. Enfin les femmes s'en fervent comme d'un re-mede univerfel.

(9.) L'ONGUENT DE POMPHOLYX. *Unguentum diapompholygos.*

Cet onguent fe compofe avec le jus exprimé des baies du *folanum*, la cérufe, la tuthie & la cire. Il porte les noms de *pompholyx* & de *dia-pompholygos*, parcequ'autrefois il y entroit une matiere que l'on appelle *pompholyx* ; ce font des fleurs métalliques qui contiennent du cuivre & de la pierre calaminaire, & qui tenoient lieu de la tuthie, production du cuivre, qu'on leur a fubftituée. Cet onguent fe met au nombre des médicamens externes adouciffans & anodyns : il paffe auffi pour un excellent defficatif. On l'emploie fort fouvent, & avec fuccès, dans le traitement des ulceres, principalement de ceux des jambes.

(10.) L'ONGUENT *NUTRITUM.* *Unguentum nutritum.*

D iv

Il entre dans cet onguent de la litharge, de l'huile rosat & du vinaigre que l'on agite ensemble, jusqu'à ce que le tout ait acquis la consistance convenable. Cet onguent est adoucissant & anodyn, & se met dans la classe des remedes dessicatifs : il est d'un usage fréquent pour le traitement des maladies qui gâtent la peau, & n'est pas moins utile dans celui des ulceres.

(11.) Le cérat de Galien. *Ceratum album Galeni.*

Cette espece d'onguent se fait, sur-le-champ, avec de la cire blanche & de l'huile rosat, liquéfiées à un feu doux, & lavées dans beaucoup d'eau. C'est un excellent remede adoucissant qu'il convient d'employer dans les cas de douleur, d'ardeur, de démangeaison, de sécheresse & d'enflure à la peau : on en met aussi, avec succès, sur les hémorrhoides qui font de la douleur.

(12.) L'emplâtre de l'Abbé de Grasse. *Emplastrum Abbatis de Grasse.*

On compose cet onguent avec de l'huile rosat, du suc de roses pâles, de la litharge & de la céruse, cuits jusqu'à consistance d'emplâtre. Il passe pour adoucissant & dessicatif ; on l'emploie dans le traitement des plaies & des ulceres : appliqué sur les cors des pieds, il préserve de la douleur qu'ils causent communément : il est très utile d'en mettre sur les tumeurs qui font douloureuses.

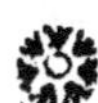

LES ANODYNS.

Tout le monde fait que les médicamens émolliens & adouciffans, ainfi que plufieurs autres topiques humectans, diminuent les douleurs, & même les diffipent entiérement. Mais il y a, ainfi que perfonne ne l'ignore, des médicamens externes, particuliers, connus pour produire le même effet plus sûrement & d'une maniere plus marquée ; ces médicamens portent le nom d'*anodyns* en général. Parmi ces anodyns, il y en a de plus doux qui fe nomment *parégoriques* ; il femble qu'ils produifent leur effet, tantôt en rendant lâches les fibres qui font naturellement roides, tantôt en empêchant d'agir & en abforbant les particules âcres & irritantes des humeurs. La feconde efpece des anodyns a une action beaucoup plus marquée ; on les nomme *narcotiques* ou *ftupéfians*, parcequ'ils émouffent la vivacité des fens, & jettent les nerfs dans une efpece de ftupeur. Les plus habiles praticiens n'ignorent certainement pas que les narcotiques, même employés à l'extérieur, peuvent faire beaucoup de mal. L'expérience a appris qu'on ne peut pas, fans danger, les employer en topiques, afin de diffiper les douleurs qui doivent fubfifter, pour que la maladie puiffe parcourir fes tems felon les loix de la nature. D'ailleurs, quand on emploie mal-à-propos les narcotiques, on empêche le mouvement du fluide nerveux, fi néceffaire pour que la réfolution ou la fuppuration fe faffe. Peut -être auſſi que les particules des narcotiques, qui ſont entrées par les pores, ſont portées au cerveau, & l'offenſent. On dit que deux grains d'opium, appliqués ſur les tempes, ont cauſé un délire avec fureur ; ce qui certainement eſt une preuve que les remedes anodyns externes ne ſont pas toujours ſans danger.

Qu'on ne croie pas, d'après cela, que je veuille faire abandonner ces remedes. Je ſais que, quand ils ſont mis en uſage avec précaution, ils calment l'ardeur des éréſipeles & des parties enflammées : ils conviennent dans l'eſquinancie & l'ophthalmie : ils ſont utiles contre les douleurs de dents & d'oreilles : ils s'appliquent, avec ſuccès, ſur les panaris & les hémorrhoïdes : ils procurent du ſoulagement à ceux qui ont des cloux ou des tumeurs cancéreuſes, & favoriſent la guériſon des plaies & des brûlures : on ſe trouve bien encore d'en faire uſage dans les cas d'entorſes, de luxations & de fractures, & ils contribuent à rétablir les parties qui ont nouvellement ſouffert de quelque compreſſion, &c. Mais ce ſeroit agir contre les régles, que de négliger les autres ſecours que l'art fournit, & d'entreprendre de guérir les maladies que je viens de nommer, en n'employant dans leur traitement que ce genre de remedes dont l'effet eſt dangereux & incertain. Il faut donc apporter beaucoup de précaution dans l'adminiſtration des narcotiques externes, pour ne pas rendre l'état des malades plus fâcheux qu'auparavant. Je n'ignore pas cependant que quelques-uns ont prétendu, je ne ſais ſur quel fondement, que leur application extérieure étoit indifférente, ce que l'expérience dément tous les jours.

MÉDICAMENS SIMPLES.

Les racines de guimauve, de nénuphar, de mandragore ([1]); l'oignon de lys.

Les feuilles de jufquiame, de *ftramonium* ([2]), de mandragore, de *folanum* ou morelle ([3]), de bella dona, de pavot, de ciguë, de bouillon-blanc, d'herbe-à-Robert, de grande joubarbe, de guimauve, de verveine, de houblon, de cynogloffe, d'orpin, de pourpier.

Les fleurs de fureau, de bouillon-blanc, de camomille, de primevere; le fafran.

Les femences de lin, de pavot blanc. Le riz. Les farines. La mie de pain... les figues graffes, les pommes cuites, les pommes molles ou pourries; la caffe, les têtes de pavot blanc... l'opium oriental ([4]), le camphre. Le marc d'huile d'olive ou la lie.

L'encens, la gomme tacamahaca, le *galbanum*, le fuccin en fumigation.

Les animaux récemment tués. La limace. Les vers de terre ([5])... les graiffes, les moëlles. Le blanc de baleine, le frai de grenouilles... le lait, le beurre, la crême de lait, le petit-lait, le jaune d'œuf... le fang de pigeon, celui de bœuf, l'urine humaine, celle de vache... les bouillons de tripes & de tête de mouton.

La cérufe, le plomb, la litharge, l'eau tiéde de fontaine.

MÉDICAMENS OFFICINAUX.

L'EAU de frai de grenouille, de morelle, de lys, de fleurs de fureau... la poudre (6) & le vinaigre de Saturne, le lait virginal... le baume hypnotique, le baume tranquille (7).

L'huile d'œufs, de fafran, de vers de terre, de petits chiens, de laurier, de rofes, de lin, de lys, de millepertuis, de jufquiame, de femences froides.

La thériaque, le *philonium*, le cérat de Galien, l'onguent *populeum* (8), l'onguent de pompholyx, l'onguent d *althæa*, l'onguent *nutritum*, l'onguent rofat, l'onguent rouge, l'onguent gris.

L'emplâtre de mucilage, l'emplâtre de blanc de baleine, l'emplâtre ciroëne, l'emplâtre pour les maux de dents, l'emplâtre contre la goutte.

La teinture anodyne, le fel de Saturne (9)... l'efprit-de-vin camphré.

MÉDICAMENS MAGISTRAUX.

LOTION.

PRENEZ d'*efprit-de-vin*, fix onces; de *fucre de Saturne*, un gros; pour une lotion.

FOMENTATIONS.

PRENEZ une once de *têtes de pavot* & une poignée de *fleurs de fureau :* faites-les bouillir dans trois livres d'eaux, que vous réduirez à deux : paſſez ; pour une fomentation.

PRENEZ de *fleurs de ſureau*, une poignée : faites bouillir légérement dans une ſuffiſante quantité d'eau, & réduire à deux livres : paſſez : ajoûtez à la colature deux ſcrupules de *ſel de Saturne* ; pour une fomentation.

PRENEZ *têtes contuſes de pavot blanc* avec les ſemences, & *ſemences d'aneth*, de chaque une once ; *feuilles de juſquiame* & *fleurs de camomille*, de chaque deux poignées : faites bouillir dans trois livres d'eau, juſqu'à réduction d'un tiers : paſſez.

PRENEZ d'*opium*, un gros ; de *camphre*, un demi gros : faites diſſoudre dans trois onces d'*eſprit-de-vin* : paſſez. On imbibera dans la colature un linge qui s'appliquera ſur la partie douloureuſe.

CATAPLASMES.

PRENEZ de *mie de pain très blanc* fraiſée, une livre ; de *lait de vache*, la quantité ſuffiſante : faites bouillir, en remuant continuellement : ajoûtez, ſur la fin, un *jaune d'œuf*, & un demigros de ſ fran réduit en poudre très fine : faites, ſelon l'art, un cataplaſme auquel on peut ajoûter une demi-once d'*huile roſat*.

PRENEZ de *feuilles de juſquiame blanche*, autant que vous jugerez néceſſaire : enveloppezles dans un papier mouillé, & faites cuire doucement ſous les cendres chaudes : donnez leur enſuite, en les écraſant, la conſiſtance de cataplaſme. On emploiera ce remede avec précaution dans le traitement des parties ſujettes à la gangrene.

PRENEZ *feuilles de jufquiame & fleurs de fu-reau*, de chaque une poignée ; *femences de lin & de pavot blanc* réduites en poudre, de chaque une demi-once ; de *poudre de racines de guimauve*, une once : faites bouillir dans une quantité fuffifante de *lait* ; pour un cataplafme.

L I N I M E N S.

PRENEZ une once d'*huile d'olive* & demi-once de *camphre* : mêlez-le ; pour un liniment.

PRENEZ *onguent d'althæa & baume tranquille*, de chaque une once ; d'*efprit-de-vin camphré*, une demi-once : mêlez.

PRENEZ *onguent martiatum & favon noir*, de chaque deux onces ; *huile de vers de terre & d'hypericum*, de chaque une once ; de *baume tranquille*, deux onces ; d'*efprit-de-vin camphré*, une demi-once : mêlez.

PRENEZ d'*onguent populeum*, deux onces ; *baume tranquille & huile d'œufs*, de chaque une once : mêlez ; pour un liniment auquel on peut ajoûter vingt gouttes de *teinture anodyne*.

PRENEZ *pulpe de pommes cuites*, deux onces ; d'*onguent populeum*, une once ; de *fafran pulvérifé*, un demi-fcrupule ; de *jaune d'œuf*, la quantité fuffifante pour faire un liniment.

PRENEZ de *moëlle de bœuf*, trois onces : faites-la fondre ; puis faites diffoudre dix grains de *camphre* : ajoutez de *laudanum*, quatre grains : mêlez ; pour un liniment.

PRENEZ *huiles d'olives & d'œufs*, de chaque trois onces ; de *camphre*, un demi-gros : mêlez ; pour un liniment.

COMMENTAIRES.

(1.) LA MANDRAGORE. *Mandragora fructu rotundo, C. B. P.*

La mandragore est plus connue par les petites figures que l'on fait de sa racine, que par
ses propriétés médicinales. Toute la plante, qui
a une odeur vireuse, est narcotique & stupé-
fiante, à un degré assez fort pour qu'on ne puisse
pas sans danger la faire prendre intérieurement;
& en général, on s'en sert peu pour les usages
externes. Cependant plusieurs auteurs de réputation, recommandent les feuilles comme anodynes & résolutives pour le traitement des tumeurs squirrheuses & même écrouelleuses que
les autres topiques ne peuvent résoudre.

(2.) LA POMME EPINEUSE. *Stramonium fructu
spinoso, rotundo, semine nigricante, Institut.
rei herb.*

Jusqu'ici on a regardé unanimement toute la
plante, mais principalement la semence, comme
des poisons narcotiques qui ne doivent jamais
se prendre intérieurement. On a même défendu
de les employer dans la composition des lavemens. Peut-être n'est-ce pas sans danger qu'on
l'emploie à l'extérieur comme topique; cependant les feuilles entrent dans la composition du
baume tranquille. Je n'aurois pas hésité à retran-
cher le stramonium de cette matiere médicale,
si je n'avois cru qu'il étoit nécessaire d'avertir que
son usage est dangereux. Malgré cela, je crois
qu'on a raison de recommander les fumiga-

migations faites avec les femences, pour calmer les douleurs des engelures.

(3.) LA MORELLE. *Solanum officinarum acinis nigricantibus, C. B. P.*

On met cette plante au nombre des médicamens externes réfolutifs & anodyns : c'eft avec fuccès qu'on en applique les feuilles pilées fur les hémorrhoïdes enflammées : quelques auteurs en recommandent aufli l'application fur les cancers qui ne font pas ouverts. Le fuc que l'on retire de la morelle, en pilant fes feuilles dans un mortier de plomb, calme fingulierement la chaleur & la douleur des ulceres chancreux. Enfin on dit la décoction faite avec toute la plante, ainfi que l'eau diftillée, propres à appaifer la démangeaifon de la gale, des éréfipeles & autres maladies de peau.

(4.) *OPIUM.* L'opium oriental, que la Grece, l'Egypte, la Perfe, &c. nous fourniffent, fur lequel Trales & Wedelius ont écrit des volumes entiers, que Sthal & tous fes fectateurs ont rejetté comme très pernicieux ; qui a même été regardé comme un vrai poifon par Boerrhaave, Mead & Hoffman ; que Sydenham a regardé comme le plus ferme appui de fa pratique ; & que Hequet enfin, auquel les hyperboles ne coutoient rien, a exalté comme un préfent de la Divinité, eft un de ces médicamens dont on peut dire du bien & du mal felon la maniere de l'adminiftrer. C'eft un fuc concret, gommeux & réfineux, d'une faveur amere & défagréable, & d'une odeur vireufe ; il découle naturellement, & goutte à goutte, des incifions qui ont été faites aux têtes du pavot blanc ; on écrafe encore ces mêmes têtes pour en retirer, en les

exprimant,

exprimant, un fuc que l'on met en évaporation, pour qu'il acquiere une forme folide. Ainfi que le vin & les autres liqueurs qui ont fermenté, l'opium caufe une efpece d'ivreffe que l'on peut diffiper, en buvant de l'eau où il y ait du jus de limon, du vinaigre, du verjus, &c. L'opium pris intérieurement, au moment & à la dofe convenable, felon les regles que nous avons données en parlant du *laudanum*, procure le fommeil, calme la douleur. Ce médicament a les mêmes effets, quand il eft employé à l'extérieur. En effet, fi l'on en met depuis deux grains jufqu'à fix, & même davantage felon quelques-uns, au milieu d'un emplâtre de tacamahaca ou de maftic, & que l'emplâtre foit appliqué fur les tempes, pour l'ordinaire il fait ceffer les infomnies : ce topique n'eft pas inutile dans les douleurs de tête, les maux de dents, &c. On peut le faire entrer depuis quatre jufqu'à huit grains dans un lavement anodyn. On en mêle jufqu'à un demi-fcrupule dans une demi-livre de cataplafme qui peut s'appliquer fur une partie quelconque, fi on en excepte les mammelles & les parties génitales où la gangrene fe forme plus aifément qu'ailleurs. Outre ces inconvéniens, l'opium appliqué extérieurement peut encore produire de très pernicieux effets. Cardan rapporte qu'un certain Chevalier mourut d'une application inconfidérée de l'opium à la tête. Cependant ce topique dofé comme il convient peut être regardé comme un bon réfolutif ; l'expérience l'a appris. Enfin on fait que l'opium entre dans des electuaires qui font d'un ufage commun, dans la thériaque, l'orviétan, le mithri-

Tom. II.   E

dat, le *diafcordium*, &c. & qu'il en fait peut-être la principale vertu.

(5.) LES VERS DE TERRE. *Lumbrici terreftres.*

Ces vers fe préparent, pour l'ufage de la médecine, en les lavant comme il faut, & les faifant enfuite fécher au bain-marie ou dans une étuve. Ils font diurétiques; on peut douter de la vertu anti-fpafmodique & vermifuge que quelques auteurs leur attribuent. Ils s'emploient en poudre : la dofe eft depuis un demi-fcrupule jufqu'à un demi-gros. Les vers de terre appliqués vivans, font du nombre des topiques anodyns; mais rarement les emploie-t-on de cette maniere. Il eft plus commun de les mettre infufer & cuire dans l'huile d'olives, qui, étant chargée de la fubftance des vers, eft un topique ufité comme fédatif & réfolutif pour faire ceffer les douleurs de rhumatifme, de goutte, ou d'un autre genre.

(5.) POUDRE DE SATURNE. *Pulvis Saturni.*

Cette poudre fe prépare en agitant du plomb fondu dans un vaiffeau que l'on a blanchi en dedans avec de la craie; cette poudre fe paffe enfuite par un tamis de crin. On la met au nombre des remedes anodyns & adouciffans; & elle eft confacrée au traitement des ulceres chancreux dont elle diminue la malignité & retarde les progrès. La maniere de s'en fervir, eft de répandre cette poudre fur les ulceres ; ce qui feul procure du foulagement aux malades, quand on a befoin de faire ufage des palliatifs.

(7.) LE BAUME TRANQUILLÉ. *Balfamum tranquillans.*

Ce baume eft une huile chargée de fubftances narcotiques, & qui ont beaucoup d'odeur. On le prépare, en faisant cuire & macérer dans l'huile différentes plantes narcotiques & stupéfiantes, comme le *stramonium*, la morelle, la belladone, la mandragore, la jusquiame, le pavot. &c. & d'autres plantes aromatiques, comme la rhue, le romarin, la sauge, la lavande, le thym, la marjolaine, la menthe, &c. Cela étant fait, on jette des crapauds vivans dans la même huile bouillante. Ce baume tranquille tient un des premiers rangs parmi les remedes narcotiques externes, mais ce n'est qu'avec la plus grande précaution qu'on peut l'appliquer sur la tête & même sur la poitrine. Les goutteux feront bien de ne s'en pas servir; du moins les meilleurs praticiens le leur conseillent. On a vu des gens assez téméraires pour faire entrer dans des lavemens depuis deux gros jusqu'à une demi-once de ce baume. Quelques personnes ont osé le faire prendre intérieurement ; ce que je crois qu'on ne peut faire sans danger.

(8.) L'ONGUENT POPULÉUM. *Unguentum populeum.*

Outre les bourgeons de peuplier, qui ont donné le nom à cet onguent, il y entre des plantes qui sont anodynes à différent degré, le pavot, la morelle, la mandragore, la jusquiame, la joubarbe, le nombril de Vénus, la laituë, &c. Après que toutes ces plantes ont été cuites dans de la graisse de cochon, on les met sous la presse, afin que la graisse se charge d'une plus grande abondance de leurs principes actifs. Cet onguent est généralement regardé comme un excellent remede anodyn & adoucissant : il passe même pour incapable de nuire. On l'applique avec succès fur les hémorrhoïdes , & fur les mammelles des nourrices , quand ces parties font douloureufes : il diminue la chaleur des parties enflammées , calme les démangeaifons , &c.

LE SEL DE SATURNE. Le fucre de Saturne. *Sal Saturni. Saccharum Saturni.*

Ce fel , que fa douceur a fait nommer auffi *fucre* , fe prépare en faifant diffoudre de la cérufe dans du vinaigre ; de ce mêlange mis en évaporation , il fe forme des cryftaux. Le fel de Saturne eft du nombre des médicamens externes , anodyns & adouciffans ; il eft encore defficatif , & convient fort dans les gargarifmes employés pour le traitement des inflammations de la gorge. Quand on en fait fondre dans un collyre , il modere la chaleur & l'inflammation des yeux. Sous la forme de lotion ou de pommade , il calme les démangeaifons à la peau ; il favorife la guérifon des brûlures ; il procure du foulagement dans le cas d'hémorrhoïdes , &c. Pour s'en fervir dans les cas précédens , on en fait diffoudre jufqu'à quinze grains dans quatre onces d'eau-de vie ou d'une autre liqueur. Ce n'eft qu'avec la plus grande réferve qu'on doit faire prendre intérieurement le fel de Saturne que bien des gens regardent comme un poifon , & entr'autres , Boerhaave , Hoffman & Triller. Cependant il y a des perfonnes affez hardies pour en prefcrire depuis un grain jufqu'à quatre , non-feulement dans les pertes immodérées & les autres hémorrhagies dangereufes , mais encore dans la gonorrhée & les fleurs blanches ; contre les pollutions nocturnes : mais plufieurs s'en font très mal trouvés , on affure même qu'il y en a qui en font morts. On rifque moins , à ce que je crois, de le donner mêlé avec du camphre aux foux qui font furieux ; mais en tout autre cas, il faut être très réfervé à le faire prendre, de peur de mettre la vie des malades en danger. Le fucre, dit Triller, qui ne mérite pas de porter un pareil nom doit être rangé parmi les poifons : s'il ne tue pas fi promptement que l'arfenic, il attaque lentement le principe de la vie, & n'en conduit pas moins fûrement au tombeau : j'exhorte, ajoute t-il, les médecins qui ont de la probité, & qui aiment leur réputation, de le bannir de leur pratique. Nous eftimons ce confeil fage & cenfé, quoiqu'il y ait quelque chofe d'outré dans cette opinion.

LES RÉSOLUTIFS,

LES DISCUSSIFS ET LES FONDANS.

ON nomme *médicamens réfolutifs & difcuffifs*, les médicamens externes qui paroiffent avoir la propriété de rendre fluides les humeurs devenues épaiffes & grumelées, ou d'augmenter la circulation des fluides dont le cours eft retardé, & de ceux qui font en ftagnation, pourvu cependant que la nature n'y mette pas de trop grands obftacles. Quoi qu'il en foit de la maniere d'agir des réfolutifs & des difcuffifs, laquelle, je l'avoue, eft une chofe très obfcure, les plus habiles praticiens conviennent que l'on emploie avec fuccès les réfolutifs fur les échymofes, les enflures, les engorgemens, & dans le cas où quelque humeur eft arrêtée dans fon

cours ou sortie de ses vaisseaux, pourvu qu'il
ne s'y trouve pas de matiere purulente ; & selon
eux, l'application des discussifs est utile, toutes
les fois que des humeurs ou des vents sont re-
tenus ou amassés dans quelque partie du corps,
soit par une cause interne, soit par une cause
externe. Les fondans enfin regardent les vieilles
obstructions, les squirrhes & les tumeurs dures
qui résistent aux autres remedes. En un mot,
on se sert, avec succès, des résolutifs & des
discussifs après les contusions, les coups, les
grandes chûtes qui, pour l'ordinaire, sont cause
qu'il y a du sang extravasé, ou lorsqu'une matiere, de quelque genre qu'elle soit, épaisse &
visqueuse, s'est arrêtée dans une partie quelconque où elle cause une sensation incommode,
& dont elle augmente le volume, ou qui nuit
à des fonctions du corps, de quelque maniere
que ce soit. De là on peut conclure que ces topiques, quoiqu'ils ne soient pas tous de la même nature, conviennent néanmoins dans le traitement de presque toutes les tumeurs. Mais bien
loin que ces médicamens produisent toujours l'effet qu'on en attend, il arrive plus souvent encore qu'ils sont sans succès, principalement quand
on les applique sur les tumeurs squirrheuses,
anomales, lymphatiques, osseuses, &c. qui cédent très rarement à de pareils secours. L'incer-
titude de l'évenement ne doit cependant pas
empêcher d'essayer de plusieurs de ces remedes,
parcequ'il est arrivé plus d'une fois qu'ils ont
réussi, quand on a attaqué en même tems ou
précédemment les causes internes par des remedes internes. Seulement on évitera de faire
un trop long usage des topiques résolutifs & dis-

cuſſifs , pour ne pas agir inutilement contre les
maux qui ne peuvent ſe guérir qu'avec le ſecours de la chirurgie.

MÉDICAMENS SIMPLES.

LES racines de concombre ſauvage , de bryone , de *tamnus* (¹) , de raifort ſauvage , de pain-
de-pourceau (²) , de patience , d'ortie , de bardane , d'orcanette (³) , de mors-du diable , de
ſceau de Salomon , d'ache , de lys , de navet ,
de rave.

Les feuilles de ciguë (⁴) , de belladone (⁵) ,
d'iéble , de ſureau , de tabac , de concombre ſauvage , d'oſeille , de ſcrophulaire (⁶) , de millepertuis , de houblon , d'herbe-à-Robert , de *ſcordium* , d'abſinthe , de chélidoine , de bardane ,
d'ivette , d'aurone , d'eupatoire , de tanaiſie , de
jacobée , de ſouci , d'aneth , de fenouil , d'anis ,
de cerfeuil , de perſil , d'hyſſope , de laurier , de
menthe , de baſilic , de lavande , d'origan , de ſa-
riette , de thym , de méliſſe & de ſauge , dont on
ſe ſert auſſi pour faire les fumigations.

Les fleurs de ſureau , d'iéble (⁷) , de camomille , de mélilot , de millepertuis , de bouillon-
blanc , de romarin ; les roſes rouges , le ſafran.

Les ſemences d'anis , d'aneth , de fenouil , de
coriandre , de carvi , de cumin... la farine de
ſeigle (⁸) , d'avoine , d'orge , de froment , de riz ,
de pois , de féves , d'ers , de fénugrec (⁹) , de
lin , de lupin (¹⁰)... les baies de laurier , de genévrier ; les pignons doux... le poivre , le giro-

fle… le vin, la lie de vin, le marc de raisin…; l'huile de noix, d'olives, de chanvre.

La térébenthine ordinaire ([11]), le baume du Pérou, le baume de Tolu, le baume de Copahu; le *storax* liquide, le *storax* calamite ou en larmes… la gomme ammoniac, le benjoin, le *bdellium*; la gomme élémi, l'*assafœtida*, le *galbanum*, la résine tacamahaca, le *labdanum* & l'*opium*.

Aux substances précédentes on peut encore ajoûter l'oliban ou encens, le *styrax* calamite, &c. pour faire des fumigations. La poix de Bourgogne, le savon… le camphre. Le sucre en fumigation… les cendres de féves, celles de sarment de vigne, préparées pour des lessives… l'urine humaine ([12]), celle de vache; le sel ammoniac & le sel commun… les moëlles, les graisses… le blanc de baleine, le miel, la civette… les animaux ouverts vifs; la laine grasse.

Les eaux de Plombieres, de Barèges, de Dax, de Bourbon l'Archambault, de Vichy, de Balaruc, de Bagnères ([13]), de Digne, du Mont-d'Or, d'Aix-la-Chapelle… la boue des eaux de Cauterets, de Vichy, de Digne, de Saint-Amand, de Bourbonne, &c.

Le mercure; le cinnabre : ces substances s'emploient encore en fumigations… le sel marin; le sable de la mer échauffé par les rayons du soleil. Le soufre, le bitume de Judée ([14]), le charbon de terre ([15]), le pétrole, le succin pour des fumigations… le nid d'hirondelle, la terre qui est sous la meule des couteliers.

MÉDICAMENS OFFICINAUX.

L'eau de fleurs de fureau... l'eau de chaux... le baume de Fioraventi, le baume du Commandeur, le baume d'Arcæus. Le vin aromatique...

L'huile de fafran, d'*hypericum*, de petits chiens, de rofes ([16]), de camomille, de lys, de vers de terre, de fcorpions...

La pommade blanche, l'onguent blanc de *Rhafis*, l'onguent rofat, l'onguent de *ftyrax*, l'onguent brun, l'onguent *nutritum*, l'onguent *bafilicum*, l'onguent napolitain.

Les paftilles mercurielles, les paftilles *ad fuffitum*...

L'emplâtre de ciguë ([17]), l'emplâtre de grenouille, l'emplâtre *diabotanum* ([18]), l'emplâtre diachylon compofé, ou avec les gommes, l'emplâtre de mélilot, l'emplâtre divin, l'emplâtre *Manus Dei* ([19]), l'emplâtre de blanc de baleine, l'emplâtre de favon, l'emplâtre ciroëne ([20]), l'emplâtre de Nuremberg... la thériaque. La boule de Mars.

L'eau-de-vie, l'eau vulnéraire ([21]), l'efprit de fleurs de fureau ([22]), l'efprit de-vin, l'efprit-de-vin camphré, l'eau de la reine d'Hongrie... la teinture de girofle... l'efprit volatil de fel ammoniac... l'huile de tartre par défaillance.

MÉDICAMENS MAGISTRAUX.

LOTIONS.

PRENEZ de *soufre*, une once ; de *savon noir*, deux onces : faites du tout un nouet que vous mettrez infuser dans une livre d'excellent *vinaigre*. On fait, avec ce mélange, des lotions utiles, quand le visage est couperosé.

PRENEZ de *savon blanc*, quatre onces : faites fondre dans une suffisante quantité d'eau-de-vie pour faire des embrocations.

PRENEZ *feuilles de laurier, de sauge, de romarin & de cassis*, de chaque une poignée : faites les infuser, pendant un mois, dans deux pintes de *vin blanc*. On en appliquera chaudement plusieurs fois dans la journée aux tumeurs arthritiques des extrémités.

FOMENTATIONS.

PRENEZ de *sel marin*, deux onces : faites fondre dans une livre d'*eau-de-vie* ; ou dans de l'*urine*, lorsqu'on voudra l'appliquer aux mammelles.

PRENEZ d'*eau de chaux*, une livre ; d'*eau-de-vie*, quatre onces : mêlez ; pour vous en servir contre l'œdeme, la brûlure, &c.

PRENEZ une chopine d'*eau*, fondez-y du *sel* autant qu'elle peut en recevoir ; pour une fomentation qui convient aux contusions & aux échymoses.

PRENEZ *esprit de sel & huile de térébenthine*, de chaque une once. On applique ce mélange aux nœuds arthritiques.

Prenez trois onces de *sel commun* dans six onces de *vinaigre*, & autant d'*esprit-de-vin* ; pour une fomentation très propre à dissiper l'œdeme.

Prenez de *cryftal minéral*, deux onces ; de *fel ammoniac*, une once ; de *camphre*, un gros : faites fondre dans une livre d'*eau de-vie*. Cette fomentation convient dans les cas d'emphysême.

Prenez d'*eau de fleurs de fureau*, une demilivre ; d'*eau de chaux*, quatre onces ; d'*efprit-de-vin camphré*, une once : mêlez. Ce remede eft utile pour diffiper les enflures œdémateufes.

Prenez d'*efprit de fel ammoniac*, deux onces ; *eau de-vie* & *eau de chaux*, de chaque une once : mêlez. Ce remede convient dans la même maladie que le précédent.

Prenez *fel de tartre* & *fel ammoniac*, de chaque deux onces : faites bouillir dans deux livres de *vin blanc*. Cette fomentation convient dans les cas d'emphysême ou bouffiffure.

Prenez *feuilles de guimauve* & *fleurs de fureau*, de chaque quatre poignées : faites bouillir dans une fuffifante quantité d'eau, & réduire à quatre livres : paffez : ajoûtez à la colature deux onces d'eau-de-vie. Cette fomentation eft bonne pour les éréfipeles.

Prenez *feuilles de fauge*, *de rhue* & *d'abfinthe*, de chaque deux poignées ; *fleurs de camomille* & *de fureau*, de chaque une poignée ; de *baies de geniévre* contufes, deux onces : faites bouillir dans quatre livres d'eau de chaux : paffez : ajoûtez à la colature quatre onces d'*efprit-de-vin camphré* : elle fervira à faire des fomentations : on peut en appliquer le marc chaud pour refter durant la nuit. Ces remedes conviennent aux œdemes.

PRENEZ *feuilles de lavande, de romarin & de menthe*, de chaque deux poignées ; *fleurs de camomille & de melilot*, de chaque une poignée ; *baies de laurier & de geniévre*, de chaque une once : faites bouillir dans une suffisante quantité d'eau & de *vin*, & réduire à quatre livres : passez : ajoûtez à la colature deux onces d'*eau-de vie*.

PRENZ de *racine de bryone*, trois onces ; *baies de geniévre & soufre*, de chaque deux onces : faites bouillir dans une quantité suffisante d'*eau de chaux* & de *lessive de sarmens de vigne*, dont vous prendrez parties égales : faites réduire à quatre livres.

CATAPLASMES.

PRENEZ de *riz lavé*, une livre ; de *vin rouge*, huit livres : faites bouillir jusqu'à ce que le riz étant crevé ait acquis la consistance d'un cataplasme.

PRENEZ *feuilles d'iéble & de sureau*, de chaque deux poignées : écrasez & versez ce qu'il faut d'*esprit-de-vin* pour faire un cataplasme. Celui ci convient pour l'œdeme.

PRENEZ de *baies de geniévre*, une livre ; de *baies de laurier*, une demi-livre : mettez le tout en poudre, & mêlez ce qu'il faut de *miel* pour donner au mêlange la consistance d'un cataplasme. Il est propre pour l'œdeme.

PRENEZ d'*écrevisses vivantes*, ce qu'il en faut pour l'étendue du mal que vous voulez couvrir : pilez les, & mettez sur la partie œdémateuse.

PRENEZ de *sel ammoniac*, un demi-gros : fai-

res fondre dans une demi-livre d'*esprit de vin :*
ajoûtez une quantité de *mie de pain* suffisante
pour un cataplasme.

PRENEZ des *boues* des eaux thermales quel-
conques, une quantité suffisante, & appliquez-
les comme un cataplasme sur les tumeurs squirrheuses.

PRENEZ de *poudre de charbon de terre*, quatre onces, ou la quantité qui vous sera nécessaire ; de l'*huile de lin*, ce qu'il en faut pour
donner au mêlange une consistance de cataplasme. Celui-ci convient aussi dans les cas de
tumeurs squirrheuses.

PRENEZ de *miel commun*, une livre ; de *farine
de seigle*, douze onces ; des *jaunes d'œufs*, au
nombre de deux ; d'*onguent basilicon*, deux onces : mêlez.

PRENEZ *farines de féves & de lupins*, de chaque quatre onces ; de *farine de seigle*, huit onces : faites bouillir dans une suffisante quantité
d'eau, jusqu'à consistance de cataplasme : ajoûtez
miel commun & huile de lys, de chaque deux onces : mêlez.

PRENEZ *feuilles de guimauve*, de *scordium* &
d'absinthe, de chaque une poignée ; *semences de
carvi & d'aneth* concassées, de chaque deux onces : faites bouillir dans une quantité d'*oxymel*
suffisante pour donner la consistance de cataplasme : passez : ajoûtez à la pulpe quatre onces de
farine de seigle, & une quantité suffisante d'*esprit de vin camphré.*

PRENEZ *racines d'iris de Florence & de bryone*,
de chaque une once ; *sommités d'absinthe*, *d'aurone & de fleurs de sureau*, de chaque une poignée ; de *semences de fénugrec*, une once ; de

fel ammoniac, deux gros : faites bouillir dans une
suffisante quantité d'eau & de *vin* : ensuite pilez
le tout : passez par un tamis de crin : ajoûtez à
la pulpe une once de *graisse humaine*, & un gros
de *safran* en poudre.

L I N I M E N S.

PRENEZ de *savon blanc*, quatre onces ; d'*huile
de tartre* par défaillance, deux onces : mêlez ;
pour un liniment.

PRENEZ *huile d'olives* & *baume de Fioraventi*,
de chaque deux onces ; de *teinture anodyne*, un
demi-gros : mêlez.

PRENEZ d'*onguent de guimauve*, trois onces ;
huile de vers de terre & de millepertuis, de chaque deux onces ; *huile de térébenthine & esprit-
de-vin camphré*, de chaque une once. Ce liniment est propre pour les rhumatismes.

PRENEZ de *fleurs de soufre*, quatre onces ; de
sel ammoniac, une demi-once : mêlez avec une
suffisante quantité de *graisse de porc*.

E M P L A T R E S.

PRENEZ *gomme ammoniac & bdellium*, que
vous ferez dissoudre dans de l'*eau-de-vie*, de
chaque une demi-once ; d'*huile de camomille*, six
gros ; de *térébenthine*, trois gros ; de *galbanum*,
deux gros ; d'*euphorbe*, un gros : faites liquéfier
le tout ensemble sur un feu doux, & faites, suivant l'art, un emplâtre.

PRENEZ *gomme ammoniac & galbanum*, que
vous ferez dissoudre dans l'*eau-de-vie*, de chaque
une once & demie ; de *térébenthine de Venise*,

six gros ; d'*alun de roche*, trois gros ; d'*huile de lavande*, une demi-once ; de *cire nouvelle*, une once : faites, suivant l'art, un cataplasme propre pour les écrouelles.

PRENEZ *emplâtre de ciguë* & *emplâtre de Vigo mercurisé*, de chaque une demi-once ou la quantité nécessaire : mêlez suivant l'art.

PRENEZ *emplâtre divin* & *emplâtre diabotanum*, de chaque une demi-once ; *gomme ammoniac, styrax* & *benjoin*, de chaque un gros ; de *sel de tartre*, un demi gros : mêlez avec une suffisante quantité d'*huile de laurier*.

FUMIGATIONS.

PRENEZ *mastic* & *succin* pulvérisés, de chaque une demi-once : jettez peu-à-peu sur des charbons ardens, & faites ensorte que la fumée frappe la partie malade ; ce qui se répétera trois ou quatre fois le jour.

PRENEZ de *styrax calamite*, deux gros ; *succin* & *mastic*, de chaque un demi-gros ; de *girofle*, un scrupule ; de *feuilles de romarin*, une demi-once : réduisez le tout en poudre, & mêlez ; pour être employé en fumigations.

PRENEZ quatre onces du meilleur *vinaigre* ; versez-le peu-à-peu sur des cailloux rougis au feu. On expose la partie malade à cette vapeur, & on réitere ce remede deux ou trois fois par jour contre les tumeurs les plus rebelles.

COMMENTAIRES.

(1.) Le sceau de Notre-Dame, la racine
vierge. *Tamnus racemosa, folio minore, flore
luteo pallescente, Inst. rei herb. Bryonia lævis,
sive nigra racemosa, C. B. P.*

On emploie quelquefois la racine de cette
plante à l'extérieur : elle passe pour un médicament vulnéraire & détersif, & sert principalement à dissiper les échymoses les plus opiniâtres qui viennent de fortes contusions, & à faire
rentrer dans la circulation le sang extravasé. Plusieurs auteurs vantent cette racine comme un remede anodyn, propre à calmer les douleurs de
la goutte. Il est rare que l'on prescrive intérieurement la racine de *tamnus*, quoiqu'on lui
attribue la vertu apéritive, & qu'elle ait été recommandée par quelques auteurs, dans la cachexie, la suppression des régles & l'hydropisie, à la dose d'un ou deux gros.

(2.) Le pain de pourceau. *Cyclamen orbiculato folio, internè purpurascente, C. B. P.
Arthanita Lobel.*

Cette racine est du nombre des purgatifs drastiques ; mais rarement en fait on usage intérieurement, si ce n'est dans un cas urgent, ou
quand des personnes ont l'imprudence de l'ordonner de cette façon. C'est pour l'usage externe qu'on la recueille ; & elle fait partie
des plus excellens résolutifs : quelquefois on
l'applique, avec succès, sur les tumeurs écrouelleuses : si on la met sur le ventre, elle purge

assez

aſſez ſouvent : elle eſt encore de la claſſe des
médicamens qui font éternuer. Il ſe fait, chez
les apothicaires, un onguent qui porte le nom
d'*onguent de Arthanita* dont nous aurons occaſion de parler.

(3.) L'ORCANETTE. *Anchuſa Monſpeliaca I. L.
Bugloſſum radice rubrâ, ſive anchuſa vulgatior floribus cæruleis, Inſt. rei herb.*

La racine rouge de cette plante, qui eſt très
connue des teinturiers, ſert à colorer différentes
compoſitions officinales, & principalement l'onguent roſat auquel l'orcanette donne une belle
couleur rouge ; à peine a-t-elle d'autres uſages.
Cependant elle a place parmi les médicamens
externes réſolutifs & déterſifs. Ces propriétés la
font appliquer, avec ſuccès, ſur les contuſions
& les ulceres les plus rebelles. On lui reconnoit
auſſi la vertu de fortifier, quand elle eſt employée à l'intérieur ; & de cette maniere elle
contribue, dit-on, à la guériſon des cachectiques. La doſe de l'orcanette eſt d'un ou deux
gros pour chaque livre d'infuſion ou dedécoc-
tion. Nous ne devons pas négliger de dire qu'il
y a une autre eſpece d'*anchuſa* que J. Bauhin a
nommée *anchuſa lutea major*, & que M. de Tournefort a appellée, avec plus de raiſon, *ſymphy-
tum echii folio ampliore, radice rubrâ, flore luteo.* Quelques auteurs attribuent à cette eſpece
les mêmes vertus qu'à la premiere.

(4.) LA CIGUE. *Cicuta major, C. B. P.*

Tout le monde ſait que preſque tous les auteurs
défendent de faire uſage intérieurement de cette
plante qui a une odeur forte & déſagréable. Elle
paſſe pour un poiſon narcotique, dont on peut
arrêter & détruire les effets, en buvant du vinai-

gre ou un autre acide végétal, qui en font comme le contre-poifon. Cependant Wepfer , qui a écrit un excellent traité à ce fujet , n'eft pas de ce fentiment, croyant que la ciguë porte fa principale action fur l'eftomac qu'elle enflamme & corrode ; & cette opinion n'eft point contraire à ce qu'on a obfervé dans plufieurs cadavres. Quoi qu'il en foit de fa maniere d'agir , cette même plante qui tue les hommes comme les animaux , & que l'on avoit généralement en horreur, eft devenue un puiffant médicament dans les mains de M. Storck. A juger de fes vertus , fur les expériences & obfervations qu'a publiées ce médecin de Vienne , elle furpaffe en efficacité tous les remedes internes réfolutifs & incififs. On confeille de l'employer, après toutefois qu'on a fait ufage des remedes généraux , comme les délayans, les tempérans, les bains , &c. pour le traitement des tumeurs glanduleufes , qui font fquirrheufes & cancéreufes, ainfi que pour guerir les ulceres & les fiftules d'une mauvaife nature ou cancéreux. La maniere de s'en fervir eft d'extraire , par trituration & expreffion , le fuc des tiges & des feuilles , de faire épaiffir ce fuc avec fa fécule , ou fans le dépurer , & de lui donner la confiftance d'extrait avec lequel on forme des pilules , au moyen de la poudre de la même plante. La dofe de l'extrait de ciguë eft depuis quatre grains jufqu'à un gros & même davantage. Il eft à propos de commencer par une petite dofe , par exemple , par deux grains ; & l'on augmentera peu-à-peu, & avec beaucoup de précaution. On peut confulter les Ouvrages de M. Storck , traduits en françois , fous le titre d'*Obfervations fur l'ufage*

interne de la Ciguë, & le Journal de Médecine
du mois de Juin 1760. Quant aux vertus de la
ciguë employée à l'extérieur, on la met aussi,
avec raison, au nombre des plus puissans topiques résolutifs & sédatifs. Il convient de l'appliquer sur les tumeurs cystiques & squirrheuses :
elle dissipe les ganglions, & a les plus heureux
succès dans les cas d'enflure des mammelles &
des testicules. Pour se servir de ce médicament,
on fait cuire les feuilles sous la cendre ; après
quoi, elles sont pilées & réduites en consistance
molle : ainsi préparées, elles s'appliquent seules ou
mêlées avec des limaçons & des farines résolutives. On emploie sous la même forme des feuilles
cuites dans du lait, pour diminuer les douleurs
de la goutte, des rhumatismes & des hémorrhoïdes. En outre, l'usage de l'emplâtre de ciguë est
très étendu ; nous parlerons de cet emplâtre
dans un moment. Il est à propos de remarquer,
en passant, que notre ciguë est très différente
de la ciguë des anciens, qui procuroit une mort
douce & paisible ; & jusqu'ici les naturalistes
n'ont donné que des conjectures, pour déter-
miner quelle plante on employoit autrefois sous
ce nom.

(5.) LA BELLADONE. *Belladona Cluf. Solanum lethale Parkins.*

On met cette plante au nombre des poisons
narcotiques, parcequ'elle fait naître une affection comateuse, du délire & des convulsions ;
c'est ce qui est constaté par un nombre presqu'infini d'exemples, & principalement par les accidens arrivés à des enfans qui en avoient mangé
les baies. Le vinaigre & le suc de limon sont
d'excellens antidotes de ce poison. Néanmoins

on a mis la belladone dans la claſſe des médicamens internes. Depuis Geſner & Juncker,
pluſieurs médecins ont éprouvé ſes propriétés
médicinales contre la dyſſenterie opiniâtre , le
cancer , &c. On fait uſage des baies ou des feuilles ſéches en infuſion , mais à petite doſe répé-
tée , comme un ou deux grains pour chaque ver-
rée. L'uſage de ce médicament continué long-
tems , & même des années , a , dit-on , diſſipé
entiérement des tumeurs cancéreuſes , & d'autres tumeurs que l'on avoit attaquées ſans ſuccès avec les remedes ordinaires. Il y a certainement moins de danger à ſe ſervir de ces feuilles , à l'extérieur , comme en topiques qu'on dit
réſolutifs & anodyns : cependant l'uſage externe de ce remede ſtupéfiant demande de la
prudence ; car pluſieurs obſervations prouvent
qu'il a été nuiſible.

(6.) LA SCROPHULAIRE. *Scrophularia aquatica major , C. B. P.*

Cette plante a reçu ſon nom du mot latin
ſcrophula , les écrouelles , parcequ'elle étoit autrefois conſacrée au traitement de ce mal ; mais
à-peine l'emploie t on à l'intérieur dans ce ſiecle
où on a abandonné bien des préjugés. Qnant à
l'uſage externe de la ſcrophulaire , elle n'eſt pas
regardée come un des médicamens les moins
efficaces parmi les réſolutifs & les émollients ;
elle entre auſſi dans les claſſes des vulnéraires
& des déterſifs : employée en cataplaſme ſur les
cors aux pieds , elle procure du ſoulagement :
elle calme les douleurs des hémorrhoïdes gonflées , & même fait diſparoître le mal : enfin elle
réſout les tumeurs qui ne ſont pas diſpoſées à la
ſuppuration. La décoction de cette plante pro-

duit de bons effets , quand on en fait des lotions fur les ulceres les plus rebelles , même quand ils font cancéreux. Quelques perfonnes fe fervent, dans les mêmes cas , de la plante réduite en poudre. Il eft à propos de remarquer, en finiffant cet article, que nombre de fois on a employé fort mal-à-propos les autres efpeces de fcrophulaire , parceque la plupart des herboriftes ne favent pas les diftinguer , ou parcequ'ils aiment mieux ramaffer celles qu'ils rencontrent facilement.

(7.) L'IÉBLE. *Ebulus Mathioli. Sambucus humilis , five ebulus , C. B. P.*

On regarde comme un des plus forts médicamens hydragogues la feconde écorce de la racine fraiche de cette plante : elle eft auffi du nombre des diurétiques. Ces propriétés rapprochent ce fous arbriffeau herbacé du fureau , l'un & l'autre s'employant , avec affez de fuccès , dans le traitement de l'hydropifie. L'écorce d'iéble fe prefcrit en infufion ou en décoction , depuis trois gros jufqu'à une once , pour chaque livre d'eau. On en fait boire auffi le fuc exprimé , quand les forces le permettent. La dofe eft depuis une demi-once jufqu'à une once & demie. Les feuilles d'iéble employées à l'extérieur fous la forme de fomentation & de cataplafme , paffent pour réfolutives & anodynes : elles entrent encore dans la claffe des remedes fortifians. Ces propriétés les font mettre en ufage , avec affez de fuccès , dans les cas de brûlure , ainfi que pour l'enflure des tefticules, les douleurs de fciatique ou de tout autre rhumatifme. Il eft utile de s'en fervir contre l'œdeme des jambes ; & elles procurent du soulagement dans les cas de tremblement & de paralysie.

(8.) LE SÉGLE. *Secale hybernum majus. C. B. Pin.*

On regarde le pain , qui est fait avec cette espece de froment , comme utile à ceux qui se plaignent d'avoir le ventre trop resserré. Pour remplir la même indication , il se prend torréfié comme du café. L'usage externe de la farine de seigle est très étendu : elle s'emploie pour résoudre , amollir & mûrir les tumeurs , ces propriétés la faisant entrer dans la plupart des cataplasmes. Il est à propos de remarquer , au sujet du seigle , que , dans les températures humides un peu longues , les grains de seigle sont sujets à avoir une excroissance pointue dont on ne connoît point la nature. Elle se nomme l'*ergot* , & le grain qui la porte *bled cornu , seigle ergoté.* Ce grain est très mal-faisant & cause à ceux qui en mangent durant quelque tems une gangrene séche & horrible , qui fait que leurs membres tombent d'eux-mêmes.

(9.) LE FÉNU-GREC. *Fœnum-græcum sativum , C. B. Pin.*

La semence mucilagineuse de cette plante se met au nombre des médicamens externes résolutifs & émolliens. On fait , avec la farine , des cataplasmes qui sont très utiles pour calmer les douleurs de goutte & de rhumatisme , & qui s'appliquent , avec succès , sur les mammelles & les testicules enflées , &c. On fait cuire la semence entiere , pour en faire des fomentations & des lavemens émolliens & adoucissans , qui se prescrivent communément contre la dyssen-

terie , les épreintes & les coliques. On en retire un mucilage fort vanté pour l'ophthalmie.

(10.) LE LUPIN. *Lupinus sativus , flore albo ;*
C. B. Pin.

La semence du lupin se met dans les classes
des médicamens détersifs & desséchans ; & on
emploie la décoction avec succès contre la gale ,
les érésipeles & les autres maladies qui gâtent la
peau. La farine du lupin est d un usage plus fréquent : elle sert à composer des cataplasmes
émolliens & résolutifs, qu'il convient d'appliquer
sur les parotides enflées , les tumeurs écrouelleuses & les autres maux de ce genre.

(11.) LA TÉRÉBENTHINE DE VENISE. *Terebin-*
thina Veneta.

Cette térébenthine, qui est la meilleure, quoiqu'on puisse lui substituer la térébenthine ordinaire , est un baume pur , fluide , ou une liqueur
résineuse , transparente , de la consistance du
miel, d'une couleur jaune , d'un goût âcre mêlé
d'amertume,& d'une odeur forte & désagréable ;
qui coule naturellement, ou qu'on retire par divers moyens, dans les climats chauds , du pin ,
du mélèse, du sapin , &c. La térébenthine s'emploie , en médecine , aux usages internes & externes. Quant à son usage interne , on la recommande comme un excellent diurétique : elle fait
partie des apéritifs : elle est un des plus excellens médicamens balsamiques & vulnéraires ;
aussi est-elle utile dans les ulcérations internes.
Elle convient dans diverses maladies des reins
& de la vessie : elle soulage les asthmatiques, &
fait du bien aux phthisiques : elle est efficace
pour le traitement de la gonorrhée & des fleurs
blanches : enfin il arrive quelquefois , comme

l'ont remarqué des praticiens pleins de ſagacité, qu'au moyen de ce remede, la matiere puru-lente a été enlevée de la partie malade, charriée vers les reins, & qu'elle eſt ſortie du corps avec les urines. Perſonne n'ignore que, quand on fait uſage de térébenthine, ſoit intérieurement, ſoit extérieurement, les urines prennent l'odeur de violette. Pour l'ordinaire, on preſcrit la térében-thine ſous la forme de bol, avec du ſucre ou de la poudre de regliſe, à la doſe d'un ou deux ſcrupules & même davantage. On peut auſſi l'a-joûter à diverſes eſpeces de potions, après l'avoir auparavant fait diſſoudre dans un jaune d'œuf. Il y a des médecins qui préferent la térébenthine que l'on a rendue plus épaiſſe en la faiſant cuire dans l'eau, avec laquelle on fait plus aiſément des bols & des pilules.

La térébenthine ſert encore plus ſouvent à l'ex-térieur, comme médicament réſolutif, vulné-raire & déterſif. Ces propriétés la font employer communément dans les linimens, onguens & emplâtres que l'on prépare pour le traitement des plaies. En outre, il n'y a peut-être pas de plus puiſſant topique pour diſſiper les effets des grandes chûtes & des violentes contuſions : en-fin il en entre très ſouvent, depuis deux juſqu'à quatre gros, dans les lavemens qu'on a coutume de preſcrire non-ſeulement dans la dyſſenterie & les autres ulcérations des inteſtins, mais en-core dans les cas de douleurs néphrétiques, de difficulté d'uriner, & de ſuppreſſions d'urine. Nous aurons, dans la ſuite, occaſion de parler de l'huile de térébenthine, ainſi que de la téré-benthine de Chio, qui ſe retire du térébinthe même.

(12.) L'URINE des personnes saines, & principalement des jeunes gens. *Urina sanorum.*

On met, avec raison, l'urine au nombre des médicamens résolutifs & desséchans. Dans les cas de piquûre d'abeilles, de guêpes, de cousins, &c. on l'applique sur la partie offensée, pour prévenir l'enflure qui, d'ordinaire, suit immédiatement : elle se met, avec succès, sur les contusions, principalement sur celles des mammelles, en y ajoûtant du sel marin : employée en fomentation, elle procure du soulagement aux goutteux : elle est utile sous la forme de lotions, dans les cas de gale à la tête, d'érésipele ou d'autres éruptions qui gâtent la peau, & qui sont accompagnées de démangeaisons : en lavemens, elle est laxative & anti-septique. Ce remede dégoûtant a aussi des vertus, étant pris intérieurement, car on a bu souvent de l'urine avec succès dans la goutte : employée de cette façon, elle a fait cesser des fiévres contre lesquelles on avoit prescrit inutilement les autres remedes : elle empêche que l'on ne gagne la peste & les autres maladies épidémiques contagieuses. Enfin on dit qu'elle guérit les obstructions du foie.

(13.) LES EAUX DE BAGNIERES. *Aquæ Bagnerienses.*

Bagnieres, où se trouvent ces eaux chaudes, est une très petite ville du Bigorre, éloignée de cinq lieues de Barèges, du coté du nord, & de douze lieues de Pau, du côté du sud-est. Les eaux de Bagnieres sont presque insipides : elles ont cependant quelque chose d'astringent. Prises intérieurement, elles font uriner, levent les obstructions, & purgent quelquefois. Ces propriétés les font recommander dans la cachexie, la jauniffe & les conftitutions pituiteufes, elles conviennent dans les fuppreffions des régles & des hémorrhoïdes : on les prend encore, avec fuccès, dans les maladies chroniques de la poitrine qui demandent des remedes incififs. La dofe de ces eaux eft depuis une livre jufqu'à quatre. Les eaux de Bagnieres employées extérieurement font recommandées comme réfolutives & fortifiantes. Par ces propriétés, elles font un remede puiffant dans la paralyfie : on les regarde comme très efficaces pour le traitement des tumeurs des membres & des autres parties que les médicamens les plus communs n'ont pu diffiper : on les vante pour la guérifon des rhumatifmes : enfin elles font beaucoup de bien dans les maladies de la peau.

(14.) LE BITUME DE JUDÉE. L'afphalte. *Bitumen Judaicum. Afphaltum.*

Ce médicament eft une fubftance foffile, fulfureufe, noire, luifante, inflammable, & qui rend une odeur forte, quand on l'échauffe. Rarement trouve-t-on l'afphalte pur ; mais prefque tout celui qu'on vend eft mêlé avec de la poix. L'afphalte pur, ainfi que celui qui eft falfifié, paffent pour des médicamens réfolutifs & vulnéraires : cependant il eft rare qu'on s'en ferve, finon pour des préparations officinales. On voit, par l'examen des momies, que les Egyptiens avoient coutume d'employer ce bitume pour embaumer les cadavres.

(15.) LE CHARBON DE TERRE. *Lithanthrax. Carbo foffilis.*

Ce médicament eft une matiere bitumineufe, dure, noire, luifante, que l'on doit rapporter.

au genre du jayet & dont plufieurs nations fe
fervent pour brûler, comme nous faifons le charbon. On en retire prefque par tout des entrailles de la terre pour l'ufage des ouvriers qui travaillent le fer. Rarement emploie-t-on en médecine le charbon de terre : cependant il eft réfolutif, & s'applique, avec fuccès, fur les glandes enflées de la tête & des autres parties. Il ne
cede pas en efficacité aux boues des eaux chaudes. Pour s'en fervir, on le broie avec de l'huile
de lin, jufqu'à ce qu'il ait acquis la confiftance
d'onguent.

(16.) L'HUILE ROSAT, ou de rofes. *Oleum
rofatum.*

Pour préparer cette huile, on met, à trois
reprifes, des feuilles de rofes rouges infufer
dans la même huile d'olives qu'on expofe au
foleil, ou qu'on tient au bain marie durant environ un mois : enfuite on paffe la liqueur avec
expreffion, & on la laiffe fe clarifier en dépo-
fant. Cette huile eft de l'ufage le plus commun
comme médicament réfolutif & adouciffant : elle
paffe pour un remede fortifiant. Enfin les femmes
l'emploient, à l'extérieur, pour traiter tous les
maux, croyant qu'elle poffede toutes les vertus.

(17.) L'EMPLATRE DE CIGUE. *Emplaftrum de
cicuta.*

On compofe cet emplâtre avec les feuilles
pilées de la ciguë, & l'infufion & la décoction
de la feuille entiere faites dans l'huile : il a
pour bafe de la réfine, de la poix & de la cire :
on ajoûte à ce mêlange, après qu'il eft fuffifam-
ment cuit, & qu'il a été paffé avec expreffion,
de la gomme ammoniac diffoute dans le vinaigre fcillitique, & dans le fuc de ciguë. Cet

emplâtre tient un des premiers rangs dans la liste des remedes résolutifs ; & il s'emploie très souvent pour le traitement non-seulement des tumeurs squirrheufes & écrouelleufes, mais encore des tumeurs cystiques & anomales.

(18.) L'EMPLATRE *DIABOTANUM. Emplaf-trum diabotanum.*

Cet emplâtre, qui a peut-être plus de réputarion qu'il n'en mérite, a reçu son nom de la grande quantité de plantes qui entrent dans fa composition, entre lesquelles on doit distinguer la ciguë, la valériane, l'ivette, l'angélique, le raifort fauvage, le concombre, la fcrophulaire, l'éclaire, la gratiole. On met la décoction de ces plantes en évaporation, après y avoir ajoûté le fuc de quelques-unes : enfuite on y mêle de la gomme ammoniac & du *galbanum* diffous dans du vinaigre fcillitique, puis de la litharge, des huiles de vers de terre, de petits chiens, &c. qui ont bouilli dans de l'eau. A ce mêlange fe joignent encore du foufre, de la cire, du ftyrax, de la poix, ainfi que des poudres de racines d'iris, de pain de pourceau, de ferpentaire, d'ellébore, d'*arum*, d'ariftoloche, &c. des baies de laurier & quelques femences ; diverfes gommes, du camphre, de l'huile de girofle, &c. Il eft difficile de dire ce qui doit réfulter d'un compofé où il entre une fi grande quantité de fubftances différentes. Cependant on attribue à cet emplâtre des propriétés réfolutives, émollientes & adouciffantes : il paroît même que l'expérience lui confirme ces vertus. On recommande l'ufage de l'emplâtre *diabotanum*, principalement contre les tumeurs cyftiques, les glandes endurcies, les ganglions, &c.

(19.) L'EMPLATRE *MANUS DEI*. *Emplaſtrum manus Dei*.

On eſt quelquefois induit en erreur par le nom de cet emplâtre, qui le fait confondre avec un autre auquel on a donné hyperboliquement le nom d *emplâtre divin*, *emplaſtrum divinum*, dont nous parlerons en ſon lieu. L'emplâtre *manus Dei* ſe fait avec de l huile, de la cire, de la myrrhe, de l'encens, du maſtic, de la gomme ammoniac, du *galbanum*, &c. auxquels on joint de l'ariſtoloche, de la litharge, du verd-de gris, de la pierre calaminaire. Ce remede entre dans les claſſes des réſolutifs & des adouciſſans; & on lui donne auſſi place parmi les déterſifs.

(20.) L'EMPLATRE CIROENE. *Emplaſtrum ceroneum*.

Cet emplâtre reçoit ſon nom de la cire jaune qui domine dans ſa compoſition : il y entre encore de la poix, de la réſine, du ſuif de mouton, à quoi on ajoûte de la myrrhe, de l'oliban, du bol d'Arménie, & du *minium*. Cet emplâtre eſt de l'uſage le plus commun, comme réſolutif & anodyn : outre cela, on le croit fortifiant.

(21.) L'EAU VULNÉRAIRE. *Aqua vulneraria*.

Cette eau ſe retire par la diſtillation du vin chargé des principes de pluſieurs plantes qu'on y a fait infuſer. De ces plantes les unes ſont aromatiques, comme la ſauge, le fenouil, le tabac, &c. d'autres ſont ameres, comme l'abſinthe, la petite centaurée ; enfin il y en a de vulnéraires, telles ſont la véronique, la ſanicle, la bugle, la pervenche, &c. L'eau vulnéraire s'emploie plus ſouvent pour les contuſions, que pour

les plaies , auxquelles elle femble deftinée ; &
elle eft falutaire par fes propriétés déterfives &
anti-feptiques ; mais c'eft inutilement qu'on en
met fur les tumeurs , dans la vue d'opérer leur
réfolution par ce feul moyen.

(12.) L'ESPRIT DE FLEURS DE SUREAU. *Spiritus florum fambuci.*

On le retire par la diftillation des fleurs du
fureau , qui ont été mifes en digeftion & en fermentation dans du jus de ces mêmes fleurs ,
avec un peu de miel. Ce médicament fe met ,
avec raifon , au nombre des plus excellens réfolutifs , & il s'emploie , avec fuccès , non-feulement contre les érélipeles , mais même contre
les autres tumeurs formées par un épanchement
de férofités , ou de fang , mais qui ne s'étendent
pas plus profondément que les tégumens.

LES MATURATIFS ET LES DIGESTIFS.

PERSONNE ne doute affurement que la formation du pus , tant dans les tumeurs , que dans
les plaies , ne foit uniquement l'ouvrage de la
nature , & ne dépende de fes forces : il eft d'expérience que les topiques maturatifs & digeftifs
aident beaucoup cette opération de l'œconomie
animale , à laquelle ils contribuent , foit en entretenant dans une douce chaleur une partie qui fe
difpofe à fuppurer , foit en relâchant les vaiffeaux , & en calmant les douleurs. Quoi qu'il
en foit de la maniere d'agir de ces médicamens
maturatifs & digeftifs , on ne peut douter qu'ils
ne favorifent beaucoup , ou même qu'ils ne hâ-

tent la fuppuration. Il eft à propos de faire remarquer que les maturatifs & les digeftifs font
de deux efpeces, favoir les adouciſſans & les
ſtimulans. Les adouciſſans rendent flexibles &
molles les parties rénitentes ou tendues, & les
vaiſſeaux qui, par leur conftriction, formoient
des obftructions. Les ſtimulans paroiſſent communiquer une efpece de mouvement falutaire à
des parties languiſſantes & fans action. Ainſi les
maturatifs & les digeftifs de la premiere claſſe,
ou ceux qui font plus doux, conviennent fur
les parties douloureuſes, rénitentes, ou tendues
& enflammées; au lieu que les autres, où les
ſtimulans, agiſſent plus fructueufement fur les
tumeurs qui ne font pas douloureuſes, dont la
fuppuration fe fait trop lentement, & qu'on
nomme des *tumeurs froides*; ainſi que fur les ulceres fecs & fordides: mais, dans ce dernier cas,
il faut avoir préalablement retranché les chairs
fongueufes, & qui furmontent.

MÉDICAMENS SIMPLES.

LES racines de fcille, de lys, de bryone, de
concombre fauvage, de navet, de guimauve,
de patience; l'oignon, l'ail.

Les feuilles d'ofeille, de guimauve, d'ortie,
de feneçon, de pariétaire, de mauve, d'acanthe, de violette, de poirée, de bouillon blanc.

Les fleurs de camomille, de mélilot.

Les femences de moutarde, de creſſon de jardin, de ftaphifaigre... la farine de bled, d'orge, de feigle, d'avoines, de féves (¹), de lin,

de fénu-grec, de lupin, d'orobe ou ers (2)... le levain vieux, la mie de pain... les raisins secs, les figues grasses (3), l'huile de noix (4), l'huile d'olives.

La térébenthine, le *styrax* liquide (5), la poix de Bourgogne (6)... la gomme ammoniac, la gomme élémi (7)... le *galbanum*, le *tacamahaca*, le *bdellium*, l'*opopanax*, l'euphorbe, le *sagapenum*, le *labdanum*... le savon noir.

Le miel, le jaune d'œuf... le lait, le beurre, les graisses ou axonges ; la laine grasse ; les excrémens de plusieurs animaux, comme de la vache, des chévres, des pigeons, &c.

MÉDICAMENS OFFICINAUX.

L'HUILE de lin, de lys, de roses, de millepertuis, de camomille, de vers de terre.

Le baume d'Arcæus (8), la thériaque.

L'onguent *basilicum* (9), l'onguent de *styrax*, l'onguent brun ou de la Mere (10), l'onguent d'*althæa* & le *populeum*.

L'emplâtre de mucilages, l'emplâtre diachylon simple, l'emplâtre diachylon composé (11), le sparadrap (12).

MEDICAMENS

MÉDICAMENS MAGISTRAUX.

FOMENTATION.

PRENEZ de *savon noir*, deux onces : faites bouillir dans une suffisante quantité de *lait de vache* ; pour servir en fomentations.

CATAPLASMES.

PRENEZ de *mie de pain* très blanc, quatre onces : faites bouillir dans une quantité suffisante de *lait de vache*, pour donner la consistance de cataplasme : ajoûtez deux *jaunes d'œufs* ; d'*huile rosat*, ce qui sera convenable.

PRENEZ de *figues grasses*, une demi-livre : pilez & mêlez avec trois onces d'*onguent basilicum*.

PRENEZ d'*oignons de lys blanc* cuits sous la cendre, quatre onces : pilez : passez : ajoûtez à la pulpe deux onces d'*onguent basilicum*.

PRENEZ de la *bouillie* faite avec la mie de pain & le lait de vache, une demi-livre ; du *galbanum* dissous dans un *jaune d'œuf*, une once ; de *la poudre de safran*, un scrupule : mêlez ; pour un cataplasme.

PRENEZ quatre onces de *pulpe de figues grasses* & cuites ; ajoûtez ce qu'il faut de *farine de fénugrec* ; pour un cataplasme.

PRENEZ *racines d'althæa*, six onces : faites-les cuire dans l'eau pour les piler & les passer : ajoûtez une once d'*huile de lys*, & de *la farine de lin* ce qu'il faut pour la consistance.

Tom. II. G

PRENEZ *oignons communs & racines de lys blanc* cuits sous la cendre, de chaque deux onces; *feuilles d'ozeille*, deux poignées : faites-les cuire dans ce qu'il faut d'*hydromel* : pilez-les, & ajoûtez de l'*onguent basilic & du vieux levain*, de chaque deux onces.

PRENEZ de *pulpe de figues grasses* cuites dans de l'hydromel, deux onces; *onguent basilicum*, *beurre frais & levain*, de chaque une once; des *jaunes d'œufs*, au nombre de deux; de *safran* en poudre, un demi-gros : mêlez. Ce cataplasme s'applique sur l'anthrax ou charbon.

PRENEZ de *miel cuit* jusqu'à consistance d'électuaire, quatre onces; d'*oignons* cuits sous la cendre, trois onces; de *figues grasses*, quatre onces : faites bouillir dans un peu d'eau, jusqu'à consistance de cataplasme : ajoûtez une once de *graine de lin* pulvérisée.

PRENEZ d'*oignons* cuits sous la cendre, deux onces; *savon noir*, *onguent basilicum & emplâtre diachylon composé*, de chaque une once : mêlez dans un mortier.

PRENEZ *farine de seigle & de graines de lin*, de chaque deux onces; de *galbanum* dissous dans un *jaune d'œuf*, une once : faites bouillir dans une suffisante quantité d'eau, jusqu'à consistance de cataplasme : ajoûtez *miel commun & huile de lys*, de chaque une once.

PRENEZ *oignon de lys & racine de patience*, de chaque trois onces; de *têtes de pavot blanc* contuses, une once; des *figues grasses*, au nombre de dix : faites bouillir dans une suffisante quantité d'eau : passez par un tamis : ajoûtez à la pulpe *onguent basilicum & savon noir*, de chaque une once : mêlez.

PRENEZ *oignons de lys*, *racines de bryone* &
de concombre sauvage, de chaque deux onces;
de *figues grasses*, une once; *feuilles de guimauve*
& *fleurs de camomille*, de chaque une poignée:
faites bouillir dans une suffisante quantité d'*hy-*
dromel: passez par un tamis: ajoûtez à cette pulpe
des *oignons* cuits sous la cendre & écrasés, de
l'*onguent brun*, ou de la Mere, du *vieux levain*,
de chaque une once: mêlez.

PRENEZ *feuilles de scordium* & *de rhue*. de
chaque quatre poignées; *fleurs de camomille* &
de sureau, de chaque une poignée: faites bouillir dans une suffisante quantité de *vin rouge*:
ajoûtez *oignons* ordinaires & *oignons de scille* cuits
sous la cendre, de chaque quatre onces: pilez
& mêlez avec du *vieux levain* & *du miel antho-*
satum, ou de *romarin*, de chaque quatre onces;
de *thériaque*, une once. Ce cataplasme convient
sur les tumeurs de mauvais caractere.

ONGUENS.

PRENEZ de *térébenthine de Venise*, quatre onces; des *jaunes d'œufs*, au nombre de deux;
huile de lin ou *de lys*, la quantité suffisante: mêlez; pour un digestif.

PRENEZ de *térébenthine*, deux onces: faites
dissoudre dans un *jaune d'œuf*: ajoûtez *huile d'hy-*
pericum, la quantité suffisante pour faire un onguent.

PRENEZ de *térébenthine*, trois onces; de *baume*
d'Arcæus, deux onces; de *jaunes d'œufs*, au nombre de deux; *huile de millepertuis* & *eau-de-vie*,
de chaque une once: mêlez.

PRENEZ *huile d'œufs*, *huile d'hypericum* & *té-*
rébenthine, de chaque deux onces; de *gomme*

élémi, une once ; d'*onguent bafilicum*, quatre onces : faites liquéfier le tout, & mêlez exactement.

Emplatres.

Prenez *emplâtres de mucilages* & *diachylon* compofé, de chaque deux onces ; d'*onguent bafi-licum*, une once ; de *femences de moutarde* pulvérifées, une demi-once : mêlez devant un feu doux, & étendez fur une peau. Cet emplâtre eft deftiné pour le traitement des bubons rebelles.

Prenez *emplâtre diachylon compofé* & *blanc de baleine*, de chaque deux onces : faites liquéfier : éloignez du feu : ajoûtez de *mercure éteint* avec la *terébenthine*, fix gros : agitez, en verfant de *l'huile de lys*, jufqu'à ce que le mêlange ait la confiftance d'emplâtre.

COMMENTAIRES.

(1.) La féve de marais. *Faba flore candido, lituris nigris confpicuo ; C. B. Pin.*

Outre l'ufage que l'on fait, ainfi que tout le monde fait, de cette féve comme aliment, fa farine eft employée comme médicament : elle entre dans les cataplafmes réfolutifs & maturatifs les plus communs, avec l'eau, le lait ou l'oxycrat. Ces propriétés de la farine de féve la font appliquer, avec fuccès, fur les tumeurs des mammelles & du *fcrotum* : elle eft utile fur les contufions : on lui reconnoît auffi la vertu cofmétique. La leffive, qui fe fait des cendres de toute la plante, & le fel qu'on retire de cette leffive, paffent pour des remedes diurétiques, qui font efficaces dans la cachexie & l'hydropifie : ils n'ont pas moins de vertu pour faire fortir le gravier des reins, pourvu toutefois qu'on ne les emploie pas dans l'accès de néphrétique ; tems où l'on doit fe garder de faire prendre tous les fels & autres médicamens irritans.

(2) L'ERS ; L'OROBE. *Orobus purpureus, fylvaticus, vernus, C. B. P. Ervum verum, Inftit. rei herb.*

La farine de cette femence eft mucilagineufe, & fe met, ainfi que la précédente, au nombre des médicamens réfolutifs & maturatifs : elle s'emploie, de la même maniere, pour faire des cataplafmes ; mais fon ufage n'eft pas fi commun que celui de la féve de marais. Quelques perfonnes retirent auffi de cette plante, après fon incinération, une leffive ou un fel fixe auxquels on attribue de même la vertu diurétique.

(3.) LES FIGUES GRASSES. *Carica Ficus paffa.*

Ces figues, féchées au foleil, dont on a fait un aliment, font auffi d'ufage en médecine, foit à l'intérieur, foit à l'extérieur : employées en topique, elles font émollientes, adouciffantes & maturatives : cependant il eft rare qu'on les faffe entrer dans des cataplafmes, fi ce n'eft dans ceux qui fe mettent fur les bubons peftilentiels ; mais il eft bien plus commun d'en compofer les gargarifmes pour les maux qui attaquent la luette, les glandes amygdales, l'arriere bouche & les gencives : il en entre auffi dans les lavemens néceffaires pour calmer l'irritation du canal alimentaire, ou rendre le ventre plus libre. Les figues s'appliquent encore fur les tumeurs des genci-

ves , les panaris , les hémorrhoïdes , &c. Quelquefois on en boit la décoction comme remede
adouciſſant dans les cas de toux ſéche, d'enrouement, de colique néphrétique , de difficulté d'u-
riner.

(4.) L'Huile de noix. *Oleum nucum.*

Cette huile , qui eſt employée par les peintres
& les menuiſiers , pour les lampes & beaucoup
d'autres uſages œconomiques , ſe retire de la
noix par expreſſion. Elle eſt réſolutive & digeſ-
tive : ces propriétés la font entrer dans les cataplaſmes & onguens qui doivent remplir ces indications; mais on en preſcrit plus ſouvent encore pour faire des lavemens émolliens & ſédatifs , qui ſont un remede très efficace contre la
colique des peintres, & les autres douleurs du
bas-ventre. Enfin quelques auteurs en recommandent des injections pour les cas de tinte-
mens & de bourdonnemens d'oreille.

(5.) Le *STYRAX* ou *ſtorax* liquide. *Styrax
liquida.*

Ce médicament eſt un baume très aromatique , d'une couleur brune & de la conſiſtance
du miel , que l'on doit diſtinguer du ſtyrax blanc,
qui eſt une eſpece de baume du Pérou , qui , à
ce que l'on dit , découle naturellement , ou que
l'on retire d'un arbre étranger que Plukenet nomme *liquidambar.* Nous apporte-t-on ce baume tel
que la nature le donne , pur & ſans préparation ?
C'eſt ce dont il y a lieu de douter, parcequ'il a
l'apparence d'une ſubſtance artificielle ou d'une
compoſition , beaucoup plus que celle d'un baume
naturel. Quoi qu'il en ſoit , le *ſtorax* s'emploie,
à l'extérieur , comme remede émollient , réſolutif & digeſtif; mais on ſe ſert plus ſouvent de

l'onguent de *ſtyrax* dont nous parlerons dans la ſuite. Quelques - uns le font prendre intérieurement comme vulnéraire ; mais c'eſt agir trop inconſidérément , y ayant d'ailleurs pluſieurs autres baumes dont tout le monde reconnoît que l'uſage n'a pas le même danger.

(6.) LA POIX. *Pix.*

La poix, tant celle qui eſt ſéche, que celle qui eſt liquide, ſe retire de pluſieurs arbres réſineux, & principalement du pin & du ſapin. Celle qui eſt ſéche & blanchâtre , s'appelle la *poix de Bourgogne* ; *pix Burgundiæ* : celle qui eſt liquide & noire, ſe nomme le *goudron* ; *pix navalis.* La premiere, ou la poix de Bourgogne , qui a naturellement la conſiſtance de l'emplâtre, ſert aux uſages externes, & paſſe pour un excellent médicament réſolutif & maturatif : on lui reconnoît auſſi la vertu de fortifier. Ces propriétés la font appliquer ſur les tumeurs, tant celles qui ſont diſpoſées à ſe réſoudre , que celles qui ſe préparent à ſuppurer. On met, ſur les têtes que la teigne a attaquées, de la poïx de Bourgogne en forme d'emplâtre qui s'enleve au bout de deux jours , & avec elle les croûtes & les cheveux ; ce qui cauſe beaucoup de douleur. Quelquefois on en couvre des membres paralytiques ; & cela a , dit on, réuſſi. Elle eſt auſſi du nombre des phénigmes ou rougiſſans ; &, comme telle, on l'applique entre les épaules pour différentes maladies des oreilles , des yeux, de la tête.

La poix liquide, qui ſert tant intérieurement qu'extérieurement , entre dans les claſſes des médicamens vulnéraires , & des déterſifs. C'eſt avec cette poix que l'on prépare l'eau de goudron, *aqua picea*, qui a été fort vantée il y a quelques années, & dont nous aurons occasion de parler. Il est rare que l'on prescrive le goudron pour des usages externes : cependant il possede les mêmes vertus que la poix de Bourgogne.

(7.) LA GOMME ÉLÉMI. *Gummi elemi.*

Cette substance est une résine pure, aromatique & verdâtre, que l'on retire d'un arbre du Mexique, dont Breyn fait mention ; mais je ne dois pas manquer de dire qu'il vient aussi d'Éthiopie une autre espece de gomme élémi qui, se trouvant rarement chez les apothicaires, n'est plus d'usage aujourd'hui. La gomme élemi de l'Amérique est du nombre des médicamens résolutifs & des maturatifs ; mais on l'emploie rarement, si ce n'est dans quelques compositions officinales.

(8) LE BAUME D'ARCÆUS. *Balsamum Arcæi.*

Ce médicament est une espece d'onguent qui se fait avec de la térébenthine, de la gomme élémi & des graisses. Il s'emploie très fréquemment comme un puissant digestif pour le traitement des ulceres : on lui reconnoît aussi la vertu résolutive ; ce qui le fait mettre en usage dans les cas de contusions & de stagnation, soit du sang, soit de toute autre humeur.

(9.) L'ONGUENT *BASILICUM. Unguentum basilicum.*

Cet onguent est composé de cire, de suif, de poix résine & de poix navale ou goudron que l'on a fait liquéfier dans de l'huile ; à quoi on ajoûte de la térébenthine : il est maturatif & digestif. On l'emploie très communément tant dans le traitement des ulceres, que pour celui des tumeurs.

DIGESTIFS

(10.) L'ONGUENT BRUN, l'onguent de la Mere. *Unguentum fuscum.*

Cet onguent differe peu des emplâtres par sa confiſtance : il eſt compoſé de graiſſe ; d'huile, de beurre & de cire . auxquels on joint de la litharge. On lui attribue les vertus les plus grandes & les plus générales. Son uſage eſt extrêmement commun, principalement parmi les femmes ; & il paſſe pour réſolutif, maturatif & deſſicatif.

(11.) L'EMPLATRE DIACHYLON. *Emplaſtrum diachylon.*

On trouve dans les apothicaireries deux eſpeces d'emplâtres diachylon ; l'emplâtre diachylon ſimple ; *emplaſtrum diachylon*, ou *diachylon ſimplex* ; & l'emplâtre diachylon compoſé ; *emplaſtrum diachylon cum gummis.* La premiere eſpece ſe compoſe avec de la décoction d'iris, de l'huile de mucilage, & de la litharge, que l'on fait cuire juſqu'à confiſtance d'emplâtre. Si l'on fait liquéfier ce diachylon ſimple avec de la cire, de la poix réſine, de la térébenthine, & qu'on y ajoûte, ſelon les régles de l'art, de la gomme ammoniac, du *bdellium*, du *galbanum*, du *ſagapenum*, il en réſulte le diachylon compoſé. Ces deux eſpeces de diachylon font partie des médicamens externes maturatifs & des émolliens ; mais le diachylon compoſé eſt, en même tems, réſolutif, & ſouvent il ſert, avec ſuccès, pour remplir cette indication.

(12.) LE SPARADRAP. *Sparadrapum.*

Pour préparer ce médicament externe, on mêle une certaine quantité des emplâtres diapalme, diachylon & de céruſe, que l'on fait liquéfier ; après quoi, on y ajoûte de l'iris de Florence en

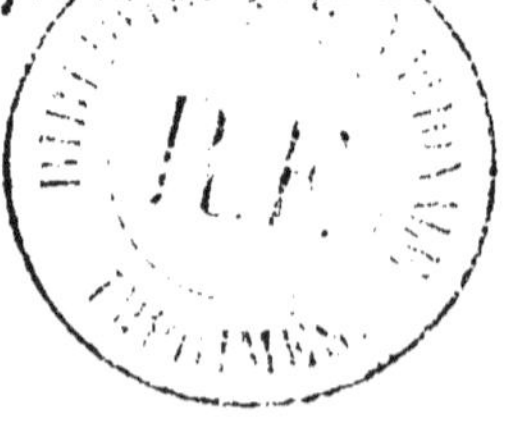

poudre ; dans ce mêlange on trempe des morceaux de toile un peu usée, pour qu'ils s'en imbibent & s'en recouvrent des deux côtés ; & ils
se conservent en cet état pour le besoin. On dit
que ces toiles, que l'on connoît sous le nom de
sparadrap, sont émollientes, résolutives & maturatives.

LES VULNERAIRES ET LES DETERSIFS.

IL y a divers médicamens qui possedent en
même tems la vertu vulnéraire & la vertu détersive, & que l'on qualifie, selon la maniere
dont on s'en sert, ou les indications que l'on a
à remplir, tantôt de remedes vulnéraires, entre
lesquels il faut distinguer les baumes qu'il est si
utile d'appliquer sur les plaies récentes & les
parties déchirées ; tantôt de remedes *détersifs*,
& ceux-ci sont consacrés au traitement des ulceres & des chairs qu'ils ont rongées. Bien des
gens doutent, avec fondement, que les remedes vulnéraires contribuent à faire reprendre &
cicatriser les plaies ; opérations qui sont entiérement l'onvrage de la nature. Mais on reconnoît mieux l'action & la vertu des détersifs dont
les effets sont, pour l'ordinaire, sensibles, quand
ils agissent, soit par leurs molécules aqueuses &
salines, sur les humeurs épaisses & visqueuses
des ulceres, soit en détruisant les excroissances
fongueuses, soit par leurs particules ameres ou
absorbantes qui reçoivent dans leur substance les
matieres irritantes, ou les sérosités trop abondantes. On voit par-là que les médicamens détersifs

ou mondificatifs ne different en rien, ou du moins
que fort peu , des cathérétiques & des deſſicatifs,
qui reçoivent l'une ou l'autre dénomination ſelon la volonté de ceux qui les preſcrivent. Il n'eſt
pas moins reconnu que les médicamens vulnéraires & déterſifs s'emploient ſous la forme de lotion , d'embrocation , de douche , de liniment,
d'onguent , d'emplâtre , de poudre , &c. que l'on
applique les feuilles des plantes, ſoit entieres, ſoit
pilées, ou leur ſuc, tels que la nature les donne, ou
après les préparations de l'art ; que l'uſage de ces
remedes eſt ſouvent ſuivi du ſuccès , & l'emporte
quelquefois en efficacité ſur les autres moyens
de guérir , & ſur ceux même qui ſont les plus
puiſſans.

Je terminerai cet article , en avertiſſant qu'on
ne doit pas toujours, dans le traitement des ulceres, s'en tenir uniquement aux topiques, quand
même on ſe ſerviroit des plus actifs ; il faut encore rechercher avec ſoin , s'il n'y a pas quelque
cauſe interne , ſoit vénérienne , ſoit ſcorbutique,
ſoit écrouelleuſe , &c. qui en entretenant les ulceres , empêche ou détruiſe l'action ſalutaire des
meilleurs remedes externes. Auſſi ne doit-on pas
s'étonner ſi des perſonnes imprudentes ou peu
habiles, qui négligent de connoître & d'attaquer
le foyer du mal , perdent leurs peines & leurs
médicamens , en eſſayant ſans ſuccès de cicatriſer
les ulceres.

MÉDICAMENS SIMPLES.

LES racines d'aristoloche ronde, d'aulnée, de gentiane, de concombre sauvage, de bryone, d'orcanette, de pain de pourceau, de patience, d'iris de Florence, de consoude, de renouée, de bourgêne, d'ancolie.

Les feuilles d'aigremoine, de sanicle, de pilofelle (¹), de bugle, de pied-de-lion, de pirole, de véronique, de bourse-à-berger, de prêle, de lierre terrestre, d'orpin, de cynogloffe (²), de millefeuille, de pervenche, de renouée, de *scordium*, de chardon-bénit, d'abfinthe, de petite centaurée, de germandrée, de perficaire brûlante, de concombre sauvage, de menthe, de scrophulaire, de tanaisie, d'eupatoire, de verge dorée, d'herbe-à-Robert, d'alliaire, de chélidoine, de ronce, de tabac vert, de sabine.

Les fleurs de millepertuis, de verge dorée; les rofes rouges.

Les femences d'ancolie, de chardon bénit... l'orge entiere, les lupins, la coloquinte... le vin, l'huile d'olives.

Le baume du Pérou, le baume de Tolu, le baume de Copahu, &c. La térébenthine... la myrrhe, l'aloës, le camphre, l'oliban, le ftorax, le benjoin, l'euphorbe, le *bdellium*, la poix, le maftic... le fucre, l'opium... la foude, le favon, la fuie... les cendres de farmens de vigne, du genêt, &c.

Le miel. Le jaune d'œuf. L'os de feiche... l'urine, le fel ammoniac.

Les eaux minérales de Barèges, de Bonnes, de Dax, du Mont-d'Or, de Bagnols, de Caute-rets, de Balaruc, de Bourbonne.

Le fel marin, l'alun, le vitriol, le verd de gris... la litharge ; la pierre hæmatite.

DETERSIFS

MÉDICAMENS OFFICINAUX.

L'EAU vulnéraire, l'eau de chaux... l'huile d'*hypericum* [3], le miel rofat, l'huile de térébenthine... le collyre de Lanfranc [4], l'eau de la reine d'Hongrie.

Le baume du Commandeur, le baume de Fioraventi [5], le baume de Lucatelli, le baume d'Arcæus, le baume verd ou de Metz.

L'onguent de *ftyrax*, l'onguent mondificatif, l'onguent *bafilicum*, l'onguent de la Mere, l'ongent des apôtres, l'onguent ægyptiac [6].

L'emplâtre divin [7], l'emplâtre diapalme, l'emplâtre *Manus Dei*, l'emplâtre de cérufe noir.

La boule de Mars [8].

L'eau-de-vie, l'efprit-de-vin... la teinture de myrrhe, & celle d'aloës... l'huile de myrrhe par défaillance... l'eau phagédénique, l'eau divine de Fernel [9], l'huile de camphre... l'efprit de vitriol, l'eau de Rabel... l'huile de gaïac, l'huile de girofle.

Le précipité blanc, le précipité rouge... la pierre divine, la pierre médicamenteufe.

MÉDICAMENS MAGISTRAUX.

DÉCOCTIONS.

PRENEZ d'*orge entiere*, une once ; *feuilles d'aigremoine & de plantain*, de chaque une poignée ; de *sommités de millepertuis*, une demi-poignée : faites bouillir dans une suffisante quantité d'eau, & réduire à deux livres : passez : délayez dans la colature deux onces de *miel rosat* ; pour une décoction qui sera employée en lotion, fomentation, injection.

On peut préparer une décoction plus simple, en mêlant avec de la *décoction d'orge*, du *petit-lait & du miel rosat*.

Pour rendre ces décoctions plus actives, on peut y ajoûter du *collyre de Lanfranc*, jusqu'à un demi-gros ; ou du *précipité rouge*, jusqu'à un gros.

PRENEZ *feuilles d'aigremoine, de pilofelle & de fanicle*, de chaque une poignée ; de *roses rouges*, une demi-poignée : faites bouillir dans une suffisante quantité de *décoction d'orge*, & réduire à deux livres : passez : faites fondre dans la colature une once de *sel de soude*.

PRENEZ *racines d'iris de Florence & de gentiane*, de chaque une once ; *sommités de scordium, & d'abfinthe*, de chaque une poignée : faites bouillir dans une suffisante quantité d'eau, & réduire à deux livres : passez : ajoûtez à la colature une once d'*eau vulnéraire* ; de *teinture de myrrhe*, deux gros. Pour rendre la décoction plus détersive, on y peut mêler une demi-once d'*onguent agyptiac*.

PRENEZ de *racine d'aristoloche ronde*, deux onces ; *feuilles d'aïgremoine, de lierre terrestre &* *d'abfinthe*, de chaque une poignée : faites bouillir dans une fuffifante quantité d'eau de chaux, & réduire à deux livres : paffez : ajoûtez à la colature deux onces de *miel rofat*, & deux gros de *teinture de myrrhe*.

V I N S.

PRENEZ de *racine d'aristoloche ronde*, une once ; *feuilles d'aigremoine & de bugle*, de chaque une poignée ; *rofes rouges & fommités de millepertuis*, de chaque une demi-poignée : faites bouillir dans une fuffifante quantité de *vin blanc*, & réduire à une livre : paffez : ajoûtez à la colature *teintures de myrrhe & d'aloës*, de chaque un gros.

PRENEZ *racines de gentiane & d'aristoloche ronde*, de chaque une once ; *feuilles de fcordium & d'abfinthe*, de chaque une poignée ; de *rofes rouges*, une demi-poignée : faites bouillir dans une fuffifante quantité de *vin blanc*, & réduire à deux livres : paffez : faites fondre dans la colature une once de *miel rofat* : enfuite ajoûtez deux onces d'*eau de chaux dépurée*.

B A U M E S.

PRENEZ de l'*huile d'olives & de bon vin rouge*, de chaque une livre : faites bouillir fur un feu doux, jufqu'à ce que le vin foit confommé ; c'eft ce qu'on nomme le *baume du Samaritain*, *balfamum Samaritanum*, qui eft utile pour le traitement des ulceres récens.

PRENEZ d'*huile d'olives*, douze onces ; d'*alun de roche* diffous dans de l'*efprit-de-vin*, quatre onces ; de *précipité blanc*, trois gros : mêlez dans un vaisseau de verre, en agitant durant quelque temps, & conservez, sans en user, jusqu'à ce que l'huile soit aussi chargée qu'elle peut l'être des substances précédentes ; c'est ce qu'on appelle le *baume d'alun* ; *balsamum aluminatum*.

MIEL VITRIOLIQUE.

PRENEZ de *miel rosat*, la quantité qui vous est nécessaire : ajoûtez y de l'*esprit de vitriol*, ce qu'il en faut pour que le mêlange ait une acidité agréable : mêlez. Ce miel vitriolique, *mel vitriolicum*, est propre pout panser les ulceres de la petite vérole.

POMMADE.

PRENEZ de la *pommade de jasmin*, deux onces ; de *mercure précipité blanc*, deux gros : mêlez.

ONGUENS.

PRENEZ des *jaunes d'œufs*, au nombre de quatre ; de *baume d'Arcæus*, quatre onces ; d'*huile de millepertuis*, deux onces : mêlez.

PRENEZ de *graisse d'agneau*, deux onces ; de *précipité blanc*, deux gros ; *sel de Saturne* & *tuthie préparée*, de chaque un gros : mêlez.

PRENEZ de *térébenthine*, deux onces ; des *jaunes d'œufs*, au nombre de deux ; de *teinture d'aloës*, une demi-once ; de *mercure précipité rouge*, deux gros : faites le mêlange selon l'art.

PRENEZ d'*huile d'hypericum*, une once ; du *galbanum*, deux gros : broyez les dans un mortier avec ce qu'il faut d'*eau de chaux*.

CÉRAT DE SATURNE.

PRENEZ de *cire jaune*, quatre onces ; d'*huile d'olives*,

d'olives, une livre : faites fondre l'une & l'autre à feu lent. Après qu'elles seront refroidies, ajoûtez quatre onces de *vinaigre de faturne de Golard*. Mêlez le tout avec une spatule de bois, & agitez ce mêlange en y verfant peu-à-peu fix livres d'eau, & ne ceffez de remuer, jufqu'à ce que toute l'eau foit intimément mêlée avec les premiers ingrédiens, & faffe corps avec eux. Il eft bon contre les plaies & les ulceres.

COMMENTAIRES.

(1.) **L**A PILOSELLE. *Pilofella, feu auricula muris Taber. Dens leonis qui pilofella officinarum, Inft. rei herb.*

Cette plante, l'une des plus communes, a des feuilles très ameres, que l'on met au nombre des médicamens vulnéraires internes & externes : elles entrent auffi dans la claffe des aftringens tant externes qu'internes. On vante leur effet falutaire dans les érofions des vifceres & même du poumon : elles font utiles dans les hémorrhagies, & conviennent dans les flux de ventre. La feuille de pilofelle fe prend en fubftance, & on en prefcrit alors depuis un demi-gros jufqu'à un gros ; ou en décoction, dans laquelle il en entre jufqu'à une poignée pour chaque livre d'eau. On boit auffi depuis une once jufqu'à deux onces du fuc exprimé de ces feuilles. Enfin quelques auteurs recommandent de faire prendre cette plante aux enfans qui ont des hernies ; & on leur en donne, à raifon de leur âge, depuis dix grains jufqu'à une demi once. Les feuilles pilées, employées en topique, favorifent finguliérement la

guérifon des plaies récentes : on les fait encore
cuire dans de l'eau ou du vin , pour le même
ufage. Les gargarifmes , compofés avec ces feuilles , diminuent l'abord trop abondant des humeurs , & guériffent les ulceres de la bouche.
Enfin la poudre un peu groffe de la pilofelle prife
comme du tabac, peut arrêter une hémorrhagie
du nez.

(2.) **La cynoglosse**. La langue de chien. *Cy-
nogloffum vulgare majus* , *C.B. P.*

Les feuilles fraîches de cynogloffe , employées
à l'extérieur , poffedent , à un affez haut degré ,
la vertu vulnéraire , & font propres tant pour la
guérifon des plaies , que pour celle des ulceres.
Lorfqu'elles ont macéré un peu de tems , dans
de bon vin , elles s'appliquent , avec fuccès , fur
les ulceres les plus opiniâtres des jambes. Cette
plante eft encore un médicament externe , & fe
met dans les claffes des adouciffans & des fédatifs ou calmans. On en vante principalement l'u-
fage dans les maladies de la poitrine accompagnées de douleur & de trop de chaleur. Quelques auteurs en recommandent l'ufage dans le
flux de ventre , les hémorrhagies , les fleurs blanches & la gonorrhée. On prefcrit jufqu'à une
once des racines fraîches de cynogloffe pour chaque livre de décoction ; ou jufqu'à une poignée
des feuilles vertes pour la même quantité d'eau.
Il ſe trouve , dans les apothicaireries , des pilules
de cynogloffe dont nous aurons occafion de parler.

(3.) **L'huile de millepertuis** ou *d'hypericum. Oleum hyperici.*

Pour préparer cette huile , on expofe aux
rayons du foleil , durant un mois & plus , une
infufion faite avec de l'huile d'olives & les fommités garnies de fleurs de millepertuis que l'on

renouvelle plusieurs fois. Quelques uns y ajoûtent de l'esprit de térébenthine. Tout le monde
s'accorde à mettre cette huile au nombre des plus
puissans remedes vulnéraires externes : elle passe
aussi pour un excellent digestif : elle a place parmi les résolutifs : enfin on lui reconnoît la vertu
de fortifier. Elle s'applique en liniment sur les
parties attaquées de rhumatismes, sur les membres paralytiques & tremblans, &c. ainsi qu'en
cataplasmes dans les cas où il faut des résolutifs
ou des maturatifs.

(4.) LE COLLYRE DE LANFRANC. *Collyrium
Lanfranci.*

Ce médicament est un mêlange d'orpiment,
de verd-de-gris, de myrrhe, d'aloës dans du vin
blanc, de l'eau de roses, & de l'eau de plantain.
Il passe pour un puissant détersif. Rarement le
collyre de Lanfranc s'applique-t-il sur les yeux ;
mais il sert bien plus fréquemment pour les ulceres vénériens des autres parties du corps, principalement pour ceux qui rongent la luette, les
amygdales ou d'autres parties de la bouche.

(5.) LE BAUME DE FIORAVENTI. *Balsamum
Fioraventi.*

Ce baume est un composé d'un très grand nombre de médicamens. Outre la gomme élémi, le
storax liquide, la myrrhe, l'aloës & plusieurs autres matieres résineuses, il y entre du bois d'a-
loës, des clous de girofle, de la cannelle, de la
noix muscade, de la racine de zédoaire, & d'autres substances semblables que l'on laisse en macération, durant neuf jours, dans de l'esprit-de-
vin ; après quoi, on y ajoûte de la térébenthine ;
& on soumet ce mêlange à la distillation, au
moyen de laquelle on a un baume blanchâtre &

spiritueux, qui sert tant aux usages internes, qu'aux usages externes : pris intérieurement, il est fortifiant, céphalique & stomachique : on le regarde comme un excellent carminatif ; & c'est par cette propriété qu'il guérit les coliques venteuses, la cardialgie : il excite l'écoulement des urines, &c. On fait prendre depuis six jusqu'à vingt gouttes du baume de Fioraventi. Il est encore plus fréquent que l'on se serve de ce baume à des usages externes, non-seulement pour opérer la guérison des plaies, ou leur réunion, mais aussi contre la putréfaction & la gangrene. En outre, il est résolutif & fortifiant ; propriétés qui le rendent salutaire dans les cas de contusions, capable de modérer les douleurs de rhumatismes, de procurer la résolution de plusieurs especes de tumeurs, enfin de faire du bien aux membres paralytiques.

(6.) L'ONGUENT ÆGYPTIAC. *Unguentum ægyptiacum.*

Cet onguent se prépare en faisant bouillir du verd de gris dans du vinaigre & du miel, jusqu'à son entiere dissolution, ou jusqu'à ce qu'il ait la consistance convenable à ce genre de remedes, & qu'il soit devenu rouge. L'onguent ægyptiac est mis au nombre des plus puissans médicamens détersifs : on lui reconnoît aussi la vertu cathérétique ou rongeante ; ce qui le fait appliquer avec succès sur les ulceres, pour en détruire les chairs fongueuses ou qui surmontent. En outre, il est très propre à empêcher la putréfaction, & à favoriser la chûte des parties gangrénées.

(7.) L'EMPLATRE DIVIN. *Emplastrum divinum.*

La cire, l'huile, la myrrhe, le *galbanum*, le

maftic, le *bdellium*, la gomme ammoniac, l'encens & l'*opopanax* font la bafe de cet emplâtre dans lequel il entre encore de l'ariftoloche, de l'aimant, de la litharge & du verd de gris. Il s'en faut beaucoup que les vertus de cet emplâtre rempliffent l'idée qu'en donne fon nom hyperbolique : cependant il n'eft pas un des moins bons remedes vulnéraires & déterfifs : on le reconnoît auffi pour réfolutif. Ces propriétés le font employer, avec affez de fuccès, dans le traitement des plaies & des ulceres : on fe trouve bien d'en mettre fur les contufions ; & il diffipe plufieurs efpeces de tumeurs qui ne font pas de nature à fuppurer.

(8.) LA BOULE DE MARS. *Globulus martialis.*

Ce médicament peut fe préparer facilement, & par-tout. Pour cela, on prend une demi-livre de limaille de fer, & une livre de tartre blanc : ces fubftances, étant broyées exactement, fe mettent dans un matras ; & on verfe deffus affez d'eau-de-vie pour qu'elle furpaffe la poudre de la hauteur d'un travers de doigt. Le tout fe laiffe en digeftion & en évaporation, ou expofé aux rayons du foleil, ou au bain-marie, jufqu'à ce qu'il ne refte plus qu'une matiere féche. On répere plufieurs fois le même procédé, jufqu'à ce que le réfidu foit vifqueux & comme réfineux ; il eft alors propre à faire des boules de la groffeur à peu près d'un œuf de pigeon, qui peuvent fe diffoudre dans quelque liqueur que ce foit. C'eft depuis peu de temps que la boule de Mars a beaucoup de réputation, tant pour l'ufage interne que pour l'externe. Ses vertus vulnéraires & aftringentes la font employer, avec fuccès,

dans le crachement de fang & les autres hémorrhagies. On prefcrit depuis fix jufqu'à douze
grains de la poudre ; ou, ce qui vaut mieux, on
remue un peu la boule dans l'eau, jufqu'à ce que
celle-ci foit devenue roufsâtre ; & on boit depuis
trois jufqu'à fix onces de cette teinture, dofe qui
fe répete felon le befoin. Il faut agir avec précaution dans l'adminiftration de ce remede.
Quant à l'ufage externe de la boule de Mars,
on en fait une teinture plus foncée, au moyen
d'eau-de-vie fimple, ou d'eau vulnéraire, dans
une defquelles on trempe des linges qui s'appliquent fur les plaies. Sous cette forme, elle produit de très bons effets fur les contufions, parcequ'outre les propriétés que j'ai rapportées, elle
eft encore réfolutive : enfin fi l'on juge de ce remede d'après l'expérience, il ne le cede peut-être
en efficacité à aucun autre topique.

(9.) L'eau divine de Fernel. *Aqua divina
Fernelii.*

Cette eau médicamenteufe n'eft autre chofe
qu'une diffolution de mercure fublimé corrofif
dans de l'eau de plantain ; elle fe fait par l'ébullition fur les cendres chaudes ou au bain de fable. C'eft un excellent remede deterfif à employer en lotions, & que l'on vante principalement pour le traitement des ulceres vénériens.
Il y a peu de différence entre cette eau & l'eau
phagédénique. Nous avons déja parlé d'une autre
eau divine qu'on nomme auffi *eau admirable*, qui
ne reffemble en rien à celle dont il s'agit ici. On
doit bien prendre garde que des gens, par imprudence ou défaut d'expérience, ne prennent
celle-ci pour l'autre qu'on prefcrit à l'intérieur ;
méprife qui pourroit être funefte au malade.

LES REPERCUSSIFS ET LES ASTRINGENS.

Quoiqu'on emploie ces deux genres de médicamens pour remplir des indications différentes, néanmoins il nous a paru à propos de les réunir dans le même chapitre, parceque presque tous possedent l'une & l'autre propriété. Peu de personnes ignorent que l'on fait usage des répercussifs pour dissiper les légeres inflammations récentes, empêcher le progrès des fluxions ou dépôts d'humeurs séreuses qui commencent, & même prévenir leur naissance. On les applique fort à propos sur les contusions, au moment où elles ont été faites, afin qu'il ne s'y forme pas de dépôt humoral, comme il arrive le plus souvent : on s'en sert utilement dans les cas d'inflammation aux yeux, à la bouche, aux testicules & à toutes les parties externes, quand il n'y a pas à craindre que les humeurs se portent à l'intérieur du corps : quelquefois ils conviennent sur les érésipeles aux jambes : enfin ils ont un heureux & prompt effet, quand on les applique sur le pied, dans le moment de l'entorse : ils servent aussi pour les fausses luxations. Il est aisé de sentir que, dans ces cas pressans, il faut préférer les plus simples & les répercussifs aisés à trouver : c'est pourquoi il n'est pas étonnant que les remedes de ce genre, très usités en pareil cas, soient l'eau froide, la neige, la glace, le blanc d'œuf, le vin acerbe ou dur, l'oxycrat ou d'autres semblables que l'on peut se procurer par-tout & au moment du besoin. Mais lorsque le mal est déja

H iv

ancien, on se gardera bien d'employer ces topiques, pour ne pas le rendre plus grave en se servant d'un remede qui est hors de saison, ou, afin de ne pas faire naître la gangrene, ce qui seroit encore plus fâcheux. Quoique les astringens puissent aussi avoir l'effet des répercussifs, cependant on s'en sert pour remplir d'autres indications, par exemple, pour arrêter les hémorrhagies, remédier à la chûte de l'anus, du vagin, des intestins & des autres visceres, enfin pour rendre à diverses parties leur ton, leur élasticité. Je dois ajoûter que l'usage des astringens externes, & sur tout des styptiques, peut devenir nuisible, par exemple, dans certaines hémorrhagies ; car il s'en trouve assez souvent qui, étant arrêtées trop tôt, donnent lieu aux plus fâcheux symptomes.

MÉDICAMENS SIMPLES.

LES racines de bistorte, de tormentille, de sceau de Salomon, de consoude, d'ortie.

Les feuilles de prêle, de plantain, de renouée, de bourse-à-berger, de millefeuille, de piloselle, d'ortie, de ronce, d'argentine, de pied-de-lion, de *coronopus* (¹), de joubarbe, de morelle, de ciguë, de lentille d'eau, d'oseille, de pourpier ; la pulmonaire d'arbre.

Les roses rouges, les balaustes ou fleurs du grenadier.

Les semences de sumach, de coing… la farine de féves… l'écorce de grenade ; les noix de cyprès (²), la noix de galle, l'agaric ordinaire (³)…

Le maſtic, la réſine tacamahaca, la ſarcocolle, l'oliban… le ſang-dragon (⁴), le ſuc d'acacia.

Le vin rouge, le vinaigre, l'oxycrat, le ver-jus.… le jus de citron, le jus de limon.… le petit lait. Le blanc d'œuf. La limace…

L'eau froide ; la neige, la glace. L'encre à écrire… le ſel commun, le nitre, l'alun (⁵), le vitriol verd (⁶), la pierre hæmatite (⁷), la craie, le bol d'Arménie. La céruſe, la litharge, le gypſe… la terre ſigillée (⁸). La terre cimolée des couteliers, ou la moulée.

MÉDICAMENS OFFICINAUX.

L'EAU de plantain, de frai de grenouille, de roſes rouges… le ſuc d'oſeille, de morelle, de plantain, de laitue, de pourpier… les mucilages des ſemences de coing & de pſyllium… le vinaigre roſat, le vinaigre de Saturne…

L'onguent roſat, le cérat de Galien, le *nutritum*, l'emplâtre contre la rupture ou les hernies… l'eau alumineuſe, l'eau ſtyptique, l'eau de Rabel, la boule de Mars.

La pierre divine, la pierre médicamenteuſe, la pierre à cautere, la pierre infernale.

MÉDICAMENS MAGISTRAUX.

EAU ALUMINEUSE.

PRENEZ de l'*alun*, la quantité qui vous sera nécessaire : mettez-le fondre dans l'eau, jusqu'à ce qu'elle en soit aussi chargée qu'il est possible.

EAU VITRIOLIQUE.

PRENEZ de *vitriol blanc*, un gros : faites fondre dans une once d'eau.

EPITHEMES.

PRENEZ du *bol d'Arménie* préparé, autant que vous en aurez besoin : mêlez avec du *blanc d'œuf & de l'eau de roses* : remuez le mêlange jusqu'à ce qu'il ait la consistance d'un cataplasme : étendez-en sur des étoupes de chanvre, & appliquez sur la partie malade, en recouvrant les étoupes de bandes imbibées d'*oxycrat*. Ce remede est propre pour les contusions & les plaies récentes.

PRENEZ *poudre d'alun & suie luisante*, de chaque une once : mêlez, suivant l'art, avec du *blanc d'œuf*, pour donner la consistance convenable.

PRENEZ de *vinaigre rosat*, deux onces ; des *blancs d'œufs*, au nombre de deux : ces substances étant bien mêlées en les agitant, ajoûtez *bol d'Arménie & mastic*, de chaque deux gros : mêlez.

PRENEZ de *noix de galles* en poudre, deux onces ; de *bol d'Arménie*, deux gros ; de *vitriol bleu*, un demi-gros ; d'*alun*, un gros : mêlez ;

pour une poudre à laquelle on donnera, avec du
blanc d'œuf, la confistance d'épitheme.

PRENEZ des *blancs d'œufs*, au nombre de deux ;
d'*huile rofat*, trois onces ; de *fuc de plantain*,
une demi-once ; de *mucilage de femences de
coings*, deux onces : mêlez, felon l'art, pour un
épitheme qu'il convient d'appliquer fur les éré-
fipelles.

FOMENTATIONS.

PRENEZ *fuc de plantain* & *fuc de grande joubarbe*, de chaque trois onces ; d'*eau de rofes*, une
once : mêlez.

PRENEZ de *cérufe*, quatre onces ; *vinaigre* &
eau de fleurs de fureau, de chaque une livre.
Quand la diffolution fera faite, laiffez dépofer :
prenez la liqueur qui furnagera le dépôt, &
paffez : appliquez cette fomentation tiéde.

PRENEZ de *racines de tormentille*, deux onces ;
feuilles de plantain & *de renouée*, de chaque
deux poignées ; *balauftes* & *femences de fumach*
contufes, de chaque une poignée : faites bouillir
dans une fuffifante quantité d'eau, & réduire à
quatre livres : paffez : ajoûtez à la colature deux
onces de *miel rofat* ; pour fervir en fomentations,
lotions, injections.

PRENEZ *femence de fumach*, *écorce de grenade*
& *rofes rouges*, de chaque une once : mettez
infufer chaudement, durant vingt-quatre heures, dans trois livres de *vin rouge* ; pour fervir
aux mêmes ufages que la préparation précédente.

CATAPLASMES.

PRENEZ *feuilles de renouée* & *de tabouret*, ou
bourfe-à-berger, de chaque deux poignées, de

rofes rouges, une poignée : faites bouillir dans une fuffifante quantité de *vinaigre* : enfuite pilez, & paffez par un tamis de crin : ajoûtez à la pulpe *farine de féves* & *onguent rofat*, de chaque une once ; pour un cataplafme.

PRENEZ *racines de confoude* & *de biftorte*, de chaque trois onces ; *feuilles de plantain* & *de prêle*, de chaque deux poignées ; de *rofes rouges*, une poignée : faites bouillir dans une fuffifante quantité d'un *vin dur* ou acerbe : paffez : ajoûtez à la pulpe une once *d'écorce de grenade* en poudre : mêlez : faites, felon l'art, un cataplafme.

POUDRE.

PRENEZ *terre figillée* & *fang-dragon*, de chaque deux gros ; *myrrhe* & *colcothar*, de chaque un demi-gros : mêlez.

PRENEZ de la *farine de féves*, une demi-once ; de la *myrrhe* & de la *cérufe*, de chaque deux gros ; du *camphre*, un fcrupule : mêlez ; pour une poudre.

LINIMENT.

PRENEZ *bol d'Arménie*, une once & demie ; *vinaigre* & *fuc de plantain*, de chaque deux onces ; *huile rofat*, trois onces : mêlez ; pour un liniment.

PRENEZ les *blancs de deux œufs*, mêlez-les avec trois onces *d'huile rofat* ; *fuc de plantain* & *mucilage de femences de pfyllium*, de chaque une once. Ce mêlange fervira de liniment.

CÉRAT.

PRENEZ de *cérat blanc de Galien*, trois onces ; *bol d'Arménie* & *fang-dragon*, de chaque un gros : mêlez.

COMMENTAIRES.

(1.) *C*ORONOPUS HORTENSIS, *C. B.
P.* dite *Corne-de-cerf.*

Cette plante, de la famille du plantain, en a
les vertus ; c'est pourquoi on la met au nombre
des médicamens internes, vulnéraires & astringens : elle a encore place parmi les diurétiques.
Communément on prescrit jusqu'à une poignée
de *coronopus* pour chaque livre d'infusion ou de
décoction. Quand il est employé à l'extérieur,
sous la forme de lotion, de fomentation ou de
cataplasme, il passe pour répercussif & astringent ;
mais il est rare qu'on en fasse usage de cette maniere.

(2.) LA NOIX DE CYPRÈS. *Nux cupressi.*

Ce fruit est du nombre des médicamens astringens, & de ceux qui resserrent le ventre ; c'est
pourquoi on en vante les bons effets dans le flux
de ventre & la dyssenterie. La noix de cyprès se
prescrit en substance, depuis un demi-gros jusqu'à un gros : il en entre le double dans une décoction. On emploie plus souvent ce médicament
comme fébrifuge ; pour lors on en prend la dose
marquée ci-dessus, & elle se réitere de quatre
en quatre heures ; mais il faut avoir peu de confiance à ce remede. La noix de cyprès est encore
d'usage à l'extérieur ; & employée de cette maniere, elle passe pour astringente & répercussive ;
& ce sont ces vertus qui la font entrer quelquefois dans la composition des injections, des fomentations, des lavemens.

(3.) L'AGARIC DE CHÊNE. *Agaricus, pedis equi-
ni facie, Inst. rei herb.*

Cet agaric est tout à-fait différent de l'espece
que l'on met au nombre des purgatifs. Celui
dont il s'agit ici, croît sur les troncs des vieux
chênes, des amandiers, & d'autres arbres : quelques auteurs le nomment *fungus igniarius*, l'a-
madouvier, parceque c'est avec ce champignon
qu'on fait l'amadou, substance qui peut être employée pour cauteriser, de même que le moxa des
chinois. Pour que l'agaric serve aux usages de la
médecine, il faut qu'il soit préparé comme il suit.
On enleve de l'agaric l'écorce & les autres parties
dures & ligneuses ; après quoi, on le bat jusqu'à
ce qu'il forme un corps spongieux très flexible,
doux au toucher, & aisé à déchirer. Il est des oc-
casions où l'on trouvera beaucoup plus facile &
plus prompt de se servir de l'agaric qui s'emploie
en amadou, & qui se vend par-tout. On attribue
à l'agaric du chêne la vertu spécifique d'arrêter le
sang qui coule à plein canal des arteres coupées,
même des plus gros vaisseaux ; mais il y a des
gens qui révoquent en doute, & avec raison,
cette vertu spécifique, dont on a fait tant de
bruit, il y a quelques années ; & voici sur quoi
ils se fondent. Ils prétendent que l'agaric qui,
par la préparation qu'il a reçue, est devenu extrêmement mou & flexible, fait plutôt l'office
d'un bouchon à l'orifice des vaisseaux ouverts,
qu'il n'agit comme médicament astringent ; &
que rien d'ailleurs n'indique qu'il soit styptique.
Quoi qu'il en soit, il paroît utile dans une hémorrhagie quelconque, quand une main habile l'applique sur les orifices des vaisseaux, & qu'il est
contenu, ainsi qu'il le doit être, avec des ban-

des : c'eſt peut-être cette ſeule action méchani-
que qui lui mérite d'avoir place ici , auquel cas il
ne devroit pas s'y trouver.

(4.) LE SANG-DRAGON. *Sanguis dragonis.*

Ce médicament eſt un ſuc gommeux & réſineux , ſans odeur , & qui ſe liquéfie ſur le feu : ſa
couleur rouge devient plus brillante , quand on
le réduit en pouſſiere. Le vrai , car on le vend ſouvent ſophiſtiqué , ſe retire , par des inciſions ,
d'un arbre des Indes que Cluſius nomme *draco
arbor* : pluſieurs autres arbres étrangers , dont parlent Moriſon , Ray , &c. fourniſſent un ſuc du
même genre. Le ſang-dragon ſe met avec raiſon
au nombre des plus excellens medicamens aſtringens , tant internes qu'externes. Après qu'on a
obſervé les précautions , & fait précéder les remedes convenables , on le donne avec ſuccès
dans les flux de ventre. Il n'eſt pas moins efficace
dans les cas d'hémorrhagie que l'on peut arrêter
ſans danger. Nous ne devons pas manquer d'avertir que le célebre chymiſte Cartheuſer penſe que
le ſang-dragon , ainſi que les autres ſubſtances
réſineuſes concrétes , ne ſubiſſent aucune diſſolution dans l'eſtomac ; ce qui lui a fait dire que ces
médicamens n'entrent point du tout dans les
vaiſſeaux lactés & n'agiſſent que dans les premieres voies. Cette opinion ſeroit fondée , ſi les ſubſtances , dont il s'agit , n'éprouvoient l'action que
de menſtrues aqueux ; mais tout le monde ſait
que la bile , la ſalive & le ſuc pancréatique ſont
d'une nature différente de l'eau. Quant à l'uſage
externe du ſang-dragon , il eſt un des premiers
remedes des claſſes des aſtringens & des répercuſſifs ; il fait partie des fortifians ; & on lui
donne place dans la liſte des vulnéraires. Par ces

propriétés , il rend les gencives plus fermes ; il est utile dans les fractures ; il convient dans les hernies & les autres chutes de parties internes ; il s'applique avec succès sur les contusions , contribue à la réunion des plaies , & fait cesser les hémorrhagies.

(5.) L'ALUN. *Alumen.*

Ce médicament est une substance fossile , blanchâtre , & d'une saveur styptique ou astringente , qui paroît formée d'un sel acide minéral & d'une terre bolaire. L'Allemagne en fournit beaucoup , mais on en tire aussi de plusieurs lieux de l'Europe. Nombre d'expériences prouvent que cet acide ne diffère nullement dès acides du soufre & du vitriol : en effet on trouve , pour l'ordinaire, tous les corps qui le fournissent dans la même mine , où ces divers acides se retirent de la même pyrite. L'alun , qui est dans le commerce , a reçu des préparations ; & on ne voit d'alun natif , que dans les cabinets des curieux. Outre l'alun de Rome & l'alun de roche , qui ne different l'un de l'autre que par une teinte très légere , je dirai , en passant , qu'il y en a un autre plus rare , c'est l'alun de plume , *alumen plumeum* , qui ne se voit aussi que dans les cabinets d'histoire naturelle. Il est encore à remarquer qu'il se trouve des gens peu connoisseurs qui prennent pour cet alun une espece d'amianthe qui se sépare en feuillets comme l'alun de plume , & dont on faisoit autrefois des toiles incombustibles.

L'alun est d'usage en médecine , tant à l'intérieur qu'à l'extérieur ; mais on ne le fait jamais prendre intérieurement , à moins qu'on n'en ait fait préalablement une dissolution de laquelle se retirent , par des procédés fort connus , des cryst-

taux

taux à huit pans. Ce médicament eſt un des plus puiſſans aſtringens & ſtyptiques : il paſſe auſſi pour un excellent remede fortifiant. Par ces propriétés, il fait ceſſer le vomiſſement & arrête les flux de ventre : il a d'heureux ſuccès dans le cas d'hémorrhagies, & principalement de celles de la matrice ; quelquefois même il convient dans le crachement de ſang ; mais ce n'eſt que dans les cas les plus preſſans qu'on doit faire prendre ce médicament intérieurement. D'ailleurs l'alun, ainſi que les autres médicamens fortifians, excite l'écoulement des urines : il eſt capable de guérir la fiévre intermittente, même la plus opiniâtre. On preſcrit depuis deux grains d'alun juſqu'à douze grains, ſous la forme de bol ; & celui-ci ſe forme avec de la conſerve de roſes ; ou bien on diſſout l'alun dans une ou deux onces de ſuc d'ortie ; ce qui ſe peut répéter pluſieurs fois le jour, dans les cas où une hémorrhagie fait craindre pour la vie. Quelquefois on en fait diſſoudre depuis un ſcrupule juſqu'à un demi-gros dans une ou deux livres d'eau que l'on prend par verrées. Mais, comme nous en avons déja averti, ce n'eſt qu'avec la plus grande réſerve, & après avoir fait précéder les remedes convenables, que l'on doit preſcrire intérieurement ce remede qui peut cauſer beaucoup de mal, quand on le prend trop tôt, ou dans des cas où il ne convient pas ; car alors il fait naître des obſtructions qui amenent bientôt l'hydropiſie, ou une toux opiniâtre qui ſe termine par la phthiſie, ou des douleurs internes, ou la conſtipation, &c.

Quant à l'uſage externe de l'alun, il n'eſt pas de remede plus puiſſant contre les hémorrhagies. Pour s'en ſervir, on en fait diſſoudre juſqu'à un

ASTRIN-
GENS.

gros & plus dans une livre d'eau commune , ou dans des eaux diftillées de rofes , de plantain , de renouée , &c Dans cette diffolution , qui eft l'eau alumineufe , *aqua aluminofa* , on trempe des linges , de la charpie, que l'on applique, autant qu'il eft poffible , à l'orifice des vaiffeaux. C'eft agir très imprudemment & rifquer beaucoup , que de mettre des linges imbibés d'eau alumineufe aux aiffelles & fur les pieds parceque ces parties rendent une mauvaife odeur ; car on a vu très fouvent les maux les plus fâcheux être la fuite du traitement inconfidéré de ces incommodités. L'alun entre encore dans les gargarifmes répercuffifs qui fe préparent pour l'efquinancie commençante : la même vertu le fait employer dans les collyres , pour diffiper les fluxions qui fe jettent fur les yeux ; il eft encore déterfif & cathérétique ; & en cette qualité , on en met avec fuccès fur les aphthes & les ulceres fcorbutiques de la bouche. Enfin l'alun calciné , qui fe prépare par une fimple calcination de cette fubftance fur une lame de fer , paffe pour un efcarotique fort doux & un defficcatif excellent : il eft d'un ufage commun pour confommer les chairs fongueufes des ulceres.

(6.) Le vitriol verd. *Vitriolum viride.*

Ce médicament eft un fel foffile métallique ou ferrugineux que l'on retire , par le moyen de plufieurs lotions & de l'évaporation , d'une efpece de pyrite ou marcaffite qui fe trouve en Angleterre & dans d'autres endroits de l'Europe. Le vitriol verd , ainfi nommé pour le diftinguer du bleu , dont nous parlerons ailleurs , a une très grande ftypricité , & il eft cathérétique , ce qui fait qu'on l'applique avec fuccès à l'extérieur , dans les cas d'hémorrhagies ; & qu'on l'emploie utilement pour cicatrifer les ulceres de la bouche. C'eft avec cette efpece de vitriol, qu'on prépare une poudre fympathique & une eau ftyptique dont nous parlerons. Le vitriol verd, foumis à la diftillation, fournit un efprit acide que l'on conjecture avec fondement ne différer nullement, ou du moins que très peu, de l'efprit acide du foufre & de l'alun.

Le colcothar ou calchite foffile, *colcothar* vel *calcitis foffilis*, n'eft autre chofe, à ce que l'on croit, que du vitriol verd qui a été calciné dans les entrailles de la terre. Si on fait calciner le vitriol verd, fuivant le procédé ordinaire des chymiftes, on a un colcothar artificiel. L'un & l'autre médicament ftyptique s'emploient quelquefois à l'extérieur, pour faire ceffer les hémorrhagies. Nous parlerons ailleurs du vitriol bleu.

(7.) LA PIERRE HÆMATITE. *Hæmatites. Lapis fanguineus.*

Ce médicament eft un corps dur, pefant, rougeatre & ferrugineux. Communément la pierre hæmatite fe retire des mines avec le fer, ainfi que la pierre d'aimant. Pour pouvoir être employée à l'intérieur, elle a befoin de fubir la même préparation que le cinnabre & l'antimoine; après quoi, elle eft aftringente & refferre le ventre : on lui donne auffi place parmi les remedes apéritifs, diurétiques & emménagogues. Par ces propriétés elle eft falutaire dans les flux de ventre & les hémorrhagies : elle fe donne avec fuccès dans la cachexie & les pâles couleurs ; en un mot, elle a à peu-près les vertus du fafran de Mars. La dofe de ce remede eft depuis dix grains jufqu'à un fcrupule, & même davantage. La

I ij

pierre hæmatite s'emploie plus fréquemment pour l'ufage externe, non-feulement comme un médicament aftringent, mais encore comme un defficatif & un vulnéraire.

(8.) LA TERRE SIGILLÉE. La terre de Lemnos. *Terra figillata. Terra Lemnia.*

Ce médicament, dont on faifoit autrefois tant de cas, eft une efpece de terre graffe & bolaire, dont on forme de petits gâteaux fur lefquels on imprime différentes figures. C'eft de l'ifle de Lemnos que l'on apportoit alors cette terre qui fe fouille aujourd'hui en diverfes contrées de l'Europe. Elle entre dans les claffes des aftringens internes & des médicamens qui refferrent le ventre : on en vante l'efficacité contre les flux de ventre & les hémorrhagies. Quelques-uns la regardent comme un médicament abforbant, mais mal-à-propos, puifqu'elle ne fermente point du tout avec les acides. On prend intérieurement de la terre figillée, depuis un fcrupule jufqu'à deux. Souvent elle s emploie à l'extérieur, comme remede aftringent & defficcatif : par fon moyen on arrête les hémorrhagies, & on confume la férofité trop abondante des plaies.

Je terminerai cet article, en avertiffant qu'il y a une autre efpece de terre figillée, tout auffi connue que la précédente ; c'eft celle de Malte, *terra Melitenfis*, dont on peut fe fervir de la même maniere & avec un égal fuccès. Sans parler de plufieurs autres efpeces de terre figillée, qu'on peut avoir dans les cabinets des curieux ; mais qui intéreffent peu les médecins.

LES FORTIFIANS.

ON fait affez généralement ce qu'on doit entendre par *médicamens fortifians externes* : mais
il n'eft pas auffi connu qu'il y a deux fortes de
fortifians : les fortifians aromatiques & les fortifians aftringens. Quoiqu'ils foient très différens les uns des autres par leurs qualités, ils produifent néanmoins le même effet, en rendant
aux fibres l'élafticité, le ton qu'elles ont perdu.
La premiere efpece, ou les médicamens fortifians aromatiques, qui femblent concourir davantage avec l'opération de la nature, s'emploient communément dans le cas d'une foibleffe
générale ou de la foibleffe d'une paitie, foit
qu'elle vienne de ce que les nerfs font offenfés ou
obftrués, ou de ce que le fluide nerveux n'a pas
les qualités qui lui font néceffaires pour fes fa-
ges; ce que l'on reconnoît aifément par les fymptomes qui ont précédé, & ceux qui exiftent encore; foit que cette foibleffe dépende de quelques affections contre nature, du cerveau, lefquelles, comme on fait, produifent fouvent ce
manque de force & ce découragement dangereux. Dans cette claffe entrent le girofle, la
fauge, la lavande, le thym, la menthe, le fenouil, &c. Les fortifians de la feconde efpece,
ou les fortifians aftringens font d'ufage dans les cas
d'un trop grand relâchement qui n'empêche pas
les nerfs de ces parties de faire leurs fonctions. On
obferve une foibleffe générale de ce genre dans
ceux qui ont été long-temps fans manger; qui

ont souffert des pertes excessives, soit de sang, soit de quelqu'autre humeur utile ; chez ceux qui ont eu de longues maladies, &c Une foiblesse particuliere du même genre est celle qui a lieu, lorsque les nerfs ou des vaisseaux sanguins sont fortement comprimés, ou lorsqu'une partie est attaquée de toute autre maladie, durant laquelle elle n'a point de force. On trouve cette vertu fortifiante astringente dans l'écorce de grenade, la noix de galle, la poix, le mastic, le sang dragon, l'alun, le bol, &c. Enfin on verra, dans ce chapitre, des médicamens qui ont les effets des deux especes de fortifians ; tels sont les eaux minérales chaudes, le vin, le marc de raisin, &c. au moyen desquels on peut guérir les maux produits par l'un ou l'autre genre de causes indiquées ci-dessus.

MÉDICAMENS SIMPLES.

LES racines de galanga, d'iris de Florence, de sceau de Salomon, de benoîte, de consoude.

Les feuilles de sauge, de lavande, de romarin (¹), de basilic (²), de marjolaine, de serpolet (³), de sarriette (⁴), de thym (⁵), d'origan (⁶), de tanaisie, de laurier, de pied de lion, de renouée, de prêle.

Les fleurs de lavande, de romarin, de grenade ; les roses rouges.

Les semences d'anis, de fenouil, de sumach... les baies de laurier, de genévrier ; le girofle... les écorces de grenades, d'oranges... les noix de cyprès, les noix de galle, le sang-dragon.

Le baume du Pérou, le baume de Tolu, le baume de Copahu, la poix de Bourgogne... l'encens, le ſtorax en larmes, le *labdanum* (7), le benjoin, le maſtic, la gomme tacamahaca, la ſarcocolle (8) : la plûpart de ces ſubſtances ſont auſſi employées pour faire des fumigations.

Le vin, le marc de raiſin (9), l'eau-de-vie... le blanc d'œuf.

L'eau froide... les eaux de Plombieres, de Bourbon-Lanci, de Bourbon-l'Archambault, de Vichy, de Digne, d'Aix-la-Chapelle, du Mont-d'Or, de Balaruc, de Barèges, de Dax (10), d'Aix en Provence, de Bagnols.

L'alun, le ſel commun, l'huile de pétrole, le bol d'Arménie, la terre ſigillée, l'oſtéocolle (11).

MÉDICAMENS OFFICINAUX.

L'HUILE de laurier, de roſes, de ſafran, de millepertuis, de petits chiens (12)... le baume nervin (13), le baume de Fioraventi, le baume du Commandeur... l'onguent *martiatum* (14); la thériaque.

L'emplâtre ſtyptique (15), l'emplâtre ſtomachique, l'emplâtre ciroëne, l'emplâtre de bétoine, l'emplâtre royal pour les hernies.

L'eau de la reine d'Hongrie, l'eau de méliſſe compoſée... la teinture de girofle. L'eſprit de ſel ammoniac... l'huile ou eſſence de Lavande, de thym, de girofle.

I iv

MÉDICAMENS MAGISTRAUX.

LOTION.

PRENEZ de *myrrhe rouge*, une demi-once ; de *maſtic*, deux gros ; de *fleurs de lavande*, une poignée : faites bouillir dans quatre livres de *bon vin* ; pour faire des lotions ſur les parties que la goutte a attaquées & affoiblies.

FOMENTATIONS.

PRENEZ *feuilles de ſauge & d'origan*, de chaque deux poignées ; de *ſommités d'abſinthe*, une poignée : faites bouillir dans une ſuffiſante quantité d'eau, & réduire à deux livres : paſſez.

PRENEZ de *racines de gentiane*, une once ; *feuilles de ſauge & de lavande*, de chaque une poignée ; *baies de laurier & de genévrier*, de chaque une once ; de *fleurs de romarin*, une poignée : faites bouillir dans une ſuffiſante quantité de *vin rouge*, & réduire à deux livres.

PRENEZ de *feuilles de laurier*, une poignée ; *ſommités de ſauge, de romarin & de thym*, de chaque une demi poignée ; de *ſel ammoniac*, deux gros : mettez infuſer chaudement, l'eſpace d'une nuit, dans une ſuffiſante quantité de *vin rouge*, de maniere qu'il en reſte deux livres.

PRENEZ *feuilles de millepertuis, de menthe, de ſauge & de tanaiſie*, de chaque une poignée ; de *roſes rouges*, une demi-poignée : mettez infuſer, l'eſpace d'une nuit, dans une ſuffiſante quantité de *vin rouge*, de façon qu'il en reſte deux livres.

PRENEZ *racines de galanga & d'iris de Flo-*

rence, de chaque deux onces ; *feuilles de menthe & de fauge*, de chaque une poignée ; de *femences d'anis*, deux onces : faites bouillir dans une fuffifante quantité de *vin rouge*, & réduire à quatre livres : paffez. La colature fervira en fomentations.

LINIMENS.

PRENEZ de *graiffe humaine*, deux onces ; *baume du Pérou & effence de girofle*, de chaque deux gros : mêlez ; pour un liniment qu'il convient d'appliquer fur les parties attaquées de paralyfie ou de rhumatifme.

PRENEZ d'*huile de vers de terre*, deux onces ; *efprit de fel ammoniac*, deux gros : mêlez.

PRENEZ d'*eau de la reine d'Hongrie*, quatre onces ; de *baume du Pérou*, un gros ; d'*huile de lavande*, deux gros : mêlez ; pour être employé en frictions.

PRENEZ d'*huile de vers de terre*, trois onces ; d'*efprit-de-vin camphré*, une once ; d'*huile de térébenthine*, un demi-gros ; d'*efprit de fel ammoniac*, un demi-gros : mêlez ; pour fervir en liniment.

FUMIGATION.

PRENEZ d'*eau-de-vie*, la quantité que vous fouhaiterez, ou environ une once ou deux : verfez-la peu-à-peu fur une *plaque de fer rougie au feu*. La vapeur, qui s'en élevera, fera dirigée de maniere qu'elle touche toute la furface du corps du malade qui fera enveloppé depuis les pieds jufqu'au cou feulement. Cette vapeur eft propre pour les rhumatifmes.

COMMENTAIRES.

(1.) LE ROMARIN. *Rosmarinus hortensis, angustiore folio, C. B. P. Anthos officin.*

Les fleurs de cette plante, qui ont beaucoup d'odeur, tiennent une des premieres places parmi les médicamens analeptiques : on les met aussi au nombre des céphaliques & des anti-spasmodiques : elles entrent dans la classe des stomachiques : enfin on les reconnoît pour apéritives & incisives ; vertus qu'elles exercent principalement sur les poumons & la matrice. Par ces propriétés, elles méritent d'être employées dans les cas de vertiges, d'apoplexie, de paralysie : elles conviennent dans l'épilepsie & les affections hystériques : elles ont beaucoup de succès dans l'asthme : elles guérissent les palpitations : elles font un remede contre la cachexie, la jaunisse, les fleurs blanches, &c. Les fleurs de romarin se prescrivent communément en infusion dans l'eau ou le vin : leur dose est d'une ou deux poignées ; ou bien on fait prendre depuis un demi gros jusqu'à un gros de la conserve de ces fleurs. Ce médicament sert encore plus souvent à l'extérieur, sous la forme de fomentations, de bain, de cataplasme, &c. ; & dans ce cas, on emploie les fleurs & les feuilles : outre qu'elles fortifient non-seulement les membres tremblans & paralytiques, mais aussi les organes trop affoiblis de la vue & de l'ouïe, elles font encore anti-putrides & résolutives. On prépare, avec les fleurs du romarin, l'eau de la reine d'Hongrie, le miel *anthosa-*

tum, &c. compositions dont nous parlerons dans la suite.

(2.) LE BASILIC. *Ocimum vulgatius*, *C. B. P.*

Tout le monde connoît l'odeur gracieuse de de cette plante qui se met, ainsi que les autres plantes aromatiques, au nombre des médicamens analeptiques, céphaliques, stomachiques & pectoraux incisifs. Le basilic est utile aux nourrices qui n'ont pas assez de lait : il excite l'écoulement des urines & des régles, &c. Le basilic se prend intérieurement en infusion dans du vin, à la dose d'une ou deux pincées. Cette plante, employée à l'extérieur, est fortifiante : elle fait aussi partie des remedes résolutifs : enfin, réduite en poudre, & prise par le nez, comme du tabac, elle procure un écoulement de sérosités par cette voie.

(3.) LE SERPOLET. *Serpillum vulgare minus*, *C. B. P.*

Il est rare qu'on prescrive cette plante qui est très commune : cependant elle n'est peut être pas moins céphalique, stomachique & utérine, que les autres plantes aromatiques On peut aussi s'en servir, à l'extérieur, de la même maniere que de ces plantes, pour fortifier certaines parties, &c.

(4.) LA SARRIETTE. *Satureia sativa*, *J. B.*

Cette plante, qui est très odorante, approche du poivre, par sa saveur piquante ; & elle en porte le nom dans quelques pays. La sarriette sert, pour l'ordinaire, à assaisonner les viandes ; mais elle possede aussi des vertus médicinales. On la met au nombre des médicamens céphaliques, stomachiques & carminatifs : elle entre dans les classes des apéritifs & des incisifs ; & on lui reconnoît la vertu fébrifuge. Par ces propriétés, elle est utile dans la cachexie & les fleurs blanches : elle fait du bien aux asthmatiques , & dissipe même la fièvre quarte. On prescrit une ou deux pincées de sarriette en infusion dans du vin. Cette plante , employée à l'extérieur, passe pour un excellent remede fortifiant : elle a encore la vertu résolutive. On dit même qu'elle est un remede contre le trop grand affoiblissement de l'organe de la vue. Il entre fort souvent de la sarriette dans les gargarismes qu'on ordonne contre la paralysie de la langue : enfin on en fait une décoction dont la fumée ou la vapeur, conduite dans l'oreille , remédie quelquefois au tintement & au bourdonnement de cet organe.

(5.) LE THYM. *Thimus vulgaris , C. B. P.*

Les sommités de cette plante garnies de fleurs font d'usage tant intérieurement qu'extérieurement. Elles se mettent , avec raison , au nombre des médicamens céphaliques , stomachiques , incisifs , &c. On en prescrit une ou deux pincées en infusion. Employées à l'extérieur , elles font fortifiantes , ainsi que les autres plantes aromatiques : on leur attribue même la vertu résolutive par laquelle elles font , dit-on , salutaires dans les contusions. On retire du thym , par le moyen de la distillation , une huile dont nous parlerons dans la suite.

(6.) L'ORIGAN. *Origanum vulgare spontaneum. Inst. rei herb.*

Cette plante très commune , & du nombre des aromatiques , a les mêmes vertus que celles-ci , soit qu'on la prenne intérieurement , soit qu'on s'en serve à des usages externes : c'est pourquoi nous n'en dirons pas davantage , pour ne pas tomber dans des répétitions.

(7.) LE LABDANUM.

Ce médicament est un suc gommeux & réfineux, rempli, pour l'ordinaire, de particules de fable & d'autres corps étrangers : il dégoutte des feuilles d'une espece de cyste qui croît naturellement dans diverses contrées de l'Europe. C'est en Gréce, dans l'isle de Candie, & dans d'autres isles de l'Archipel, qu'on ramasse cette substance ; & on se sert pour cela de fouets de lanieres de cuir, auxquels ce suc s'attache. Le *labdanum* se met au nombre des fortifians externes : il est résolutif & digestif. Néanmoins on en fait rarement usage, si ce n'est dans quelques compositions officinales. Il s'emploie quelquefois en fumigations dont l'odeur n'est pas désagréable, & qui font du bien aux membres paralytiques ou attaqués de tremblement.

(8.) LA SARCOCOLLE. *Sarcocolla.*

Ce médicament, qui a la forme d'un amas de grumeaux, est une substance gommeuse & résineuse, d'une mauvaise odeur, & plus gluante ou visqueuse que les précédentes. La sarcocolle est le produit d'un arbrisseau des Indes ou de l'Arabie, lequel porte, dans les ouvrages de Linnæus, le nom de *penæa*. On le compte, pour l'ordinaire, parmi les plus puissans médicamens fortifians & astringens du nombre des externes. Il a, dit-on, une vertu spécifique pour procurer la réunion des plaies ; ce qui lui a fait donner le nom de *sarcocolle*. Cette substance ne s'emploie presque que dans les médicamens officinaux : quelquefois cependant il en entre dans des collyres.

(9.) LE MARC DE RAISIN. *Vinacea. Vindemiarum faces.*

Avant que le marc de raiſin ait perdu la chaleur qu'il a acquiſe dans la cuve par la fermentation du vin, il eſt un puiſſant remede fortifiant
& réſolutif. Ces propriétés le font employer,
avec ſuccès, tant pour fortifier les membres paralytiques & trop foibles, que pour diſſiper les
douleurs de goutte, de rhumatiſme, &c. On en
enveloppe les parties ſouffrantes, pour leur en
former comme un bain dans lequel les malades
reſtent une ou deux heures & davantage, ſi les
forces le permettent, en obſervant toutefois de
garantir la tête de l'odeur forte du marc, qui
pourroit être nuiſible.

(10.) LES EAUX MINÉRALES DE DAX. *Aquæ
Tarbellicæ.*

Dax eſt une petite ville de la Gaſcogne, ſituée
à dix lieues de Bayonne, du côté du nord. Ses
eaux minérales ont une très grande chaleur ; & à
peine ſont elles retroidies au bout de huit heures qu'elles ont été puiſées. Cependant, quand
on les tranſporte, elles perdent bientôt leurs vertus. Il s'y trouve une grande quantité de ſoufre
qui ſe ſublime à la ſource comme il arrive aux
eaux d'Aix-la-Chapelle. On boit des eaux de Dax,
depuis une livre juſqu'à quatre pour détruire les
embarras des reins ; & on lui attribue la vertu lithontriptique ; mais il ne faut pas en prendre pendant les attaques de néphrétique. Leur propriété
inciſive les rend ſalutaires dans l'aſthme & les
autres maladies de la poitrine qui viennent d'obſtructions au poumon. On vante encore plus ces
eaux comme remede externe fortifiant ; elles
ne ſont pas un des réſolutifs les moins efficaces.
Enfin elles ſont vulnéraires & déterſives ; & on
en parle comme d'un puiſſant remede contre la

paralyfie : elles contribuent auffi beaucoup à diffiper les rhumatifmes, & font un moyen de guérir
les ulceres les plus rebelles.

(11.) L'OSTEOCOLLE. *Ofteocolla.*

C'eft une efpece de pierre qui varie pour le
volume. Elle eft blanchâtre, concave : elle paroît
de la nature du fable, & approche, pour la forme, d'un os caffé ; peut-être eft-ce-là ce qui a fait
croire que cette fubftance a la propriété de favorifer la reproduction du cal des os rompus ; mais
l'expérience a démontré la fauffeté de cette opinion ; & à peine fe trouve-t-il aujourd'hui quelqu'un qui emploie l'oftéocolle comme remede
fortifiant. On ne fait pas plus de cas des terres
bolaires & argilleufes qui agiffent de la même
maniere.

(12.) L'HUILE DE PETITS CHIENS. *Oleum catel-
lorum.*

Pour faire cette huile, on met bouillir dans
de l'huile & du vin blanc des chiens qui viennent
de naître : enfuite on exprime cette décoction ;
& tandis qu'elle eft encore chaude, on y jette
de l'origan, du ferpolet, du pouillot, de la marjolaine & du millepertuis. Ce mêlange s'expofe
au foleil, durant quinze jours, afin que, par la
macération, l'huile fe charge des principes des
plantes ; après quoi, on paffe & on fait dépurer
la liqueur qui fe ferre alors pour le befoin. L'huile
de petits chiens eft regardée comme un puiffant
remede fortifiant externe : elle eft auffi réfolutive :
on en applique, avec fuccès, fur les membres
trop foibles ou paralytiques, ainfi que fur les
membres ou toute autre partie attaquée de rhumatifme, en obfervant de faire des frictions
chaudes, afin que le liniment pénetre plus profondément.

(13.) Le baume nervin. *Balſamum nervinum.*

Ce qui forme la baſe de ce baume, ſont des moëlles, diverſes eſpeces de graiſſe, & les huiles eſſentielles les meilleures, comme l'huile de thym, celles de lavande, de girofle, &c. Il y entre du baume de Tolu ſec & du camphre. Le baume nervin eſt un des plus excellens fortifians externes ; & il a de très heureux effets, quand on l'applique ſur les parties paralytiques & attaquées de tremblement, après toutefois que l'on a employé précédemment les remedes convenables.

(14. L'onguent martiat. *Unguentum martiatum.*

Cet onguent ſe prépare en faiſant macérer chaudement, durant trois jours, dans de l'huile d'olives une très grande quantité de racines, d'herbes, de feuilles, de fleurs & de ſemences de plantes aromatiques, ou d'un autre genre. Cette huile ayant enſuite été exprimée, on y ajoûte, tandis qu'elle eſt encore chaude, de la cire, de la moëlle de cerf, de la graiſſe d'ours, de la graiſſe d'oie, du ſtorax, du baume de Copahu, du baume du Pérou, de l'huile de muſcade, de la gomme élémi & du maſtic. Il ſe fait de ces ſubſtances un onguent qui eſt un des plus fameux remedes fortifians externes : on lui attribue auſſi la vertu réſolutive. Il eſt à propos d'appliquer ce remede dans les cas de foibleſſe, de tremblement, de paralyſie. On le recommande contre la goutte ſciatique & tout autre rhumatiſme ; & on ſe trouve bien d'en mettre ſur les tumeurs, quand il faut aider la nature à les guérir par réſolution.

(15.) L'emplarte ſtyptique. *Emplaſtrum ſtipticum.*

Cet

Cet emplâtre se fait avec divers médicamens, tant fortifians que résolutifs & vulnéraires, entre lesquels on distingue le *minium*, la litharge, la pierre calaminaire, la pierre hæmatite, le vitriol, le camphre, &c. outre les huiles, les résines & les gommes qui forment la base de l'emplâtre. Il passe pour un excellent remede fortifiant externe; & il est rare qu'on l'emploie pour remplir d'autre indication, quoiqu'on lui reconnoisse les vertus résolutives & vulnéraires.

LES DESSICATIFS.

Les substances qui tiennent le premier rang dans la liste des médicamens desséchans ou dessiccatifs, sont, sans contredit, les substances terreuses & absorbantes qui reçoivent dans leurs pores, ou imbibent, la saburre séreuse, les humeurs de mauvaise qualité, engendrées ou amassées dans les ulceres, ou qui enveloppent ou émoussent les particules salines irritantes. Sous le titre de *médicamens dessicatifs* on comprend aussi diverses substances qui n'ont point du tout la vertu absorbante & avec lesquelles néanmoins on traite les ulceres qui rendent une sanie abondante : ces remedes, par leurs vertus détersives, rongeantes ou astringentes, empêchent qu'il ne se forme des chairs fongueuses, & modérent les suppurations devenues trop considérables ; ce qui favorise la réunion & le desséchement des plaies. On voit, par ce que je viens de dire, qu'il est difficile de donner une définition précise de ce que les praticiens entendent par les termes de *remedes*

deſſéchans ou *deſſicatifs*. Il n'y a pas moins de difficulté à les appliquer comme il convient : cependant cette adminiſtration eſt de la plus grande
importance, & accompagnée de danger, ſi elle
n'a pas été faite comme il faut ; car, dans ce cas,
il arrive ſouvent que les remedes employés mal-
à propos rendent les ulceres plus opiniâtres &
même funeſtes. Le temps où l'uſage des déſſica-
tifs convient principalement pour les ulceres,
c'eſt quand leur guériſon eſt fort avancée. Ce n'eſt
qu'avec la plus grande réſerve, & beaucoup de
précaution, qu'on peut en appliquer ſur la gale,
les dartres & les autres maladies de la peau, qui
ſont du même genre, parcequ'en opérant trop tôt
le deſſéchement de ces éruptions critiques, on
donne fort ſouvent lieu aux plus fâcheux ſymptomes qu'il eſt très difficile de guérir ; & on peut
même, en ſupprimant ainſi à contre temps l'é-
coulement de quelque humeur maligne, occa-
ſionner la mort ; c'eſt ce que les praticiens ont vu,
plus d'une fois, arriver à des perſonnes foibles ou
délicates, & à des gens fort âgés.

MÉDICAMENS SIMPLES.

LES racines d'iris de Florence, d'ariſtoloche
ronde, de gentiane, de chélidoine, de ſceau de
Salomon, de bourgêne.

Les feuilles de ſabine, de chélidoine.

Les ſemences de ſtaphiſaigre, de lupin.

La poudre de bois carié ou vermoulu ('), le
lin cardé... la cendre de ſarmens de vigne, celle
du bois verd ; la ſuie.

L'os de féche , les pierres d'écreviffes , l'u-
rine... le corail , les huitres calcinées... l'alun ,
le vitriol blanc.

La craie , le bol d'Arménie , la terre figillée...
la pierre hæmatite , la pierre calaminaire (^{2}) , la
tuthie... la cérufe (^{3}) , la litharge (^{4}) , le verd-
de-gris (^{5})... le *minium* (^{6}) , le cinnabre.

DE SICCA-
TIFS.

MÉDICAMENS OFFICINAUX.

L'ALUN calciné , le plomb calciné (7) , les trochifques de *minium*.

Le baume d'Arcæus ; l'eau de chaux.

L'onguent blanc de *Rhafis* , l'onguent *nutritum* , l'onguent de pompholyx , l'onguent rouge (^{8}) , l'onguent brun ou de la Mere... le cérat
de pierre calaminaire (^{9}).

L'emplâtre de cérufe blanche , & l'emplâtre de
cérufe noire (^{10}) , l'emplâtre de Nuremberg (^{11}) ,
l'emplâtre de *minium* , l'emplâtre diapalme (^{12}) ,
l'emplâtre de l'abbé de Graffe ; le fparadrap.

La teinture de myrrhe , la teinture d'aloës...
l'eau phagédénique , l'eau de Rabel... l'efprit de
vitriol , l'efprit de fel... l'huile de tartre par
défaillance... l'huile de buis , de gaïac , de cannelle.

Le fel de Saturne , l'antimoine diaphorétique...
le mercure doux , le mercure précipité blanc , le
mercure précipité rouge.

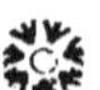

MÉDICAMENS MAGISTRAUX.

LOTIONS.

PRENEZ *eau de plantain*, quatre onces ; *sel de Saturne*, un gros : mêlez ; pour une lotion.

PRENEZ d'*eau de chaux*, une livre : mettez-y ce qu'il faut de *sucre de Saturne* pour rendre le mélange laiteux.

PRENEZ d'*eau de chaux*, une demi-livre ; de *fleurs de soufre*, deux gros ; de *sel de Saturne*, deux scrupules : mêlez.

PRENEZ *alun & vitriol blanc*, de chaque deux onces : ces substances étant pulvérisées & mêlées, faites-les bouillir dans un vaisseau de terre, à un feu doux, jusqu'à ce que le mélange soit dur : pulvérisez : jettez une cuillerée de cette poudre dans deux livres d'eau bouillante ; &, après leur dissolution, passez la liqueur, qui sera propre à faire des lotions.

PRENEZ d'*alun*, quatre onces : faites bouillir dans deux livres d'eau & réduire aux deux tiers : ensuite prenez une demi livre de *litharge*, & une livre & demie de *vinaigre* : mêlez : faites bouillir & réduire à une livre : faites de ces deux eaux préparées séparément, un mélange qui servira à faire des lotions sur les dartres vives, & dans d'autres maladies de peau ; mais, comme je l'ai dit, avec précaution.

LINIMENS.

PRENEZ d'*huile d'amandes douces*, une demi

once ; d'*huile de tartre par défaillance* , deux
gros : mêlez.

P R E N E Z de *suc de patience*, deux onces ;
d'*huile rosat* , trois onces ; de *litharge d'or*,
une once & demie ; du *jaune d'œuf*, ce qu'il
en faut pour donner à ce mêlange , en le remuant dans un mortier de marbre , la confiſtance
de liniment.

O N G U E N S.

P R E N E Z d'*onguent rosat* , deux gros ; de *fleurs
de soufre*, deux ſcrupules ; de *sucre de Saturne* ,
dix grains : mêlez.

P R E N E Z *baume d'Arcæus & onguent baſilicum* ,
de chaque une once & demie ; *alun calciné &*
précipité rouge, de chaque une demi-once : mêlez ſelon l'art.

E M P L A T R E.

P R E N E Z *huile commune*, demi-livre ; *cire*
blanche, une once ; *céruse*, quatre onces ; *cam-*
phre, une demi-once : mêlez, & faites, ſelon
l'art, un emplâtre, qui eſt le *vrai de Nurem-*
berg.

P O U D R E S.

P R E N E Z de *sabine* en poudre, une demi-once ;
d'*iris de Florence*, un gros: mêlez. Ce remede
eſt propre pour les ulceres chancreux.

P R E N E Z d'*alun calciné*, une demi-once ; de *ra-*
cine de sceau de Salomon, deux gros : mêlez.
On peut ſe ſervir de l'alun calciné ſeul.

P R E N E Z de *pierre calaminaire* , un gros ; *cé-*
ruse & tuthie préparée, de chaque un demi-gros :

mêlez. Ce remede eſt propre à mettre ſur les écorchures.

PRENEZ de la *poudre de ſabine*, *du bol d'Ar-* *ménie* & *du vitri l blanc*, de chaque deux gros : mêlez ; pour une poudre.

COMMENTAIRES.

(1.) **L**A POUDRE DE BOIS VERMOULU. *Pulvis de ligno carioſo.*

C'eſt une ſubſtance légere & poreuſe, très propre à abſorber les humeurs trop abondantes qui rendent les ulceres ſordides : cependant il eſt rare qu'on en faſſe uſage, ſi ce n'eſt pour deſſé- cher les écorchures qu'occaſionnent ſi fréquem- ment chez les enfans, les urines & les ſelles aux parties externes où ces excrémens ſéjour- nent.

(2.) **L**A PIERRE CALAMINAIRE. *Lapis calami- naris Cadmia foſſilis.*

Ce médicament eſt une ſubſtance métallique qui contient du fer, dont la couleur eſt rouge & la dureté médiocre. Les ouvriers qui travaillent le cuivre, l'emploient pour faire le cuivre jaune ou le laiton. La pierre calaminaire qu'on trouve en pluſieurs endroits de l'Allemagne & de la Po- logne, a des propriétés médicinales ; & même on la met au nombre des plus excellens remedes deſ- ſicatifs : avec elle ſe traitent pour l'ordinaire, & heureuſement, tant les écorchures & excoria- tions, que les ulceres dont la ſuppuration eſt trop abondante. On compoſe avec cette pierre un cérat dont nous parlerons.

(3.) LA CERUSE. Le blanc de plomb. *Cerussa.*
Cette matiere eſt du plomb même, mais qui n'eſt plus dans ſon état naturel, le vinaigre l'ayant converti en une eſpece de rouille blanche. La céruſe s'mploie comme médicament anodyn & deſſicatif ; & elle entre dans la compoſition d'un grand nombre d'onguens & d'emplâtres : du reſte, il eſt rare qu'on faſſe uſage de la céruſe ſeule, ſi ce n'eſt qu'on en ſaupoudre quelquefois les écorchures des enfans & des perſonnes plus âgées.

(4.) LA LITHARGE. *Lithargyrus.*
Cette ſubſtance eſt une eſpece de ſcorie que l'on ramaſſe dans les fourneaux des ouvriers qui fondent & purifient les métaux. C'eſt le degré ſeul de calcination qui forme la différence que l'on obſerve entre la litharge d'or ou jaune, & la litharge blanche ou d'argent. L'une & l'autre ont les mêmes propriétés, & ſe diſſolvent également dans les ſubſtances huileuſes ou graiſſeuſes. Ce produit du plomb eſt de l'uſage le plus ordinaire comme puiſſant deſſicatif : il fait partie des médicamens déterſifs : on lui reconnoît la vertu anodyne. Par ces propriétés la litharge mérite d'être employée dans la plûpart des emplâtres ou onguens. Tout le monde ſait combien le vin acide ou acerbe, dans lequel on a mis de la litharge, fait de mal à ceux qui en boivent, & qu'il y a peine de mort pour quiconque auroit fait uſage de ce funeſte moyen d'adoucir le vin.

(5.) LE VERD DE-GRIS. *Viride æris. Ærugo.*
Cette matiere n'eſt autre choſe qu'une rouille verdâtre que l'on ratiſſe de la ſuperficie des lames de cuivre, qui ont été quelque temps expoſées à l'action du marc de raiſin. C'eſt un médicament

deſſicatif, déterſif & cathérétique ; il entre dans
divers onguens & emplâtres : du reſte , on s’en
ſert rarement , ſi ce n’eſt pour deſſécher les ulceres occaſionnés par la gale ou d autres maladies de
peau du même genre ; dans ce cas , on fait une
teinture avec de l’eau de-vie & le verd-de gris ,
après que celui-ci a été préalablement diſſous
dans le vinaigre , & que le vinaigre a été enlevé
par l’évaporation.

(6.) LE MINIUM.

Cette ſubſtance eſt le produit d’une longue calcination du plomb ; de ſorte que c’eſt avec raiſon
qu’on l’appelle plomb rouge. Ce métal brûle facilement & ſe change alors en une pouſſiere griſe
ou cendrée qui devient enſuite jaune , & enfin
rouge. Je ferai remarquer , en paſſant , que cette
chaux de plomb , ainſi que la lit’harge , étant re-
miſes au feu , mêlées avec du charbon , repren-
nent leur premiere nature , c’eſt-à-dire , rede-
viennent de vrai plomb. Le *minium* paſſe pour
deſſicatif & aſtringent ; & à raiſon de cette double propriété , il entre dans la compoſition de
pluſieurs emplâtres & onguens officinaux. Il ſe
trouve auſſi quelques perſonnes qui l’emploient
ſeul & ſans autre préparation , par exemple , pour
le traitement des ulceres vénériens, qui ſe cicatriſent plus facilement quand on les ſaupoudre de
minium. On trouve chez les apothicaires des trochiſques de *minium* , dont nous aurons occaſion
de parler.

(7.) LE PLOMB. *Plumbum. Saturnus.*

Ce métal, des plus communs, devient, par une
diſſolution quelconque , très pernicieux , & on
craint avec très grande raiſon de le donner intérieurement : mais on l’emploie très familiere-

ment en dehors. Il paſſe pour un remede anodyn, quand on en applique des lames très minces ſur les ulceres cancéreux. Lorſque ces lames ſont re- couvertes de vif-argent, elles agiſſent comme ré- ſolutives ſur les tumeurs cyſtiques, les gan- glions, &c. Le plomb fondu dans un vaſe de terre, & agité quelque temps, forme une poudre noi- râtre qui n'eſt pas un des moins bons remedes ex- ternes, deſſicatifs & calmans, & qui s'applique avec ſuccès ſur les ulceres des jambes les plus rebelles, ou dont on n'a pu procurer la guériſon, ni empêcher les progrès par les autres moyens uſités. Nous parlerons ailleurs de la céruſe & du ſel de Saturne.

(8.) L'ONGUENT ROUGE DESSICATIF, ou le deſſicatif rouge. *Unguentum rubrum exſiccans. Deſſicativum rubrum.*

La cire & l'huile roſat forment la baſe de cet onguent : il y entre auſſi du bol d'Arménie, de la pierre calaminaire, de la litharge, de la céruſe, du camphre. Il paſſe, & avec raiſon, pour un re- mede deſſicatif & anodin : on l'applique fort ſouvent & avec ſuccès, ſur les plaies accompa- gnées d'inflammation.

(9.) LE CÉRAT DE PIERRE CALAMINAIRE. *Ce- ratum de lapide calaminari.*

Ce cérat, que le médecin Anglois Turner a inventé, ſe fait avec de la cire, de l'huile, du beurre, auxquels on ajoûte de la pierre calami- naire. C'eſt un très bon remede deſſicatif & adou- ciſſant : il s'emploie avec un heureux ſuccès dans le traitement des ulceres, de quelque nature qu'ils ſoient.

(10.) L'EMPLATRE DE CÉRUSE. *Emplaſtrum de cerruſſâ.*

Cet emplâtre se prépare avec de la céruse & de l'huile rosat que l'on fait bouillir dans de l'eau, & auxquels on ajoûte de la cire, pour que le mêlange acquière la consistance requise. Il est du nombre des meilleurs remedes dessiccatifs : on en vante principalement les effets contre les brûlures & les écorchures ou excoriations. Peut-être est-ce un moyen d'augmenter l'efficacité de cet emplâtre, que de le faire bouillir sans eau, jusqu'à ce qu'il soit brulé de maniere qu'il devienne noir, ce qui le fait nommer alors *l'emplâtre noir de céruse* ou *l'emplâtre de céruse brûlée* ; celui-ci s'applique avec assez de succès sur les ulceres les plus rebelles, & sur-tout sur ceux des jambes.

(11.) L'EMPLATRE DE NUREMBERG. *Emplastrum Norimbergense.*

Cet emplâtre, qui n'est connu que depuis quelques années, emprunte ses vertus du *minium* & du camphre qui se mêlent avec de la cire, de l'huile rosat & de la graisse de cerf : on le met au nombre des plus puissans remedes dessicatifs ; il a aussi place parmi les résolutifs : enfin on lui reconnoît la vertu anodyne ; & c'est en cette derniere qualité qu'il convient de l'employer, pour appaiser les démangeaisons aux jambes produites par le feu dont on s'est trop approché, ou par toute autre cause. L'emplâtre de Nuremberg est d'un usage très commun. Il court plusieurs formules différentes de cet emplâtre ; voyez celle que nous avons donnée, que nous croyons être la vraie.

(12.) L'EMPLATRE DIAPALME. *Emplastrum diapalma.*

Cet emplâtre a reçu le nom de *diapalme*, des

Jeunes branches de palmier que l'on faifoit entrer
dans fa compofition, mais que bien des gens en
retranchent actuellement comme étant inutiles.
Il emprunte fes vertus de la litharge & du vitriol
blanc auxquels la cire, l'huile & la graiffe fervent d'excipient, & que l'on prépare fuivant un
procédé très connu. L'emplâtre diapalme eft très
bon, tant pour deffécher que pour réfoudre ;
& il eft des plus ufités pour remplir ces deux
indications

LES VESICATOIRES

ET LES CATHÉRÉTIQUES.

CE font les noms qu'on a coutume de donner
à diverfes efpeces de médicamens topiques qui
irritent, rongent & détruifent les parties fur lefquelles on les applique, & dont l'action eft accompagnée de plus ou moins de chaleur. Les
uns agiffent plus doucement ; on les nomme
rubefians : ils ne font que rougir la peau en l'é-
chauffant : le poivre, la pyrethre, la fcille, la
femence de l'herbe aux poux, & principalement
celle de moutarde, qui donne le nom de fyna-
pifme à ces fortes d'applications, font les matieres qu'on emploie le plus familierement : on
les mêle, lorfqu'elles font bien pulvérifées, avec
la pulpe de figues cuites, la poix, les onguens,
les emplâtres pour les mieux fixer. On a foin d'é-
chauffer auparavant la partie, en la frottant avec
des linges groffiers, ou trempés dans du vinaigre
aiguifé par le fel, le poivre, l'euphorbe, &c.; l'é-

corce du garou, la racine du dentellaria ou du clematitis, & principalement les cantharides, fourniſſent la matiere des veſicatoires, pour l'application deſquels on prend les mêmes précautions. D'autres ſont plus âcres, & ont une action plus vive ; ils s'appellent *cathérétiques, cauſtiques & eſcarotiques*. Ce ſont les derniers dont on ſe ſert communément pour exciter ou ouvrir des écoulemens artificiels : mais le cautere actuel eſt préférable aux uns & aux autres pour cet uſage ; car outre les topiques cathérétiques que l'on compoſe pour entamer la peau, il y a encore d'autres moyens de donner une iſſue aux humeurs : en effet, on peut faire des ouvertures avec la lancette ou avec le fer rouge : la lancette eſt le moyen le moins difficile à ſupporter ; le ſecond cauſe les plus cruelles douleurs ; il eſt vrai que ces douleurs même ſont ſouvent utiles L'application du fer rouge eſt auſſi d'un puiſſant ſecours pour empêcher les progrès de la gangrene, arrêter la carie des os, détruire le poiſon de la rage, & d'autres animaux venimeux, ranimer les eſprits, &c. Mais il ſeroit trop long de rapporter ici tous les effets ſalutaires de cette eſpece de remede. On a lieu d'être ſurpris qu'un ſi puiſſant moyen de guériſon ſoit négligé au point où il eſt, ſans qu'on en puiſſe alléguer de raiſon.

Les Egyptiens guériſſoient, en employant le feu, des maladies que nous regardons comme incurables : les Chinois font encore beaucoup d'uſage du feu dans le traitement des maladies ; ils n'emploient pas ſeulement le fer rouge ; ils appliquent auſſi le *moxa*, qui n'eſt autre choſe qu'une matiere laineuſe ou un duvet d'une eſpece d'armoiſe dont parle Linnæus, & avec quoi on fait

des cônes qui ont environ un pouce de lar-
geur à la bafe. Pour fe fervir du *moxa*, on attache un cone à la peau, au moyen d'un peu de
gomme arabique ; puis on met le feu au fommet :
la flamme defcendant peu-à-peu, atteint la peau
qu'elle brûle comme feroit le cautere actuel,
mais avec une légere douleur. Si cette premiere
brûlure n'eft pas fuffifante, on allume de la même
maniere un fecond & même un troifieme cône de
moxa. On forme auffi des cones d'un moindre volume, & qui ne font guères plus gros qu'un pois :
ceux-ci font deftinés pour les perfonnes foibles
& délicates ; mais ils ont un effet plus lent,
comme cela eft naturel, ne produifant qu'une
veffie, & une efcarre fur lefquelles on met communément de l'onguent bafilicon. C'eft avec ce
genre de remede qui eft de l'ufage le plus fréquent dans les pays orientaux, que leurs habi-
tans viennent à bout de guérir les douleurs les
plus opiniâtres de rhumatifmes, de goutte, ou
de toute autre nature, & que l'on diffipe l'apoplexie, l'épilepfie, & les autres maladies qui peuvent être guéries par les grandes & promptes ré-
vulfions. On fe repréfente ce moyen de guérifon
comme cruel & difficile à fupporter ; mais n'eft-il
pas encore plus affreux de fouffrir les douleurs &
incommodités qui accompagnent fi long-temps
ces maladies chroniques ? Dans ce pays-ci il feroit aifé de remplacer le *moxa* par différentes
plantes qui ont beaucoup de duvet. Sans parler
de l'amadou qui lui eft peu-être fupérieur. La
clématite & une efpece d'*echinopus* d'Efpagne
nous fourniroient probablement une matiere femblable : on pourroit encore employer au même

uſage la moëlle de jonc & de ſureau , le coton ;
le lin , le chanvre , &c.

Enfin , de quelque maniere que l'on faſſe un
cautere , on forme un écoulement ſalutaire par
lequel le ſang s'épure , qui procure la guériſon
de diverſes maladies chroniques rebelles aux autres remedes ; & on prévient les plus fâcheux
ſymptomes prêts à ſe déclarer. Ces petits ulceres
ont le plus heureux ſuccès , non ſeulement dans
des maladies de la tête & des yeux , mais encore
dans le traitement de la goutte ſciatique , &
toutes les fois qu'on a pour objet de détourner
une humeur & de l'obliger à ſe porter ſur une
partie déterminée. L'expérience a appris à tout
le monde, qu'on ne doit jamais fermer les cauteres qui ſont fort anciens , & que dans le cas où
ils paroiſſent diſpoſés à ſe ſécher , il faut avoir
grand ſoin de les entretenir humides. Tous les
praticiens ſavent qu'il y a diverſes maladies aiguës qui ſe terminent par un abcès critique :
quand celui-ci ſe trouve dans l'intérieur du corps ,
c'eſt une criſe très fâcheuſe & le plus ſouvent funeſte ; auſſi ne doit-on rien négliger de ce qui
peut faire porter à la peau ou à l'extérieur ce dépôt d'humeur qui ſe prépare , ou l'y rappeller ; ce
ſont des effets que peuvent produire les cathérétiques. Perſonne n'ignore qu'il ne faut pas travailler mal-à-propos à deſſécher & faire cicatriſer
les ulceres anciens , qui , dans un âge avancé ,
deviennent un écoulement ſalutaire , au moyen
duquel les humeurs nuiſibles engendrées dans le
corps , en ſont chaſſées par la nature ſeule : la ſuppreſſion de cet écoulement ne manqueroit pas de
devenir funeſte , parcequ'une telle humeur pu-

rulénte n'ayant plus de fortie , fe porte fouvent fur le foie , le poumon ou un autre vifcere.

Pour peu que l'on ait d'expérience , on fait que la matiere dont fe forme le pus , étant amaffée & en ftagnation dans une partie quelconque , eft affez fouvent tranfportée par les feules forces de la nature fur une autre partie , & que fouvent elle eft conduite aux reins ou à d'autres organes excrétoires , au moyen defquels elle fort du corps. On voit par là , que quand la nature ne s'oppofe pas , par des opérations contraires , à ce que l'on tente , il faut faire enforte que cette humeur foit dépofée à la peau , ou foit obligée de quitter le lieu qu'elle occupe déja ; & on y réuffit fouvent , en pratiquant un ulcere artificiel qui puiffe fervir d'écoulement à cette matiere nuifible mêlée avec le fang ; mais il eft à propos que cet ulcere foit accompagné de douleurs vives dans fon commence- ment , parceque c'eft un moyen d'y attirer plutôt l'humeur à laquelle il eft deftiné. Les vécatoi- res & les cathérétiques s'emploient encore pour remplir d'autres indications que les précédentes. Il eft d'ufage de les appliquer pour ranimer les fens , par leur irritation , dans les cas d'apoplexie , d'affoupiffement , de léthargie & de paralyfie ; pour détourner les efprits animaux ou le fluide nerveux des parties attaquées de convulfions ou qui font le fiége de douleurs aiguës ; pour con- fommer les chairs fongueufes ou qui furmontent les ulceres ; pour empêcher les progrès de la ca- rie des os ; pour guérir les ophthalmies rebelles aux autres remedes ufités , &c. Quand on fait ufage des cauftiques , il faut bien prendre garde qu'ils n'agiffent fur les tendons , les nerfs & les vaiffeaux un peu confidérables.

Je terminerai ce que j'ai à dire fur ce fujet, par une obfervation importante, c'eft que quand on applique les mouches cantharides que l'on fait être la matiere des véficatoires les plus ufités, il furvient le plus fouvent de la difficulté d'uriner, ou une fuppreffion d'urine, qulquefois même un piffement de fang : ces accidens fe préviennent & fe guériffent, en faifant boire de l'eau de poulet, du petit-lait, des émulfions, ou d'autres adouciffans.

MÉDICAMENS SIMPLES.

L ES racines de garou (¹), de raifort fauvage, d'iris de Florence, d'ariftoloche ronde, du thapfia, de l'arum, du ciclamen ; la pyretre, l'ail & la fcille.

Les feuilles de fabine, de garou, de chélidoine, de tithymale, de paffe rage, de dentelaire (²).

La femence de ftaphifaigre, de moutarde (³); la cévadille, le poivre...

La poix de Bourgogne, l'euphorbe (⁴), les mouches cantharides (⁵)...

Les cendres de foude, de farmens de vigne, de feuilles & tiges de tabac.. la chaux, le verd-de-gris, le borax, l'ochre... le vitriol verd, le vitriol bleu...

Le cautere actuel fait au moyen d'un fer rouge, du *moxa*, &c.

MEDICAMENS

MÉDICAMENS OFFICINAUX.

L'EAU de chaux, l'alun calciné...

Le baume d'Arcæus, le baume verd (6), l'onguent ægyptiac... l'emplâtre véficatoire, l'emplâtre épifpaftique (7)... les trochifques de *minium* (8), le fparadrap efcarotique (9).

L'eau mercurielle, ou l'eau bénite efcarotique
(10), l'eau phagédénique (11). . l'efprit de
nitre, l'efprit de fel, l'efprit de foufre, l'efprit
de vitriol, l'eau de Rabel... le beurre d'antimoine (12), l'huile de camphre... l'huile de tartre par défaillance... l'huile de gaïac, de buis,
de girofle, de cannelle.

Les fels volatils tirés du regne animal... le
mercure doux; le mercure précipité blanc (13),
le précipité rouge (14)... le fublimé corrofif (15),
la pierre à cautere (16), la pierre infernale (17).

MEDICAMENS MAGISTRAUX.

EAU.

PRENEZ *alun*, deux gros; *arfenic*, deux fcrupules : faites-les bouillir, pendant une heure,
dans une livre d'*eau de plantain*. On fe fert de la
colature pour les ulceres & les excroiffances des
gencives.

EPITHEME.

PRENEZ de *racines de raifort fauvage* pilées;

Tom. *II*. L

la quantité qui sera nécessaire : appliquez sur la
peau, & laissez durant une demi heure, ou jusqu'à ce que la peau soit devenue rouge.

CATAPLASMES.

PRENEZ de *vieux levain*, une demi-livre ; de
fiente de pigeon fraîche, quatre onces ; de *semence de moutarde*, deux onces : faites, selon
l'art, un cataplasme sur lequel on jettera un gros
de *poudre de cantharides*. Ce cataplasme s'appliquera à la plante des pieds, pour y appeller la
goutte vague, & celle qui est remontée.

PRENEZ *semence de moutarde* en poudre, & *farine d'aveine*, de chaque une once ; de *vinaigre*
très fort, une suffisante quantité pour donner à
ce mêlange la consistance de cataplasme.

PRENEZ de *semence de moutarde* pulvérisée,
une once ; de *farine de graine de lin*, deux onces ; de *sel commun*, deux gros ; de *vinaigre*, ce
qu'il en faut pour faire du tout un cataplasme.

PRENEZ *poudre de cantharides*, une once ; *pyrethre* & *semence de moutarde*, de chaque un gros ;
vieux levain, une once : faites un cataplasme
avec ce qu'il faut de *bon vinaigre*.

PRENEZ *euphorbe* & *semence de moutarde*, de
chaque une demi-once ; du *vieux levain*, deux
onces ; du *vinaigre*, autant qu'il en faut pour la
consistance.

PRENEZ de *mie de pain blanc*, deux onces ;
de *semence de moutarde* en poudre, une once ;
d'*huile de girofle*, un demi gros ; de *vinaigre*,
trois onces : mêlez avec une suffisante quantité
de *miel*.

PRENEZ de *pulpe de figues grasses* cuites dans
du vinaigre, deux onces ; de *semences de mou-*

tarde en poudre, jusqu'à une ou même deux onces : mêlez.

PRENEZ de *levain nouveau*, deux onces ; de *semences de moutarde*, une once ; de *sel commun*, deux gros : mêlez avec une suffisante quantité de *vinaigre*.

PRENEZ *racine de pyrethre & semence de moutarde*, de chaque deux onces ; de *vieux levain*, une once : mêlez avec du *vinaigre* ; pour un cataplasme qui s'appliquera à la plante des pieds, dans le cas de phrénésie.

PRENEZ *semence de moutarde*, *de poivre*, *d'euphorbe*, de chaque deux gros : faites, avec du *miel*, un cataplasme que l'on laissera sur la partie où on aura jugé à propos de l'appliquer, jusqu'à ce qu'il s'y soit élevé des ampoules.

LINIMENT.

PRENEZ *aristoloche ronde & iris de Florence*, de chaque un demi-gros ; d'*euphorbe*, un gros ; de *miel rosat*, la quantité suffisante pour donner au mêlange la consistance de liniment. Celui-ci convient dans les cas de carie.

ONGUENS.

PRENEZ *poudre de cantharides*, deux gros ; *euphorbe & térébenthine*, de chaque un gros : mêlez, selon l'art, pour un onguent.

PRENEZ *vitriol bleu*, ce que vous voudrez : mêlez avec le *jaune d'œuf* ; pour un onguent. On en use contre le charbon.

PRENEZ *alun calciné*, *mercure précipité blanc*, *verd-de-gris & nitre*, de chaque une once : mêlez : faites un onguent avec une suffisante quantité de *blanc d'œufs*. Il est propre pour les ulceres.

PRENEZ *alun calciné*, *précipité rouge* & *fabine*, de chaque un demi gros ; *d'onguent bafilicon*, deux gros : faites un onguent avec une fuffifante quantité de *jaune d'œufs*. Il est propre pour diffiper les verrues.

EMPLATRES.

PRENEZ de *levain de boulanger très piquant*, la quantité qui vous fera néceffaire : remuez-le dans un mortier, avec du *vinaigre* , en affez grande quantité pour donner au mêlange la confiftance d'onguent : ajoûtez de la *poudre de cantharides* , autant qu'il en peut entrer : faites , fuivant l'art, un emplâtre que l'on étendra fur un morceau de peau , & que l'on faupoudrera encore de *canthariées* pulvérifées.

PRENEZ *cantharides* préparées , demi-once ; *moutarde*, deux gros ; *euphorbe*, un gros : pilez-les dans un mortier avec du *vieux levain* & le *miel fcillitique* , pour en former une pâte ou un emplâtre fans feu. On peut frotter la partie, avant de l'appliquer, avec la *fcille*, pour l'échauffer.

PRENEZ de *poix de Bourgogne*, une once : mêlez avec un peu d'*huile*, & étendez fur une peau : on peut y ajoûter de la poudre de femences de *moutarde* & *du poivre*, ou de la *pyrethre* pulvérifés , &c. On applique cet emplâtre fur le dos, entre les omoplates ; & quelquefois il fert de véficatoire.

POUDRES.

PRENEZ de *mercure précipité rouge* , *de fabine* & *d'ochre*, de chaque ce qui fera néceffaire : mêlez ; pour faupoudrer les verrues.

PRENEZ *mercure précipité rouge* & *alun calciné*, de chaque un demi gros ; de *vitriol calciné*, un gros ; *poudre d'ariſtoloche ronde* & *iris de Florence*, de chaque deux gros : mêlez ; pour ſaupoudrer les chairs fongueuſes, ou qui ſurmontent les plaies & ulceres.

PRENEZ de *poudre d'ochre*, de *ſabine*, *d'iris de Florence*, de chaque un gros : mêlez ; pour une poudre très propre à détruire les fungoſités.

COMMENTAIRES.

(1.) LE GAROU. *Thymelæa foliis lini*, *C. B. P.*
C'eſt une choſe fort connue que la propriété qu'a cette plante de produire l'effet des véſicatoires & des cathérétiques. Dans un trou que l'on fait aux lobes des oreilles, on met un morceau de la racine de garou, afin d'exciter une ſuppuration, comme ſi on y avoit pratiqué un ſéton. C'eſt dans le même deſſein qu'on applique, derriere les oreilles, de l'écorce de cet arbriſſeau qui y ſert de véſicatoire. Ces deux manieres d'emplyer le garou, qui ſont uſitées parmi les gens de la campagne, guériſſent les ophthalmies les plus opiniâtres : elles ſont encore des moyens de prévenir & de diſſiper les fluxions qui attaquent la tête.

(2.) LA DENTELAIRE. *Dentellaria Rondelet. Plumbago quorumdam Cluſ.*
C'eſt avec fondement que cette plante eſt miſe au nombre des remedes cathérétiques ; mais il eſt rare qu'on l'emploie, ſi ce n'eſt peut-être qu'on la donne quelquefois à mâcher, comme de la py-

L iij

rethre, pour diſſiper le mal aux dents, d'où il ſemble qu'elle a reçu ſon nom. Quelques-uns vantent ſon uſage dans le traitement du cancer du ſein. Pour s'en ſervir en pareil cas, on met infuſer la racine & les feuilles dans l'huile d'olives qui ſert, quand elle eſt ſuffiſamment chargée des principes de la plante, pour faire des fomentations ſur la partie malade. Voyez les *Mémoires de l'Académie des Sciences pour l'année* 1739.

(3.) LA MOUTARDE. *Sinapi rapi folio, C. B. P.*

Cette ſemence, dont la ſaveur eſt âcre & brûlante, & que l'on connoît principalement parcequ'on en a fait une eſpece de ſauce pour aſſaiſonner les alimens, s'emploie fort rarement comme médicament interne, quoique tout le monde convienne qu'elle eſt apéritive & diurétique; mais la ſemence de moutarde a un uſage très étendu comme remede externe; car, étant réduite en poudre fine, elle paſſe pour un excellent ſternutatoire. Si on fait un nouet avec cette poudre, & qu'on le mâche, il excite un écoulement de ſalive fort abondant; ce qui fait du bien à ceux qui ſont ſujets aux fluxions à la tête, & aux affections ſoporeuſes. Quand on mêle la poudre de ſemence de moutarde avec du miel, ou de la pulpe de figues graſſes, & qu'on applique ce mêlange ſur la peau, il a l'effet d'un doux véſicatoire, & il procure le même bien, employé ſous le nom de *ſinapiſme*; genre de remede qui eſt preſque abandonné dans ce pays-ci, je ne ſais pour quelle raiſon.

(4.) L'EUPHORBE. *Euphorbium.*

Ce médicament eſt une ſubſtance gommeuſe & réſineuſe, jaunâtre, & ſans odeur; dont la ſaveur eſt très âcre & preſque brûlante, qui dé-

coule naturellement, ou par des incisions artifi-
cielles d'une plante d'Afrique ou du Levant,
qu'on nomme *euphorbe*, qui a un suc laiteux,
comme les tithymales & ressemble à un cierge
épineux, portant quatre angles. L'euphorbe ne
doit s'employer intérieurement qu'avec beaucoup
de réserve, & seulement après qu'on l'a fait dif-
soudre dans du vin blanc, & que cette solution
a été passée & soumise à l'évaporation. L'euphorbe passe pour un des plus forts médicamens
drastiques hydragogues, qui agit quelquefois sur
les intestins d'une maniere assez forte pour les
ulcérer. Ce n'est que dans les cas les plus urgens,
par exemple dans une apoplexie que les remedes
usités ne peuvent guérir, qu'il est permis de prescrire l'euphorbe dont la dose est depuis deux
grains jusqu'à huit : ce remede, dans les autres
cas, doit être proscrit. Il n'est pas même sans danger de s'en servir comme remede sternutatoire ;
mais c'est un excellent cathérétique qui est presque consacré à la carie des os, & aux blessures
des nerfs. On en met un peu sur les vesicatoires
ordinaires, pour les rendre plus actifs. Enfin les
lavemens anti-apoplectiques, dans lesquels il en
entre depuis un scrupule jusqu'à un demi gros,
deviennent plus irritans.

(5.) LES MOUCHES CANTHARIDES. *Cantharides.*

Ces insectes aîlés, dont la couleur verdâtre &
dorée est très brillante, ont une odeur désagréable & une très grande âcreté. On les trouve sur
le frêne, sur le troesne, sur le peuplier blanc, &c.
en France, en Italie, en Espagne, & autres ré-
gions tempérées. Les cantharides tiennent un
rang distingué parmi les remedes vesicatoires les

plus ufités ; & qui ne fait pas que la poudre de cantharides , mêlée avec de la pulpe de figue ou du levain de boulanger , s'applique, fous la forme d'emplâtre ou de cataplafme , derriere les oreilles , à l'occiput, entre les omoplates , aux jambes , aux cuiffes , &c. ? On n'ignore pas que ce topique a le plus grand fuccès dans différentes fluxions & engorgemens dont la tête eft le fiége ; qu'il réveille les fens trop affoupis ; qu'il rappelle à la peau la matiere qui caufe certaines fiévres malignes ; enfin qu'il eft fort fouvent le remede de la léthargie , du délire & des autres maladies qui approchent de celles-ci. Nous ne devons pas manquer d'avertir que les molécules irritantes des cantharides trouvent fouvent moyen de parvenir, par les pores de la peau, jufques dans les vaiffeaux fanguins ; ce qui fait qu'elles affectent affez fouvent les reins, la veffic , les parties génitales , & qu'elles caufent la difficulté d'uriner, le piffement de fang , le priapifme ; fymptomes que l'on guérit , & même que l'on prévient en faifant boire abondamment du lait , du petit-lait , des émulfions & d'autres chofes relâchantes & adouciffantes.

On voit, par ces effets, que l'ufage interne des cantharides peut être dangereux ; & cela fe prouve par ce qui eft arrivé à un affez grand nombre de libertins qui , étant affoiblis par la débauche , ont eu recours à ce remede irritant , pour fe donner les fignes apparens de l'amour. Néanmoins on peut mettre les cantharides au nombre des plus excellens remedes diurétiques , quand elles font données à propos , & à une dofe convenable , avec les précautions requifes. Elles ont fuffi pour guérir des hydropiques que l'on regardoit comme in-

curables; & il n'eſt pas étonnant que des ſuppreſſions d'urine, que tous les moyens de guériſon employés précédemment n'avoient pu faire
ceſſer, aient été diſſipées par ce remede adminiſtré avec prudence. La doſe de la poudre de cantharides eſt depuis un quart de grain juſqu'à un
demi-grain, un grain entier, & même davantage; & elle ſe prend, ſoit dans une émulſion,
ſoit avec de l'huile d'amandes douces; quelques-
uns y ajoûtent du camphre. Au reſte, de quelque
maniere que l'on emploie ce médicament, qui a
la plus grande âcreté, on doit en diminuer les
effets nuiſibles, en faiſant boire abondamment
des tiſanes ou des bouillons adouciſſans.

(6.) LE BAUME VERD DE METZ. *Balſamum
viride Metenſium.*

Ce baume eſt compoſé de verd-de-gris & de
vitriol blanc, que l'on a mis en digeſtion dans la
térébenthine, l'huile de lin, l'huile d'olives,
l'huile de laurier, à quoi on ajoûte de l'aloës, des
huiles de girofle & de baies de geniévre. Le
baume verd de Metz eſt un excellent remede
déterſif & cathérétique, qui eſt d'un uſage très
fréquent dans le traitement des ulceres, de quelque nature qu'ils ſoient.

(7.) L'EMPLATRE ÉPISPASTIQUE. *Emplaſtrum
epiſpaſticum.*

Nous ne chercherons pas l'origine du nom
que porte cet emplâtre: il eſt compoſé de
poix, de cire & de térébenthine. Ces ſubſtances
étant liquéfiées, on y mêle de l'euphorbe & de
la poudre de cantharides. Un nom, qui convien-
droit mieux à ce médicament, eſt celui d'*emplâtre véſicatoire*; mais ce qui empêche de le lui
donner, c'eſt qu'on le confondroit alors avec un

autre emplâtre véficatoire magiftral ou extempo-
rané, qu'on forme avec du levain, du vinaigre
& des cantharides. Ces deux emplâtres s'emploient avec fuccès, ainfi que les autres remedes
véficatoires, pour diffiper les affections foporeufes : ils conviennent dans les fiévres malignes,
& font très utiles pour débarraffer la tête de diverfes efpeces de fluxions.

(8.) LES TROCHISQUES DE *MINIUM. Trochifci de minio.*

Ces trochifques fe compofent avec de la chaux
de plomb, du mercure fublimé corrofif & de la
mie de pain dont on fait une pâte, en agitant le
tout avec de l'eau-rofe. On met les trochifques
de *minium* au nombre des remèdes cathérétiques
& efcarotiques qui font les plus actifs. Auffi
s'emploient-ils communément pour confumer les
chairs fongueufes & calleufes des ulceres, pour
aggrandir les fiftules, ouvrir les abfcès, &c.

(9.) LE SPARADRAP ESCAROTIQUE. *Sparadrapum efcharoticum.*

Peu de perfonnes connoiffent ce fparadrap,
quoiqu'il faffe beaucoup de bien, quand on s'en
fert dans le traitement des ulceres, n'étant pas
irritant. Il eft compofé de douze grains de fublimé corrofif, de huit grains d'opium, & d'un
gros de fafran. Ces médicamens étant exactement
mêlés, on y ajoûte ce qu'il faut de gomme adragant pour donner la confiftance convenable au
mêlange qui s'étend fur du papier ou fur une
toile ufée, dont on coupe, felon le befoin, des
morceaux de différente forme & grandeur, qui
s'appliquent fur les chairs que l'on veut confumer.

(10.) L'EAU MERCURIELLE, ou l'eau bénite

escarotique. *Aqua mercurialis, aqua benedicta es-
charotica.*

Ce médicament est une dissolution de mercure
crud dans de l'esprit-de-nitre. Il est du nombre
des cathérétiques les plus usités ; & on l'emploie
avec succès, pour consumer les chairs fongueuses
qu'il détruit ou fait tomber en peu de temps.
Quand on y ajoûte de l'eau, environ huit fois sa
quantité, il en résulte un remede moins vif, &
qui agit plus lentement. Quelques-uns font
prendre intérieurement dans de la tisane l'eau
mercurielle ainsi adoucie. La proportion, qu'ils
observent dans ce mêlange, est d'un demi gros
ou d'un gros d'eau mercurielle pour deux livres
de tisane. Je crois qu'en prenant les précautions
convenables, il est possible de faire usage de ce
remede, sans avoir à en redouter de mauvais
effets.

(11.) L'EAU PLAGÉDÉNIQUE. *Aqua phagade-
nica.*

C'est le nom qu'on donne à la solution du
mercure sublimé corrosif dans de l'eau de chaux ;
& elle se fait de maniere qu'il y ait un scrupule
ou un demi-gros de sublimé corrosif par livre
d'eau. L'eau phagédénique & l'eau mercurielle
different peu l'une de l'autre, quant aux propriétés. Les cas & la façon de les employer sont les
mêmes.

(12.) LE BEURRE D'ANTIMOINE. *Butyrum an-
timonii.*

On a donné ce nom à un médicament liquide,
un peu épais, que l'on obtient en distillant un
mêlange de régule d'antimoine & de sublimé corrosif. C'est un cathérétique des plus usités, tant
pour enlever les chairs qui surmontent les ulce-

res, que pour confumer les callofités. Son effet eft prompt & accompagné d'une légere irritation. C'eft en faifant fondre ce beurre dans de l'eau tiéde, que l'on prépare la poudre d'algaroth, ainfi que nous l'avons expliqué précédemment.

(13.) LE MERCURE PRÉCIPITÉ BLANC, ou le précipité blanc. *Mercurius præcipitatus albus.*

Ce médicament chymique eft du mercure dif-fous dans de l'efprit de nitre : le mercure fe pré-cipite fous la forme d'une pouffiere blanche, quand on mêle de l'eau falée à la folution pré-cédente. Le précipité blanc fait partie des re-medes cathérétiques : il eft auffi du nombre des déterfifs & des defficatifs. On remarque fur-tout fon efficacité dans le traitement des ulce-res vénériens ; & on ne vante pas moins fes ef-fets contre la gale & les autres maladies chro-niques de la peau. On mêle depuis deux gros jufqu'à une demi-once de précipité blanc, avec deux onces de pommade de jafmin, ou d'on-guent rofat. Quelques-uns font prendre inté-rieurement le précipité blanc, comme remede dépuratif, incifif & anti-vénérien ; mais il y a beaucoup d'autres préparations de mercure qui font très connues & qui peuvent produire les mêmes effets falutaires, fans qu'on ait autant à redouter de leur ufage que de celui du préci-pité blanc.

(14.) LE MERCURE PRÉCIPITÉ ROUGE, ou le précipité rouge. *Mercurius præcipitatus ruber.*

C'eft du mercure que l'on a d'abord fait dif-foudre dans de l'efprit de nitre, & qui, après avoir été mis en évaporation, fe calcine. Ce pré-cipité eft plus actif que le précédent, comme ca-thérétique ; & il a auffi plus d'efficacité pour le traitement des ulceres rebelles. Quelques auteurs conseillent de l'employer dans les cas d'ulceres cancéreux. On ajoûte depuis un gros jusqu'à deux de précipité rouge sur chaque once d'onguent digestif; ou bien on en saupoudre les ulceres Il y a des personnes qui font prendre le précipité rouge intérieurement, comme un excellent remede anti-vénérien; mais la plus saine partie des praticiens défend son usage interne. C'est à dessein que nous ne parlons pas des autres précipités dont les ouvrages des chymistes sont remplis & qui ne sont pas usités.

(15.) LE SUBLIMÉ CORROSIF. *Sublimatus corrosivus.*

Ce remede est un sel extrêmememt âcre & irritant, que l'on obtient, par un procédé fort connu, d'un mêlange de vitriol & de sel marin, avec une dissolution de mercure dans l'esprit de nitre qui a été faite jusqu'à siccité. Le sublimé corrosif est un très violent escarotique que l'on emploie non-seulement dans le traitement des ulceres, mais encore pour dissiper les verrues & les autres tumeurs qui ne cédent point aux remedes usités. Pris par le nez, il excite de violens éternuemens, ainsi que fait l'arsenic; mais ce sont des moyens dont il ne faut faire usage, que dans des cas pressans & faute d'autres assez actifs. Nous avons déja dit que c'est avec le sublimé corrosif, que se compose l'eau de Fernel & l'eau phagédénique. A l'exemple de Boerhaave & de Van-Swieten, on emploie le sublimé corrosif intérieurement dans l'esprit de froment rectifié, pour traiter les maladies vénériennes : la dose est alors d'environ un quart de grain que l'on fait prendre en plusieurs fois, dans l'espace d'un jour , & avec une grande quantité d'une boisson adoucissante ; ce traitement dure vingt-cinq ou trente jours. On assure que ce remede est plus sûr pour le traitement de la vérole & de plusieurs autres maladies chroniques que le mercure crud. La maniere de l'employer est très simple : il ne faut que dissoudre un demi-grain de sublimé corrosif dans chaque once d'esprit de froment , & on ne donne à la fois qu'un ou deux gros de cette dissolution, en bûvant par-dessus un grand verre de décoction d'orge, ou de toute autre tisane adoucissante. Nous ne doutons nullement que ce remede administré par une main habile, ne puisse avoir d'heureux succès ; mais n'est-il pas dangereux de le rendre public à cause des suites fâcheuses qu'il peut avoir , quand il sera mal administré , ou du risque qu'on court de mettre un poison entre les mains de tout le monde.

(16.) LA PIERRE A CAUTERE. *Lapis causticus.*

Ce médicament est une concrétion saline très escarotique , que l'on retire, par un procédé chymique , d'un mêlange de chaux & de cendres gravelées. La pierre à cautere est très usitée , non-seulement pour faire des cauteres & ouvrir des abcès , mais encore pour détruire les chairs fongueuses & calleuses des ulceres, en favorisant la suppuration. J'ajoûterai , en passant, que les cendres gravelées , *cineres clavellati* , dont on se sert pour faire la pierre à cautere , ne sont autre chose que la lie du vin que l'on calcine après qu'elle a été bien séchée.

(17.) LA PIERRE INFERNALE. *Lapis infernalis.*
On obtient ce remede d'une dissolution d'ar-

gent par l'efprit de nitre, après en avoir opéré
la cryftallifation, en la foumettant à l'évaporation ; les cryftaux fe liquéfient dans un creufet,
puis on éloigne la matiere du feu, pour qu'elle
fe coagule. Cette concrétion faline pompe avec
promptitude l'humidité de l'air ; ce qui en opere
la diffolution : la même chofe arrive à la pierre
à cautere. La pierre infernale eft beaucoup plus
active que les autres cauftiques : il fuffit qu'elle
touche une partie pour y faire fon effet ; c'eft
encore une raifon pour la préférer dans le traitement des ulceres, parcequ'on n'eft plus maî-
tre de diriger fon action.

LES ANTI-PUTRIDES

ET LES ANTI-SEPTIQUES.

PRESQUE tout le monde fait que l'on donne
l'un ou l'autre de ces noms aux médicamens externes qui remédient à la putréfaction prête à fe
faire ou déja formée, & qui fe démontre dans
les ulceres par leur mauvaife odeur & par la fa-
nie & le pus ichoreux qu'ils rendent. On comprend auffi fous les mêmes dénominations d'*anti-
putrides* & d'*anti-feptiques*, les topiques qui remédient à la gangrene qui fe déclare fur quelques parties externes, foit par une couleur brune, & la diminution du fentiment & de la chaleur naturelle, foit par la feule ceffation ou diminution des douleurs, fans qu'on puiffe en
affigner de caufe. L'application de ces médicamens empêche que la gangrene ne continue fes

progrès ; & ils ont la propriété d'empêcher le
sphacele qui ne reçoit plus de guérison, & qui
est la mort des parties qu'il attaque. Ces médicamens n'étant pas de la même nature, leur maniere d'agir est également différente. Les uns
sont des amers, les autres des aromatiques : il
y a des substances balsamiques ; d'autres sont salines, &c. Ainsi il faut faire un choix ; &, suivant les circonstances, on doit se servir de celles - ci ou de celles - là, pour que le traitement
remplisse l'attente du médecin, & le besoin du
malade. Il y a encore des remedes qui, dans les
mêmes cas, procurent quelquefois autant de
bien que les premiers ; ce sont les anti-phlogis-
tiques, les dessicatifs, les cathérétiques & divers autres que fournissent différentes classes.
Quand on emploie ceux-ci à propos, ils ont les
effets des anti - septiques, & les peuvent remplacer. Mais il n'est pas de moyen plus propre à
arrêter la gangrene, que les scarifications qui,
ainsi que tout le monde en convient, l'emportent, en efficacité, sur tous les autres secours
d'usage én pareil cas.

On ne doit pas agir avec lenteur, quand il
y a à craindre le sphacele, ou qu'il existe déja,
la partie qui en est attaquée n'ayant plus de
chaleur ; alors on a tout à craindre de différer
d'employer des remedes. Les topiques anti-septiques sont peu utiles, quand la gangrene vient
de cause interne, ou que la chaleur naturelle est
entiérement éteinte ; mais c'est avec raison qu'on
en vante l'application dans le traitement des
plaies d'armes à feu, & de celles qui sont accompagnées de grandes contusions, quelle qu'en

ais

ait été la cause : ils ne sont pas moins utiles dans les cas de brûlures, sur les érésipeles malins ou accompagnés de phlictenes, sur les abscès virulens, &c.

ANTI-SEP-
TIQUES.

MÉDICAMENS SIMPLES.

LES racines d'aristoloche ronde, de gentiane, d'iris de Florence (¹); le souchet, la zédoaire, le roseau aromatique.

Les feuilles de *scordium* (²), d'alliaire, d'ivette, de rhue, d'aurone, d'absinthe, de mélisse, de menthe, de sauge, de romarin, de millefeuille, d'hyssope, de camomille.

Les fleurs d'orange, de lavande, de romarin, de millepertuis; les roses rouges.

Les semences d'anis, de fenouil; l'écorce d'orange... les cloux de girofle, la cannelle, le quinquina.

Les baumes naturels, le bon vin... le *storax*, l'aloës, la myrrhe (³), le camphre... le sel marin, le sel ammoniac, le nitre... la neige & la glace dans les cas où la gangrene a eu pour cause le froid excessif.

MÉDICAMENS OFFICINAUX.

L'EAU-DE-VIE camphrée, l'eau vulnéraire, l'esprit-de-vin simple, l'esprit-de-vin camphré (⁴)... le baume du Commandeur, le baume de Fioraventi; l'huile d'*hypericum*... la teinture

Tom. II.   M

de myrrhe (⁵), la teinture d'aloës (⁶), la teinture de girofle.

La thériaque... l'onguent ægyptiac, l'onguent
de *ſtyrax* (⁷)...

L'eſprit de ſel (⁸), l'eſprit de ſoufre, l'eſprit
de ſel ammoniac; l'eſſence de Rabel... l'huile
de cannelle, l'huile de térébenthine (⁹)... l'huile
de myrrhe par défaillance (¹⁰), l'huile de camphre (¹¹).

MÉDICAMENS MAGISTRAUX.

LOTIONS.

PRENEZ de *feuilles d'abſinthe*, deux poignées : faites bouillir dans une ſuffiſante quantité
d'*eau de mer*. On en lavera les parties gangre-
nées.

PRENEZ une chopine de *vin* & autant de *vinaigre*; du *ſel ammoniac*, deux onces; de *l'eau
commune*, une livre : mêlez; pour une lotion.

PRENEZ *vinaigre d'eſtragon*, ſix onces; *vinaigre roſat*, deux onces; *eſprit-de-vin thériacal*,
quatre onces; *ſel marin*, une once; *décoction de
ſcordium*, douze onces : mêlez; pour l'uſage.
Boerrhaave propoſe ce remede comme un des
meilleurs topiques qu'on puiſſe oppoſer à la gangrene & à la pourriture.

FOMENTATIONS.

PRENEZ *eau de chaux* & *eſprit-de-vin camphré*,
de chaque quatre onces; de *ſel ammoniac*, une
demi-once : mêlez.

PRENEZ d'*eau de chaux*, une livre; d'*eau-de-*

vie camphrée, une demi-livre ; d'esprit de sel ammoniac, deux gros : mêlez.

PRENEZ de vin blanc, six onces ; d'eau de fleurs de sureau, une demi livre ; de vinaigre de sureau, deux onces ; de sel ammoniac, deux gros : mêlez.

PRENEZ de lessive de cendres de sarmens de vignes, ou de l'eau de chaux, deux livres ; sommités d'absinthe, scordium & romarin, de chaque une poignée : faites bouillir selon l'art : passez : ajoûtez à la colature teinture de myrrhe & teinture d'aloës, de chaque deux onces : mêlez.

PRENEZ feuilles de scordium, d'absinthe, d'aurone & de rhue, de chaque deux poignées ; fleurs de camomille, une poignée : faites bouillir dans une suffisante quantité d'eau, & réduire à deux livres : passez : ajoûtez à la colature quatre onces d'esprit thériacal ; de savon de Venise, deux onces ; de sel gemme, une demi once. Ce mêlange servira à faire des fomentations.

PRENEZ quinquina, deux onces : faites-le bouillir dans une pinte d'eau : ajoûtez une demi-once d'esprit de soufre ; pour une fomentation.

PRENEZ de la boule de Mars, deux onces ; de sel ammoniac, une once : faites fondre dans quatre livres d'eau : ajoûtez une livre d'esprit-de-vin rectifié ; pour faire des fomentations.

CATAPLASMES.

PRENEZ racines d'angélique & d'aristoloche ronde, de chaque trois onces ; sommités de scordium, de rhue & de petite centaurée, de chaque quatre poignées : faites bouillir dans une quantité d'eau suffisante pour faire un cataplasme,

M ij

auquel vous ajoûterez *farine de semences de lupin & thériaque*, de chaque une demi-once.

PRENEZ *feuilles d'absinthe & de scordium*, de chaque une poignée ; *fleurs de millepertuis & de petite centaurée*, de chaque une demi-poignée : faites bouillir, selon l'art, jusqu'à ce que le tout soit réduit en bouillie : passez par un tamis de crin : ajoûtez à cette pulpe des *baies de geniévre* en poudre, une demi once ; de la *myrrhe & de l'aloës*, de chaque deux gros ; *d'huile de térébenthine*, une demi-once ; *d'huile d'hypericum*, la quantité suffisante.

PRENEZ de la *mie de pain blanc rassis*, deux livres ; *feuilles de rhue & de scordium*, de chaque une once & demie ; *feuilles d'absinthe*, une once : pulvérisez & mêlez le tout, pour en former, avec du *vin blanc*, un cataplasme qu'on applique chaudement contre la gangrene.

PRENEZ *racines d'aristoloche ronde*, deux onces ; *feuilles de scordium & d'absinthe*, de chaque une poignée ; *sommités de millepertuis*, une demi-poignée ; *farine de féves*, quatre onces : faites un cataplasme en faisant cuire le tout dans ce qu'il faut d'eau ; & on y ajoûtera, avant de l'appliquer, un peu *d'esprit-de-vin camphré*.

LINIMENS.

PRENEZ *huile de térébenthine & savon noir*, de chaque une demi-once : mêlez selon l'art.

PRENEZ de *moëlle de bœuf*, trois onces ; de *camphre*, dix grains ; *d'huile de cannelle*, deux gros : mêlez.

COMMENTAIRES.

(1.) L'IRIS DE FLORENCE. *Iris alba Floren-
tina. C. B. P.*

On met au nombre des médicamens purgatifs
la racine séche de cette plante : sa saveur est piquante & un peu amere : elle a une odeur de
violette très gracieuse ; ce qui la fait 'entrer
dans la composition des sachets odorans , des
parfums. La racine d'iris de Florence passe pour
carminative , désobstructive, emménagogue : elle
excite l'écoulement des urines , & leur communique une odeur agréable : on l'emploie aussi,
avec fruit, dans des maladies de poitrine ; elle
modere la trop grande chaleur des poumons ;
elle facilite l'expectoration ; les asthmatiques
trouvent du soulagement dans son usage : mais
elle est principalement salutaire aux enfans dont
elle rend le ventre lâche, calme les tranchées ,
dissipe les terreurs nocturnes , & facilite la res-
piration ; ils la prennent en substance depuis deux
grains jusqu'à dix , & même plus, les adultes en
usent de même en substance ; sa dose est depuis
un demi-scrupule jusqu'à deux scrupules : on
leur en prescrit aussi en infusion dans du vin ;
& il en entre depuis un demi-gros jusqu'à un
gros & demi. Quant à l'usage externe de l'iris ,
sa poudre se met au nombre des médicamens des-
ficatifs ou des plus doux cathérétiques & des
anti-putrides. Elle agit en absorbant l'écoulement séreux des anciens ulceres : elle détruit
les chairs fongueuses, & prévient la putréfaction ; mais c'est contre la carie des os que l'on

vante principalement son efficacité : souvent aussi on la prescrit comme sternutatoire : enfin elle est propre à exciter un écoulement abondant de la salive, en la tenant dans la bouche.

(2.) *SCORDIUM , J. B. Chamædrys vulgaris canescens , seu scordium officinarum , Inst. rei herbariæ.*

Cette plante , qui a une odeur d'ail , & une saveur amere , entre dans la classe des médicamens diaphorétiques & alexiteres : elle a aussi place parmi les vermifuges. Ces propriétés la rendent utile dans les fiévres malignes , & principalement dans la petite vérole. On vante son efficacité contre la goutte : les phthisiques se trouvent bien d'en faire usage , tant parcequ'elle favorise l'expectorarion , que parcequ'elle arrête les progrès de la suppuration des poumons. Le *scordium* se prescrit en substance , depuis un demi gros jusqu'à un gros : il en entre jusqu'à une poignée dans chaque livre de décoction & d'infusion. Peut-être se sert on plus fréquemment de cette plante pour l'usage externe : elle est du nombre des médicamens détersifs & des vulnéraires. Tous les praticiens la regardent comme un excellent anti-septique ; aussi l'emploie-t-on , avec succès , pour prévenir & guérir la gangrene.

(3.) LA MYRRHE. *Myrrha.*

Ce médicament est une substance gommeuse & résineuse , dont la couleur est rougeâtre ou ferrugineuse , l'odeur désagréable , & la saveur âcre & amere. La myrrhe découle naturellement, à ce que l'on dit , d'un arbre de l'Arabie ou de l'Afrique , dont on ignore le genre. Elle est du nombre des remedes analeptiques & stomachiques : on la met parmi les apéritifs & les diu-

rétiques : elle a place dans les liftes des vulnéraires & des anti-feptiques : on la reconnoît pour
anti-hyftérique & emménagogue : quelques auteurs lui ont auſſi attribué la vertu de guérir la
fiévre & même la fiévre quarte. Ces propriétés
la font employer, avec fuccès, pour réchauffer
l'eftomac des perfonnes très âgées, & de celles
qui font affoiblies à l'excès par des maladies, le
travail ou les veilles : on en fait grand cas dans
les ulcérations internes, enfin elle procure beaucoup de foulagement aux perfonnes qui font
tourmentées de la toux, & aux afthmatiques :
pourvu cependant qu'elle ne foit pas fophifti-
quée, ou telle qu'on la trouve le plus fouvent.
La dofe de la myrrhe, employée fous la forme
folide, eft depuis fix grains jufqu'à un fcrupule.
Nous avons déja dit que l'élixir de propriété emprunte fes vertus de cette fubftance. Quant à l'u-
fage externe, la myrrhe n'eft pas un des médicamens les moins efficaces du nombre des vulnéraires, & de celui des déterfifs : on en vante
beaucoup les effets pour détruire la putréfaction ;
& c'eft un des plus prompts & des plus fûrs remedes contre la carie des os. Quand cette indication fe préfente, le meilleur moyen, que l'on
ait à employer, eft l'application de l'huile de
myrrhe par défaillance dont nous parlerons in-
ceffamment,

(4.) L'ESPRIT-DE-VIN CAMPHRÉ. *Spiritus vini
camphoratus.*

Ce médicament n'eft autre chofe qu'une diffolution d'une once de camphre dans deux liv.
d'efprit-de-vin rectifié. Il eft de l'ufage le plus
commun, tant pour empêcher la putréfaction,
que pour détruire la gangrene : outre cela, il eft

M iv

fédatif ; ce qui le fait employer, avec fuccès, contre les douleurs des dents. Dans ce cas, on imbibe de cette liqueur un peu de coton que l'on place fur la dent gâtée. Il n'eft pas hors de propos d'ajoûter qu'on peut diffoudre une beaucoup plus grande quantité de camphre dans l'efprit de-vin, une once de cette liqueur fpiritueufe pouvant fe charger d'un poids égal de camphre.

(5.) LA TEINTURE DE MYRRHE. *Tinctura myrrhæ.*

Ce médicament, qui eft d'un ufage très fréquent pour le traitement des ulceres, fe prépare en tenant, durant plufieurs jours, de la myrrhe en digeftion, au bain de fable, dans de l'efprit-de-vin. Cette teinture paffe pour un excellent déterfif : elle eft regardée comme également capable de remédier à la putréfaction des chairs, & d'arrêter la carie des os : on lui reconnoît encore la vertu réfolutive ; ce qui la fait recommander par des médecins de réputation, contre les tumeurs fquirrheufes, & même contre celles qui font écrouelleufes.

(6.) LA TEINTURE D'ALOËS. *Tinctura aloes.*

Cette teinture fe prépare, comme la précédente, en laiffant, durant plufieurs jours, de l'aloës en digeftion dans de l'efprit-de-vin, jufqu'à ce que celui-ci foit devenu rouge ou auffi chargé d'aloës qu'il le peut être. On retrouve dans cette teinture toutes les propriétés de l'aloës. Il eft rare qu'on en faffe prendre intérieurement ; mais on la met, avec raifon, dans la lifte des meilleurs médicamens externes vulnéraires & déterfifs : elle eft du nombre des plus excellens anti-feptiques ; & c'eft communément avec fuccès qu'on fait ufage de cette teinture, à l'extérieur, pour remplir ces diverſes indications. Il ne faut la preſcrire qu'avec réſerve & précaution, quand le ventre eſt déja lâche, parceque ſouvent elle purge ; c'eſt une remarque utile que nous devons à M. Tiſſot.

(7.) L'ONGUENT DE *STYRAX*. *Unguentum de ſtyrace.*

Cet onguent, compoſé d'huile de noix, de colophane, de gomme élémi & de cire, auxquels on ajoûte du *ſtyrax* liquide, eſt du nombre des remedes anti-ſeptiques les plus uſités : en outre, il a la vertu déterſive : on le met auſſi dans la liſte des réſolutifs : quelquefois on en applique ſur les tumeurs ſquirrheuſes ; mais il eſt particuliérement conſacré au traitement des ulceres ſcorbutiques.

(8.) L'ESPRIT-DE-SEL. *Spiritus ſalis communis.*

On obtient l'eſprit-de-ſel par la diſtillation, en ſuivant divers procédés. Il ne doit être employé intérieurement qu'étant adouci ; mais on ne court aucun riſque d'en faire uſage à l'extérieur, ſans qu'il ſoit mêlé avec de l'eau : appliqué de cette maniere, c'eſt un remede deſſicatif & cathérétique, excellent pour le traitement des ulceres invétérés : il prévient, arrête, détruit la putréfaction & la gangrene : on s'en ſert, avec ſuccès, dans les maux de gorge gangréneux, ainſi que pour les ulceres, tant vénériens que ſcorbutiques, qui viennent à la bouche : on en vante encore beaucoup l'efficacité contre la carie des os dont il hâte l'exfoliation. Le célebre Pott en parle comme d'un excellent médicament pour réſoudre les tumeurs goutteuſes ; & quand on s'en ſert pour cela, on y ajoûte un peu d'huile de térébenthine, afin qu'il pénetre plus profondément ; mais le même auteur avertit, en même

tems , que ces liqueurs se mêlent fort difficilement , à moins que l'on n'ait purgé l'esprit-de-
sel de tout son phlegme.

(9.) L'HUILE OU L'ESPRIT DE TÉRÉBENTHINE.
Oleum vel *Spiritus terebinthinæ.*

Cette huile ou cet esprit se retire par la simple distillation d'un mêlange de térébenthine &
d'eau commune. On l'emploie également pour
l'usage interne & pour l'externe. L'huile de térébenthine se prescrit intérieurement , comme
étant un excellent vulnéraire & un puissant diurétique. La dose est depuis six jusqu'à douze gouttes dans une conserve quelconque , ou une boisson appropriée. Ce médicament n'est pas incapable de faire du mal : souvent il attaque la tête ,
& il excite un écoulement immodéré de semence
ou d'urine. L'huile de térébenthine , employée à
l'extérieur , est un des meilleurs remedes vulnéraires de la médecine : elle entre dans la classe
des anti-septiques ; & on lui donne place parmi
les résolutifs : elle est particuliérement consacrée
au traitement des piqûures des nerfs & des tendons : quelquefois même elle s'applique , avec
succès , sur les tumeurs squirrheuses & œdémateuses. Ajoûtez à cela, qu'en faisant dissoudre
deux gros de camphre dans une demi - livre
d'huile de térébenthine , on a un topique excellent contre les douleurs de rhumatisme.

(10.) L'HUILE DE MYRRHE PAR DEFAILLANCE.
Oleum myrrrhæ per deliquium.

Ce médicament est une liqueur qui distille
de la myrrhe enfermée dans un œuf que l'on a
fait durcir, & dont on a ôté le jaune , pour y
placer cette résine. L'huile de myrrhe est un remede détersif & anti-septique ; ce qui la rend

utile dans les cas de dartre : on l'applique, avec
fruit, sur les aphthes, sur tout sur celles des enfans : enfin on la vante comme un excellent
cosmétique ; & elle est d'un très fréquent usage
pour faire disparoître les taches du visage.

(11.) L'HUILE DE CAMPHRE. *Oleum camphoræ.*

Ce médicament externe se retire de la dissolution du camphre dans l'esprit de nitre ; il se
trouve surnageant la liqueur. On regarde l'huile
de camphre comme un des plus puissans remedes
détersifs & cathérétiques ; & on la met dans la
classe des anti-septiques. Elle favorise merveilleusement l'exfoliation des os , des cartilages ,
des tendons & des ligamens : elle consomme les
chairs qui surmontent les ulceres : elle procure
du soulagement , quand on en applique sur une
dent cariée qui cause beaucoup de douleur : elle
détruit les verrues & les autres petites tumeurs
du même genre.

ANTI-SEP-
TIQUES.

SECTION II.

Des Médicamens qui conviennent à certaines parties, ou qu'il est d'usage d'appliquer sur ces parties.

MÉDICAMENS

Usités dans le traitement des Maladies de la tête & du visage.

CETTE classe-ci est composée de divers médicamens externes ou topiques qui s'appliquent sur une partie externe de la tête, soit pour opérer la résolution des tumeurs, engorgemens ou fluxions, calmer les douleurs, faire cesser le délire, & rappeller les sens, soit pour guérir les divers maux dont se trouvent attaqués la portion chevelue de la tête & le visage ; car il est rare qu'on emploie les médicamens cosmétiques pour donner plus d'éclat au visage. Personne n'ignore que la sauge, le soufre, le sucre, le succin, &c. sont la matiere des fumigations les plus usitées dans les différentes maladies de la tête, du genre des fluxions. On sait aussi que l'emplâtre vésicatoire, le garou & les autres cathérétiques appliqués derriere les oreilles, ou à l'occiput, ont le même succès. Il y aura peu de personnes auxquelles on apprendra combien c'est un remede salutaire pour mettre le cerveau en état de faire ses fonctions suspendues, que la

douche donnée fur la tête avec les eaux de Ba-
faruc, & les autres eaux minérales chaudes, ainfi
que d'y appliquer des animaux dans le moment
où on vient de les ouvrir vivans. L'emplâtre de
betoine, qui paroît abandonnée, n'eft peut-être
pas fans vertus, &c. C'eft à deffein que nous ne
parlons pas de divers médicamens qui fe trouvent dans les tables précédentes ; nous ne nous ar-
rêterons pas non plus à rapporter ni à juger nombre de remedes que l'on nomme *de bonne femme*, & qui ne peuvent être employés que par
des imbécilles. Notre deffein eft d'expofer les médicamens qui, d'après l'expérience & les écrits
des plus habiles praticiens, font propres pour
le traitement des fluxions, des douleurs, des
affections comateufes; ceux qui font mourir les
poux, qui font difparoître la teigne & les diverfes efpeces de gale de la tête; enfin ceux qui
s'emploient comme cofmétiques contre les taches, les puftules & les autres maux qui attaquent la peau du vifage& la gâtent. On ne doit
pas, ainfi que nous l'avons déja dit plufieurs fois,
fe fervir indifféremment de tous les remedes
que contient cet article ; il eft aifé de fentir
qu'il faut faire un choix convenable aux circon-
ftances : nous en donnons les moyens dans les
Commentaires.

MÉDICAMENS SIMPLES
ET OFFICINAUX.

Résolutifs & Fortifians.

LA SAUGE, le son, le sucre... le succin (1), l'oliban ou encens (2), pour faire des fumigations... les pigeons, les petits chiens & les autres animaux qu'on ouvre vivans pour les appliquer aussi tôt... les eaux de Balaruc & les autres eaux thermales employées en douche... l'emplâtre de bétoine (3).

Sédatifs ou Calmans.

L'eau très froide. Le vinaigre... la verveine (4), la grande joubarbe (5)... le camphre, le nitre, le sel marin... l'æther vitriolique (6).

Odontalgiques ou propres pour les douleurs de dents.

La gomme tacamahaca (7), le mastic; l'oliban... les limaces écrasées (8)... l'*opium*, l'huile de jusquiame... l'emplâtre odontalgique (9).

Contre les Poux.

La semence de staphisaigre... la cévadille; l'aloès.

Contre la Teigne.

La poirée, la fumeterre, la patience, la véronique... le beurre; l'huile d'amandes douces... la poix. Le soufre. Le verd-de-gris... le précipité blanc, le précipité rouge.

Cosmétiques.

Le suc de limons, le verjus... l'eau de fleurs de sureau. L'eau de chaux. L'esprit-de-vin camphré... les mucilages. L'huile d'amandes douces... le blanc de baleine. L'os de séche (¹⁰)... le soufre, l'alun, le talc, la céruse, la litharge... les cérats, la pommade blanche (¹¹); la pommade rouge (¹²)... le sel & le vinaigre de Saturne (¹³)... l'huile de tartre par défaillance, l'huile de myrrhe.

MÉDICAMENS MAGISTRAUX.

FRONTAUX.

P RENEZ un *blanc d'œuf*; agitez-le avec une suffisante quantité d'*eau* & *de vinaigre rosat* : mettez sur de l'étoupe ou sur un plumaceau de chanvre : appliquez sur le front. Ce remede est propre pour faire dormir.

PRENEZ de *bol d'Arménie*, deux gros; *pierre hématite* & *mastic*, de chaque un gros : battez le tout ensemble dans une suffisante quantité de *blanc d'œuf*, & appliquez sur le front.

CATAPLASME ANTI-APOPLECTIQUE.

PRENEZ de *racines fraîches de bryone*, trois onces; *semence de moutarde* pulvérisée & *savon noir*, de chaque une once; de *cantharides*, six gros : pilez : mêlez : ajoûtez de *vinaigre fort*, une quantité suffisante pour faire un cataplasme, que l'on appliquera sur la tête, après avoir rasé cet endroit.

C ATAPLASME SÉDATIF OU CALMANT.

PRENEZ de *roſes rouges* hachées, quatre ſcrupules ; *ſemences de pavot blanc* contuſes & *huile roſat*, de chaque une demi-once ; de *farine d'orge*, une once ; de *vinaigre*, une quantité ſuffiſante, que vous mêlerez en pilant ; pour un cataplaſme qui s'appliquera chaud ſur le front, afin de diſſiper les douleurs de tête accompagnées de battemens.

E PITHEMES SÉDATIFS.

PRENEZ de *vinaigre roſat*, deux onces ; d'*eſprit-de-vin camphré*, une once : mêlez. Dans les douleurs aiguës de la tête on appliquera ſur le front des linges imbibés de cet épitheme tiéde.

PRENEZ d'*eau de nénuphar*, une livre ; de *ſel de prunelle*, une once ; de *camphre diſſous dans l'eſprit-de-vin*, deux ſcrupules : mêlez : imbibez des linges ployés en pluſieurs doubles, & appliquez ſur le devant de la tête, dans les cas de folie & de phrénéſie.

PRENEZ d'*oxycrat*, une demi-livre : faites-y fondre ſix gros de *nitre* : ajoûtez une once d'*eau-de-vie camphrée* : mêlez. Dans les cas de délire, on fera, avec ce remede, des fomentations ſur la tête, après l'avoir raſée.

E MPLATRE ODONTALGIQUE.

PRENEZ de *maſtic* ou de *gomme tacamahaca*, la quantité ſuffiſante pour faire un emplâtre large d'un demi-pouce & davantage : mettez dans le milieu depuis deux juſqu'à quatre grains d'*opium*, & quatre gouttes d'*huile de ſuccin*. Appliquez

pliquez cet emplâtre sur la tempe , dans les maux de dents.

LINIMENS CONTRE LA TEIGNE.

PRENEZ d'*huile de tartre par défaillance* , trois gros ; d'*huile d'amandes douces* , une quantité suffisante ; d'*huile d'aspic* ou *de lavande* , un scrupule : mêlez ; pour un liniment.

PRENEZ de *graisse de porc fraîche* , quatre onces ; de *mercure précipité rouge* , une once : mêlez ; pour un liniment.

PRENEZ d'*huile de noix* , trois onces ; de *beurre frais* , deux onces ; de *soufre vif* , une demi-once ; *poivre & pyrethre* , de chacun un gros ; de *sel gemme* , deux gros : faites bouillir durant un quart-d'heure : passez : ajoûtez à la colature une quantité de *suie* suffisante pour donner au mêlange la consistance d'onguent.

EMPLATRES CONTRE LA TEIGNE.

PRENEZ de *goudron* , la quantité qui sera nécessaire : faites le liquéfier à un feu lent , & trempez-y des linges qu'on appliquera chauds sur la partie malade , & que l'on en enlevera au bout de quelques heures.

PRENEZ de *goudron* , une livre ; de *verd-de-gris* , deux gros ; *fleurs de soufre & graisse de porc* , de chaque une once : faites bouillir légerement en remuant toujours ; & formez , selon l'art , un emplâtre.

MIXTURES COSMÉTIQUES.

PRENEZ d'*alun de roche* , quatre onces : faites bouillir dans trois livres d'eau , & réduire à deux : ensuite prenez de *litharge* , une demi-livre : faites bouillir dans une livre & demie de *vinaigre*, & réduire à une livre : passez ces liqueurs & mêlez les colatures. Quand on en met dans de l'eau : celle-ci blanchit, & il en résulte ce qu'on nomme *un lait virginal*, qui efface les taches & guérit les dartres & gales du visage.

PRENEZ *jus de limon & vinaigre de Saturne*, de chaque un gros : mêlez : employez le mêlange aussi-tôt qu'il est fait. Ce remede est propre pour ceux qui sont couperosés, ou ont au visage des efflorescences du même genre.

PRENEZ du *vinaigre scillitique*, deux onces ; *aloës, suc de patience sauvage & huile de tartre*, de chaque six gros : mêlez. Ce remede s'emploie pour guérir les dartres & la gale lépreuse du visage.

PRENEZ de *suc de limon*, six onces ; *d'alun pulvérisé*, deux gros : faites bouillir : écumez. Pour appliquer sur le visage couperosé.

PRENEZ d'*eau de patience*, quatre onces ; de *borax*, deux gros ; de *sel commun*, un gros ; de *vinaigre scillitique*, une once : mêlez ; pour la gale lépreuse.

PRENEZ d'*eau de plantain*, six onces ; de *jus de limon*, deux onces ; de *mercure sublimé corrosif*, douze grains ; de *camphre*, un scrupule : mettez infuser chaudement dans un vaisseau fermé, l'espace d'une demi heure : passez.

PRENEZ d'*aloës*, deux gros : faites dissoudre dans du *vinaigre scillitique* : servez-vous de ce mêlange comme d'un liniment dans le traitement des dartres du visage.

PRENEZ de *litharge d'argent* en poudre, une demi-once : faites-la bouillir dans cinq onces de *vinaigre*, & réduire à deux. Dans un autre vaisfeau faites bouillir une demi-once d'*alun* & autant de *fel*, avec une demi-livre d'*eau-rofe* : écumez : mêlez ces liqueurs. Ce mêlange fervira pour faire des lotions.

PRENEZ de *camphre*, deux gros : broyez dans un mortier, en verfant deffus peu-à-peu une once de *fuc de limon* : enfuite ajoûtez douze onces de *vin blanc* : paffez : faites un nouer de ce qui reftera de camphre, & le fufpendez dans la liqueur. Celle ci s'emploiera pour faire paffer les taches du vifage.

PRENEZ de *vinaigre blanc* très fort, trois onces ; *fucs de patience & de coings*, de chaque trois gros ; de *litharge d'or*, une livre : faites bouillir legérement, & diftillez.

PRENEZ de *racine de patience*, trois onces : faites cuire fous la cendre : pilez, & mettez du *vinaigre fcillitique* jufqu'à confiftance de liniment. On peut ajoûter un demi-gros de *mercure*.

POMMADES COSMÉTIQUES.

PRENEZ de *pommade de jafmin*, une once ; de *cérufe lavée*, deux gros ; *blanc de baleine & talc*, de chaque un demi-gros : mêlez : faites une pommade avec du *mucilage de femences de pfyllium*.

PRENEZ d'*onguent de pompholyx*, une demi-once ; de *mercure doux*, un gros ; d'*alun calciné*, un demi-fcrupule : mêlez, & faites une pommade avec une fuffifante quantité d'*huile rofat*.

PRENEZ de *racine de patience*, une once ; de *racine de gentiane*, une demi-once : faites bouillir dans une livre d'eau : exprimez : ajoûtez à la liqueur retirée par expreffion, deux onces de *graiſſe de veau :* faites bouillir une ſeconde fois ſur un feu doux, juſqu'à ce que le mêlange ait la conſiſtance d'onguent. Ce remede s'applique ſur les dartres & gales du viſage.

COMMENTAIRES.

(1.) LE SUCCIN. L'ambre jaune. *Succinum. Karabe.*

Ce médicament eſt une ſubſtance bitumineuſe, dure, à demi-tranſparente, & de différente couleur, mais le plus ſouvent jaune ; qui ſe fond au feu, & qui s'enflamme. La Pruſſe en fournit beaucoup ; il eſt ſur-tout très abondant aux environs de la mer baltique. On ne fait pas prendre le ſuccin intérieurement, à moins qu'il n'ait été lavé pluſieurs fois, & enſuite réduit en une poudre très fine, pour qu'il ſe diſſolve plus facilement dans l'eſtomac. Il eſt du nombre des remedes ſédatifs & anti-ſpaſmodiques internes : il entre dans la liſte des aſtringens & des médicamens qui reſſerrent le ventre : on s'en ſert communément contre les affections hyſtériques ; il eſt ſalutaire dans les flux de ventre & la dyſſenterie : ſon uſage n'eſt pas inutile à ceux qui crachent le ſang, ou qui ont quelqu'autre hémorrhagie. Pour l'ordinaire, on preſcrit depuis dix grains juſqu'à un demi-gros & davantage de ſuccin : il ſe prend dans un œuf à la coque, dans du bouillon, ou toute autre boiſſon appropriée. On prépare, avec cette réſine, des fumigations qui ſont anodynes & réſolutives ; c'eſt ce qui fait régarder ce remede comme très convenable dans l'enchifre-

nement, la pefanteur de tête & les autres fluxions. On n'en vante pas moins fon ufage pour
diffiper les douleurs de rhumatifme, de goutte
fciatique, &c. Enfin on a propofé d'employer le
fuccin, à caufe de fes propriétés électriques, pour
tirer les pailles entrées dans les yeux. Il y a dans
les apothicaireries une teinture, un fyrop, une
huile, un efprit & un fel de fuccin, &c. defquels
nous avons parlé ci-deffus. Nous ajoûterons ici
qu'il y a un fuccin blanc qui paroît être de la même nature, & qui, par conféquent, n'a pas d'autres propriétés.

(2.) L'oliban. L'encens. *Olibanum. Thus.*

Cette fubftance, dont tout le monde connoît
la bonne odeur, quand elle fume, découle naturellement, ou par art, d'un arbre de l'Arabie,
fur lequel nous n'avons aucune connoiffance certaine. On met l'encens au nombre des médicamens vulnéraires & déterfifs, tant internes qu'externes : il fe prefcrit intérieurement pour les ulcérations du poumon & des autres vifceres ; fa
dofe eft depuis un fcrupule jufqu'à un gros.
Quelques-uns le vantent encore comme un remede diaphorétique, fpécifique dans la pleuréfie ; & en ce cas, on en place jufqu'à un gros
dans une pomme creufée pour la recevoir ; celle-
ci fe met cuire fous la cendre, & on la donne à
avaler au malade. Quand ce remede n'a pas dès
la premiere fois tout le fuccès défiré, on peut le
faire prendre une feconde fois, au bout de fix ou
huit heures. L'ufage externe de l'encens eft encore plus commun que l'interne ; car outre la coutume où l'on eft chez prefque toutes les nations,
& depuis le commencement du monde, de l'employer pour les cérémonies religieufes, on en fait

des fumigations réfolutives & fortifiantes, dans les cas de vertiges, d'enchifrenement & de chûte du fondement. Il s'applique encore en emplâtre fur les tempes, pour faire paſſer les maux de dents. Enfin il entre dans la compoſition de pluſieurs emplâtres & onguents officinaux.

(3.) L'EMPLATRE DE BÉTOINE. *Emplaſtrum de betonica.*

Outre le ſuc dépuré de la bétoine, il entre dans cet emplâtre des feuilles de bétoine, de plantain d'ache, de laurier, de verveine, de ſauge & de ſcrophulaire : ces matieres étant pilées, on les fait bouillir avec le jus de la bétoine dans de la poix, de la cire, de la poix-réſine & de la térébenthine liquefiée. Lorſque le mélange eſt dépuré comme il convient, on ajoûte de la gomme élémi, du maſtic & de l'oliban. Cet emplâtre, qui a eu autrefois la plus grande célébrité, eſt aujourd'hui ſi peu eſtimé dans ce pays-ci, qu'on voit à peine quelques perſonnes s'en ſervir. Il paſſe pour un médicament capable de fortifier : il eſt particulierement conſacré au traitement des maladies de la tête : on le reconnoît auſſi pour réſolutif.

(4.) LA VERVEINE. *Verbena communis flore cæruleo, C. B. P.*

On fait aujourd'hui peu de cas de cette plante, fameuſe autrefois par les uſages religieux auxquels elle ſervoit. Elle n'eſt pas un des moins bons médicamens vulnéraires & aſtringens, tant internes qu'externes ; & elle eſt reconnue auſſi pour anodyne. On preſcrit juſqu'à une poignée de verveine pour chaque livre d'infuſion ou de décoction. Cette plante pilée s'applique quelquefois ſur le front, pour diminuer les douleurs de tête. Il fe trouve chez les apothicaires une eau diftillée de verveine, que l'on vante beaucoup pour la guérifon des fluxions, des inflammations & des ulcérations de l'œil.

(5.) LA JOUBARBE. *Sedum majus vulgare,* *C. B. P.*

Cette plante ne s'emploie qu'à l'extérieur : elle eft émolliente & anodyne. Son fuc ou fa décoction entre dans les gargarifmes deftinés pour l'efquinancie. Les feuilles pilées & mifes fur le front moderent les douleurs de tête, & font quelquefois ceffer le délire, qui eft un fimptome de la fiévre : elles fervent encore avec fuccès pour amollir les cors des pieds, rendre les douleurs de la goutte plus fupportables, & elles guériffent promptement les brûlures.

(6.) L'ÉTHER VITRIOLIQUE. *Æther vitriolicum.*

Ce remede chimique eft une huile très volatile, & d'une odeur fort pénétrante : quoiqu'extrêmement froide au toucher, néanmoins elle s'enflamme très aifément, &, ainfi que le camphre, elle brûle dans l'eau. On la retire par la diftillation, & au moyen d'un procédé fort connu aujourd'hui, d'un mélange d'efprit-de-vin & d'huile de vitriol. Cette liqueur, découverte par Frobenius, & dont Hoffman a augmenté la réputation, eft anti-fpafmodique & anodyne. Par ces propriétés elle convient dans la cardialgie & les douleurs de colique : elle fait ceffer le hoquet : elle eft falutaire dans les convulfions des enfans ; enfin, elle procure du foulagement aux femmes hyftériques. La dofe de l'éther vitriolique eft de fix à huit gouttes ; & la maniere de le prendre eft d'en imbiber un morceau de fucre, en le laiffant tomber deffus goutte à goutte : il se met encore dans du vin , de l'eau de fleurs d'orange , &c. On emploie auffi l'éther vitriolique à l'extérieur comme un excellent remede sédatif, pour diffiper les maux de tête violens. La maniere de s'en servir eft d'en recevoir depuis quinze jufqu'à vingt gouttes , fur du coton ou du linge que l'on applique au front. Je puis dire en paffant qu'on fait un autre éther avec de l'efprit de nitre , mais l'expérience ne nous a pas encore fait connoître fes vertus d'une maniere certaine.

(7.) LA GOMME TACAMAHACA ou tacamaque. *Tacamahaca.*

Mal-à-propos , donne-t-on à cette fubftance le nom de *gomme* : c'eft une réfine d'une odeur forte , & de plufieurs couleurs mêlées , que fournit un arbre de l'Amérique qui eft très haut, & qui porte le nom de *tacamahaca.* Plukenet parle de cet arbre. La réfine *tacamahaca* entre dans la claffe des remedes fortifians externes : elle a place parmi les anodyns : elle paffe pour réfolutive & digeftive. Appliquée comme un emplâtre fur la région épigaftrique , elle ranime la chaleur de l'eftomac, & en fait ceffer les douleurs. Quand on en met fur les tempes , elle calme le mal des dents , principalement , fi l'on y ajoûte depuis deux jufqu'à fix grains d'*opium.* Quelques-uns propofent d'en faire ufage pour empêcher que les attaques de goutte ne foient auffi violentes.

(8.) LE LIMAÇON *Limax. Cochlea terreftris.*

Outre l'ufage que l'on fait de cet animal en aliment , il s'emploie auffi en médecine comme médicament adouciffant, rafraîchiffant & émouffant. On s'en fert avec fuccès intérieurement , pour corriger l'âcreté du fang dans la fiévre lente, le crachement de fang, la phthifie, & dans les autres maladies des vifceres qui ont pour caufe une femblable acrimonie. La maniere de préparer le limaçon pour l'ufage, eft de lui ôter la coquille, de le laver avec foin dans l'eau bouillante : il en entre depuis dix jufqu'à vingt dans un bouillon. Les limaçons appliqués à l'extérieur font émolliens & anodyns ; affez fouvent après les avoir tirés de leur coquille & écrafés, on les applique fur le devant de la tête, foit pour diminuer les violentes douleurs de la tête, foit pour faire ceffer le faignement de nez : on en met de la même maniere, & avec fruit fur les tempes, dans la vue de calmer les douleurs aiguës de dents. Le limaçon donne, par la diftillation, une eau que l'on vante comme cofmétique, pour diffiper les taches du vifage. Les coquilles de limaçon, réduites en poudre, ont la vertu abforbante, ainfi que les autres fubftances teftacées : quand elles font calcinées, elles ont, dit-on, la propriété lithontriptique, ce qui les a fait entrer dans la compofition du fameux remede de mademoifelle Stephens.

(9.) L'EMPLATRE ODONTALGIQUE. *Emplaftrum odontalgicum*, ou pour les douleurs de dents.

Cet emplâtre fe fait avec la réfine tacamahaca, la gomme élémi, l'encens, le maftic & la poix-réfine, auxquels on ajoûte de l'*opium* avec du camphre diffous dans de l'huile de pétrole : il s'applique fur les tempes pour diminuer les douleurs de dents, & les maux de tête. Quelques-uns l'apprêtent de façon à contenir dans fon milieu un ou deux grains d'*opium*, & même davantage, que l'on applique fur la tempe, quand la douleur eſt aiguë ; ce qui fait qu'elle procure plus promptement du ſoulagement.

(10.) L'os de séche. *Os ſepia.*

Cette ſubſtance eſt du nombre des médica-mens abſorbans : on la met auſſi dans les claſſes des aſtringens & des remedes propres à reſſerrer le ventre. L'os de ſéche eſt recommandé contre la gonorrhée & les fleurs blanches : il eſt diuré-tique comme la plupart des fortifians. Les mé-decins le preſcrivent rarement : ſa doſe eſt depuis un demi ſcrupule juſqu'à un demi gros. L'os de ſéche ſert plus fréquemment pour les uſages ex-ternes, comme déterſif & deſſicatif , tant pour effacer les taches du viſage , que pour blanchir les dents.

(11.) La pommade blanche. *Pomatum al-bum.*

Cette pommade ſe prépare , en faiſant bouillir de la racine d'iris de Florence, du benjoin, du bois de Rhodes, du girofle , & des pommes de reinette dans de l'eau de roſes, de l'eau de fleurs d'orange & de la graiſſe de porc. Il faut paſſer le mélange ; & quand la colature eſt refroidie, la pommade eſt propre à être employée. Elle paſſe pour un médicament externe adouciſſant & ré-ſolutif. On l'applique avec ſuccès ſur les narines enflées par fluxion , ſur les gerſures des levres , des mammelles , des parties génitales , &c.

(12.) La pommade rouge. *Pomatum rubrum.*

Cette pommade ſe compoſe , en ajoûtant à tout ce qui ſert à faire la précédente, de la moëlle de bœuf, & de la cire blanche ; quand le tout eſt liquefié, on donne au mélange la couleur rou-ge , en y mettant de la racine d'orcanette. On peut encore, ſi je ne me trompe, faire une pareille pommade avec de la graisse de porc, de l'huile des semences froides, & du blanc de baleine que l'on colore comme il a été dit ci-dessus. Les pommades faites de ces deux manieres, sont du nombre des médicamens adoucissans & émolliens ; & on les emploie également contre les gersures & la sécheresse des lévres.

(13.) LE VINAIGRE DE SATUNE. *Acetum Saturni.*

On prépare ce vinaigre composé, en faisant dissoudre de la céruse dans du vinaigre distillé, & laissant le tout en digestion au bain de sable durant trois jours ; la céruse perd sa couleur par la dissolution, mais quand on jette quelques gouttes de cette dissolution dans l'eau, celle-ci blanchit aussi-tôt, ce qui lui fait donner le nom de *lait virginal.* Ce vinaigre de Saturne, & le lait virginal, s'emploient à l'extérieur, comme des remedes rafraîchissans & répercussifs, & on les met au nombre des cosmétiques.

LES OPHTHALMIQUES.

CET Ouvrage deviendroit trop considérable, si nous voulions rapporter ici tous les remedes recommandés ou employés contre les maladies des yeux. Nous ne parlerons que de ceux qui sont les plus simples & les mieux éprouvés, enfin de ceux qui ont assez d'efficacité pour remplir les vues du médecin, tant dans le traitement des maladies de l'œil, que dans celui des maladies des parties qui l'enveloppent. Dans le nombre des ophthalmiques, on doit donner le premier rang aux remedes ophthalmiques, proprement dits, ou qui remédient à la foiblesse de la vue!, soit qu'ils procurent la vivacité, la transparence de cet organe, soit qu'ils dissipent les obstructions de ses nerfs. A la vérité, bien des gens doutent, & peut-être est-ce avec fondement, de la vertu spécifique qu'on attribue à ces médicamens : en effet, les anciens, aveuglés par leurs préjugés sur cet article, ont avancé bien des choses qui sont absolument contredites par l'expérience des plus habiles gens. Il y a d'autres topiques, qui, quoiqu'ils possedent des vertus différentes, n'en sont pas moins utiles dans le traitement des maladies des yeux ; ce sont, par exemple, les anodyns dont on reconnoît le bon effet, quand il faut calmer les douleurs des yeux : les répercussifs, qui empêchent les humeurs de se déposer sur ces parties, ou les en chassent ; les résolutifs qui sont des remedes contre les échymoses, ou les trop abondantes stagnations ou amas d'humeurs, & qui, par conséquent, peuvent dissiper l'enflure & les engorgemens formés dans les vaisseaux des mêmes parties ; enfin, les dessicatifs & les détersifs qui guérissent les ulcérations, & favorisent la réunion de ce qui a été déchiré. Tous ces topiques étant employés sous une forme liquide, portent le titre de *collyres*.

Outre cela on prend, dans les autres classes de la matiere médicale, des remedes qu'il est d'usage de donner intérieurement, ou d'appliquer à l'intérieur, dans les différentes maladies des yeux, & que l'on choisit suivant le besoin. Il ne faut pas oublier dans le traitement de ces maladies, les remedes qui, quoiqu'appliqués, & agissant assez loin de cet organe, ne sont pas moins efficaces que les autres, je veux parler des bains, des veſicatoires, des ſétons, &c. Enfin, on ne doit pas ignorer qu'un moyen de retirer de l'œil, des pailles, des ordures, qui le bleſſent, c'eſt de ſe ſervir de ſuccin ou de cire à cacheter qui ont la propriété, quand elles ſont échauffées par le frottement, d'attirer la paille : perſonne n'ignore que l'aimant a le même effet ſur le fer.

MÉDICAMENS SIMPLES

ET OFFICINAUX.

Calmans ou Sédatifs.

LA guimauve, les ſemences froides. Les têtes de pavot blanc... les mucilages de gomme adragant, de ſemences de *pſyllium* & de coings... la pomme cuite ou pourrie, la moëlle de caſſe... le lait de femme ; le ſang de pigeon.

(1)... L'eau de morelle, de frai de grenouille, de verveine... l'émulſion ſimple ; les trochiſques de blanc *Rhaſis*.

Répercuſſifs.

L'eau de plantain, l'eau de roſes de Provins ; le blanc d'œuf (2)... Le cryſtal minéral ; le ſel de Saturne... l'alun, le bol d'Arménie.

Réſolutifs.

Le plantain (3) ; le fenouil ; l'euphraiſe, la verveine ; l'hyſſope... les eaux diſtillées de ces mêmes plantes ; le ſang de pigeon... la rhue (4) ; la grande chélidoine ou éclaire, la chauſſe-trape... la racine d'iris de Florence, celle de va-

lériane... les semences d'anis, de fenouil... le
safran ; les cloux de girofle ; le camphre... le
sucre candi ; le sel ammoniac... le vin, l'eau-
de-vie ; l'eau de la reine d'Hongrie ; l'eau ophthalmique (⁵).

Détersifs.

L'encens, la myrrhe, l'aloës... le fiel d'anguille ; & celui de plusieurs autres poissons...
le vitriol bleu (⁶), le vitriol blanc (⁷)... la tuthie (⁸). L'antimoine ; le sucre candi... le verre
d'antimoine ; le safran des métaux ; le vin émétique... la pierre divine (⁹); la pierre médicamenteuse (¹⁰)... le collyre de Charras (¹¹).
L'eau ophthalmique de Daquin. Le suc de verveine.

Dessiccatifs.

La céruse ; la tuthie ; l'os de séche... le vitriol blanc, le vitriol bleu... les trochisques de
Rhasis (¹²). L'eau de chaux.

Spécifiques.

L'euphraise (¹³). La verveine... le fenouil (¹⁴);
le romarin, la sarriette.

MÉDICAMENS MAGISTRAUX.

COLLYRES ADOUCISSANS ET RÉPERCUSSIFS.

PRENEZ un *morceau d'alun* : remuez-le dans
du *blanc d'œuf*, jusqu'à ce que le mêlange forme
une consistance d'onguent ; étendez sur un linge
ployé en double, & appliquez chaud sur l'œil :

on doit ôter ce collyre, & le renouveller, lorfqu'il eſt ſec.

PRENEZ *blanc d'œuf & eau de roſes*, de chaque
deux onces : remuez pendant long temps ; &
ajoûtez d'*alun de roche* en poudre, ou *de bol d'Arménie*, un demi-gros. Pour un collyre, qu'on
appliquera ſur-le-champ pour la contuſion.

PRENEZ *eau de roſes rouges & eau de plantain*,
de chaque trois onces ; de *trochiſques de blanc
Rhaſis*, un gros ; de *ſel de Saturne*, dix grains :
mêlez.

PRENEZ d'*eau de roſes*, quatre onces ; de *ſemences de pſyllium*, deux gros : mettez infuſer
pour extraire le mucilage : paſſez : ajoûtez à la
colature quinze grains de *ſafran* en poudre.

PRENEZ de *ſemences froides majeures*, une
demi-once : pilez ſelon l'art, en verſant peu-à-
peu *eau de morelle & eau de roſes*, de chaque
trois onces : paſſez : ajoûtez à la colature deux
gros de *ſucre candi*.

PRENEZ de *têtes de pavot blanc* contuſes, avec
leurs ſemences, une once : faites bouillir dans
une ſuffiſante quantité d'eau, & réduire à une
livre : paſſez : ajoûtez à la colature trois gros de
trochiſques de blanc Rhaſis ; pour un collyre dont
on fera des fomentations ſur les paupieres.

PRENEZ *fleurs de mauve & de camomille*, de
chaque une pincée : faites-les infuſer dans dix
onces d'eau bouillante, & diſſolvez dans la colature de *trochiſques blancs de Rhaſis*, deux ſcrupules, & trois gros de *ſucre candi*.

PRENEZ *ſel de Saturne & ſel ammoniac*, de
chaque quatre grains ; de *l'eau roſe & de plantain*, de chaque quatre onces : on fera un collyre
de ce mêlange.

PRENEZ *gomme adragant & mucilage de semence de psyllium*, de chaque deux gros ; de
l'eau rose & de plantain, autant qu'il en faut
pour un collyre coulant, dont on imbibera des
linges.

PRENEZ *bol d'Arménie & alun de roche*, de
chaque deux scrupules ; *tuthie préparée*, un scrupule ; *sucre de Saturne*, dix grains : faites de ce
mêlange une poudre que vous recevrez dans un
blanc d'œuf battu ; pour un liniment.

COLLYRES RÉSOLUTIFS ET DISCUSSIFS.

PRENEZ *d'eau de roses rouges*, deux onces ;
d'eau de la reine d'Hongrie, deux gros : mêlez.

PRENEZ *eau de verveine & eau de fenouil*, de
chaque trois onces ; de *sucre candi*, une demi-
once : mêlez.

PRENEZ *semence de fenouil doux*, un gros :
faites-la bouillir dans douze onces d'eau : dans laquelle ensuite vous ferez infuser chaudement
une pincée de *roses rouges* & autant de *fleurs de
camomille* : vous dissoudrez dans la colature trois
gros de *sucre candi*.

PRENEZ *feuilles de rhue* pilées, une demi-poignée ; *racine de valériane sauvage*, trois gros :
faites-les infuser, pendant vingt-quatre heures,
dans deux livres de *vin blanc* : faites de la colature un collyre, que vous appliquerez chaudement.

PRENEZ *eau de fenouil*, six onces ; *cloux de
girofle* concassés, un scrupule : laissez infuser :
passez.

PRENEZ de *safran*, un scrupule : mettez infuser pendant trois heures, dans quatre onces d'*eau
de roses* : passez.

PRENEZ

PRENEZ d'*iris de Florence*, deux gros ; de *fucre candi*, trois gros ; d'*eau de plantain*, douze onces ; d'*eau-de-vie*, deux onces : tenez en digeftion, durant fix heures, & remuez de temps-en-temps.

PRENEZ *eau de fenouil*, quatre onces ; de *camphre*, fix grains ; de *fafran*, quatre grains ; de *fucre candi*, deux gros : mêlez.

PRENEZ de *fafran des métaux*, un gros : mettez infufer dans quatre onces d'*eau de fenouil* ; pour le traitement de la cataracte.

PRENEZ de *feuilles de rhue*, une poignée ; de *femences de fenouil*, un gros : faites bouillir dans une fuffifante quantité de *vin blanc*, & réduire à une livre : paffez : ajoûtez à la colature deux gros d'*eau de-vie*.

COLLYRES DESSICATIFS ET DÉTERSIFS.

PRENEZ de *vitriol blanc*, un gros ; d'*iris de Florence*, deux gros : mettez infufer, durant deux jours, dans une livre d'*eau de rofes*, & autant d'*eau de plantain* : paffez.

PRENEZ *tuthie préparée* & *racine d'iris de Florence*, de chaque un demi-gros ; *eau de fenouil* & *vin rouge*, de chaque deux onces : mêlez.

PRENEZ de *racine d'iris de Florence*, un fcrupule ; d'*eau de rofes*, fix onces : faites bouillir à un feu doux, & réduire à quatre onces : paffez : ajoûtez à la colature huit grains de *vitriol blanc*.

PRENEZ *eau de rofes* & *eau de plantain*, de chaque trois onces ; de *tuthie préparée*, un gros : *vitriol blanc* & *alun*, de chaque fix grains : mêlez.

PRENEZ *eau de plantain* & *de fenouil*, de chaque deux onces ; de *tuthie préparée*, un demi-gros ; de *poudre d'aloës*, dix grains : mêlez.

Tom. II. O

PRENEZ *vin blanc & eau de roses*, de chaque deux onces ; d'*aloës* réduit en poudre très fine, un gros : mêlez.

PRENEZ *aloës hépatique & sarcocolle*, de chaque un gros ; *camphre & safran*, de chaque un demi gros : faites bouillir, durant quelque tems, dans un vaisseau fermé, avec six onces de *vin blanc*, & autant d'*eau de roses*. Ce collyre convient dans les cas d'inflammation, de fluxion & de taches aux yeux.

PRENEZ d'*eau de fenouil*, six onces ; *tuthie préparée & sucre candi*, de chaque un demi-gros ; de *pierre divine*, un scrupule ; de *miel rosat*, une demi-once : mêlez.

PRENEZ *eau de plantain & eau de roses*, de chaque trois onces ; de *trochisques de Rhasis*, un gros ; de *tuthie préparée*, deux scrupules ; de *vitriol blanc*, quatre grains.

PRENEZ *aloës succotrin & tuthie préparée*, de chaque six gros ; de *sucre blanc*, une demi-once : mettez infuser chaudement, pendant un mois, dans un vaisseau fermé, avec *eau de roses & vin blanc*, de chaque une demi-livre.

PRENEZ de *tuthie préparée*, un gros ; de *vitriol blanc*, huit grains ; d'*aloës lavé*, quinze grains ; de *sucre candi*, un demi gros : toutes ces substances étant concassées, mettez-les infuser dans deux onces d'*eau de fenouil*, & autant d'*eau d'euphraise* : passez.

PRENEZ de *suc d'absinthe*, une demi once ; de *blanc d'œuf*, la quantité suffisante pour faire un collyre que l'on applique comme un cataplasme, dans le cas de larmoyement, pourvu que les points lacrymaux ne soient pas obstrués.

PRENEZ d'*eau de plantain*, quatre onces ; d'*eau*

de *roses*, deux onces ; de *vin émétique* trouble, deux onces : mêlez.

PRENEZ *verre d'antimoine* pulvérifé , *tuthie préparée* & *fel de Saturne* , de chaque un fcrupule ; *d'eau de verveine* , quatre onces : mêlez.

PRENEZ de *verd-de-gris* purifié , un gros ; *d'efprit de fel ammoniac* , une demi-once ; *d'eau-de-vie camphrée* , deux onces ; *d'eau de fenouil* , trois onces : mêlez.

PRENEZ de *l'eau de chaux* qui a été paffée , une demi-livre ; de *fel ammoniac* pulvérife , un demi-gros : le mêlange étant fait , jettez-le dans une baffine de cuivre, où il reftera jufqu'à ce qu'il foit devenu bleu , ou qu'il y foit refté environ douze heures : paffez.

PRENEZ *eau de rofes* & *eau de plantain* , de chaque trois onces ; *fucre de Saturne* , demigros ; *tuthie préparée* , deux gros ; *camphre* , un fcrupule : mêlez ; pour un collyre calmant & déterfif.

PRENEZ *racine d'iris de Florence* & *de valériane fauvage* , de chaque une demi-once ; *feuilles de rhue* pilée , une demi-poignée ; *fafran des métaux*, deux gros : faites-les infufer chaudement, pendant vingt-quatre heures , dans une livre de *vin de Canarie :* paffez ; pour l'ufage.

PRENEZ *d'eau de rofes* & *d'eau de plantain* , de chaque trois onces ; *vitriol blanc* , dix grains ; *camphre*, trois grains : mêlez dans un mortier ; pour un collyre qu'on peut employer contre les taches.

PRENEZ *femence de fenouil doux* , deux onces ; *vitriol blanc*, huit grains ; *camphre* , quatre grains ; *trochifques de myrrhe*, douze grains ; *fafran orien-*

O ij

tal, six grains : mêlez ; pour un collyre deſtiné principalement aux taches.

SUCS RÉSOLUTIFS ET DÉTERSIFS.

PRENEZ de *ſuc de fenouil dépuré*, trois onces ; d'*iris de Florence*, un demi-gros ; de *ſucre c ndi*, un gros : mêlez pour un collyre, dont on fera de temps en-temps tomber quelques gouttes dans l'œil.

PRENEZ de *ſuc de chauſſe-trape*, ſix onces ; d'*eau de-vie*, une once : mêlez.

POUDRE DESSICATIVE ET DÉTERSIVE.

PRENEZ de *ſucre candi*, deux gros ; d'*os de ſéche*, un demi-gros : réduiſez en une poudre extrêmement fine qu'on ſouffle dans l'œil, au moyen d'un tuyau de plume, pour diſſiper les taches des yeux. On peut encore ſe ſervir de la tuthie ſeule pour le même uſage.

CATAPLASMES ANODYNS.

PRENEZ de *pulpe de pommes* cuites ſous la cendre, ſix onces : battez & mêlez avec une ſuffiſante quantité de *lait de vache* : ajoûtez un demi-gros de *ſafran* en poudre ; pour un cataplaſme.

PRENEZ de *pulpe de pommes douces*, cuites dans de l'*eau de roſes*, quatre onces ; de *mucilage de ſemences de coings*, une demi-once ; de *ſucre candi*, deux gros ; de *ſafran*, un ſcrupule ; de *camphre*, huit grains : faites un cataplaſme pour la brûlure.

CATAPLASME RÉSOLUTIF.

PRENEZ de *la pulpe de pommes cuites*, deux

onces ; deux *jaunes d'œuf* ; *moëlle de caſſe*, demi-once ; mucilage de *ſemence de coing*, une once : mêlez avec ce qu'il faut de *farine d'orge*, pour lui donner la conſiſtance de cataplaſme.

COMMENTAIRES.

(1.) **L**E SANG DE PIGEON. *Sanguis columbæ.*

En ouvrant la veine axillaire du pigeon vivant, il en ſort du ſang que l'on fait tomber ſur l'œil ; ce qui paſſe pour un remede ophthalmique ano-dyn & réſolutif. Il convient de s'en ſervir , quand les vaiſſeaux ſanguins de la conjonctive ſont trop pleins & gonflés de ſang : il diminue la grande chaleur de l'œil, calme les douleurs & l'irrita-tion de cet organe : quelques-uns croient l'uſage de ce remede capable d'empêcher la formation de la cataracte. Ce n'eſt pas ſans raiſon que bien des gens doutent que le ſang de pigeon ait plus de vertu en pareil cas, que celui des autres oi-ſeux , & en général que celui des autres animaux ; mais ſelon toute apparence , on a donné la préfé-rence à un oiſeau domeſtique , comme étant un remede éprouvé que l'on peut ſe procurer par-tout , & à chaque inſtant. Les vertus médicinales du pigeon ne ſe bornent pas à cet uſage. Cet oi-ſeau étant ouvert tout vif par la moitié , s'appli-que auſſi-tôt , & avec ſuccès , ſur la tête , dans les cas de maux de tête violens , & de délire cauſé par la fiévre : il n'eſt pas non plus inutile contre les affections comateuſes, &c. Les petits chiens, les petits chats , & d'autres animaux , ſur-tout ceux qui ſont encore jeunes , s'emploient de la

O iij

même maniere ; & ils n'ont pas moins d'efficacité Je ne crois pas qu'on doive méprifer l'ufage de ce topique , qui certainement eft incapable de faire du mal , & que quelques uns mettent mal à-propos au nombre des remedes populaires fans efficacité , les plus habiles praticiens ayant reconnu plufieurs fois fes bons effets.

(2.) L'ŒUF DE POULE. *Ovum gallinaceum.*

L'œuf fournit divers médicamens, tant internes qu'externes. La coque de l'œuf, *putamen*, eft du nombre des remedes abforbans , & fe met dans les claffes des apéritifs & des diurétiques, & même des lithontriptiques ; il eft auffi reconnu pour fébrifuge. On le prefcrit en poudre très fine : la dofe eft depuis un demi-fcrupule jufqu'à un demi-gros & même plus. Il eft bon de favoir qu'on attribue plus de vertu aux coques d'œuf qu'on a mifes fimplement en poudre, qu'à celles qui ont été calcinées.

Le blanc d'œuf, *albumen*, eft un des meilleuts médicamens externes adouciffans & anodyns : il eft encore fortifiant & répercuffif. Son application eft utile dans les cas de contufion & d'inflammation aux yeux : il diminue l'irritation de cet organe , & calme fa trop grande chaleur. On l'emploie avec fuccès contre la brûlure de quelque partie que ce foit. Pour s'en fervir , on le reçoit fur des linges ou de l'étoupe ; & on l'applique anffi-tôt fur la partie malade.

Le jaune d'œuf, *vitellum*, eft également un remede interne & externe. Pris intérieurement il paffe pour adouciffant & pectoral. On prépare , avec cette partie de l'œuf , ce qu'on nomme un *lait de poule* : ce n'eft autre chofe qu'un jaune d'œuf frais délayé dans huit onces d'eau bouillante, à quoi l'on ajoûte une quantité suffisante de sucre. Ce remede, qui se prend à l'heure du sommeil, est d'un usage très commun contre la toux, la chaleur & la séchereße de poitrine. Enfin personne n'ignore que les œufs que l'on a fait cuire jusqu'à les rendre durs, reßerrent le ventre ; & cette propriété les fait recommander dans certains flux de ventre. Quant à l'usage externe de l'œuf, le jaune se met au nombre des adoucißans ; il entre dans la claße des vulnéraires, & paße pour un digestif, c'est pourquoi on l'emploie dans les lavemens anti-dyßentériques les plus communs, & dans la composition de divers onguens digestifs & des cataplasmes maturatifs. Nous parlerons, en son lieu, de l'huile d'œuf.

(3.) LE PLANTAIN. *Plantago latifolia incana,* **C. B. P.**

Pour l'usage médicinal, on préfere cette espece de plantain aux autres, quoique celles-ci ne lui soient pas inférieures en vertus. Les feuilles employées, soit à l'intérieur, soit à l'extérieur, sont vulnéraires & astringentes. Par ces propriétés, elles méritent d'être employées dans les cas d'hémorrhagie, de diarrhée & dans les autres écoulemens d'humeurs de toute espece qu'il faut faire cesser. On en prescrit jusqu'à une poignée pour chaque livre de décoction ; & on fait boire, depuis deux onces jusqu'à trois, du suc exprimé de cette plante. L'eau distillée de plantain sert auſſi communément aux usages internes & externes : elle entre dans les collyres répercuſſifs & déterſifs. Mais l'eau conserve-t-elle quelque chose des vertus du plantain ? C'est ce dont il est très permis de douter. On recommande beaucoup contre les écrouelles l'application de ses feuilles ; & peut-

O iv

être est-ce avec fondement ? Enfin on les emploie pilées, pour guérir les piquûres de guêpes.

(4.) LA RHUE DOMESTIQUE. *Ruta hortensis latifolia*, *C. B. P.*

La rhue sauvage. *Ruta sylvestris major (& minor)*, *C. B. P.*

Les feuilles & les semences de ces plantes fétides, & principalement de celle qui est sauvage, se mettent avec raison dans les classes des remedes céphaliques & des anti-spasmodiques : on les compte aussi parmi les remedes anodins, les stomachiques, les carminatifs & les alexiteres : ils sont encore reconnus pour emménagogues. Ces propriétés les font employer intérieurement, avec succès, dans les maladies convulsives, hystériques, venteuses, les obstructions & engorgemens des vaisseaux de la matrice, &c. On les prescrit ou en substance, & alors la dose est jusqu'à un ou deux scrupules ; ou en infusion dans le vin, & elle se fait avec deux pincées de ces feuilles : on fait boire depuis une once jusqu'à deux du suc exprimé des feuilles : quelquefois les feuilles & les semences entrent dans les lavemens carminatifs & anti-hystériques ; mais pour remplir ces indications, il est plus commun de se servir de l'huile de rhue, de laquelle nous aurons occasion de parler. On vante beaucoup la rhue pour guérir les maladies des yeux, principalement les blessures de la cornée : la maniere de s'en servir est de recevoir sur l'œil la vapeur de la décoction, ou l'haleine de quelqu'un qui mâche cette plante : on fait aussi tomber dessus goutte-à-goutte de l'eau distillée de la décoction, ou du suc de la rhue. Quelques auteurs parlent de cette plante comme d'un topique ex-

cellent contre la morſure des chiens enragés ;
mais on doit avoir peu de confiance dans ce remede. En mettant infuſer des feuilles dans du
vinaigre, durant quinze à vingt jours, on a le
vinaigre de rhue, *acetum rhutaceum*, qui, par
ſes ſeules émanations, a la propriété de préſerver
de la contagion des maladies peſtilentielles, &
d'écarter les exhalaiſons virulentes & empoiſonnées. Enfin les femmes hyſtériques ſe trouvent
bien de l'odeur de la rhue ; elles portent des ſa-
chets de cette plante.

(5.) L'EAU OPHTHALMIQUE DE DAQUIN. *Aqua
ophthalmica Daquin.*

Cette eau ſe prépare en mettant infuſer & ex-
poſant au ſoleil durant quinze jours, de la tuthie,
des cloux de girofle, du ſucre candi, du camphre
& de l'aloës, dans des eaux que l'on nomme *ophthalmiques*, & du vin d'Eſpagne. On vante beaucoup, & avec raiſon, ce médicament, comme
propre à fortifier l'organe de la vue, ainſi que
pour déterger & deſſécher les petits ulceres du
globe de l'œil. L'eau de Daquin peut être comptée au nombre des remedes ophthalmiques les
plus efficaces contre les diverſes eſpeces de taches
qui obſcurciſſent la cornée.

(6.) LE VITRIOL DE CHYPRE. Le vitriol bleu.
Vitriolum cæruleum.

C'eſt un ſel minéral qui contient du cuivre,
& qui s'emploie à des uſages externes : on le met
au nombre des médicamens aſtringens ; il produit l'effet des cauſtiques : par ces propriétés il
guérit promptement les aphthes & les petits ulceres de la bouche ; mais ſon action ſur les chairs
fongueuſes, ou qui ſurmontent les ulceres, eſt
plus foible. Le vitriol bleu, qu'on doit diſtin-

guer du verd dont nous avons déja parlé, entre,
en qualité de puissant détersif & de dessicatif,
dans la plus grande partie des collyres. En outre, on s'en sert, en pharmacie, pour composer
le sel de *duobus*, le tartre vitriolé, le sel sédatif
& la liqueur minérale anodyne ; médicamens
officinaux dont on a parlé ci-dessus. Enfin, c'est
avec ce vitriol, du nitre & du sel marin calcinés
aux rayons du soleil, que se préparent des sachets
que l'on nomme *anti-apoplectiques* ; mais il n'y a
que le peuple qui puisse être la dupe d'un pareil
préservatif.

(7.) LA COUPEROSE BLANCHE. Le vitriol blanc.
Vitriolum album.

Ce vitriol, dont l'action est moins violente
que celle des autres, est une préparation du vitriol verd calciné au blanc, puis mis en dissolution, & enfin soumis à l'évaporation. La couperose blanche sert, ainsi que le vitriol bleu ou de
Chypre, à composer des collyres détersifs &
dessicatifs : du reste, on l'emploie rarement en
médecine. Néanmoins, dans un cas pressant, ou
faute d'autres remedes, elle peut se prendre
comme vomitif ; sa dose est alors depuis quatre
grains jusqu'à vingt.

(8.) LA TUTHIE. *Tuthia vel cadmia fossilis.*

C'est une substance métallique qui s'amasse &
s'attache, comme la suie, dans les fourneaux où
se fondent des métaux ; & elle paroît formée
d'un mélange de cuivre & de pierre calaminaire.
la tuthie passe pour un médicament détersif &
dessicatif qui est très doux ; & elle est spécialement consacrée au traitement des maladies de
l'œil. On ne compose presqu'aucun collyre où il
n'entre de la tuthie ; ou bien on la souffle, ré-

duite en poudre très fine, sur les yeux pour déterger les petits ulceres de la cornée. Enfin, les
femmes l'emploient pour guérir les écorchures des
enfans ; voilà, à-peu-près, tous ses usages en
médecine.

(9.) LA PIERRE DIVINE OU OPHTHALMIQUE.
Lapis divinus vel ophthalmicus.

Les propriétés de ce médicament lui ont fait
donner le nom qu'il porte. Il est composé de vitriol bleu, de nitre & d'alun ; & quand ces substances sont liquéfiées, on y ajoûte du camphre :
la pierre divine ou ophthalmique se met au nombre des médicamens externes, astringens & détersifs ; elle s'emploie non-seulement pour les
maladies des yeux, mais encore pour traiter les
ulceres des autres parties ; son usage convient
même dans les hémorrhagies. La maniere de
s'en servir est de faire dissoudre depuis un scrupule jusqu'à un demi-gros, dans six onces d'eau
de plantain, ou dans un autre véhicule approprié.

(10.) LA PIERRE MÉDICAMENTEUSE. *Lapis
medicamentosus.*

Pour composer cette pierre, on fait macérer, durant trois jours, du vitriol calciné au
rouge, de la litharge, du bol & de l'alun dans
du vinaire très fort, à quoi on ajoûte du nitre
& du sel ammoniac : le tout étant ensuite mis
sur le feu jusqu'à dessication ; on fait calciner le
résidu durant environ une heure. La pierre médicamenteuse passe pour un excellente remede astringent, détersif, & propre spécialement aux
maladies de l'œil : souvent elle se prescrit dans
la petite vérole, sous la forme de collyre, pour
prévenir ou guérir les maux de cet organe. Quel-

ques-uns en recommandent l'ufage dans la gonorrhée : mais d'habiles gens redoutent les effets
de cette injection. Je dois ajoûter que l'on trouve
chez les apothicaires un autre pierre médicamenteufe, qui porte le nom de piere médicamenteufe
de Crollius, *lapis medicamentofus Crollii*. Celle-
ci reçoit fes vertus du vitriol & de l'alun ; mais
il eft rare qu'on en faffe ufage dans ce pays.

(11). LE COLLYRE DE CHARRAS. *Collyrium
Charras.*

Ce médicament fe prépare avec de la racine d'i-
ris de Florence, du girofle, de l'aloës, du fucre
candi, du vitriol blanc, de la tuthie & de la
farcocolle, que l'on met en digeftion dans du vin
d'Efpagne, & des eaux d'eufraife, de fenouil & de
rofes : après que ce mélange a été expofé l'été au
foleil, durant quinze jours, on le foumet à une
feconde digeftion fur un feu de fable très doux
& durant le même tems. Le collyre de Charras
eft un puiffant réfolutif & deffication : on l'emploie
avec fuccès contre la rougeur & l'inflammation
des yeux, ainfi que pour guérir les petits ulceres
de la cornée, de la conjonctive & des paupieres.
Il y a lieu de douter que la cataracte cede à ce
topique, comme quelques perfonnes fe l'imaginent. La maniere de s'en fervir eft d'en faire
tomber quelques gouttes dans l'œil, ou d'appliquer fur cet organe des linges imbibés du collyre.

(12.) LES TROCHISQUES BLANCS DE RHASIS.
Trochifci albi Rhafis.

Ce médicament eft compofé de cérufe, de
farcocolle, de gomme arabique, de gomme
adragant de camphre & d'amydon bien mêlés,
& enfuite battus avec de l'eau de rofes. Les trochifques de Rhafis s'emploient à l'extérieur,

tomme un remede adouciſſant & anodyn : ils
ont auſſi place dans les claſſes des fortifians &
des déterſits ; & pour remplir ces dernieres indications, on peut s'en ſervir à l'extérieur, de différentes manieres ; mais leur uſage le plus commun eſt en collyre

(13.) L'ɛuᴘʜʀᴀɪꜱᴇ. *Euphraſia officinarum, Inſt.
rei herb*.

Cette plante , dont la ſaveur eſt amere , tient
un des premiers rangs parmi les médicamens
ophthalmiques qui ont le plus de réputation ; &
ſa vertu la fait employer très fréquemment ,
non-ſeulement dans l'inflammation des yeux &
leur obſcurciſſement , ou contre la foibleſſe de
la vue , qui eſt un effet de la vieilleſſe , mais encore contre la cataracte ; mais à la vérité d'habiles
gens révoquent en doute ces grandes vertus.
L'euphraiſe ſe met encore au nombre des médicamens fortifians & céphaliques. On dit même
que ſon uſage eſt très utile à ceux qui ont la mémoire trop foible , & ſalutaire dans les affections ſoporeuſes. Elle ſe preſcrit intérieurement
ou en infuſion comme du thé , ou en ſubſtance ,
depuis un demi-gros juſqu'à un gros dans de
l'eau de fenouil. Pour les uſages externes , on
emploie le ſuc qui ſe tire par expreſſion , la décoction ou l'eau diſtillée , que l'on verſe en petite quantité ſur l'œil , ou dans leſquels on imbibe des linges qui s'appliquent ſur l'organe.

(14.) Lᴇ ꜰᴇɴᴏᴜɪʟ ᴄᴏᴍᴍᴜɴ *Fœniculum vulgare germanicum , C. B. P.*

Lᴇ ꜰᴇɴᴏᴜɪʟ ᴅᴏᴜx. *Fœniculum dulce officinarum , C. B. P.*

Ces deux eſpeces de fenouil ont les mêmes
propriétés ; cependant on emploie préférable-

ment le fenouil doux. Toute la plante eſt analeptique : elle a auſſi la vertu diaphorétique ; ce qui la rend utile dans les cas où le trop grand embonpoint ôte les forces. La racine & la ſemence ſont d'un uſage très commun. L'écorce de la racine eſt regardée comme un des plus excellens remedes apéritifs & hépatiques : elle eſt diurétique : elle facilite la tranſpiration, & elle ſe met dans la claſſe des alexiteres. Ces propriétés la rendent utile dans la cachéxie, la jauniſſe, l'hydropiſie & les autres maladies qui viennent d'obſtructions & d'engorgemens. Elle fait ceſſer le tremblement cauſé par le mercure mal adminiſtré : elle eſt ſalutaire dans les fievres putrides & malignes, la petite vérole, &c. Il faut ajoûter que pluſieurs médecins croient que cette racine ne le céde point pour les vertus, au célebre ginſeng de la Chine. La doſe de cette écorce récente eſt depuis une demi-once juſqu'à une once, dans une livre de décoction ou d'infuſion ; il n'en entre que la moitié quand elle eſt ſéche. On boit auſſi le ſucre qu'elle rend par l'expreſſion, depuis deux onces juſqu'à quatre ; & ſi l'uſage eſt continué pendant douze ou quinze jours, il guérit, dit-on, la fiévre quarte & les autres fiévres intermittentes. La ſemence de fenouil paſſe pour un excellent ſtomachique ou carminatif. En outre, elle convient contre le hoquet, & eſt ſalutaire dans certaines maladies de poitrine, comme l'enroüement, la toux opiniâtre ou ancienne, & l'aſthme : enfin, elle favoriſe la ſécrétion ou formation du lait. Il en entre juſqu'à un ou deux gros dans l'infuſion : on l'ordonne en poudre depuis un demi-gros juſqu'à un gros : on mange auſſi la ſemence entiere ſans préparation ou en dragée. Quant à l'ufage externe de cette femence, on la met au nombre des plus puiffans médicamens ophthalmiques ; & elle eft regardée comme propre à fortifier la vue. La maniere de s'en fervir eft d'expofer les yeux au-deffus de la vapeur de l'infufion chaude, ou de recevoir fur ces parties, l'haleine de quelqu'un qui mâche de la femence. On fait cas de l'eau diftillée que l'on en retire ; & elle entre dans la plus grande partie des collyres. Enfin, la femence pilée s'applique avec fruit fur les mammelle enflées.

OPHTHAL-MIQUES.

LES ERRHINES.

LE nom d'*errhine* fe donne à tous les médicamens liquides ou fecs, qui font portés & agiffent dans les narines, foit qu'on les y fouffle, foit qu'on les retire on renifle. Cette claffe eft formée d'aftringens, de déterfifs, de cathérétiques, d'émolliens, qui peuvent fervir à guérir les maux du nez. Néanmoins, pour ne pas tomber dans de trop fréquentes répétitions, nous ne les indiquerons qu'en paffant ; ou bien nous omettrons d'en faire mention, parcequ'on peut les trouver dans les autres articles. Nous croyons donc ne devoir parler que des fternutatoires, des odeurs & des parfums brûlés, quoiqu'on emploie fouvent ces dernieres fubftances pour d'autres ufages que ceux des maladies du nez. Parmi les aftringens qui fervent pour arrêter le faignement de nez, nous ne prendrons que les plus ufités. Il y a auffi un très grand nombre de remedes vulnéraires & déterfifs recommandés pour le trai-

ERRHINES.

tement de cette espece d'ulcere du nez qu'on nomme *ozæna*. Mais l'expérience nous apprend que l'eau de Balaruc & les autres eaux thermales réussissent fort souvent beaucoup mieux pour guérir l'ulcere des narines, que toutes les infusions & décoctions que les auteurs recommandent en pareil cas. On ne trouvera pas non plus de cathérétiques ou caustiques particuliers pour le polype du nez ; nous ne rapporterons qu'un seul onguent que nous savons avoir réussi plusieurs fois. Nous ne nous sommes pas plus étendus sur les émolliens & les adoucissans, entre lesquels on préfere, pour l'usage interne des narines, l'eau tiede, le lait, les graisses, les pommades ; médicamens dont on a traité assez au long dans cet ouvrage, c'est pourquoi on ne trouvera pas toutes les errhines dans le catalogue des médicamens simples & officinaux : nous étant contentés de rapporter quelques médicamens magistraux de ce genre, pour ne nous occuper que des remedes sternutatoires, des parfums & des fumigations.

Tout le monde sait que les *sternutatoires* sont utiles pour soulager la tête, quand on la sent embarrassée ou pesante, pour réveiller & ranimer les esprits assoupis & languissans, pour procurer la révulsion d'une humeur, arrêter le hoquet, favoriser l'accouchement, &c. Les femmes grosses, les personnes sujettes à des hémorrhagies, celles qui ont des hernies, ne doivent pas faire usage des sternutatoires, &c. On regarde leur usage comme dangereux dans l'épilepsie, quand il y a inflammation ou disposition inflammatoire à la poitrine & au bas-ventre, &c. en un mot, lorsqu'il y a lieu de craindre que la maladie

maladie ne foit augmentée par les fecouffes trop violentes que recevront dans l'éternuement la tête, ou la poitrine, effets que l'on doit principalement craindre des plus forts fternutatoires, comme l'euphorbe, les cantharides, le vitriol, le fublimé corofif, &c. Il ne fera pas hors de propos d'ajoûter à ce qui a été dit, que les éternuements fpontanés, qui font trop violens ou qui durent trop long-tems, ainfi que ceux qu'ont occafionnés des ftimulans trop actifs, fe calment en tirant par le nez ou reniflant de l'eau tiede, du lait, ou tout autre médicament adouciffant. C'eft une chofe très connue que l'ufage qui fe fait communement d'odeurs agréables ou défagréables dans les cas de fyncopes, d'affections comateufes ou hyftériques, pour procurer du fommeil, garantir de la contagion, &c Il eft naturel de mettre dans cette claffe les parfums qui fe brûlent, & les fumigations ; ce font des remedes du même genre qu'on a coutume d employer pour fortifier la tête, diffiper les attaques hyftériques, & corriger l air, foit des miafmes empoifonnés ou contagieux, foit des exhalaifons corrompues & fétides.

MÉDICAMENS SIMPLES

ET OFFICINAUX.

Sternutatoires.

LES racines de l'iris de ce pays ci ('), de l'iris de Florence, de muguet, d hellébore blanc ²).

Les feuilles de tabac, de béroine, de *nerium* ou laurier-rofe ; le poivre, la pyrethre, le gingembre.

Tom. II. P

Les semences de moutarde, de staphisaigre ou herbe-aux-poux, de roquette, de cresson de jardin ou alénois (³)... les fruits du marronnier d'Inde (⁴)... le jus de poirée, de bétoine, de marjolaine (⁵), de cresson d'eau, de glayeul... l'euphorbe, le suc de concombre sauvage.

Le vitriol blanc. L'arsenic... le sublimé corrosif. Les mouches cantharides.

Astringens.

Le vinaigre, le suc d'ortie... l'eau alumineuse, l'eau styptique (⁶)... le bol, le gypse... le sang-dragon, le mastic.

Odorans.

La rhue, l'*assa-fœtida*... le vinaigre, le vinaigre de rhue, le vinaigre prophylactique ou des quatre voleurs (⁷)... l'eau de la reine d'Hongrie (⁸), l'eau de mélisse composée, la teinture de *castoreum*... l'esprit de sel ammoniac simple (⁹), l'esprit de sel ammoniac succiné... le sel d'Angleterre (¹⁰), le sel volatil de corne de cerf (¹¹), le baume anti-apoplectique (¹²), le baume hypnotique (¹³), &c.

Propres à employer en parfums & fumigations.

L'encens, le benjoin, le succin... le chacril, le café, la pelure de la pomme de reinette... le pain, le papier, les plumes, le vieux cuir, la poudre à tirer... l'eau de roses, l'eau de fleurs d'orange, le vinaigre... l'huile de cannelle, l'huile de girofle, &c.

MÉDICAMENS MAGISTRAUX.

POUDRES STERNUTATOIRES.

PRENEZ d'*iris de Florence*, un gros ; de *feuilles de bétoine*, deux scrupules : mêlez.

PRENEZ d'*hellébore blanc*, un demi-scrupule ; d'*iris de Florence*, un scrupule ; d'*huile de muscade*, une goutte : mêlez, pour une poudre à laquelle on ajoûte quelquefois quatre grains de *vitriol blanc*.

PRENEZ *semences de moutarde & feuilles de marjolaine*, de chaque un demi-gros : mêlez : dans un cas fort pressant, ajoûtez un ou deux grains de *poudre de mouches cantharides*.

PRENEZ *racine de pyrethre & semences d'herbe-aux-poux*, de chaque un demi-gros : mêlez. Pour une poudre à laquelle on peut ajoûter douze grains d'*euphorbe*, quand il est nécessaire de rendre le remede plus actif.

POUDRE CÉPHALIQUE.

PRENEZ *feuilles de bétoine, de basilic & de marum*, trois gros ; *fleurs de muguet, de romarin & roses rouges*, de chaque deux gros ; *feuilles de cabaret*, deux scrupules ; *castoreum*, trois gros ; de *sucre royal*, six gros : mêlez pour une poudre qui passe pour fortifier la vue & la mémoire.

POUDRE ASTRINGENTE.

PRENEZ *bol d'Arménie, terre sigillée & poudre de roses rouges*, de chaque un gros : ces poudres étant mêlées avec du *blanc d'œuf*, on en met sur du coton qui s'introduit dans les narines comme une tente.

EAU ASTRINGENTE.

Prenez de *vitriol blanc*, un gros, dissolvez-le, selon l'art, dans une once d'eau. On introduit dans les narines des linges imbibés de cette dissolution : la *liqueur anodyne minérale*, *le vinaigre*, *l'eau alumineuse*, &c. peuvent servir au même usage.

ESPRITS CÉPHALIQUES.

Prenez *teinture de castoreum* & *esprit volatil de sel ammoniac*, de chaque deux gros : mêlez : approchez des narines.

Prenez *vinaigre très fort* & *teinture de castoreum*, de chaque deux gros : mêlez ; pour sentir ou flairer comme le remede précédent.

INJECTION DÉTERSIVE.

Prenez de *feuilles de plantain*, une poignée ; *sommités de scordium* & *d'absinthe*, de chaque une demi-poignée : faites bouillir dans une suffisante quantité d'eau, & réduire à deux livres : sur la fin ajoûtez *roses rouge* & *sommites de millepertuis*, de chaque une poignée : passez, faites fondre dans la colature deux onces de *miel rosat*, & deux gros de *pierre médicamenteuse* en poudre.

LINIMENT ÉMOLLIENT.

Prenez de *beurre frais* la quantité qui vous sera nécessaire : faites fondre : écumez : jettez-le ensuite dans l'eau froide, & conservez pour l'usage.

ONGUENT CATHÉRÉTIQUE.

PRENEZ de *vitriol calciné au rouge*, *verd-degris* & *alun*, de chaque un gros : mêlez avec une suffisante quantité de *miel rosat*. Ce remede est propre à détruire les polypes.

NOUET ANTI-HYSTÉRIQUE.

PRENEZ d'*assa-fœtida*, une demi once ; *castoreum* & *camphre*, de chaque un scrupule ; d'*huile de succin*, un demi scrupule : mêlez : faites un nouet qu'on approchera du nez.

COMMENTAIRES.

(1.) LE GLAYEUL. L'iris de ce pays ci. *Iris nostras officinarum. Iris vulgaris germanica sive sylvestris*, *C. B. P.*

La racine de glayeul, récemment tirée de la terre, se met au nombre des médicamens qui sont à la fois purgatifs & vomitifs. Ces propriétés en rendent l'usage utile dans la cachéxie, la jaunisse & l'hydropisie. On prescrit depuis une demi-once du suc exprimé du glayeul, jusqu'à une once & demie, & davantage ; & il se prend dans un bouillon. Ce purgatif hydragogue ne doit s'employer qu'avec précaution, parcequ'on sait que plus d'une fois il a été nuisible. Quand la racine de glayeul est séche, il paroît qu'elle n'est plus purgative ; & alors elle fait partie des médicamens apéritifs & incisifs : on lui donne même place parmi les fortifians. Ces propriétés la font employer avec succès dans la cachéxie &

l'hydropisie. Lorsqu'on la prend en substance, sa dose peut aller à un ou deux scrupules : il en entre le double dans l'infusion qui se fait avec le vin. Le jus exprimé de la racine, & cette même racine pulvérisée, font éternuer, quand on en met dans le nez ; & c'est un moyen de faire couler en plus grande abondance des sérosités par cette voie. Il se retire du suc de l'iris, ainsi que de celui de la brvonne, une fécule que l'on regarde comme purgative ; & pour l'ordinaire, on en prescrit depuis douze grains jusqu'à un demi-gros.

(2.) L'HELLÉBORE BLANC. *Helleborus albus, J. B. Veratrum flore subviridi, I. R. H.*

La racine d'hellébore blanc a une âcreté très grande ; elle se met au nombre des émétiques & des purgatifs les plus violens : les praticiens les plus prudens n'en permettent l'usage que dans un cas pressant, & quand on a inutilement employé les autres remedes. Ce n'est pas non plus sans danger qu'on introduit cette racine dans le nez, pour faire éternuer, parcequ'elle peut occasionner de violentes commotions ou secousses au cerveau.

(3.) LE CRESSON ALÉNOIS. *Nasturtium hortense vulgatum, C. B. P.*

Ce cresson, que l'on peut regarder comme propre à être substitué au cresson de fontaine, possede également la vertu anti-scorbutique ; mais elle est à un degré plus foible dans le premier. En outre, il se met au nombre des médicamens hépatiques & dépuratifs, & dans les classes des apéritifs & des incisifs : on le reconnoît aussi pour fortifiant & céphalique ; & ces propriétés le font recommander dans le traite-

ment de la paralyfie & des affections comateufes.
Le creffon alénois fe prend en infufion ou en décoction. On en prefcrit jufqu'à une poignée pour
un bouillon ou une livre d'apozême, & on boit
depuis deux jufqu'à trois onces du fuc exprimé
de cette plante. Ce creffon, employé en topique,
paffe pour déterfif & anti-pforique ; & on en
vante l'application contre les demangeaifons, la
teigne, & les autres maladies chroniques de la
peau. La femence, qui eft réduite en poudre,
eft un remede fternutatoire : enfin, ce n'eft pas
fans fuccès qu'on en mêle dans les finapifmes.

(4.) LE MARRONNIER D'INDE. *Hippocafta-*
num vulgare, I. R. H.

Il n'eft perfonne qui ne connoiffe le fruit fait
en châtaigne, de ce bel arbre qui décore nos jardins au printems. Le marron d'Inde, que nous
foulons au pied, comme n'ayant aucun mérite,
eft un puiffant fternutatoire qui n'eft pas peu
utile dans diverfes maladies de la tête & des
yeux. Pour s'en fervir, il faut le réduire en poudre. On a avancé que l'écorce de cette arbre pouvoit être fubftituée au quinquina, à caufe de fa
vertu fébrifuge ; mais ce fait a befoin de nouvelles preuves.

(5.) LA MARJOLAINE. *Marjorana vulgaris,*
C. B. P.

Cette plante fe met, ainfi que beaucoup d'autres plantes aromatiques, au nombre des médicamens céphaliques, fortifians, ftomachiques, &c. Quelques auteurs en vantent l'u-
fage principalement contre la foibleffe de la mémoire, & les affections foporeufes. La marjolaine peut fe prefcrire en fubftance jufqu'à un
demi gros ; mais communément on la fait pren-

dre en infusion ; & sa dose est alors d'une demi-poignée par livre d'eau. En outre, cette plante est du nombre des doux sternutatoires ; & elle entre dans les lavemens carminatifs.

(6.) L'eau styptique *Aqua styptica*.

Cette eau se prépare en faisant fondre & digérer ensemble du sucre, de l'alun, du vitriol blanc, & du vitriol verd, dans des eaux de plantain & de renouée. L'eau styptique a plus d'efficacité que les autres astringens pour arrêter les hémorrhagies, quand ces remedes sont impuissans. La maniere de s'en servir est d'appliquer des linges ou de la charpie imbibée de cette eau sur les orifices des vaisseaux d'où le sang coule. On a remarqué qu'elle produit plutôt son effet, lorsqu'on comprime un peu la partie sur laquelle ou la met. Le manque de cette précaution fait qu'elle est quelquefois sans succès contre le saignement de nez, où la pression ne se peut pratiquer. Il n'est pas défendu de faire usage de l'eau styptique intérieurement ; &, dans un cas pressant, on en peut prescrire depuis un demi-gros jusqu'à deux gros.

(7.) Le vinaigre prophylactique ou antiseptique. *Acetum prophylacticum* vel *anti septicum*. Le vinaigre des quatre voleurs.

Ce vinaigre, presque généralement connu, se prépare en mettant infuser du camphre, du girofle, de l'ail, de l'absinthe, avec une grande quantité d'herbes, d'écorces & de fruits aromatiques, dans du vinaigre très fort. On vante beaucoup le vinaigre des quatre voleurs comme capable de garantir de la contagion, & de corriger les émanations pestilentielles. La maniere de s'en servir est d'en imbiber de petites éponges qui se portent dans une boîte de poche, pour les flairer dans les cas où il y a lieu de craindre la contagion.

(8.) L'eau de la Reine d'Hongrie. *Aqua Reginæ Hungariæ.*

Cette eau se prépare en faisant macérer, durant six jours, des fleurs de romarin dans de l'esprit-de-vin, & en soumettant ensuite le tout à la distillation au bain marie. L'eau de la Reine d'Hongrie se met au nombre des médicamens anti-spasmodiques ; & elle est utile dans les affections hystériques, ainsi que dans les palpitations de cœur. On la fait prendre dans un véhicule convenable : sa dose est depuis un gros jusqu'à trois. Si on se contente de l'approcher des narines, pour en faire recevoir l'odeur seule, elle est fortifiante ; & il suffit quelquefois de l'employer de cette maniere, pour dissiper de légeres attaques hystériques ou vaporeuses. Cette eau passe aussi pour un excellent remede contre le mal de dents ; & pour cet usage on la tient quelque tems dans la bouche. Enfin elle a la vertu résolutive, & on en applique, avec fruit, sur la contusion & la brûlure.

(9.) L'esprit de sel ammoniac. *Spiritus salis ammoniaci.*

Cet esprit se retire, par un procédé très connu, d'un mêlange de sel ammoniac, avec trois fois le même poids de chaux vive, & une petite quantité d'eau. L'esprit de sel ammoniac, qui est extrêmement volatil & pénétrant, a sa place parmi les médicamens céphaliques & anti-spasmodiques : on le met au nombre des remedes cordiaux : il est aussi de la classe des diaphorétiques. Ces propriétés en rendent l'usage convenable dans l'apoplexie : on le vante aussi contre les affections hystériques : il est utile dans les syncopes , &c. La dose de l'esprit de sel ammoniac est depuis six jusqu'à vingt gouttes. Il a presque les mêmes effets, par sa seule odeur qui est forte & détestable, quoiqu'il n'agisse alors que sur les narines : on l'emploie même plus souvent de cette façon que d'aucune autre, pour dissiper les attaques de vapeurs. Enfin, quand, au moyen d'un peu de coton, on en applique sur les dents cariées, il calme la douleur.

Il y a peu de différence entre l'esprit de sel ammoniac, & ce qu'on appelle l'*eau de Luce*. Cette liqueur n'a été inventée que depuis peu d'années, & elle n'est autre chose que de l'esprit de sel ammoniac succiné, ou un mêlange de sel ammoniac & d'esprit volatil de sel ammoniac auxquels on ajoûte de l'huile de succin dissoute dans de l'esprit-de-vin ; ce qui rend l'esprit plus doux, &, pour ainsi dire, l'édulcore. Au reste, l'eau de Luce s'emploie dans les mêmes cas, & de la même maniere que l'esprit volatil de sel ammoniac.

(10.) LE SEL D'ANGLETERRE. *Sal Anglicanum.*

La soie crue, soumise à la distillation, fournit un esprit volatil que l'on nomme les *gouttes d'Angleterre , gutta Anglica* ; mais en même tems il se sublime au haut du chapiteau un sel volatil qui est le sel d'Angleterre dont il s'agit ici. Ce sel est du nombre des plus puissans médicamens céphaliques & anti-spasmodiques : on le compte parmi les plus excellens cordiaux : en outre, il passe pour alexitere, & il est sudorifique. On prescrit intérieurement le sel d'Angleterre depuis un grain jusqu'à huit. Présenté sous le nez, son odeur seule, qui est très pénétrante, suffit pour ranimer & augmenter les forces : elle procure du soulagement dans les accès hystériques.

Il est à propos de remarquer, en passant, qu'il y a une autre espece de sel que l'on appelle quelquefois *sel d'Angleterre*, c'est le sel d'Epsom. Il faut prendre garde de se laisser tromper ou d'induire les autres en erreur par ce nom donné au sel d'Epsom.

(11.) LE SEL VOLATIL DE CORNE DE CERF. *Sal volatile cornu cervi.*

Après que l'esprit volatil de corne de cerf s'est élevé par la distillation de cette substance, ce qui s'attache au chapiteau est le sel volatil de corne de cerf. Tous les sels volatils, que fournissent les matieres animales, paroissent posséder les mêmes vertus ; & c'est le sentiment de Boerhaave Ils sont céphaliques, anti-spasmodiques, cordiaux, &c. Cependant celui dont il s'agit ici, s'emploie, plus souvent que les autres qni sont du même genre, pour dissiper les vertiges & les affections comateuses. On peut faire prendre intérieurement du sel volatil de corne de cerf, depuis deux grains jusqu'à douze, dans une liqueur ou un véhicule approprié : il sert aussi pour flairer comme parfum. Je dois ajoûter que ce n'est qu'avec la plus grande précaution, & avec réserve, qu'on peut faire prendre ces sortes de sels intérieurement, parcequ'il n'y a aucun doute qu'ils ne soient cathérétiques ou rongeans ; & cette propriété est au point qu'ils sont capables de consumer des verrues, & même d'ouvrir des cauteres ou écoulemens artificiels.

(12.) LE BAUME ANTI-APOPLECTIQUE. *Balsamum apoplecticum.*

Ce baume est un simple mêlange des huiles de canelle, de girofle, de thym, &c. de baume du Pérou, de storax, de benjoin, d'ambre & de musc. Rien n'empêche qu'on en fasse prendre intérieurement comme remede céphalique, depuis deux grains jusqu'à dix; mais il paroît consacré aux usages externes. Par son odeur des plus vives, il est utile dans l'apoplexie & les affections comateuses : il fait revenir ceux qui se trouvent mal, soit qu'on l'approche du nez, soit qu'on en mette dans les narines, soit qu'on en frotte les tempes. On ne doit cependant pas se reposer tellement sur les effets de ce remede, qu'on néglige d'employer les autres secours auxquels notre baume joint alors son action salutaire. Ce sont principalement les personnes sujettes aux affections comateuses, qui s'en servent avec succès; & elles en portent communément sur elles, pour les flairer au besoin.

(13.) LE BAUME HYPNOTIQUE, ou assoupissant. *Balsamum hypnoticum.*

Ce baume se compose en mêlant des huiles tirées par expression de la muscade, des semences de jusquiame, du pavot blanc, &c. auxquels on ajoûte de l'opium, du camphre & du safran. Le baume hypnotique ne sert qu'aux usages externes comme narcotique; & on en frotte les narines & les tempes, non-seulement pour calmer les douleurs, mais encore pour faire dormir. Cependant il faut de la prudence dans l'application de ce remede qui peut nuire, quoiqu'externe.

MÉDICAMENS

*Propres pour le traitement de certaines Maladies
des oreilles.*

ON a raſſemblé, dans cet article, des remedes externes de différente nature, pour ſervir
au traitement des diverſes maladies qui attaquent les oreilles. Elles ſont ſujettes 1ᵛ. à des
douleurs qui ont pour cauſe tantôt de l'inflammation, tantôt des vers ou d'autres inſectes,
tantôt d'autres corps étrangers; 2°. à des ulceres
qui ſont la ſuite d'un abcès ouvert, ou d'une
plaie faite par quelque corps rongeant ou piquant; 3°. à divers maux, ſoit internes, ſoit externes, qui empêchent que l'on n'entende. Ces
trois genres de cauſes demandent trois ſortes de
remedes. 1°. Les ſédatifs ou calmans qu'on prend
parmi les émolliens, les adouciſſans & les anodyns; nous préſenterons ceux qui ſont le plus
d'uſage, & les plus utiles pour guérir les oreilles. 2°. Les vulnéraires & les déterſifs que l'on
choiſit dans les claſſes générales qui les renferment; nous n'en indiquerons que quelques-uns;
& ce ſont ceux qu'on emploie d'ordinaire, avec
le plus de ſuccès, pour guérir les ulcérations des
oreilles. 3°. Enfin les acouſtiques qui ſont d'u-
ſage pour le tintement d'oreille & la ſurdité;
maladies dont la cauſe nous eſt le plus ſouvent
inconnue; auſſi tout le monde ſait-il que ces
derniers remedes ſont communément ſans ſuccès. Malgré cela, nous parlerons de ceux des
acouſtiques que les plus habiles praticiens em-

ploient dans les cas de diminution ou de perte totale de l'ouie , afin que nous ne paroiſſions pas avoir rien oublié , & qu'on ſache tout ce qui doit s'eſſayer , quand il n'y a point de danger à le faire.

MÉDICAMENS SIMPLES

ET OFFICINAUX.

Anodyns.

LE LAIT, & ſur-tout le lait de femme..... l'huile d'amandes douces . . . . l'huile d'œufs .... l'huile de pétrole ponr les vers ..... le *laudanum* ,... la teinture anodyne , &c.

Déterſifs.

Les roſes rouges , les fleurs de millepertuis.... le miel , la teinture de myrrhe , la teinture d'aloës.

Acouſtiques.

La vapeur des décoctions de ſauge , de rhue , d'abſinthe , de ſemences d'anis , de baies de geniévre . &c.... l'eau de frêne (¹) , le jus d'oignon (²) , le muſc (³) , l'eſprit-de vin , la teinture de *caſtoreum* ...... l'huile de laurier (⁴) , l'huile d'amandes ameres (⁵) , l'huile de noyaux de pêches .... l'huile de cannelle , l'huile de romarin.

MÉDICAMENS MAGISTRAUX.

INJECTIONS ADOUCISSANTES.

PRENEZ de *lait* que l'on vient de traire, deux onces; d'*eau de roſes*, une demi-once : mêlez; pour injecter tiéde.

PRENEZ d'*huile d'amandes douces*, une quantité ſuffiſante : faites-en tomber quelques gouttes dans l'oreille ; ou introduiſez dans le conduit externe un peu de coton qui en ſoit imbibé. On peut encore y inſinuer un petit morceau de *lard* dont le bout interne ſoit chargé de cette huile.

PRENEZ d'*eau de roſes*, une once; de *laudanum*, depuis deux grains juſqu'à quatre : mêlez ſelon l'art : faites enſorte qu'il en tombe quelques gouttes daus l'oreille malade.

INJECTIONS DÉTERSIVES.

PRENEZ de *décoction d'orge*, quatre onces; de *miel roſat*, une once : mêlez ; pour ſervir en injection.

PRENEZ d'*orge entier*, une poignée : faites bouillir dans une ſuffiſante quantité d'eau, & réduire à une livre; ſur la fin, ajoûtez *roſes rouges & fleurs de millepertuis*, de chaque une demi-poignée : paſſez : faites fondre dans la colature trois onces de *miel de Narbonne* : mêlez.

PRENEZ *teinture de myrrhe & teinture d'aloès*, de chaque un gros : mêlez. On fera tomber quelques gouttes de ce remede dans l'oreille.

INJECTIONS CONTRE LA SURDITÉ.

POUR L'OREILLE.

PRENEZ d'*eau de frêne*, deux onces; d'*esprit-de-vin*, une once: mêlez, & faites tomber quelques gouttes tiédes dans l'oreille.

PRENEZ d'*huile de girofle*; six gouttes: injectez-les dans l'oreille, seules ou mêlées avec un peu d'*huile d'amandes ameres*.

PRENEZ de *teinture de castoreum*, deux gros; *essence de girofle* & *essence de romarin*, de chaque quatre gouttes: mêlez. Avant que le malade s'endorme, introduisez dans son oreille du coton chargé de quelques gouttes de ce mêlange.

PRENEZ de *teinture de castoreum*, deux gros; d'*huile de spic* ou *de lavande*, deux gouttes: mêlez. Ce remede convient pour le tintement d'oreilles.

PRENEZ *eau de frêne*, une once; *baume du Commandeur*, vingt gouttes. Faites couler quelques gouttes de ce mêlange dans l'oreille.

PRENEZ *baume de Judée* & *huile d'amandes ameres*, de chaque trois ou quatre gouttes. Imbibez-en du coton que vous introduirez dans l'oreille. On doit le retirer après quelques heures. On en use contre la surdité.

VAPEUR ACOUSTIQUE OU CONTRE LA SURDITÉ.

PRENEZ de *racine d'hellébore noir*, une once; de *baies de genievre*, une demi once; de *semences de cumin*, deux gros; de *feuilles de rhue* & *d'absinthe*, de chaque une demi poignée; de *vinaigre*, une demi-livre: faites bouillir dans une suffisante quantité d'eau, & réduire à deux livres. Servez-vous de ce remede, au moyen d'un entonnoir renversé qui conduise la vapeur dans l'oreille.

COMMENTAIRES.

COMMENTAIRES.

(1.) Le FRÊNE. *Fraxinus excelsior*, *C. B. P.*
L'écorce de la racine & du tronc de cet arbre
élevé se met au nombre des médicamens apéritifs : on lui attribue même la vertu dépurative.
Ces propriétés l'ont fait recommander par de
bons auteurs dans le traitement de l'hydropisie
& du rhumatisme. On reconnoît encore cette
écorce pour fébrifuge ; & il se trouve quelques
personnes qui, pour l'efficacité, la comparent
au quinquina. Malgré leur témoignage, n'hési-
tons pas à avancer, d'après l'expérience, qu'il y
a une très grande différence entre le frêne & le
quinquina, le dernier l'emportant de beaucoup
sur l'autre. On prescrit depuis un demi-gros jusqu'à un gros d'écorce de frêne en substance : il
en entre le double dans l'infusion & la décoction.
Quand elle est verte, quelques personnes en font
mettre depuis une demi-once jusqu'à une once
pour chaque livre de décoction. Les jeunes branches vertes, mises sur le feu, rendent, par leurs
bouts, une eau dont on fait grand cas pour guérir de la surdité. La maniere de s'en servir est ou
d'en faire tomber quelques gouttes dans le conduit auditif, après l'avoir rendu plus active avec
un peu d'eau-de-vie, quand on le juge nécessaire ; ou d'introduire dans l'oreille du coton
imbibé de cette eau : ces applications doivent se
répéter plusieurs fois. Ce remede n'est point à
négliger, quand il n'y a rien de détruit dans l'organe de l'ouie, & que le canal externe n'est pas

Tom. II. Q

bouché ; autrement on fait qu'il ne peut être
d'aucune utilité.

(2.) L'OIGNON. *Cepa vulgaris, floribus & tu-
nicis candidis vel purpurafcentibus, C. B. P.*

Le bulbe très connu de cette plante paffe pour
un médicament vermifuge & diurétique ; aussi est-
ce un aliment qui convient très fort non-feulement à ceux qui font tourmentés de vers, mais encore aux perfonnes cachectiques, fcorbutiques &
afthmatiques, pourvu cependant que l'eftomac
puiffe s'en accommoder. Quelquefois on prefcrit le
jus d'oignon mêlé avec un peu de fucre : fa dofe
est depuis deux onces jufqu'à quatre Il est rare que
ce médicament s'emploie différemment & dans
d'autres cas. Son ufage externe est beaucoup plus
étendu : en effet, l'oignon, cuit fous la cendre, fe
met, avec raifon, au nombre des plus excellens
remedes émolliens & maturatifs : en outre, ce
n'est pas fans fuccès qu'on l'applique fur la région du pubis, dans les difficultés d'uriner dont
le fiege est à la veffie. Enfin quelques auteurs
recommandent d'en faire entrer le jus goutte à
goutte dans l'oreille, tant dans le cas de fur-
dité, que dans celui où l'ouie est dure, pourvu
toutefois que ces vices ne viennent point de la
deftruction des parties, & qu'il n'y ait pas d'obftacles à l'entrée de la liqueur.

(3.) LE MUSC. *Mofchus.*

Ce parfum fi connu est une fubftance onctueu-
fe, d'une odeur agréable & des plus fortes, qui
fe conferve très long-tems fur les corps qui ont
reçu fes émanations, dont la couleur est ferru-
gineufe, & la faveur un peu amere : au premier
coup-d'œil, elle reffemble beaucoup à du fang
épaiffi. Le mufc est renfermé dans un folliculo

membraneux qui quelquefois est de la grosseur d'un œuf de poule, & que l'on trouve dans le bas-ventre d'une chévre du Levant, laquelle n'a point de cornes ni de barbe. Rarement peut-on se procurer du musc pur; il n'en existe que fort peu dans le commerce de ce pays-ci; mais celui que l'on vend, quoique falsifié, n'est pas moins un médicament très actif, fortifiant, céphalique, cordial & alexitere Le pur s'évapore entiérement, lorsqu'on le jette sur une pèle rouge; le falsifié y laisse un charbon. Les propriétés, dont nous avons fait mention, le font recommander comme très propre à fortifier la mémoire & la vue. Il est d'ailleurs utile dans la paralysie, le tremblement, &c. & , suivant les observations modernes, il peut être regardé comme un spécifique contre la rage. Voyez sur ce remede le Dictionnaire de Médecine de James. L'expérience a encore mieux établi son efficacité dans les accès convulsifs violens; mais, en pareil cas, on doit en faire prendre depuis huit jusqu'à douze grains. Cependant la dose ordinaire est depuis un quart de grain jusqu'à un grain entier; il est rare que l'on passe cette quantité. Depuis quelques années, il y a des praticiens qui, pour faire prendre le musc intérieurement, n'ordonnent que les préparations officinales où il en entre. Quelquefois même il est nécessaire de s'abstenir tout-à-fait de l'usage de ce remede, parcequ'il est nuisible à quelques femmes hystériques. Le musc s'emploie encore moins à l'extérieur qu'à l'intérieur; car il ne sert que dans le traitement des maux de l'oreille & du nez; encore y a-t-il des personnes qui ne peuvent souffrir ce parfum, délicieux pour tant

Q ij

d'autres. Quant à son usage pour les oreilles, c'est, dit-on, un remede contre la surdité, lorsqu'on introduit dans le conduit auditif du coton qui est chargé de musc, en supposant toujours que l'organe soit entier, & que rien ne bouche le canal, ou que la maladie ne dépende que des nerfs offensés.

(4.) L'HUILE DE LAURIER. *Oleum laurinum.*

Cette huile verte & épaisse se retire, par expression, des baies de laurier. On la met, avec raison, dans la classe des médicamens émolliens, & dans celle des résolutifs : elle fait partie des anodyns ; & on la reconnoît pour fortifiante. L'huile de laurier, employée chaude en liniment, & avec des frictions, calme les douleurs, procure quelque soulagement aux membres paralytiques, est utile dans les contractions ou retiremens des membres : ce n'est pas même sans succès qu'on l'applique pour résoudre & mûrir les tumeurs. Selon quelques auteurs, elle est encore propre à dissiper le tintement d'oreille ; &, pour cela, on introduit dans le canal auditif du coton qui en est chargé : enfin il en entre très souvent dans les lavemens carminatifs, depuis une demi-once jusqu'à une once & demie.

(5.) L'HUILE D'AMANDES AMERES. *Oleum amygdalarum amararum.*

Cette huile, que l'on obtient en mettant des amandes ameres sous le pressoir, passe généralement pour un excellent anthelmintique ; & on en vante l'usage contre les maladies de la matrice. L'huile d'amandes ameres se prend intérieurement, depuis une demi-once jusqu'à une once, il en entre aussi depuis deux onces jusqu'à trois dans les lavemens : enfin on la compte parmi les remedes acouſtiques ou propres à rendre ou à augmenter le ſens de l'ouie. La maniere de s'en ſervir eſt la même que celle des précédens remedes, expoſée dans leurs articles.

MÉDICAMENS

Qui agiſſent dans la bouche pour le traitement des maux de ſes différentes parties.

IL y a peu de perſonnes qui ne ſachent que les médicamens compris ſous ce titre ſervent pour traiter les maladies qui attaquent toutes les parties de la bouche, ou ſeulement telle ou telle autre partie de la bouche ; c'eſt ce qui fait qu'on les diviſe en deux claſſes. Dans la premiere ſe trouvent les gargariſmes qui ſervent à laver toutes les parties de la bouche, & que l'on nomme, à cauſe de cela, *gargariſmes généraux.* On ſait, ſans que je le diſe, que ces médicamens s'ordonnent pour remplir diverſes indications. Ils ſe choiſiſſent dans les claſſes des maturatifs, des rafraîchiſſans, des répercuſſifs, des aſtringens, des déterſifs & des anti-ſcorbutiques ; remedes dont nous avons déja traité aſſez au long : c'eſt pourquoi nous ne parlerons ici que des médicamens qui ſont principalement utiles pour toute la bouche ; & en ſecond lieu, de ceux qui font couler la ſalive, nommés ſialagogues, ou ſalivans ; de ceux qui s'emploient dans les maux de dents, ou des odontalgiques ; enfin de ceux qui ſervent au traitement des maladies de la langue, de la luette, &c.

Q iij

Les *fialagogues* ou falivans produifent, par leur âcreté, une irritation dans la bouche ; ils y font couler la falive en plus grande abondance que dans l'état ordinaire. On les prefcrit fous la forme folide ; ou bien la fumée que le feu fait élever des matieres irritantes eft conduite dans la bouche au moyen d'un tuyau difpofé pour cet ufage. Cependant il y a quelques fubftances que l'on fait mâcher avec fuccès, dans le même deffein, quoiqu'elles n'aient pas d'âcreté ; telles font la cire & le maftic, le feul mouvement d'une des mâchoires fuffifant pour faire couler une grande abondance de falive, en comprimant les réfervoirs & les organes fécrétoires de cette liqueur. Le mercure, pris intérieurement, ou appliqué à l'extérieur, excite auffi la falivation. C'eft donc avec raifon que l'on met les médicamens qui font couler la falive, au nombre des évacuans. Ce genre de remede eft fort utile dans les affections foporeufes & dans la paralyfie de la langue : il guérit les fluxions, diminue les difpofitions à ce mal, procure quelque foulagement aux perfonnes fourdes, convient dans la foibleffe de la vue, rend les maux de tête plus fupportables, calme les douleurs de dents : enfin c'eft avec fruit qu'on en recommande l'ufage dans la grenouillette & les autres maladies caufées par des amas d'humeurs dans la bouche ou même dans la tête. Cependant la falivation abondante n'eft pas fans danger. Les perfonnes foibles, & celles qui ont de la facilité à vomir, la fupportent difficilement : en outre, elle augmente les ulceres de la bouche ; & elle fait beaucoup de mal dans les cas de marafme & de phthifie.

Quant aux remedes *odontalgiques*, ou propres

à guérir les maux de dents, nous ne parlerons
que des plus uſités & des mieux éprouvés. C'eſt
à deſſein que nous omettrons les autres médicamens conſacrés aux dents, comme n'entrant pas
aſſez dans notre plan. D'ailleurs, qui eſt-ce qui
ignore que l'os de ſéche eſt très bon pour rendre
les dents blanches, le lentiſque & les autres aſtringens pour les affermir dans leur alvéole, le
pourpier & les amandes ameres pour diſſiper
leur ſtupeur, &c. ? On ſait également que le
poivre, l'alun & quelques autres ſubſtances ſtyptiques & âcres s'emploient, avec ſuccès, contre
la chûte de la luette ; qu'il convient de mettre
ſur les plaies de la bouche, de l'eſprit de vitriol,
de l'eſprit de ſoufre, ou de l'eſſence de Rabel ;
que l'eſprit de ſel guérit la gangrene, &c. La
fumée du tabac, de la ſauge, de la bétoine eſt
recommandée tant pour diſſiper les fluxions, que
pour augmenter l'action tonique des membranes
du cerveau. On emploie, de la même maniere,
les feuilles de pas d'âne & de bouillon-blanc,
le baume de Judée, le ſuccin, l'anis, &c. pour
guérir les ulcérations du poumon. Enfin les feuilles de ſauge, de lavande & de romarin ſe mâ-
chent pour rendre le mouvement aux organes
de la parole. Nous ne nous ſommes pas crus obli-
gés à parler au long des racines d'impératoire &
d'angélique, des ſemences d'anis & de coriandre, non plus que des autres ſemences aromatiques que l'on promene ou que l'on conſerve
dans la bouche, tant pour diminuer la mauvaiſe
odeur de cette partie, que pour prévenir la contagion ou les effets nuiſibles d'un air chargé d'exhalaiſons empoiſonnées. Néanmoins nous avons
donné quelques formules choiſies de tous ces

Q iv

diff'rens genres de médicamens, pour ne pas êtr accusés d'avoir oublié quelque objet dans ce Traité de Matiere médicale.

MÉDICAMENS SIMPLES

ET OFFICINAUX.

Emolliens.

LES racines de guimauve & de nénuphar.
Les fleurs de mauve... la graine de lin...
les figues grasses... la gomme Arabique (¹)...
le lait ... le syrop de guimauve, celui de nénuphar.

Rafraîchissans.

L'oseille, le pourpier (²), la grande joubarbe... l'eau de frai de grenouille. Le petit-lait...
l'oxycrat, le syrop d'épine vinette... le nitre. Le
sel de Saturne.

Répercussifs.

Le pourpier, l'ortie, la quinte-feuille, la
pervenche (³), la brunelle, l'oseille, l'alleluia...
le verjus, le vinaigre, l'oxycrat... le syrop de
mûres, l'oxymel... le nitre, l'alun.

Astringens.

La bistorte, le plantain, l'argentine, la pervenche, la piloselle... l'eau de roses, l'eau de
plantain . les balaustes ou fleurs du grenadier,
la semence de sumac, la noix de Cyprès, l'écorce
de grenade... le bois du lentisque (⁴), le gaïac..

le fyrop de mûres (⁵), le fyrop de rofes féches,
l'*acacia*, le cachou, le maftic (⁶), l'alun.

Déterfifs.

L'ariftoloche, l'aigremoine, la pervenche,
l'argentine, la pilofelle, la ronce (⁷), l'abfinthe... les fleurs de millepertuis, les rofes rouges, l'orge... le miel fimple, le miel rofat (⁸),
l'oxymel (⁹), le vin... le fyrop de mûres, le fyrop de rofes féches... le cachou, la myrrhe,
l'efprit de vitriol.

Anti-fcorbutiques.

Le cochléaria, le creffon de jardin, l'hyffope,
la brunelle... les balauftes, les rofes rouges, les
fleurs & les femences d'ancolie (¹⁰), l'écorce de
grenade, l'écorce de citron, la cannelle blanche
ou écorce de Winter ... le gaïac, le bois du len-
tifque... la gomme lacque (¹¹), le fuccin, le camphre ; le fel ammoniac... la teinture de lacque (¹¹), la teinture de myrrhe, l'efprit de cochléaria (¹²).

Sialagogues.

Les racines d'impératoire, d'angélique (¹³),
d'iris de Florence... les feuilles de tabac, de
farriette... la femence de moutarde, de ftaphifaigre ou herbe aux-poux, de roquette... le poivre (¹⁴), le cardamome, le gingembre, la pyrethre (¹⁵)... le tabac fumé, les feuilles de fauge,
de bétoine & de bouillon blanc, fumées comme
le tabac.

Odontalgiques ou *Médicamens propres* ou *ufités
pour les douleurs de dents.*

Le vinaigre, l'efprit de-vin, l'eau de la reine

d'Hongrie, le pétrole, l'opium... l'huile de cannelle, l'huile de girofle ([16]), l'huile de thym ([17]), l'huile de gaïac ([18]), l'huile de buis... l'esprit de sel ammoniac, l'huile de camphre... le tabac fumé, &c.

MÉDICAMENS MAGISTRAUX.

GARGARISMES ADOUCISSANS ET ÉMOLLIENS.

Prenez de *figues grasses*, trois onces : faites bouillir dans une suffisante quantité de *lait*, pour faire un gargarisme.

Prenez de *racine de guimauve*, une demi-once ; des *figues grasses*, au nombre de quatre : faites bouillir dans une livre de *lait* : sur la fin, ajoûtez de *graines de lin concassées*, une demi-once, dont vous aurez fait un nouet : passez : mêlez dans la colature six onces d'*hydromel*.

On peut préparer des gargarismes plus simples avec du *lait pur*, ou du *petit-lait*, ou de *l'eau de poulet*, ou de *l'émulsion*.

GARGARISMES RAFRAICHISSANS.

Prenez de *petit-lait* ou *de décoction d'orge*, une livre ; de *crystal minéral*, un gros ; de *syrop de mûres*, deux onces : mêlez.

Prenez *eau de frai de grenouille* & *jus de grande joubarbe*, de chaque trois onces ; de *sucre de Saturne*, un demi gros ; de *syrop de nénuphar*, deux onces.

GARGARISMES RÉPERCUSSIFS.

Prenez d'*eau commune*, une livre ; de *verjus*

ou de très fort *vinaigre*, une once & demie ; de *syrop de mûres*, deux onces.

PRENEZ d'*eau de plantain*, six onces ; de *sel de prunelle*, un gros ; de *syrop de mûres*, une once.

PRENEZ de *roses rouges*, une poignée ; d'*alun*, un gros : faites bouillir dans une livre d'*eau de plantain* : passez ; & délayez dans la colature deux onces de *syrop de mûres*.

GARGARISME RÉSOLUTIF.

PRENEZ une poignée de *feuilles de pervenche* ; faites-les bouillir & infuser dans une pinte d'eau : ajoûtez à la colature du *miel* & *du vinaigre*, de chaque quatre onces ; pour un gargarisme que l'on emploiera chaudement.

GARGARISMES ASTRINGENS.

PRENEZ d'*alun de roche*, un gros & demi : faites dissoudre dans une livre d'eau bouillante : ajoûtez deux onces de *miel commun* : écumez : passez.

PRENEZ de *suc d'acacia*, une demi-once : faites bouillir dans une suffisante quantité de gros *vin rouge*, & réduire à une livre : passez : ajoûtez à la colature deux onces de *syrop de roses séches*.

PRENEZ d'*écorce de grenade*, une demi-once ; *balaustes* & *semences de sumac*, de chaque trois gros ; d'*alun de roche*, un gros : faites bouillir dans une suffisante quantité de *vin rouge*, & réduire à une livre.

PRENEZ de *noix de Cyprès*, une once ; de *balaustes*, une demi-poignée ; d'*écorce de grenade*, un gros ; d'*alun*, un demi-gros : faites bouillir dans une suffisante quantité de l'eau où les ouvriers en fer éteignent le fer rouge, & réduire à une livre : paſſez : ajoûtez à la colature deux onces de *ſyrop de myrrhe compoſé.*

Prenez de *bois de lentiſque*, deux onces ; *roſes rouges & balauſtes*, de chaque une demi-poignée : faites bouillir dans une ſuffiſante quantité d'eau, & réduire à une livre : paſſez : faites fondre dans la colature un gros d'*alun de roche.*

GARGARISMES DÉTERSIFS.

Prenez *feuilles de plantain & d'aigremoine*, de chaque une poignée ; de *roſes rouges*, une demi-poignée : faites bouillir dans une ſuffiſante quantité d'eau, & réduire à une livre : paſſez : ajoûtez à la colature trois onces de *miel roſat.*

Prenez de *décoction d'orge*, une livre ; *électuaire de mûres & de miel roſat*, de chaque une once. Ce gargariſme eſt des plus familiers.

Prenez d'*orge entier*, une once ; *ſommités de ronces & feuilles d'aigremoine*, de chaque une demi-poignée : faites bouillir dans une ſuffiſante quantité d'eau, & réduire à une livre : paſſez : faites fondre dans la colature deux onces de *miel roſat*, & un gros de *cryſtal minéral*, ou la quantité d'*huile de vitriol* néceſſaire pour donner au mêlange une acidité agréable.

Prenez de *racines d'ariſtoloche ronde*, une demi-once ; *ſommités d'abſinthe & de millepertuis*, de chaque une demi-poignée : faites bouillir dans une ſuffiſante quantité de *teinture de roſes*, & réduire à une livre : paſſez : faites fondre dans la colature une once de *miel* ; ou délayez-y une once de *ſyrop de roſes ſéches.*

GARGARISMES ANTI-SCORBUTIQUES.

Prenez de *ſucs de cochléaria* ou de *creſſon de*

fontaine, quatre onces ; de *teinture de gomme lacque*, une demi-once : mêlez.

PRENEZ *décoction d'orge* & *suc de beccabunga*, de chaque trois onces ; de *miel rosat*, une once.

PRENEZ d'*infusion de cresson alénois*, une livre ; d'*esprit de cochléaria*, une demi-once ; d'*esprit-de-vin camphré*, deux gros ; de *syrop de roses séches*, deux onces.

PRENEZ de *décoction d'aigremoine*, six onces ; *jus de citron* & *miel rosat*, de chaque deux onces ; d'*esprit de sel dulcifié*, un demi-gros.

PRENEZ de *camphre*, une demi-once ; d'*alun*, une once ; de *sucre candi*, deux onces : faites macérer, pendant deux jours, dans une livre d'*eau-de-vie* : passez.

PRENEZ de *décoction de pervenche*, quatre onces ; de *jus de limon*, deux onces ; d'*esprit-de-vin camphré*, une once ; de *sel ammoniac*, un gros : mêlez.

PRENEZ de *feuilles de cochléaria* & *de cresson de jardin*, de chaque une poignée ; d'*alun*, un gros ; de *sel ammoniac*, un demi-gros : faites bouillir légérement, & mettez infuser dans une livre de *décoction de feuilles de ronce* : passez : ajoûtez à la colature une once d'*eau-de-vie camphrée*, & un demi gros de *teinture de myrrhe*.

PRENEZ *racines d'aristoloche* & *de gentiane*, de chaque une once ; d'*écorce de winter*, une demi-once ; *roses rouges* & *sommités de mille-pertuis*, de chaque une demi-poignée : faites bouillir dans une suffisante quantité de *vin rouge*, ou d'eau de chaux, & réduire à deux livres : passez : ajoûtez à la colature, d'*eau-de-vie camphrée*, deux onces ; de *miel rosat*, trois onces ; de *sel ammoniac*, deux gros.

GARGARISME POUR LES DOULEURS DE DENTS.

PRENEZ de *racine de pyrethre*, une once ; *gingembre* & *girofle*, de chaque une demi-once : mettez à digérer, durant vingt-quatre heures, dans une livre d'*eau-de-vie* : passez.

PRENEZ *racines de pyrethre* & *de jusquiame*, de chaque une demi-once : faites-les cuire dans une livre de *vinaigre* : ajoûtez à la colature un scrupule de *camphre*, & six grains d'*opium* : gardez cette liqueur bien chaude jusqu'à la cessation de la douleur : on la lave ensuite avec de l'eau tiéde.

PRENEZ de la *cannelle*, deux onces : faites-la infuser, pendant vingt-quatre heures au moins, dans de bon *vinaigre*, à la quantité d'une chopine. On garde cette infusion pour l'usage.

EAU DÉTERSIVE.

PRENEZ d'*alun*, deux gros ; de l'*arsenic*, deux scrupules : faites-les bouillir, pendant une heure, dans une livre d'*eau de plantain*. On se sert de la colature pour toucher les ulceres & les excroissances des gencives.

PRENEZ *sel de Saturne*, un scrupule : dissolvez-le dans de l'*eau de plantain*, à la quantité de deux onces. On en imbibe des charpies, qu'on applique aux escarres du mal de gorge gangreneux.

LINIMENT CONTRE L'ESQUINANCIE.

PRENEZ de *miel rosat*, une demi-once ; d'*esprit de soufre*, un gros : mêlez ; pour un liniment dont on oindra les parties enflammées.

LINIMENT POUR LES APHTHES.

PRENEZ de *miel rofat*, deux gros ; d'*huile de vitriol*, un gros : mêlez ; pour un liniment dont on mettra quelques gouttes fur du coton ou de la charpie, pour toucher les petits ulceres de la bouche.

LINIMENT POUR LA GANGRENE.

PRENEZ de *miel rofat*, une once ; d'*efprit de fel marin*, un gros : mêlez ; pour être employé en liniment.

PETITES BOULES SIALAGOGUES.

PRENEZ de *maftic* en larmes, deux gros ; de *cire jaune*, une once ; *gingembre & de pyrethre*, de chaque un demi-gros : faites liquéfier, & mêlez ; pour former de petites boules que l'on enveloppe dans du linge, & que le malade mâche.

PRENEZ de *racine de pyrethre*, deux gros ; des *femences de moutarde & d'herbe-aux-poux* pulvérifées, de chaque un gros ; de *cire blanche*, une quantité fuffifante : formez des globules ou petites boules.

NOUETS SIALAGOGUES.

PRENEZ *girofle & gingembre*, de chaque un fcrupule ; de *femence de ftaphifaigre*, un demi-gros : mêlez : formez-en un nouet.

PRENEZ de *feuilles de tabac*, un gros ; *poivre & pyrethre*, de chaque un demi-gros ; de *fel marin*, un gros : mêlez : faites du tout trois ou quatre nouets.

PRENEZ *d'iris de Florence*, deux gros; *semences de moutarde & d'herbe-aux-poux*, de
chaque un demi-gros : mêlez : faites plusieurs
nouets.

POUDRES POUR LA LUETTE RELACHÉE.

PRENEZ *racine de bistorte & poivre long*, de
chaque un scrupule : réduisez en poudre : mêlez, &, au moyen d'une spatule ou de quelque
instrument commode, appliquez de cette poudre
à la luette relâchée.

PRENEZ *alun & poivre*, de chaque un scrupule : mêlez ; pour une poudre.

MÉLANGES POUR FUMER EN TABAC.

PRENEZ de *feuilles de bétoine & de tussilage*
coupées par petites portions, de chaque une
once ; de *baume de Judée*, un demi-scrupule :
mêlez. Les phthisiques se serviront de ce mêlange, pour fumer comme du tabac.

PRENEZ *feuilles de tussilage*, *semences d'anis &
succin*, de chaque autant que vous souhaiterez :
mêlez ; pour le même usage que le remede précédent.

COMMENTAIRES.

(1.) **L**A GOMME ARABIQUE. *Gummi Arabi-
cum.*

Cette substance à demi transparente, qui n'a
ni odeur ni saveur, passe pour un médicament
adoucissant & rafraîchissant. Ces propriétés font
regarder la gomme Arabique comme salutaire
dans

dans la chaleur & la sécheresse de poitrine. Elle procure aussi du soulagement dans la difficulté d'uriner. On en prescrit intérieurement depuis un demi-scrupule jusqu'à un demi gros , ou sous la forme séche , ou en dissolution dans l'eau. Quant à l'usage externe de cette gomme , elle se met au nombre des adoucissans & des émolliens. C'est comme possédant ces propriétés , qu'elle entre dans les gargarismes , les lavemens , &c. Il paroît certain que la vraie gomme Arabique découle naturellement d'une espece d'*acacia* d'Egypte, duquel parle Prosper Alpin, & qui est le même dont les siliques fournissent, en les exprimant, un suc que l'on fait épaissir, & que l'on appelle *suc d'acacia*. Mais la gomme qui se vend , pour l'ordinaire , sous le nom de *gomme Arabique*, est d'une toute autre nature ; & il n'y a presque pas lieu de douter qu'elle ne soit un mélange de différentes gommes communes.

(2.) LE POURPIER DES JARDINS. *Portulaca latifolia seu sativa , C. B. P.*

Le pourpier sauvage. *Portulaca sylvestris seu angustifolia , C. B. P.*

Ces deux especes de pourpier se mettent au nombre des médicamens rafraîchissans & dépuratifs : elles ont aussi place parmi les anti-scorbutiques ; & si on en mange beaucoup, on sent moins le besoin des plaisirs de l'amour. Quand on fait usage du pourpier comme remede , il arrête les hémorrhagies : il convient aussi dans les fiévres ardentes. La dose est d'une poignée pour chaque livre de décoction. Le suc exprimé se boit depuis trois onces jusqu'à quatre & même davantage. La semence du pourpier est une des semences que l'on nomme *les quatre semences froides mineures*. Elle s'emploie contre l'ardeur d'urine, & la chaleur des entrailles, ou le feu que l'on sent intérieurement. On conserve dans les apothicaireries, une eau distillée de pourpier qui est de l'usage le plus commun comme vermifuge, quoique plusieurs auteurs de réputation refusent de lui reconnoître cette vertu. Enfin un des moyens de faire cesser la stupeur ou l'agacement des dents, c'est de mâcher des feuilles de pourpier.

(3.) LA PERVENCHE. *Pervinca vulgaris, angustifolia, (& latifolia), Inst. rei herb.*

Les feuilles de la pervenche, employées tant à l'intérieur qu'à l'extérieur, sont vulnéraires & astringentes. Ces propriétés les font recommander dans le traitement des ulceres du poumon & des reins : elles sont encore salutaires dans le crachement de sang & les autres hémorrhagies : elles ne conviennent pas moins contre le flux de ventre. On prescrit communément une poignée des feuilles de pervenche pour chaque livre de décoction. Si on fait une décoction avec le double de ces feuilles : on a un gargarisme excellent dans les fausses esquinancies.

(4.) LE LENTISQUE. *Lentiscus vulgaris, C. B. P.*

Le bois du lentisque n'est pas un des moins bons médicamens fortifians & astringens. Par ces propriétés, il met l'estomac en état de faire ses fonctions : on s'en sert, avec fruit, dans la cachexie : il arrête le flux de ventre, diminue l'écoulement trop abondant des urines, & est un remede contre les pertes des femmes. On prescrit le lentisque en décoction dans l'eau ou le vin. Sa dose est depuis une demi-once jusqu'à me once pour chaque livre de liquide : la même décoction, mais plus chargée des principes de ce végétal, s'emploie en gargarisme, tant pour raffermir les dents, que pour guérir les maux scorbutiques de la bouche. On fait aussi, avec le même bois, des especes de curedents que l'on dit fort utiles contre le relâchement des gencives. Nous parlerons, dans la suite, du mastic que fournit le lentisque.

(5.) LES MURES. *Mora domestica.*

Quand ce fruit est à son degré de maturité, il passe pour un médicament humectant & rafraîchissant. Il fournit un aliment agréable & approprié à diverses maladies dans lesquelles on défend l'usage des autres fruits. Lorsque les mûres ne font pas dans leur maturité, elles font déterlives & aftringentes. C'est dans cet état qu'on les prend pour faire, avec leur suc dépuré, un syrop connu sous le nom de *syrop de mûres* ; *syrupus mori vel diamorum.* Il entre très souvent dans les gargarismes dont on fait usage dans le traitement des fausses esquinancies.

(6.) LE MASTIC. *Mastiche.*

Ce médicament est une résine jaunâtre, diaphane, & en grains ou larmes ; quand on la met sur le feu, elle répand une fumée affez gracieuse. Cette substance est fournie par le lentisque qui croît dans plusieurs des isles de l'Archipel : elle découle naturellement, ou par les incisions que l'on fait à l'écorce. Le mastic s'ordonne intérieurement comme remede aftringent & propre à refferer le ventre ; ce qui le fait employer contre le vomiffement & les flux de ventre : il est encore adouciffant ; propriété qui le fait ajoûter, & avec succès, dans les potions purgatives les plus fortes pour empêcher les tranchées. **On** le donne ou en substance, & sa dose est alors depuis quatre grains jusqu'à un scrupule ; ou en infusion, & il en entre depuis un demi-scrupule jusqu'à deux. Le mastic, employé à l'extérieur, est un puissant remede fortifiant & astringent. C'est pourquoi on le recommande dans les chûtes de la luette, de l'anus & du vagin. Son usage est encore salutaire dans les hernies, ainsi que dans la foiblesse des membres, &c. ce qui le fait entrer dans la composition de divers emplâtres officinaux. Il passe aussi pour avoir la vertu anodyne, parcequ'étant appliqué sur les tempes, il calme les maux de dents. Enfin on en fait mâcher pour exciter un écoulement plus abondant de la salive, pour resserrer les gencives, raffermir les dents, & corriger la mauvaise odeur de la bouche.

(7.) La ronce. *Rubus vulgaris, nigro fructu, C. B. Pin.*

L'extrémité des branches de la ronce s'emploie en décoction dans l'eau ou le vin ; & cette décoction passe, avec raison, pour détersive & astringente. C'est pourquoi on recommande ce médicament dans le flux de ventre ; mais il est encore plus commun qu'on s'en serve en gargarisme, tant dans l'esquinancie proprement dite, que dans la fausse esquinancie, & contre les aphthes de la bouche. Ce n'est pas sans succès qu'on l'emploie en lotion, principalement pour déterger les ulceres des jambes.

(8.) Le miel rosat ou de roses. *Mel rosatum.*

Ce miel composé se prépare avec une infusion de roses rouges, la plus chargée qu'il est possible, que l'on met bouillir avec du miel jusqu'à une

confiſtance de ſyrop. C'eſt un médicament déterſif & aſtringent : il entre dans les gargariſmes,
les injections, &c. que l'on a coutume de preſcrire, quand de pareils remedes ſont indiqués.

(9.) L'OXYMEL. *Oxymel.*

L'oxymel ſimple ſe prépare en mêlant, par parties égales, du miel & du vinaigre blanc, & le
faiſant épaiſſir ſur le feu, juſqu'à conſiſtance de
ſyrop. Ce médicament eſt particuliérement conſacré pour la bouche, comme déterſif & réper-
cuſſif. On l'emploie fréquemment dans les gargariſmes qui doivent avoir ces vertus.

(10.) L'ANCOLIE. *Aquilegia ſylveſtris*, C. B. P.

La ſemence d'ancolie ſe met au nombre des
médicamens apéritifs & diurétiques. Sa doſe eſt
depuis un demi - gros juſqu'à un gros en ſubſtance : il peut en entrer le double dans l'infuſion ; mais aujourd'hui il eſt rare que l'on en
faſſe uſage à l'intérieur. Cette ſemence s'emploie plus communément à l'extérieur, comme
remede vulnéraire, déterſif & anti-putride ; &
c'eſt pour remplir ces diverſes indications, qu'on
en met ſouvent dans les gargariſmes anti-ſcorbutiques ou déterſifs. Il ſe fait encore, avec les
fleurs, une teinture ſpiritueuſe qui s'emploie
dans les mêmes cas, mais rarement.

(11.) LA GOMME LACQUE. *Gummi lacca.*

Cette ſubſtance eſt réſineuſe, & en grains de
diverſes forme & groſſeur. On dit que nous la
devons à une grande eſpece de fourmi aîlée de
l'Inde, qui l'amaſſe autour des branches de pluſieurs arbres. On nous l'apporte en grains ſépa-
rés, ou attachés à de petites branches. C'eſt avec
cette matiere que l'on fait la cire à cacheter
que l'on colore en rouge on en noir, & dont la

propriété électrique, si connue de tout le monde, sert quelquefois pour faire sortir de l'œil
des pailles & autres ordures, en les attirant à
elle. La gomme lacque se met au nombre des
médicamens fortifians : elle se compte aussi parmi
les incisifs. On en fait prendre en substance, depuis dix grains jusqu'à un demi gros ; mais il est
rare qu'elle s'emploie à des usages internes. On
prépare, pour l'usage externe, avec de l'esprit
de cochléaria, & un peu d'alun, une *teinture*
officinale qui passe pour un remede fortifiant &
anti-scorbutique consacré aux maux de la bouche ; & alors, il est à propos de faire prendre
cette teinture, ou seule ou dans un gargarisme approprié pour le relâchement scorbutique
des gencives.

(12.) L'ESPRIT DE COCHLÉARIA, *Spiritus co-
chleariæ.*

Cet esprit se retire du cochléaria, par la distillation, après toutefois que la plante a été en
macération durant plusieurs jours. C'est un excellent médicament anti-scorbutique, dont on
fait prendre quelquefois, depuis un demi-gros
jusqu'à un gros, dans un bouillon ou une autre
boisson appropriée ; mais il est plus commun de
s'en servir pour laver la bouche ; & alors on en
met la quantité que l'on veut dans une eau propre à cet usage.

(13.) L'ANGÉLIQUE DE BOHÊME *Angelica sativa*, *C. B. P. Imperatoria sativa*, *Inst. rei herb.*

La racine de cette plante, de la famille des
ombelliferes, a une odeur agréable, & une saveur amere, unie à un goût un peu douceâtre. On
en faisoit autrefois grand cas & beaucoup d'usage ; mais elle est peu employée aujourd'hui ; &

ce n'eſt guères que dans les préparations officinales. Cependant quand l'angélique de Bohême
eſt nouvellement tirée de la terre, & ſaine, on
la met, avec raiſon, au nombre des médicamens fortifians, des cordiaux & des alexiteres :
on la reconnoît auſſi pour ſtomachique & carminative. Ces propriétés la font employer, avec
ſuccès, pour exciter les régles, & calmer les coliques convulſives : en outre, elle procure du
ſoulagement aux aſthmatiques La doſe de l'angélique de Bohême eſt depuis un ſcrupule juſqu'à un demi-gros & davantage : il en entre le
double dans l'infuſion. Enfin on en fait mâcher
aux ſcorbutiques, pour empêcher les progrès de
la putréfaction des gencives, & corriger la mauvaiſe odeur de la bouche. Cette plante, macérée
dans le vinaigre, ſe tient ou ſe promene dans
la bouche, en temps de peſte, pour garantir de
la contagion.

(16.) LE POIVRE. *Piper.*

On connoît, dans le commerce, de trois ſortes de poivre ; le poivre noir, le poivre blanc &
le poivre long. Ces fruits ſe recueillent ſur des
plantes ſarmenteuſes de l'Inde, qui portent le
nom de *poivre* ; & qu'on ſeme près des arbres qui
doivent leur ſervir d'appui. Le poivre noir, *piper nigrum*, qui eſt un des aſſaiſonnemens les
plus communs de nos alimens, eſt auſſi le plus
uſité en médecine ; & il paroît différer très peu
des autres poivres, quant aux vertus. On le met
dans la claſſe des médicamens fortifians, & au
nombre des meilleurs ſtomachiques : il eſt reconnu pour inciſif, & même pour fébrifuge Les
grains de poivre ſe preſcrivent entiers, au nombre de huit ou dix, avant le repas, pour réchauf-

fer l'eſtomac , & aider la digeſtion ; c'eſt de la même maniere que ce remede ſe prend , au commencement des fiévres intermittentes ou de la fiévre quarte , quelques heures avant l'accès ; ce qui ſe répete pluſieurs fois. Au reſte , on ſe trompe très fort , quand on croit , avec le peuple qui ne raiſonne pas , que le poivre , pris intérieurement , eſt capable de rafraîchir , à moins que l'on ne mette ſur ſon compte l'effet que produit la quantité d'eau ou d'autre boiſſon rafraichiſſante qu'excite à boire la chaleur qu'il cauſe à la bouche , à la gorge & à l'eſtomac ; car il eſt tel cas où l'on ſe rafraîchit plus par la boiſſon qui produit ſon effet dans tout le corps , que l'on n'a été échauffé par le poivre qui n'agit que ſur de petits eſpaces. Le poivre ſe preſcrit encore en ſubſtance , ſous la forme de poudre dont la doſe eſt depuis deux grains juſqu'à ſix. On fait des infuſions avec le poivre entier : ſa doſe eſt alors depuis dix grains juſqu'à un ſcrupule. Le poivre en poudre s'emploie quelquefois comme ſternutatoire. On fait mâcher les grains de poivre entiers , afin d'exciter un écoulement de ſalive abondant ; ce qui paſſe pour un remede utile dans la paralyſie de la langue. Le poivre en poudre , appliqué ſur la luette , lorſqu'elle eſt trop relachée ou gonflée par une humeur ſéreuſe , paſſe pour un remede qui a la plus grande efficacité. Enfin cette poudre eſt du nombre des phénigmes ou médicamens externes rougiſſans ; & on en met , avec fruit , ſur le côté , dans certaines douleurs de cette partie , & lorſqu'aucune circonſtance n'en interdit l'uſage.

Il ſe trouve , depuis quelques années , dans le commerce , un autre genre de poivre qui vient de la Jamaïque; c'est la baie d'une espece de myrte d'Amérique, & elle approche beaucoup du poivre ordinaire, par sa saveur piquante, qui est aussi agréable, mais moins vive. On appelle ce fruit *poivre de la Jamaïque;* & les Anglois s'en servent, comme du vrai poivre, pour les assaisonnemens.

(15.) LA PYRETHRE. *Pyrethrum.*

Ce médicament est une racine de couleur cendrée. La plante, à laquelle elle appartient, croît en Afrique, & porte le nom de piper, & elle a l'apparence de la camomille : sa saveur est âcre & brûlante ; ce qui fait que les cuisiniers même la substituent au poivre. Quant à l'usage médicinal de la pyrethre, on la met au nombre des plus excellens sialagogues ; & ce n'est pas sans succès qu'on l'emploie contre les catarrhes & les autres fluxions de la tête : elle calme quelquefois les douleurs de dents, & est un remede contre la paralysie de la langue. La maniere de s'en servir est d'en tenir un morceau dans la bouche, ou de la mâcher. On fait quelquefois macérer cette racine dans le vinaigre, afin qu'elle ait plus d'âcreté. Quand elle est en poudre, c'est un puissant sternutatoire. Enfin on la concasse, pour la faire bouillir & en préparer des lavemens irritans.

(16.) L'HUILE OU L'ESSENCE DE GIROFLE. *Oleum caryophyllorum.*

Cette huile, ainsi que les autres huiles essentielles, se retire du girofle par la distillation, en suivant un procédé très connu : elle est plus pesante que l'eau. Il est rare qu'on se serve de l'essence de girofle en médecine, si ce n'est pour calmer les douleurs que causent les dents ca-

riées ; & alors il faut en imbiber un peu de coton que l'on aura soin de placer de façon qu'il
touche le nerf qui est offensé par la carie des
os, sans quoi, ce seroit inutilement qu'on l'em-
ploieroit. Cependant on feroit prendre, avec fruit,
l'huile de girofle intérieurement ; & elle mérite
d'avoir une place distinguée parmi les médicamens alexiteres. On peut en prescrire sans danger,
depuis deux gouttes jusqu'à quatre, mêlées avec
du sucre, & étendues ensuite dans de l'eau de
mélisse ou une autre boisson appropriée. Nous
ne devons pas manquer d'avertir que le plus souvent l'essence de girofle que l'on vend, n'est pas
pure ; mais il est un moyen de le reconnoître,
éprouvé par ceux qui l'ont publié. Pour cela,
on verse quelques gouttes de cette huile dans
de l'eau contenue dans une cuiller placée sur le
feu ; si l'huile se dissipe aussi-tôt, & qu'il ne reste
rien du tout, elle est très bonne.

(17.) L'huile ou essence de thym. *Oleum
thymi.*

On retire cette huile des fleurs du thym que
l'on distille de la maniere qui a déja été dite plusieurs fois. L'essence ou l'huile de thym a les mêmes vertus que l'huile de girofle, pour calmer
les douleurs causées par des dents cariées ; &
elle s'emploie de la même façon.

(18.) L'huile ou l'essence de gaiac. *Oleum
gaiaci.*

L'huile de gaiac s'obtient par le même moyen
que celles qui précédent, en distillant le bois
de gaiac qui est un arbre exotique. On vante également cette huile pour calmer les douleurs de
dents ; mais elle sert quelquefois extérieurement
à remplir d'autres indications ; car elle s'appli-

que comme un excellent remede defficatif & cathérétique, fur les ulceres malins ou qui ont un
mauvais caractere : on l'emploie auffi ponr arrêter la carie des os,

LES MÉDICAMENS

*Confacrés principalement au traitement de certaines
Maladies du cou & de la poitrine.*

DANS le nombre des maux différens qui
attaquent le plus fouvent le cou & les parties
qui en font très voifines, l'efquinancie proprement dite & la fauffe efquinancie fe traitent
avec des remedes particuliers. On les choifit, à
la vérité, dans les claffes des médicamens émoll-
liens, des fédatifs ou calmans, des répercuffifs
& des réfolutifs. Le nid d'hirondelle eft le feul
qui paroiffe confacré uniquement à la partie qui
eft le fiege de ces maladies ; & il y a lieu de préfumer que ce topique, dont l'efficacité a été reconnue dans une infinité de cas, agit tantôt comme répercuffif, tantôt comme réfolutif. On ne
peut pas dire la même chofe de la laine graffe
dont nous parlerons à la fin des Commentaires
fur cet article : non-feulement fon application
eft utile dans la fauffe efquinancie ; mais, comme
puiffamment réfolutive & difcuffive, elle a encore d'heureux effets dans cette efpece de fluxion dont les mufcles de la tête & du cou font
le fiege, qui a toutes les apparences d'un rhumatifme, & qu'on nomme, pour l'ordinaire, le
torticolis.

Quant aux médicamens externes confacrés principalement aux maux qui attaquent la poitrine, ce font ceux qui fonr propres à diminuer ou même à diſſiper les douleurs de cette partie, quelle qu'en foit la caufe, pourvu cependant qu'elle ne foit pas trop profondément enracinée. On choiſit, pour l'ordinaire, ces remedes dans les claſſes des émolliens, des anodyns, des réfolutifs & des rougiſſans; & on préfere celui qui convient le mieux, felon les circonſtances ou la nature de la maladie. Il ne faut cependant pas regarder tous ces remedes comme incapables de faire du mal, & fur-tout les narcotiques & les cathérétiques. En effet, les narcotiques favoriſent quelquefois la formation de la gangrene; & les cathérétiques peuvent faire naître du délire. C'eſt pourquoi on doit apporter beaucoup de précaution dans l'uſage de ces remedes, lorſque la connoiſſance que l'on a de la nature de la maladie, donne un juſte fujet de craindre qu'il ne furvienne d'auſſi fâcheux fymptomes.

MÉDICAMENS SIMPLES

ET OFFICINAUX.

Pour le traitement de l'efquinancie.

LA racine de guimauve, l'oignon de lys.

Les feuilles du *geranium*, dit *herbe-à-Robert* (¹), de la juſquiame (²), du concombre fauvage (³).

Les fleurs de camomille, le fafran... les femences de lin, de fénugrec.

Le vinaigre, l'efprit de corne de cerf... l'huile d'olives, de camomille, de rofes... le nid d'hirondelle (4), la laine graffe (5).

Pour le traitement de la pleuréfie.

Le fafran, le poivre, le gingembre... le camphre, le fel ammoniac... les graiffes ou axonges, l'huile de vers de terre (6), &c.

L'onguent *populeum*, l'onguent d'*althæa* (7), le baume tranquille... l'emplâtre véficatoire, &c.

MÉDICAMENS MAGISTRAUX.

LINIMENT POUR L'ESQUINANCIE.

Prenez *huile d'olives* & *efprit de corne de cerf*, de chaque deux onces : mêlez ; pour un liniment que l'on appliquera de quatre en quatre heures.

CATAPLASMES POUR L'ESQUINANCIE.

Prenez *feuilles de jufquiame*, ou *de concombre fauvage*, ou *d'herbe-à-Robert*, quatre poignées : faites bouillir dans une fuffifante quantité d'eau : pilez : paffez par un tamis de crin : ajoûtez d'*huile rofat* ou *de beurre*, une quantité fuffifante.

Prenez un *nid d'hirondelle* : broyez-le dans un mortier : ajoûtez de bon *vinaigre*, une quantité fuffifante pour donner au mêlange la confiftance de cataplafme.

Prenez un *nid d'hirondelle* ; *racines de guimauve* & *oignons de lys*, de chaque une once ; de *fleurs de camomille*, une poignée : faites bouillir dans une suffisante quantité d'eau : pilez : ajoûtez à la pulpe *farines de graines de lin & de fénugrec*, de chaque une demi-once ; de *safran*, un scrupule ; d'*huile de camomille*, une quantité suffisante.

LINIMENS ANTI-PLEURÉTIQUES.

PRENEZ d'*onguent d'althæa*, une once ; d'*huile de vers de terre* ou d'*huile d'amandes douces*, une once & demie : mêlez ; pour appliquer chaud, & recouvrir avec un papier brouillard fin, ou pour oindre le côté malade, qu'on recouvrira de même de linges chauds.

PRENEZ *huile de laurier* & *onguent de güimauve*, de chaque deux onces ; d'*eau-de-vie camphrée*, une once : mêlez.

PRENEZ de *camphre*, un gros : faites dissoudre dans deux onces d'*huile de millepertuis* ; pour un liniment.

PRENEZ *onguent populeum*, *huile d'œufs*, ou *huile d'amandes douces*, de chaque une once : mêlez. On en oindra souvent & chaudement la partie souffrante, en y faisant de légeres frictions.

PRENEZ d'*huile d'amandes douces*, deux onces ; d'*esprit de sel ammoniac*, une once ; de *camphre*, deux scrupules : mêlez.

PRENEZ d'*esprit de-vin*, une once ; de *camphre*, un demi-gros : ajoûtez à cette dissolution de camphre, de *l'huile de vers de terre* & de *l'onguent de guimauve*, de chaque une once ; de *safran pulvérisé*, un scrupule : mêlez.

PRENEZ d'*onguent d'althæa*, deux onces ; *huile d'hypericum* & *baume tranquille*, de chaque une once : mêlez ; pour servir en liniment.

CATAPLASME ANTI-PLEURÉTIQUE.

PRENEZ *poivre long* & *gingembre* réduits en poudre, de chaque une demi-once : mêlez dans une suffisante quantité de *blanc d'œufs* : étendez sur de l'étoupe que l'on appliquera chaudement sur le côté qui est le siége de la douleur.

COMMENTAIRES.

(1.) L'HERBE-A-ROBERT. *Geranium Robertianum.*

Cette plante, qui a une odeur assez désagréable, se met au nombre des médicamens internes astringens & vulnéraires : elle est aussi un des meilleurs remedes résolutifs. Ces propriétés la font recommander dans les flux de ventre & les hémorrhagies : on la regarde encore comme salutaire dans les cas de contusions. L'herbe-à-Robert se prend, ou en substance, depuis un demi-gros jusqu'à un gros, ou en infusion, & on en met une poignée pour chaque livre de l'infusion. Cette plante est d'un usage plus fréquent à l'extérieur : ses feuilles pilées servent en topique : on les fait cuire aussi pour préparer des fomentations & des cataplasmes qui s'emploient comme remedes résolutifs & anodyns : on leur reconnoît encore la vertu détersive. C'est pourquoi quelques personnes en font des topiques contre l'esquinancie proprement dite : elles s'appliquent, avec succès, sur l'enflure œdémateuse des jambes : on les vante pour les contusions : enfin on les recommande sur les ulceres écrouelleux & chancreux des mammelles & des autres parties du corps.

(2.) La jusquiame noire. *Hyoscyamus vulgaris vel niger*, C. B. P.

La jusquiame blanche. *Hyoscyamus albus major*, C. B. P.

Ces deux especes de jusquiame, dont l'odeur est vireuse, se mettent communément au nombre des médicamens narcotiques & stupéfians qui dérangent les fonctions de l'esprit, qui excitent même les convulsions; ce qui fait que beaucoup d'auteurs défendent d'en faire usage intérieurement. Néanmoins les semences de la jusquiame blanche, moins dangereuses, entrent dans la composition des pilules de cynoglosse; & c'est une des raisons qui doivent empêcher de donner ce remede inconsidérément. Les feuilles de ces deux especes de jusquiame entrent dans les classes des médicamens externes émolliens, des anodyns & des résolutifs. On applique, avec succès, celles qui sont cuites sous la cendre, sur les mammelles tuméfiées par le lait qui y est grumelé : elles diminuent les violentes douleurs de la goutte, calment celles des hémorrhoïdes, &c. Cuites dans du lait, elles servent à faire des cataplasmes & des fomentations. Quand on jette les semences sur des charbons ardens, la fumée, ou vapeur, qui s'en éleve, est un excellent remede contre les engelures accompagnées de douleurs cuisantes, & qui sont enflammées. On en retire aussi, en les exprimant, une huile très propre à calmer les douleurs vives des hémorrhoïdes internes, & qui s'emploie encore en liniment sur les tempes, tant pour appaiser les douleurs de dents & d'oreilles,

que

que pour procurer du fommeil. J'avoue que je ne crois pas l'ufage de ces remedes fans danger.

(3.) LE CONCOMBRE SAUVAGE. *Cucumis fylveftris, afininus dictus, C. B. P.*

Nous avons parlé précédemment, dans la claffe des purgatifs, de l'*elaterium* ou fuc épaiffi du concombre fauvage. Il nous refte à expofer, en peu de mots, l'ufage externe des racines & des feuilles de la même plante que l'on met unanimement au nombre des médicamens réfolutifs & dérerfifs. On s'en fert, avec fuccès, pour l'efquinancie : il eft utile d'en appliquer fur les tumeurs écrouelleufes ; & on en a vu des effets falutaires dans le traitement des vieux ulceres. Enfin le fuc, retiré par l'expreffion de toute la plante, & introduit dans les narines, excite un écoulement abondant de férofité.

(4.) NID D'HIRONDELLE. *Nidus hirundinis.*

Tout le monde fait qu'on fait un grand ufage de la matiere de ces nids contre l'efquinancie, & que ce n'eft pas fans fuccès ; quoique la plus grande partie des médecins en falfe très peu de cas. On les enleve lorfque les petits y font encore, ou qu'ils viennent d'en fortir. Ces nids tirent vraifemblablement leur principale vertu des excrémens que ces oifeaux y ont dépofés. On les eftime difcuffifs & réfolutifs. On les applique feuls, ou on les fait entrer dans les cataplafmes contre l'angine, ainfi qu'on doit l avoir vu dans les formules de cet article.

(5.) LA LAINE GRASSE. Le fuint. *Lana fuccida.*

Cette laine eft celle que l'on prend entre les cuiffes de la brebis, & qui ne reçoit aucune préparation. Quand elle eft nouvellement ôtée de

Tom. II.   S

deſſus l'animal, c'eſt un excellent remede externe émollient & réſolutif, dont l'application convient très fort dans la fauſſe eſquinancie, & dans ces dépôts ou fluxions d'humeurs ſéreuſes & rhumatiſantes qui empêchent le mouvement des muſcles de la tête & du cou. Il eſt d'uſage de ne mettre ce topique ſur les parties malades, que quand on y a fait des onctions avec de l'huile de lys ou de camomille.

(6.) L'HUILE DE VERS DE TERRE. *Oleum lumbricorum.*

On prépare cette huile en faiſant d'abord inſuſer, puis bouillir des vers de terre dans de l'huile d'olives & du vin blanc. Ce remede ſe met, avec raiſon, au nombre des plus puiſſans médicamens externes émolliens & anodyns, il a encore la vertu réſolutive. Ces propriétés font employer très fréquemment l'huile de vers de terre, ſoit ſeule en liniment, ſoit pour la compoſition de divers cataplaſmes ; & on a lieu d'être content de ſon efficacité.

(7.) L'ONGUENT D'*ALTHÆA* ou de guimauve. *Unguentum de althæa.*

Cet onguent ſe prépare avec les mucilages des racines de guimauve, de ſcille, de ſemences de lin & de fénugrec cuites dans l'huile d'olives, à quoi on ajoûte de la cire, de la poix-réſine & de la térébenthine. L'onguent d'*althæa* eſt un médicament émollient & adouciſſant : on le met encore au nombre des réſolutifs. Ces propriétés le font employer fréquemment en liniment dans les douleurs de rhumatiſme ou d'un autre genre ; & c'eſt avec fruit qu'on l'applique ſur les tumeurs dures, & qui ne ſont pas de nature à ſuppurer.

MÉDICAMENS

*Ufités dans le traitement de certaines Maladies
des Mammelles.*

Quoiqu'on puiſſe mettre ſur les mammelles preſque tous les topiques communs aux autres parties du corps, & que nous avons expoſés précédemment, cependant il y a des remedes choiſis, éprouvés, & dont on ſe ſert plus fréquemment pour appliquer ſur ces organes, que nous avons cru devoir préſenter ici réunis. Nous les diviſerons en trois claſſes : la premiere eſt formée des médicamens externes qui font repaſſer dans la circulation le lait déja dépoſé dans les mammelles ; mais que l'on ne veut pas laiſſer ſortir par cette voie ; de ceux qui contribuent à diſſiper le lait de toute autre façon, & de ceux qui empêchent que ce fluide ne ſe porte aux mamm lles, ſelon l'ordre de la natur. La ſeconde claſſe renferme ceux qui ſont propres à diminuer & à calmer les douleurs de ces organes, quelle qu'en ſoit la cauſe : dans la troiſieme ſont ceux qui remédient aux engorgemens ou obſtructions, tant des vaiſſeaux ſanguins, que de ceux qui contiennent le lait, & ceux-ci font communément l'office de réſolutifs. Mais, quelque actifs que ſoient ces remedes, ceux même qui ſont les mieux éprouvés n'ont le ſuccès qu'on en attend, qu'autant que l'on favoriſe leurs effets par un régime convenable.

MÉDICAMENS SIMPLES
ET OFFICINAUX
opres à faire perdre le lait.

Les feuilles d'ache (1), de cerfeuil, de persil (2), de menthe (3), de rhue.

Les semences de fenouil, de carvi, d'ache.

Le miel... la graisse de couleuvre... l'huile de camomille.... l'onguent rosat, l'onguent d'*althæa*.... le vinaigre, l'alun, l'emplâtre de *minium* (4).

Adoucissans.

Le beurre, le suif de bouc... l'huile d'olives, l'huile d'amandes douces, l'huile rosat... les mucilages, la cire, le blanc de baleine... la pommade blanche & la pommade rouge. La poudre de Saturne.

Résolutifs.

Les racines d'ache, de *meum* (5).

Les feuilles de ciguë, de jusquiame, de persil, de menthe, de matricaire, de millefeuille.

Les semences d'anis, de fenouil... la farine de seigle.

Le jaune d'œuf, le miel .. le sel marin (6)... le *galbanum*, l'emplâtre de blanc de baleine (7).

MÉDICAMENS MAGISTRAUX.

CATAPLASMES POUR ÉTOUFFER LE LAIT.

PRENEZ *feuilles de cerfeuil*, quatre poignées : pilez-les un peu : puis mettez chauffer fur une plaque de fer : enfuite ajoûtez de l'*huile rofat* ce qu'il faut pour donner au mêlange la confiftance de cataplafme.

PRENEZ *feuilles de menthe & de rhue*, de chaque trois poignées ; de *femences de carvi*, deux onces : faites bouillir dans une quantité de *vinaigre* fuffifante pour faire un cataplafme.

PRENEZ *feuilles d'ache & de menthe*, de chaque deux poignées : faites bouillir dans une fuffifante quantité de *graiffe de porc non falée* : paffez : ajoûtez à la pulpe deux gros de *femences d'ache* pulvérifées : mêlez ; pour un cataplafme.

LINIMENS POUR ÉTOUFFER LE LAIT.

PRENEZ de *graiffe de couleuvre*, une demionce ; de *beurre vieux*, une once & demie ; de *fuc de menthe*, une once ; d'*huile de camomille*, une quantité fuffifante pour donner au mêlange la confiftance de liniment. On en oindra les mammelles, & on les tiendra un peu ferrées avec des linges chauds.

PRENEZ d'*alun en poudre*, une demi once ; de *beurre*, deux onces ; de *cire*, deux gros : mêlez felon l'art.

POMMADE ADOUCISSANTE.

PRENEZ de *juif de bouc*, deux onces ; d'*huile*

d'*amandes douces*, une once ; de *cire blanche*, une quantité suffisante pour donner au mélange la consistance de pommade.

Cataplasmes résolutifs.

Prenez de *mie de pain*, une demi livre : faites bouillir dans une suffisante quantité de *vin aromatique*, jusqu'à consistance de cataplasme. Celui ci est propre pour les contusions.

Prenez de *farine de seigle*, une demi-livre ; des *jaunes d'œufs*, au nombre de deux : mêlez avec une quantité de *miel* suffisante pour donner la consistance de cataplasme.

Emplatre résolutif.

Prenez de *blanc de baleine*, une once ; de *cire blanche*, deux onces ; de *galbanum* dissous dans le *vinaigre*, une demi-once ; d'*huile rosat*, une quantité suffisante : mêlez : faites, selon l'art, un cataplasme.

COMMENTAIRES.

(1.) L'ache. *Apium palustre, seu officinarum*. C. B. P.

La racine de cette plante tient un des premiers rangs parmi les médicamens apéritifs ; & elle est une des cinq racines apéritives : on la met aussi dans la classe des diurétiques. Ces propriétés la font recommander contre la cachexie : elle procure du soulagement aux personnes asthmatiques : les scorbutiques se trouvent bien d'en user : elle n'est pas non plus sans succès dans l'hydropisie,

& principalement dans celle qu'on furnomme *af-cite*. En outre, elle paffe pour alexitere, vulné-raire, réfolutive & diaphorétique : on lui reconnoît même la vertu fébrifuge. La femence d'ache, prife par la bouche, ou en lavement, eft carminative. Cependant quelques expériences donnent lieu de croire qu'elle peut être nuifible aux épileptiques & aux femmes groffes. On fait bouillir jufqu'à une once de racine fraîche d'ache dans un bouillon ou dans une livre d'apozeme. On boit auffi, depuis deux onces jufqu'à quatre, du fuc exprimé de la racine, ou bien jufqu'à fix onces, au commencement de l'accès des fiévres intermittentes, & même de la fiévre quarte. Cette plante, employée à l'extérieur, eft réfolu-tive ; & elle s'applique, avec fuccès, fur les mammelles tuméfiées par le lait qui s'y eft épaiffi, ou, comme on dit, grumelé. On vante auffi fon ufage dans l'hydrocele, pourvu néanmoins que cette maladie n'ait pas jetté de trop profondes ra-cines.

Il y a une autre efpece d'ache qui a une faveur douce, & que l'on nomme le *céleri* ; *apium dulce, celeri Italorum H. Reg. P.* La culture feule fait dif-férer celle-ci de la premiere ; auffi le céleri a-t-il les mêmes propriétés ; mais elles font à un moin-dre degré ; ce qui fait qu'on l'emploie, par préfé-rence, en aliment cuit & en falade.

(2.) LE PERSIL. *Petrofelinum vulgare Parkinf. Apium hortenfe vel petrofelinum vulgò, C. B. P.*

La racine de ce légume, qui eft du plus grand ufage dans la préparation des alimens, fe met auffi au nombre des médicamens apéritifs & diu-rétiques : il y a même apparence que la racine du perfil eft plus active que celle de l'ache ; & elle n'a pas une place moins diſtinguée dans la claſſe des remedes réſolutifs internes. Ces propriétés la font employer, avec aſſez de ſuccès, non ſeulement dans la cachexie & l'hydropiſie, mais encore quand on craint les ſuites des contuſions aux mammelles. Cette racine fraîche ſe preſcrit à la doſe d'une once pour un bouillon ou une livre de décoction : il n'entre dans ces mêmes excipiens que deux gros ou une demi-once de celle qui eſt ſéche. On boit auſſi le ſuc tiré de la racine par expreſſion : la doſe eſt depuis une once juſqu'à deux.

Les ſemences du perſil ſe comptent parmi les remedes carminatifs ; &, ainſi que les autres ſemences carminatives, celles-ci ſe prennent ou en ſubſtance, & leur doſe eſt depuis douze grains juſqu'à un demi gros, ou en infuſion dans laquelle il en entre le double. Enfin c'eſt un uſage reçu parmi les femmes, que d'appliquer les feuilles pilées de cette plante ſur les mammelles dans leſquelles le lait s'eſt engorgé ou grumelé.

13. **LA MENTHE ROMAINE**, ou le baume. *Mentha anguſtifolia, ſpicata, C. B. P.*

La menthe friſée. *Mentha criſpa, verticillata, C. B. P.*

Ces deux eſpeces de menthe méritent, ainſi que pluſieurs autres, un rang diſtingué parmi les médicamens fortifians, les céphaliques & les antiſpaſmodiques. On les met auſſi au nombre des diurétiques : en outre, elles détruiſent les engorgemens & les légeres obſtructions : elles excitent les régles, &c. Par ces propriétés, elles conviennent dans les cas de vertiges : elles calment les vomiſſement : elles font ceſſer le hoquet : elles ſont un remede contre les tranchées des enfans :

leur ufage eft falutaire dans la cachexie & la jauniffe Ces plantes fe prennent en infufion dans
de l'eau ou du vin ; leur dofe eft d'une demi poignée pour chaque livre d'infufion. Leur fuc, qui
fe retire par expreffion , fe prend à la dofe d'une
ou deux onces. Enfin on regarde l'eau diftillée de
menthe comme poffédant les mêmes vertus , &
elle s'emploie plus fouvent que la plante même.
On ne vante pas moins la menthe comme médicament externe : elle eft un des meilleurs remedes fortifians ; on lui donne place parmi les réfolutifs : enfin elle entre dans les lavemens carminatifs Appliquée fur la région épigaftrique , elle
ranime les forces de l'eftomac , & calme fes douleurs : elle fe met auffi fur les mammelles , pour
en diffiper les engorgemens , & faire fortir le
lait qui y eft en ftagnation. Les feuilles de menthe , mifes dans le lait , empêchent qu'il ne fe
caille : c'eft pourquoi il n'eft pas furprenant qu'elles produifent cet effet fur le lait qui féjourne
dans le fein ; d'où on a droit de conclure que la
menthe aura la même propriété , fi on en fait
ufage en prenant du lait.

(4.) L'EMPLATRE DE *MINIUM*. *Emplaftrum
de minio*.

La cire & l'huile rofat font la bafe de cet emplâtre qui reffemble à l'emplâtre de cérufe ; auffi
le met on au nombre des remedes réfolutifs &
des defficcatifs. Cependant il eft rare qu'on en
faffe ufage , fi ce n'eft qu'on l'emploie quelque
fois pour réfoudre les tumeurs laiteufes des mammelles , & étouffer le lait.

(5.) *MEUM foliis anethi* , *C. B. P.*

La racine de cette plante eft aromatique & un
peu amere. On la met au nombre des médicamens

fortifians : elle eſt reconnue propre aux maladies de la matrice ; & on dit qu'elle favoriſe l'écoulement des régles & des lochies ; qu'elle eſt même un remede contre les fleurs blanches. La doſe de la racine de *meum*, en ſubſtance, eſt depuis un demi-gros juſqu'à un gros : il en entre le double dans l'infuſion ; mais on ſe ſert rarement ici de ce médicament. Elle n'eſt pas d'un plus fréquent uſage, comme remede externe, quoiqu'elle ait la vertu réſolutive. Quelques perſonnes néanmoins appliquent en cataplaſme ſur les mammelles engorgées la racine écraſée & cuite dans du vin, & ſous la forme de cataplaſme.

(6.) Le sel gemme. *Sal gemmeum.*

Cette ſubſtance foſſile, étant diſſoute dans de l'eau, donne des cryſtaux de forme cubique, qui, pour la nature & les vertus, ne different pas du ſel marin ou commun. On peut employer indiſtinctement l'un ou l'autre ſel dans la préparation des alimens ; mais l'uſage du ſel marin eſt bien plus fréquent & plus général, parcequ'il eſt plus commun, du moins dans ce pays-ci. Rarement les médecins ſe trouvent-ils dans le cas de preſcrire le ſel intérieurement : les occaſions de le défendre ſont beaucoup plus fréquentes. Il n'en eſt pas de même de l'uſage externe de ce médicament : on le fait entrer comme ſtimulant dans des lavemens qui ſont utiles contre la conſtipation & la ſéchereſſe du ventre ; ſa doſe eſt alors d'une once & même davantage. Le ſel gemme, groſſiérement broyé, enfermé dans un petit ſac, & appliqué ſur le front, diminue les douleurs de tête. C'eſt encore avec aſſez de ſuccès qu'on met ſur les mammelles qui ont reçu de violentes contuſions, du ſel gemme pilé & humecté avec de l'urine. C'eft par la même raifon qu'on applique aux contufions, fur-tout des enfans, l'eau foulée de fel commun. On met encore un grain de fel dans la bouche de ceux qui font tombés en foiblefle.

(7.) L'EMPLATRE DE BLANC DE BALEINE. *Emplaftrum de fpermate ceti.*

On fait, fur-le champ, cet emplâtre avec du blanc de baleine, de la cire, & de l'huile tirée par expreffion des femences froides. C'eft un puiffant médicament émollient, anodyn & réfolutif, qui fert principalement, & avec fruit, fur les mammelles tuméfiées par du lait grumelé, ou qui ont reçu quelque coup. On le regarde auffi comme utile fur les tumeurs écrouelleufes. C'eft à-peu-près là tous fes ufages; cependant il n'y a pas lieu de douter que cet emplâtre ne puiffe être d'un très grand fecours dans divers autres cas.

MÉDICAMENS

Employés fpécialement dans le traitement des Maladies du bas-ventre.

QUAND on fait combien il y a de différence entre plufieurs maladies du bas-ventre, quant à leur nature & à leur fiége, on fent dès-lors que les médicamens externes, qui doivent s'employer dans les maladies de cette partie, font de différente efpece. & qu'on eft dans le cas de fe fervir des ftomachiques, des vermifuges, des diurétiques, des émolliens, des rafraîchiffans, des difcuffifs, des purgatifs, des anti-hyftériques, & des aftringens. Les remedes ftomachiques fe pren-

nent parmi les fortifians , & conviennent dans
les foibleſſes, les ſyncopes : ils font ceſſer le vomiſſement & le hoquet ; ils diminuent les douleurs d'eſtomac , & favoriſent la digeſtion. Les
vermifuges ou anthelmintiques ne ſervent preſque qu'aux enfans auxquels on en fait prendre
très fréquemment . & avec fruit , quoique pluſieurs auteurs les aient jugés trop légérement , des
remedes peu utiles. Il y a des diurétiques externes
dont quelques perſonnes revoquent auſſi en doute
l'efficacité ; néanmoins nous ne croyons pas qu'on
en doive négliger l'uſage , & principalement lorſque la cauſe d'une ſuppreſſion d'urine a ſon ſiége
dans la veſſie même. Entre les remedes dont eſt
compoſée cette claſſe de diurétiques externes
propres pour le bas-ventre . on fait un cas particulier de l'huile de ſcorpions , à laquelle des praticiens célebres ont vu produire les plus heureux
effets dans des maladies de ce genre ; ce qui
prouve du moins qu'il n'y a rien qui empêche de
faire l'eſſai d'un tel remede.

Perſone ne doute de l'efficacité des émolliens :
quoiqu'ils ne different pas des émolliens communs dont nous avons traité précédemment ,
nous avons cru qu'il ſeroit à propos de préſenter
ici réunis ceux des émolliens qui s'emploient le
plus fréquemment , & dont les vertus ſont les
mieux éprouvées pour les maladies du bas-ventre.
On ſait généralement que , quand on ajoûte du
vinaigre à ces remedes externes , ils ont la vertu
de rafraîchir. Rarement voit-on réuſſir les divers
diſcuſſifs prétendus que l'on conſeille contre les
affections venteuſes ; c'eſt pourquoi nous ne rapporterons qu'une ſeule fomentation qui a quelquefois eu du ſuccès contre la tympanite. De

tous les remedes externes , il n’en eſt peut-être
pas dont l’effet ſoit plns ſûr que celui des purgatifs ; mais communément ils ne s’emploient de
cette maniere , que pour les enfans auxquels d’ordinaire ils procurent quelques ſelles , ſans cauſer de tranchées. On ne doit pas non plus négliger
l’uſage des anti-hyſtériques, quoique leur application ſoit le plus ſouvent abandonnée aux femmes
qui entourent la malade : mais il eſt un remede
de ce genre qu’on pratique rarement hors du peuple ; c’eſt l’application des ventouſes , durant les
accès hyſtériques. Enfin c’eſt une choſe aſſez connue que l’uſage des médicamens aſtringens en topique ſur la région des aines , pour guérir les hernies. On ſe ſert alors de la racine de ſceau de Salomon , de l’emplâtre contre les hernies & d’autres
remedes du même genre dont nous avons parlé
ailleurs. Je ne ferai aucune mention de cette eſpece de jaſpe mol , qu’on nomme pierre néphrétique , & qu’on porte ſur les reins contre le calcul ; parceque je ſuis perſuadé que la vertu diurétique que le peuple lui attribue eſt chimérique :
ce que la raiſon m’a perſuadé , l’expérience très
multipliée me l’a confirmé.

MÉDICAMENS SIMPLES

ET OFFICINAUX.

Stomachiques.

LES feuilles de ſauge , de menthe , d’abſinthe , de romarin ; l’angélique.

Les fleurs de lavande , de camomille ; le ſafran.

Les ſemences de coriandre , de fenouil.

Les baies de laurier, de genévrier... la noix
muscade ; les cloux de girofle.

La cannelle... le roseau aromatique... le sel
ammoniac, le camphre, le storax en larmes, le
baume du Pérou... le vin, l'eau-de-vie, le vinaigre rosat .. l'esprit de-vin camphré, la teinture anodyne... l'huile de scorpions, l'huile ou
essence de cannelle, de girofle... la thériaque, la
confection alkermès, l'emplâtre stomachique (').

Vermifuges.

Le suc d'absinthe, le fiel de bœuf... la suie,
l'aloës, l'huile de pétrole, les trochisques alhandal, l'huile de myrrhe par défaillance, l'onguent *de arthanita* (²)... l'huile de scorpions (³),
l'huile de fourmis (⁴).

Emolliens.

Les racines de guimauve, de nénuphar.

Les feuilles de mauve, de guimauve, d'acanthe, de pariétaire, de mercuriale ; la camomille... les huiles, les graisses ou axonges.

Purgatifs.

Les feuilles de tabac (⁵), la coloquinte, l'a-
loës... le fiel de bœuf, les trochisques alhandal,
l'onguent *de arthanita*.

Anti-hystériques.

Le *galbanum*, l'huile de pétrole (⁶), la graisse
de castor, l'huile de safran (⁷), l'huile de succin, la teinture de *castoreum*.

Astringens.

La racine de sceau de Salomon (⁸)... l'emplâtre contre les hernies (⁹).

MEDICAMENS MAGISTRAUX.

FOMENTATION STOMACHIQUE.

PRENEZ *feuilles de sauge* & *de romarin*, de chaque une poignée ; *fleurs de lavande* & *de camomille*, de chaque une demi-poignée ; *baies de laurier* & *de genèvrier*, de chaque une once : faites bouillir dans trois livres de *vin rouge*, & réduire à deux. Un peu avant que d'éloigner du feu la décoction, ajoûtez-y deux gros de *sel ammoniac* : passez avec expression. Ce topique s'emploie contre le hoquet.

EPITHEMES STOMACHIQUES.

PRENEZ de *thériaque*, une demi-once ; *poudres de cannelle* & *de girofle*, de chaque un gros ; d'*huile de cannelle*, douze gouttes : mêlez avec une suffisante quantité de *vinaigre rosat*.

PRENEZ d'*esprit-de-vin camphré*, quatre onces ; de *thériaque*, deux gros ; d'*huile de girofle*, un scrupule : mêlez. Cet épitheme, entre deux linges, s'applique à l'endroit que l'on nomme la *fossette du cœur*, & qui répond à l'estomac.

PRENEZ un morceau de *pain rôti* : arrosez-le de très *bon vin* : ensuite saupoudrez-le avec du *gingembre* ou *de la cannelle* ou *du girofle* : appliquez ce remede chaud sur la région épigastrique. On peut encore faire un épitheme du même genre avec du *pain rôti* & *de la pulpe de coings*.

PRENEZ *eau de la reine d'Hongrie* & *laudanum liquide*, de chaque une once ; de *camphre*, un demi-gros : mêlez. Ce remede convient pour

arrêter le vomiſſement, & faire ceſſer les douleurs d'eſtomac.

Prenez de *thériaque*, un gros; de *ſuccin préparé*, un demi-gros; de *camphre*, un demi ſcrupule; de *ſafran*, dix grains; d'*eau de la reine
d'Hongrie*, une quantité ſuffiſante pour donner
à ce mêlange la conſiſtance de cataplaſme : appliquez ſur le lieu où la douleur ſe fait ſentir.

Prenez de *thériaque*, ſix gros; de *poudre de
cannelle*, deux gros; d'*huile de menthe*, huit
gouttes; de *vinaigre*, une quantité ſuffiſante.
Ce topique eſt propre pour faire ceſſer le vomiſſement.

Prenez de *pulpe de coings*, une demi-livre :
faites bouillir dans du *vinaigre*, juſqu'à ce
qu'elle ſoit amollie : écraſez dans un mortier :
ajoûtez de *balauſtes* en poudre, une demi-once :
étendez le mêlange ſur un linge : ſaupoudrez
avec un gros de *girofle* : appliquez cet épitheme
chaud.

TOPIQUES STOMACHIQUES EN ÉCUSSON.

Prenez *feuilles de menthe* & *d'abſinthe*, de
chaque deux gros; *cannelle* & *girofle*, de chaque
un gros : ces ſubſtances étant réduites en poudre, ſe mettront ſur du coton cardé qu'on cou-
dra entre deux linges auxquels on donnera la
forme d'un bouclier ou écuſſon.

Prenez de *tacamahaca*, une demi-once; de
baume du Pérou, un gros : faites liquéfier, &
mêlez en agitant : formez un emplâtre en écuſſon, qui s'appliquera ſur l'eſtomac. Ce topique
convient dans les douleurs d'eſtomac.

Prenez *racines d'iris de Florence* & *d'angélique*, de chaque un gros; *feuilles de menthe* &
d'abſinthe,

d'abſinthe, de chaque une demi-poignée ; de *gi-rofle*, un ſcrupule : réduiſez toutes ces ſubſtan-ces en poudre groſliere, que l'on mettra ſur du coton cardé qui ſera renfermé entre deux mor-ceaux d'étoffe de ſoie, dont on fera un ſachet pi-qué pour porter ſur la région épigaſtrique.

SACHETS STOMACHIQUES.

PRENEZ *feuilles d'abſinthe* & *de menthe*, de chaque deux poignées ; de *cannelle*, une demi-once : mettez en poudre, & faites-en un ſachet piqué par petits compartimens, que vous met-trez tremper dans de *l'huile roſat*. Ce ſachet s'appliquera chaud ſur la région épigaſtrique : il eſt propre à faire ceſſer le vomiſſement & les diarrhées.

PRENEZ *menthe*, *abſinthe* & *roſes rouges*, de chaque une demi-poignée : pulvériſez le tout : enſuite enfermez-le dans un ſachet qui ſera trempé dans du *gros vin*, ou *vin de teinte*, très chaud, & appliquez ſur la foſſette du cœur.

PRENEZ *girofle*, *noix muſcade* & *cannelle*, de chaque deux gros ; *ſemences de fenouil* & *d'abſin-the*, de chaque un gros : mêlez ; pour une pou-dre que l'on enfermera dans un ſachet qui ſera trempé dans du *vin chaud*.

PRENEZ *racines d'angélique* & *de roſeau aro-matique*, de chaque deux gros ; *feuilles ſéches de menthe* & *d'abſinthe*, de chaque un gros ; de *ſemences de coriandre*, une pincée ; *cannelle* & *girofle*, de chaque un demi gros : mêlez : faites une poudre que vous étendrez ſur du coton cardé ; & le tout ſera renfermé dans un ſachet d'étoffe de ſoie piqué, que l'on portera appliqué ſur l'eſtomac.

Tom. II.   T

EMPLATRES STOMACHIQUES.

PRENEZ du *diabotanum*, demi-once; du *camphre* & *de l'opium*, de chaque quatre ou six grains; du *baume du Pérou*, ce qu'il faut pour la consistance de l'emplâtre. On le porte long-temps sur la région de l'estomac.

PRENEZ *labdanum*, demi-once; de *l'opium* & *du camphre*, de chaque douze grains : mêlez-le; pour un emplâtre qu'on appliquera à la région épigastrique; pour appaiser le vomissement dans la colique des peintres & autres circonstances.

LINIMENS VERMIFUGES.

PRENEZ *fiel de bœuf* & *aloës*, de chaque un gros; d'*onguent de guimauve*, une once : mêlez selon l'art.

PRENEZ *huile de rhue* & *fiel de bœuf*, de chaque une once; *aloës* & *thériaque*, de chaque une demi-once; de *suc d'absinthe*, deux gros; de *cire*, une quantité suffisante; pour un liniment.

PRENEZ *onguent de arthanita* & *huile de myrrhe*, de chaque une once : mêlez; pour un liniment dont on frottera tout le bas-ventre.

CATAPLASME VERMIFUGE.

PRENEZ *suie* & *aloës*, de chaque une demi-once; de *fiel de bœuf*, deux gros; de *suc d'absinthe*, une quantité suffisante.

EMPLATRE VERMIFUGE.

PRENEZ d'*onguent de arthanita*, une demi-once; *aloës* & *trochisques alhandal*, de chaque un demi gros; de *fiel de bœuf*, une quantité suffisante pour donner au mélange la consistance de cataplasme.

LINIMENT DIURÉTIQUE.

PRENEZ *huiles de fcorpions* & *de lin*, de chaque une demi-once ; d'*huile de térébenthine*, deux gros : mêlez ; pour un liniment que l'on fera chauffer pour en oindre la région du pubis.

CATAPLASMES DIURÉTIQUES.

PRENEZ d'*oignons blancs*, une demi-livre : pilez-les avec une fuffifante quantité d'*huile d'amandes douces*.

PRENEZ *feuilles de pariétaire*, deux poignées ; de *cerfeuil*, une poignée : coupez : faites bouillir dans une fuffifante quantité d'eau, jufqu'à ce que ces plantes foient devenues molles : paffez par un tamis : ajoûtez à la pulpe deux onces de *beurre frais* & une once d'*huile de fcorpions* : mêlez ; pour un cataplafme.

PRENEZ *fleurs de jufquiame*, quatre onces : pilez-les & faites les bouillir dans le *lait*, jufqu'à la confiftance d'un cataplafme, auquel vous ajoûterez deux *jaunes d'œufs*. Il produit de bons effets dans la ftrangurie.

FOMENTATIONS ÉMOLLIENTES.

PRENEZ *feuilles de guimauve* & *de pariétaire*, de chaque trois poignées ; de *fleurs de camomille*, une poignée : faites bouillir dans une fuffifante quantité d'eau, & réduire à fix livres ; pour fervir en fomentations.

PRENEZ *feuilles de mauve* & *d'acanthe*, de chaque deux poignées ; *fleurs de camomille* & *de fureau*, de chaque une poignée ; de *femences de fénugrec*, une demi-once : faites bouillir dans trois livres d'eau, & réduire à deux.

T ij

FOMENTATIONS RAFRAICHISSANTES.

PRENEZ *eau de buglosse & de chicorée*, de chaque une livre ; d'*oxycrat*, une demi-livre : mêlez ; pour servir en fomentation On peut aussi faire des fomentations avec l oxycrat seul.

PRENEZ *feuilles d'oseille, de laitue & de chicorée*, de chaque trois poignées ; *fleurs de coquelicot & de nenuphar*, de chaque une poignée : faites bouillir dans une suffisante quantité d'eau, & réduire à quatre livres : passez : ajoûtez à la colature une demi-livre de *vinaigre très fort*.

LINIMENT ADOUCISSANT.

PRENEZ de *graisse humaine*, une once ; de *camphre*, un gros : faites, selon l'art, un liniment qu il convient d appliquer sur le bas ventre, dans le cas d'inflammation dans cette cavité.

FOMENTATION CONTRE LA TYMPANITE.

PRENEZ de *sel de nitre*, deux onces ; de *sel ammoniac*, une once : faites fondre dans deux livres d'*eau de-vie* : appliquez cette fomentation tiéde, à plusieurs reprises.

LINIMENS PURGATIFS.

PRENEZ d'*onguent de arthanita*, deux gros ; de *fiel de bœuf*, un gros : mêlez ; pour un liniment dont on frottera la région ombilicale.

PRENEZ d'*aloès*, deux gros ; de *fiel de bœuf*, un gros ; de *diagrede*, un scrupule ; de *beurre*, une quantité suffisante.

CATAPLASME PURGATIF.

PRENEZ de *feuilles de tabac*, depuis deux onces

jufqu'à fix : pilez avec de l'*eau-de vie* & *du vinai-gre*, en quantité fuffifante pour faire un cata-plafme qui s'appliquera fur le nombril.

EMPLATRE ANTI-HYSTÉRIQUE.

PRENEZ de *galbanum*, trois gros ; *gomme ta-camahaca* & *caftoreum*, de chaque deux gros : ces fubftances étant liquéfiées & mêlées, ajoû-tez-y une fuffifante quantité d'*huile de fuccin* ; pour faire un épitheme qui s'appliquera fur le nombril.

COMMENTAIRES.

(1.) L'EMPLATRE STOMACHIQUE. *Emplaftrum ftomachicum.*

On compofe cet emplâtre avec la térébenthine, la gomme tacamahaca, le maftic, le *labdanum*, le *fturax*, le benjoin, les huiles effentielles de menthe, de genévrier & d'abfinthe, le girofle & la mufcade, à quoi on ajoûte de l'*opium*. Cet em-plâtre, appliqué fur le creux de l'eftomac, en augmente les forces, en diminue les douleurs, procure du foulagement dans le cas de vomiffe-mens, fait ceffer le hoquet, & eft un remede con-tre les vents.

(2.) L'ONGUENT *DE ARTHANITA* ou de pain de pourceau. *Unguentum de arthanitâ.*

Le nombre des différentes fubftances qui com-pofent cet onguent, eft très confidérable. Celles qu'on doit retenir comme les plus utiles, font le fuc de *cyclamen* ou pain de pourceau, celui de concombre fauvage, la coloquinte, le turbith, la fcammonée, l'aloës, l'euphorbe, la myrrhe, le fiel de bœuf, le gingembre, le poivre, &c. On frotte d'onguent *de arthanita* le ventre des enfans & celui des adultes, pour le leur rendre libre. Bien loin qu'un tel remede foit fans action, on l'a vu quelquefois caufer le vomiffement, & même des accidens encore plus fâcheux ; c'eft pourquoi on doit être très réfervé & prudent dans l'ufage de ce topique.

(3.) L'HUILE DE SCORPIONS. *Oleum fcorpionum.*

Elle fe prépare en faifant bouillir ces infectes dans de l'huile d'amandes ameres. On les y met vivans, & on ne les en retire pas : d'autres fe contentent de les faire mourir, & enfuite macérer dans de l'huile d'olives. Ce remede, employé en topique pour les fuppreffions d'urine, dont la caufe exifte dans la veffie ou dans les reins, eft fouvent falutaire. La maniere de s'en fervir alors, eft d'en oindre la région des lombes, ou la région hypogaftrique ; ce que l'on doit répéter plufieurs fois, quand il n'y a rien qui en empêche. Je ne dois pas oublier d'avertir qn'on trouve dans quelques apothicaireries une huile de fcorpions compofée, dans laquelle il entre une fi grande quantité de fubftances aromatiques, ameres, vulnéraires & aftringentes, que l'on ne peut pas juger, fur la formule, des vertus que ce mêlange doit avoir ; mais aujourd'hui ce topique n'eft plus d'ufage comme autrefois où on en faifoit grand cas dans les petites véroles & les fiévres malignes : il s'appliquoit fur les morfures des animaux enragés : on lui attribuoit auffi la vertu vermifuge.

(4.) L'HUILE DE FOURMIS. *Oleum formicarum.*

Elle se prepare en laissant durant quarante jours, des fourmis en digestion dans de l'huile d'olives, exposée à la chaleur du soleil. L'huile de fourmis est un puissant diurétique ; c'est pourquoi, après qu'on a employé préalablement les remedes convenables dans la suppression d'urine, & dans la difficulté d'uriner, il est à propos d'en oindre la région des lombes, ou celle du pubis. Ce qui prouve que cette huile n'est pas sans action, c'est qu'elle produit quelquefois le même effet que les mouches cantharides sur les parties de la génération.

(5.) LE TABAC. *Nicotiana major (& minor)*, *C. B. P.*

Les feuilles séches si connues de cette plante se prescrivent en décoction, pour faire des lavemens stimulans ou anti apoplectiques : leur dose est depuis deux jusqu'à six gros. Mais il faut agir avec prudence dans l'usage de ce remede ; & ce n'est que dans des cas pressans, qu'il convient de s'en servir On fait encore, avec les feuilles de tabac, des infusions ou des décoctions qui s'emploient, avec succès, en lotions contre les gales de la tête, la maladie pédiculaire ou les poux, l'érésipele, les démangeaisons, &c. D'ailleurs tout le monde sait que les feuilles de tabac mâchées provoquent un écoulement abondant de salive, dont les pituiteux se trouvent bien. L'usage de prendre du tabac en poudre par le nez, n'est pas moins connu, ainsi que celui de le fumer. Ce dernier usage est utile à ceux qui veulent diminuer leur trop grand embonpoint, & pour empêcher que la tête ne soit aussi sujette a des fluxions ; mais l'excès de ce remede étant dangereux, il faut se contenir dans les bornes que le degré du

T iv

mal & le tempérament du sujet doivent fixer.
Quand on applique sur la région épigastrique,
en forme de cataplasme, depuis deux jusqu'à quatre gros de feuilles de tabac pilées & macérées
dans de l'eau-de-vie, c'est un moyen de faire vomir, qu'il a été quelquefois à propos d'employer,
lorsqu'on n'en avoit pas d'autres, ou qu'ils
étoient inutiles. Enfin la fumée de tabac, conduite dans le *rectum*, au moyen de quelques-uns
des instrumens imaginés pour cela, a eu plusieurs
fois le plus heureux succès dans des constipations
opiniâtres.

(6.) L'HUILE DE PÉTROLE. *Petroleum. Naphta.*
Ce médicament est un fluide minéral, roux &
noirâtre, bitumineux, d'une mauvaise odeur, &
plus pesant que l'eau. Il en coule naturellement
des fentes des rochers : d'autre se ramasse sur les
eaux des puits & des fontaines qu'il surnage. En
Italie, en Provence & en Guienne, il se trouve
beaucoup d'huile de pétrole. Cette substance,
prise intérieurement, depuis six gouttes jusqu'à
douze, ou appliquée en liniment sur la région du
pubis, provoque les régles, & procure du soulagement aux femmes hystériques. On le regarde
aussi comme un excellent remede vermifuge pour
les enfans, soit qu'on leur en fasse prendre depuis deux jusqu'à six gouttes, soit qu'on en fasse
des onctions sur le bas-ventre. En outre, l'huile
de pétrole est un médicament externe fortifiant
& résolutif ; & c'est avec succès qu'elle sert en
liniment pour les membres paralytiques. Il n'y a
peut-être pas de remede plus capable de faire périr les vers qui rendent sordides les ulceres, soit
des narines, soit des autres parties. Enfin cette
huile sert en topique, ainsi que les autres huiles

effentielles, pour arrêter la carie des dents ; mais peu de perfonnes confentent à fon application à caufe de fa mauvaife odeur. Il y a d'autres efpeces de pétrole, favoir le blanc & le rouge ; mais ils ne font, fi je ne me trompe, d'aucun ufage en médecine.

(7.) L'HUILE DE SAFRAN. *Oleum croci.*

Elle fe prépare en mettant à macérer chaudement, & durant neuf jours, du fafran, du rofeau aromatique, de la myrrhe & du cardamome, dans de l'huile d'olives L'huile de fafran eft du nombre des fortifians & des réfolutifs externes : on lui donne auffi place parmi les anodyns externes. Il eft rare qu'on l'emploie dans d'autres occafions que pour calmer les douleurs de la matrice ; ce qui réuffit affez. La maniere de s'en fervir alors, eft d'en oindre la région épigaftrique.

(8.) LE SCEAU DE SALOMON. *Polygonatum, vulgò figillum Salomonis,* **J. B.**

La racine de cette plante a la vertu aftringente. On s'en fert quelquefois intérieurement dans le traitement des fleurs blanches, & dans plufieurs autres écoulemens de différent genre. Elle s'ordonne ou en fubftance, depuis un jufqu'à deux fcrupules ; ou en décoction, quand elle eft féche ; & fa dofe eft alors depuis deux gros jufqu'à une demi-once pour chaque livre de liquide. La maniere, dont les perfonnes, qui ont des hernies, en font ufage, eft encore différente ; la voici. On met infufer jufqu'à trois onces de la racine récente dans deux livres de vin blanc ; & durant quarante jours, le malade boit un verre de cette infufion, étant à jeun. Outre cela, on fait, avec cette même racine pilée, un cataplafme qui fe contient, avec un bandage, à l'endroit où eft le mal. Elle ne perd pas fa vertu réfolutive, pour avoir macéré dans le vin ; c'eft pourquoi on en recommande l'ufage non-feulement dans les cas de contufions & d'échymofes, mais encore contre les douleurs de goutte & de fciatique. Enfin on en fait une décoction qui s'emploie comme lotion déterfive pour faire difparoître les taches de la peau, les dartres & les autres éruptions chroniques de la peau.

(9.) L'EMPLATRE DU PRIEUR DE CABRIÈRES. *Emplaftrum regium ad herniam.*

Cet emplâtre fe compofe avec du goudron, de la térébenthine, du maftic, du *labdanum*, de la noix de Cyprès & d'autres fubftances aftringentes. On le vante comme fpécifique contre les hernies ; mais, en même temps qu'on en fait ufage, il faut empêcher, au moyen d'un bandage convenable, que l'inteftin ne retombe : il eft également eftimé dans les luxations, quand l'os eft remis en place, & qu'il y eft retenu par un bandage convenable.

MÉDICAMENS

Qui conviennent dans le traitement des Maladies qui attaquent les parties de la génération dans les deux fexes.

ON trouvera une très grande différence entre les médicamens réunis dans cet article, tant parcequ'ils font déftinés au traitement de maladies fort différentes, que parcequ'ils s'appliquent à diverfes parties, comme le *fcrotum* ou les bourſes, le membre viril, l'ureûe, le vagin & la matrice même. On met ſur le *ſcrotum* des réſolutifs, des répercuſſifs & des anti-ſeptiques : nous traiterons ſéparément des meilleurs & des plus uſités. Les médicamens, qu'on applique ſur la verge, ſe prennent parmi les adouciſſans & les cathérétiques. On injecte dans l'uretre des adouciſſans, des déterſifs, des aſtringens, auxquels on peut ajoûter des anti-vénériens, comme la panacée & le mercure doux. Il y a différens cas où l'on fait entrer des bougies dans ce canal, par exemple, pour le dilater, quand il eſt devenu trop étroit, pour conſumer les chairs qui le bouchent, quelquefois enfin pour déterger & cicatriſer les ulceres de ce conduit. Les bougies ſe forment avec un ſparadrap de telle nature que l'on veut, en le roulant ſur un marbre : on leur donne la groſſeur d'une plume à écrire, & depuis ſix juſqu'à douze pouces de long. Il ſe fait auſſi des bougies avec une méche de coton ou un fil ciré que l'on recouvre d'un médicament convenable, dont la baſe eſt la cire ou la graiſſe, la poix, la térébenthine & divers onguens & emplâtres ; on y ajoûte, ſuivant les diverſes indications qu'on a à remplir, des poudres deſſiccatives, cathérétiques, &c. Nous donnerons une liſte de ces médicamens, mais il n'y aura que peu de formules de bougies médicinales : on pourra ſe régler ſur celles là, pour en faire préparer d'autres de différente nature, ſuivant les circonſtances.

Enfin on emploie, dans le traitement des maladies du vagin & de la matrice, des injections, des peſſaires, des fumigations. Nous rapporterons des formules d'injections anodynes, déterſives & aſtringentes. Tout le monde ſait qu'il ſe fait deux especes de pessaires ; les simples qui sont de liége ou de toute autre matiere, & recouverts de cire : ils servent à empêcher la chûte du vagin, & celle de la matrice ; les composés, où on fait entrer diverses subst nces stimulantes, qu'on applique quelquefois comme un moyen de faire venir les régles. C'est pour remplir les mêmes indications, qu'on emploie en fumigations diverses substances gommeuses & résineuses ; nous en parlerons en peu de mots, ainsi que la chose le mérite.

MÉDICAMENS SIMPLES

ET OFFICINAUX.

Résolutifs pour le scrotum.

Les racines de rave, de navet, de bryone, d'aristoloche, d'ache, de concombre sauvage, d'iris de Florence.

Les feuilles d'aigremoine, d'eupatoire, de sauge, de menthe, de rhue, de ciguë, d'aneth.

Les fleurs de sureau, de camomille, de mélilot.

La farine de seigle... le vin ; l'eau de fleurs de sureau ; l'eau de chaux... l'onguent napolitain ; le cinnabre en fumigation... l'emplâtre de grenouilles ou de Vigo (¹), l'emplâtre diachylon.

Répercussifs pour le scrotum ou les bourses.

L'oxycrat, l'oxymel... la farine de féves, la terre cimolée de couteliers, ou la moulée (²).

Antiseptiques pour le scrotum.

Le feuilles de *scordium*, de rhue, d'abſinthe ; les fleurs de ſureau... le vin, l'eſprit-de vin camphré ; la thériaque.

Adouciſſans pour la verge.

L'huile d'amandes douces, l'huile de millepertuis... l'huile d'œufs, les graiſſes des animaux, ou axonges, les cérats.

Cathérétiques pour la verge.

La poudre de ſabine, l'alun calciné... le précipité blanc, le précipité rouge.

Adouciſſans pour l'uretre.

La décoction de guimauve, le lait de vache ou un autre lait... l'infuſion de fleurs de mauve & de bouillon blanc... l'huile d'amandes douces, &c.

Déterſifs pour l'uretre.

L'aigremoine, le pied de-lion ou *alchimilla*, le millepertuis, l'ariſtoloche... les roſes rouges, l'orge, le miel, la tuthie... le baume du Pérou, la térébenthine, le baume du Commandeur.

Aſtringens pour l'uretre.

La racine de biſtorte, le plantain, la prêle... les roſes de Provins... les balauſtes, le ſumac... l'écorce de grenade, le bois de lentiſque, le ſyrop de coings, &c.

Médicamens qui entrent dans les bougies.

La cire, l'huile, les graiſſes animales, la poix,

la térébenthine... l'onguent rofat, l'onguent *de althæa*, l'onguent *populeum*, l'onguent brun, l'onguent *bafilicum*, l'onguent napolitain... l'emplâtre
de mucilages, l'emplâtre de blanc de baleine,
l'emplâtre de *minium*, l'emplâtre *diachylum*, l'emplâtre *diabotanum*, l'emplâtre de Nuremberg,
l'emplâtre de grenouilles avec le mercure, &c...
la poudre d'ariftoloche, de fabine, d'écailles
d'huitres, de cérufe, de tuthie, de litharge, de
cinnabre, de verd-de-gris, de vitriol... le fel de
Saturne, le précipité-blanc, le précipité rouge, le
fublimé corrofif.

Anodyns pour le vagin.

Le petit-lait, le blanc de baleine... l'*opium*,
le fuc de morelle.

Déterfifs pour le vagin.

La racine d'ariftoloche, l'aigremoine... les
fommités de millepertuis... les rofes rouges,
l'orge... le miel, le baume de Copahu, &c.

Aftringens pour le vagin.

Les racines de biftorte, de tormentille... les
balauftes, l'écorce de grenade... le fang-dragon,
l'alun... l'efprit de vitriol, l'eau ftyptique.

Subftances dont on compofe les peffaires.

La racine d'ariftoloche, les feuilles de fabine,
le fafran.... le camphre, le *caftoreum*, la myrrhe, l aloës.... l'huile de rhue (3), l'huile de
fuccin (4).

Subſtances qui s'emploient en fumigations pour le vagin.

Le *galbanum* (⁵), l'*aſſa-fœtida* (⁶)... le *bdellium* (⁷)... le ſuccin, &c.

MÉDICAMENS MAGISTRAUX.

FOMENTATIONS RÉSOLUTIV. POUR LE SCROTUM.

Prenez *feuilles de menthe & de ſauge*, de chaque une poignée ; de *fleurs de lavande*, une demi-poignée : faites bouillir dans une ſuffiſante quantité de *vin*, & réduire à deux livres : paſſez : ajoûtez à la colature une once *d'eſprit-de-vin*. Ce remede eſt propre pour l'hydrocele.

Prenez *racines d'ariſtoloche ronde*, & *de concombre ſauvage*, de chaque une once ; feuilles de *rhue & d'aneth*, de chaque une poignée ; de *fleurs de ſureau*, une demi-poignée : faites bouillir dans une ſuffiſante quantité de *vin blanc*, & réduire à quatre livres ; pour être employé en fomentation ſur le *ſcrotum*, quand il eſt œdémateux.

Prenez *eau de fleurs de ſureau & eau de chaux*, de chaque une livre : mêlez ; pour ſervir dans le même cas que le remede précédent.

Prenez *racines d'iris de Florence & oignon de lys*, de chaque deux onces ; *fleurs de camomille & de mélilot*, de chaque une poignée : faites bouillir dans une ſuffiſante quantité de *vin rouge*, & réduire à deux livres ; pour faire des fomentations ſur le *ſcrotum*, quand il y a de la phlogoſe.

CATAPLASMES RÉPERCUSS. POUR LE SCROTUM.

PRENEZ de *farine de féves*, une livre : faites bouillir dans une suffisante quantité d'*oxycrat*, jusqu'à consistance de cataplasme.

PRENEZ de la *moulée de couteliers*, ou terre qui se trouve sous la meule de ces ouvriers, une livre : appliquez-la chaude, soit seule, soit mêlée avec du *beurre*, en forme de cataplasme.

CATAPLASMES RÉSOLUTIFS POUR LE SCROTUM.

PRENEZ de *farine de seigle*, une livre : faites bouillir dans une suffisante quantité d'*oxymel* simple ; pour appliquer sur le *scrotum* devenu œdémateux.

PRENEZ *racine de bryone & oignon de lys*, de chaque deux onces ; *feuilles de guimauve & de mercuriale*, de chaque une poignée : faites bouillir dans une suffisante quantité d'eau, jusqu'à ce que ces substances soient amollies : pilez : passez par un tamis de crin : ajoûtez à la pulpe une once de *farine de graine de lin*, & une suffisante quantité d'*huile de camomille* ; pour un cataplasme qui s'appliquera sur le *scrotum*, dans le cas d'enflure de cette partie.

FUMIGATION RÉSOLUTIVE POUR LE SCROTUM.

PRENEZ de *cinnabre artificiel*, un gros : jettez dans un réchaud plein de feu . ou sur une plaque de fer rouge, & que le malade reçoive la fumée, au moyen d'une chaise percée. Ce remede convient dans la phlogose des testicules, qui est l'effet d'une gonorrhée supprimée à contre-temps.

CATAPLASME

CATAPLASME ANTISEPTIQUE.

PRENEZ *feuilles de scordium & de rhue*, de chaque une poignée ; *sommités d'absinte & fleurs de sureau*, de chaque une demi-poignée ; de *mie de pain*, deux onces : faites bouillir dans une suffisante quantité de *vin blanc* : passez par un tamis : ajoûtez à la pulpe une demi-once de *thériaque*, & une once d'*esprit de-vin camphré* : mêlez : pour un cataplasme qui s'appliquera sur le *scrotum*, s'il y a gangrene.

LINIMENS POUR LES CHANCRES DE LA VERGE.

PRENEZ de *cire blanche*, une demi - once ; d'*huile d'amandes douces*, une once : faites liquéfier ensemble : ajoûtez un demi gros de *baume du Pérou* : mêlez.

PRENEZ *huiles d'hypericum & d'œufs*, de chaque une demi once, de *graisse de porc*, deux onces ; de *térébenthine de Venise*, un gros : mêlez ; pour servir en liniment.

ONGUENT CATHÉRÉTIQUE POUR LA VERGE.

PRENEZ d'*onguent basilicum*, une once ; de *précipité rouge*, un gros : mêlez ; pour appliquer sur les ulceres chancreux des parties génitales.

PRENEZ *précipité rouge*, *alun brûlé*, & *poudre de sabine*, de chaque quinze grains ; d'*onguent basilicum*, un gros ; de *jaunes d'œuf*, une quantité suffisante, pour donner à ce mêlange la consistance d'onguent. Celui ci servira pour toucher les poireaux & les verrues.

INJECTIONS POUR L'URETRE.

PRENEZ de *décoction faite avec le bois de len-*

tifque, douze onces ; de *miel de Narbonne*, deux onces ; de *mercure doux*, un gros : injectez cette liqueur tiéde, dans les cas de gonorrhée.

PRENEZ de *trochifques de blanc-raifin* ou de *Rhafis*, deux gros ; de *camphre*, un fcrupule : faites diffoudre & délayer dans douze onces d'*eau de frai de grenouille*. Cette injection eft propre à déterger.

PRENEZ *feuilles d'aigremoine* & *de prêle*, de chaque une demi - poignée ; de *balauftes*, une pincée : faites bouillir dans une fuffifante quantité d'eau, & réduire à douze onces : paffez, ajoûtez à la colature *d'eau de chaux*, trois onces ; de *fyrop de coings*, deux onces ; du *baume du Commandeur*, vingt gouttes. Ce remede convient dans la gonorrhée.

PRENEZ *eau de plantain* & *eau de rofes*, de chaque quatre onces ; de *vin blanc*, deux onces ; *tuthie préparée* & *trochifques blancs de Rhafis*, de chaque un gros : mêlez ; pour faire des injections, dans le cas d'écoulement involontaire de la femence.

B O U G I E S.

PRENEZ de *cire jaune*, dix onces ; *huile rofat*, *blanc de baleine*, de chaque deux onces ; d'*onguent de cérufe*, quatre onces : faites liquéfier : mêlez : imbibez de ce mêlange des linges dont on fera des bougies.

PRENEZ de *cire jaune*, douze onces ; de *térébenthine de Venife*, une once : faites liquéfier : trempez-y des méches, & formez les bougies.

PRENEZ *cire blanche* & *poix de Bourgogne*, de chaque quatre onces ; d'*huile d'amandes douces*, deux onces ; *ouguent brun* & *emplâtre de Vigo*, de chaque une once & demie : faites en des bougies avec du linge ou des méches.

Prenez *emplâtre de Vigo avec le mercure*, & *emplâtre diachylon avec les gommes*, de chaque six onces : faites liquéfier : trempez y du linge, pour former des bougies, en le roulant.

Prenez d*emplâtre diachylon*, deux onces ; d'*emplâtre de mucilages*, une demi-once : faites liquéfier : mêlez : ajoûtez trois gros de *précipité blanc*, & faites des bougies, comme il est indiqué ci-dessus. Quant aux vertus de ces différentes bougies, on les connoîtra aisément, en faisant attention aux substances qui les composent.

Injection calmante pour la matrice.

Prenez de *suc de morelle dépuré*, quatre onces : injectez cette liqueur tiéde. On peut y ajoûter, si la douleur est aiguë, depuis deux jusqu'à quatre grains d'*opium*.

Injections détersives pour la matrice.

Prenez *décoction d'orge & petit-lait*, de chaque trois onces ; de *miel rosat*, deux onces : mêlez ; pour faire des injections.

Prenez d'*orge entiere*, une pincée ; *feuilles de sanicle & d'aigremoine*, de chaque une poignée ; de *sommités de millepertuis*, une pincée : faites bouillir dans une suffisante quantité d'eau, & réduire à une livre : passez : ajoûtez à la colature deux onces de *miel rosat* : mêlez ; pour faire des injections dans la matrice.

Prenez de *racine d'aristoloche ronde*, deux onces : faites bouillir dans une livre d'eau : quand la décoction sera presque faite, ajoûtez une poignée de *roses rouges* : passez : ajoûtez à la colature une once de *miel rosat*, & un demi-gros

V ij

de *baume de Copahu* : mêlez. Cette liqueur s'emploiera chaude en injections.

INJECTION ASTRINGENTE POUR LA MATRICE.

PRENEZ *racines de biſtorte & de tormentille*,
de chaqüe une once ; *écorce & fleurs de grenade*,
de chaque une demi once : faites bouillir dans
une ſuffiſante quantité d'eau, & réduire à une
livre : paſſez : ajoûtez à la colature une demi-
once de *ſang-dragon* & deux gros d'*alun pulvé-
riſé* : mêlez ; pour employer en injections : on
peut, dans des cas preſſans, y ajoûter de l'*eſprit-
de-vitriol*, ou une eau ſtyptique.

PARFUM POUR LA MATRICE.

PRENEZ de la *poudre de ſuccin & de la ſemence
de juſquiame*, de chaque une pincée : brûlez-les
pour recevoir la fumée dans un entonnoir qui la
conduira au vagin. Il eſt calmant, ou appaiſe les
douleurs de la matrice.

PESSAIRES.

PRENEZ *myrrhe & aloës*, de chaque un gros
& demi ; d'*ariſtoloche ronde*, un gros ; de *ſuc de
mercuriale*, une quantité ſuffiſante. Le coton ſert
d'excipient à toutes ces ſubſtances : on en forme
un peſſaire de la groſſeur du doigt, qui s'enveloppe dans un morceau d'étoffe de ſoie liſſe,
comme le taffetas, le ſatin, & s'introduit dans
le vagin, pour faire revenir les régles qui ont été
ſupprimées.

PRENEZ de *ſabine*, une demi-once ; *myrrhe &
ſafran*, de chaque un gros ; *camphre & caſtoreum*,
de chaque ſix grains : mêlez : réduiſez le tout en
poudre : renfermez dans un ſachet. On peut y

ajoûter de l'*huile de succin* ou *de l'huile de rhue :*
faites un pessaire auquel tiendra un fil ou cordon,
pour qu'on puisse le retirer plus facilement.

PRENEZ *myrrhe* & *aloës*, de chaque deux gros;
de *castoreum*, un gros; *gentiane*, *dictamne de
Crète* & *baies de laurier*, de chaque un demi-
gros Ces substances, réduites en poussiere très
fine, se mêlent avec du *miel*; & on en fait un
pessaire que l'on enveloppe d'une étoffe dont le
tissu est très lâche, pour que ce médicament
agisse par les interstices. Ce remede convient
pour provoquer les régles. On peut y ajoûter un
gros de *sabine* en poudre, quand on s'en sert dans
les suppressions des vuidanges.

COMMENTAIRES.

(1.) L'EMPLATRE DE GRENOUILLES, ou de
Vigo avec le mercure. *Emplastrum de ranis. Emplastrum de Vigo cum mercurio.*

Il entre dans cet Emplâtre une très grande
quantité de substances; on fait bouillir dans du
vin & du vinaigre des grenouilles & des vers de
terre avec des racines d'iéble & d'aulnée, des
fleurs de camomille, de lavande, &c. Ensuite
on fait liquéfier separément de la cire, des graif-
ses d'animaux, du storax, de la térébenthine avec
des huiles de grenouilles, de vers de terre, de
lys, &c. Ces matieres étant en liquéfaction, on
y ajoûte de l'encens, de la myrrhe, de l'euphorbe, du safran, avec de l'huile essentielle de lavande. Les deux liqueurs étant mêlées se sou-
mettent une seconde fois à l'ébullition; après

V iij

quoi on y ajoûte du mercure éteint dans de la térébenthine & du ftyrax. Il réfulte de tout ce mélange, après des manipulations très connues, un emplâtre que l'on met avec raifon au nombre des plus puiffans médicamens réfolutifs & incififs. Par ces propriétés, elle convient fur les tumeurs cyftiques & anomales : elle diffipe les tumeurs vénériennes, & contribue à la guérifon de celles qui font écrouelleufes, &c. Enfin, on l'applique quelquefois pour exciter la falivation & combattre le virus vénérien ; mais alors l'emplâtre doit avoir beaucoup d'étendue ; & pour que fon effet foit plus fûr & plus confidérable, on y met le double ou même le quadruple de mercure.

(2.) LA TERRE CIMOLÉE, ou la moulée des couteliers. *Terra cimolia cultrariorum*

Cette terre eft formée de petites particules qui fe détachent de la pierre ou meule à aiguifer, tandis qu'on repaffe les couteaux ou autres ouvrages de coutellerie, ainfi que de ces inftrumens mêmes. Quelques auteurs l'ont nommée *terre cimolée*, à caufe de la reffemblance qu'ils ont cru y trouver avec la terre cimolée des anciens, de laquelle on ne fait plus d'ufage aujourd'hui. Cette matiere paffe pour un médicament répercuffif & réfolutif. On l'applique avec fuccès fur les tefticules nouvellement enflés : elle n'eft pas moins utile fur les parotides engorgés ; mais il faut appliquer ce remede auffi-tôt après la naiffance du mal, car plus tard il feroit inutile & même nuifible.

(3.) L'HUILE DE RHUE. *Oleum rutæ.*

Cette huile fe prepare en mettant infufer de la rhue dans de l'huile d'olives ; elle eft confacrée aux ufages externes. On met une ou deux

onces d'huile de rhue dans les lavemens qui deviennent par-là anodyns, carminatifs, & fpécialement propres pour les affections hyftériques &
la colique venteufe : elle entre auſſi dans la compoſition des peſſaires emménagogues & anti-hyftériques.

(4.) L'HUILE DE SUCCIN. *Oleum ſuccini.*

En ſoumettant le ſuccin à la diftillation, on
en retire, par un procédé très connu, l'huile, le
ſel & l'efprit volatil de ſuccin. L'huile de ſuccin
eft un puiſſant remede anti-fpafmodique, qui
convient dans les affections hypocondriaques &
hyftériques : ſon uſage eft encore ſalutaire dans
l'épilepſie & les autres affections convulſives ;
en outre elle eft du nombre des médicamens internes balſamiques, vulnéraires & déterſifs : on
l'a même vu produire d'heureux effets dans les
ulcérations des poumons, des reins, de la veſſie.
Sa doſe eft depuis deux juſqu'à fix gouttes. Enfin
il en entre quelquefois dans les peſſaires vulnéraires & déterſifs.

(5.) LE GALBANUM.

C'eft le nom qu'on donne à une ſubftance
gommeuſe & réſineuſe, molle comme de la cire,
amere, brune & fétide. Elle coule naturellement d'une plante ombellifere qui croît dans le
Levant, & que Tournefort rapporte au genre de
l'*oreoſelinum.* C'eft une choſe digne de remarque,
que cette ſubftance prend flamme comme les ré-
ſines, & ſe diſſout dans l'eau comme les gommes, mais non dans l'huile. Le *galbanum* ne ſe
prend jamais par la bouche, à moins qu'il n'ait
été préalablement préparé comme il ſuit. On le
fait diſſoudre dans du vin blanc à un feu doux ;
la diſſolution étant paſſée, la colature ſe met en

évaporation au bain-marie , jufqu'à ce qu'elle ait acquis la confiftance d'extrait. Ce médicament eft du nombre des anti-hyftériques : on le met dans la claffe des apéritifs : il eft reconnu pour incifif : on en vante principalement l'ufage pour faire venir les regles ; & il a réuffi dans le traitement des fleurs blanches. Le *galbanum* fe donne en pilules : fa dofe eft depuis quatre grains jufqu'à un fcrupule. On l'emploie fréquemment à l'extérieur ; il paffe alors pour anodyn , émollient , digeftif & réfolutif : c'eft pourquoi on en recommande l'application fur les cors des pieds , pour les amollir , ou les empêcher de caufer de grandes douleurs. Il s'applique auffi fur le nombril , pour calmer les attaques hyftériques : enfin , jetté fur les charbons ardens , il s'en éleve une fumée qui eft falutaire , tant contre la chûte du vagin & de la matrice , que dans les affections hyftériques & la fuppreffion des regles.

(6.) L'ASSA FŒTIDA.

Cette fubftance eft gommeufe & réfineufe , jaunâtre , molle : elle répand une fi mauvaife odeur , qui approche de celle de l'ail , qu'on lui a donné le nom de *ftercus diaboli*. On l'employoit autrefois comme affaifonnement dans l'apprêt des alimens , tant il y a de diverfité & de bifarrerie dans les goûts. Cette matiere coule des incifions que l'on fait à une plante de la famille des férules ; on dit que celle-ci fe trouve en Perfe. L'*affa fœtida* fe met au nombre des médicamens fédatifs & anti-fpafmodiques , elle a auffi fa place parmi les carminatifs ; c'eft pourquoi on la recommande dans les affections hyftériques : elle provoque les regles , & favorife l'accouchement. Enfin on en vante l'ufage dans la colique ven-

teufe , & la tympanite. L'extrème fétidité de
cette fubftance oblige de la faire prendre en pilules ; fa dofe eft depuis fix grains jufqu'à un demi-gros. Quant aux vertus de l'*affa-fœtida*, employé à l'extérieur, elle n'eft pas un des moins
bons médicamens émolliens & réfolutifs ; mais
la maniere de s'en fervir la plus commune eft en
fumigations, qui procurent du foulagement aux
perfonnes hyftériques , & contribuent beaucoup
à faire paroître les regles & à rendre aux fibres
relâchées du vagin , l'élafticité qu'elles doivent
avoir.

(7.) LE BDELLIUM.

Cette fubftance, qui eft en partie gommeufe
& en partie réfineufe , s'enflamme, & approche
beaucoup de la myrrhe, par fa nature ; elle a de
l'odeur , un peu d'amertume, & eft tranfparente
& rougeâtre. Le *bdellium* découle naturellement
d'un arbre épineux qui croît dans l'Inde ou l'Arabie , mais fur lequel nous n'avons aucunes con-
noiffances certaines. On met ce médicament au
nombre des fortifians internes ; il eft de la claffe
des vulnéraires. On lui attribue la vertu pecto-
rale & incifive , & on le compte parmi les apéritifs & les emménagogues. Son ufage convient
dans les ulcérations des poumons, des reins &
de la veffie , & il eft falutaire à plufieurs afthmatiques. On prefcrit le *bdellium* fous la forme folide : fa dofe eft depuis un demi-fcrupule jufqu'à
un demi-gros ; mais il eft rare qu'on le faffe prendre intérieurement. Plus fouvent il s'emploie à
l'extérieur , & paffe pour un puiffant remede
émollient , réfolutif & maturatif : on lui reconnoît auffi la vertu vulnéraire ; enfin il fert à compofer des fumigations pour la matrice.

MÉDICAMENS

Qui se prennent par l'anus, & s'appliquent à cette partie, tant pour ses maux particuliers que pour d'autres maladies.

CET article surpasseroit de beaucoup tous les autres pour son étendue ; & je sortirois de mon plan, si je réunissois ici tous les médicamens qui se prennent par l'anus ou s'y appliquent ; mais je ne présenterai que les meilleurs & les plus usités ; leur nombre est assez considérable. Ou on les injecte par l'anus, comme les clysteres ; ou on les y introduit comme les suppositoires ; ou ils s'appliquent à l'extérieur sous la forme de fomentation, de liniment & de poudre. Commençons par les lavemens : on prescrit sous cette forme les médicamens rafraîchissans, les adoucissans, les émolliens, les purgatifs, les carminatifs, les anodyns, les astringens, les déterfifs, les anti-septiques, les stimulans ; d'autres sont consacrés au traitement des épreintes, des vers, de la coliques des peintres, de la colique néphrétique, des affections hystériques ou vaporeuses, & des fiévres intermittentes : on doit encore mettre au nombre des matieres qui entrent dans les lavemens, les substances nourrissantes, comme les œufs, le lait, le bouillon, le vin, &c. Mais il ne faut les donner qu'après qu'on a débarrassé les gros intestins des excrément durcis. On fait des suppositoires de différente nature, qui quelquefois tiennent lieu de lavemens ; il y en a de

ftimulans ou irritans pour provoquer les felles ;
d'autres font anodyns, vermifuges, aftringens, &c.
comme on le verra dans la fuite de cet article.
Quant aux autres remedes externes , le nombre
de ceux qu'on fait prendre par l'anus, ou qu'on
y applique , eft très confidérable , & ils font de
différente nature. Il y en a d'adouciffans & d'aftringens , qui paroiffent convenir principalement
dans les cas d'hémorroïdes , d'épreintes , de chûte
du fondement , & qui s'emploient fous les formes de fomentations , de linimens , de fumigations ; ce feront les feuls dont nous parlerons.
Enfin , on a coutume d'appliquer les fangfues à
l'anus plus fouvent qu'à aucune autre partie du
corps , non - feulement pour des maux dont le
fiege eft à l'anus , mais encore pour diverfes autres maladies où il eft indiqué d'évacuer du fang
par les vaiffeaux hémorrhoïdaux , ou de l'attirer
dans les parties inférieures du corps. Nous avons
déja eu occafion d'avertir que beaucoup d'autres
topiques s'emploient également pour remplir
d'autres indications que celle de la guérifon des
parties qui les reçoivent.

MÉDICAMENS SIMPLES

ET OFFICINAUX.

Rafraîchiffans , pour fervir en lavemens.

L'EAU commune , l'eau de fontaine... les
feuilles de laitue , de pariétaire , de grande joubarbe.

Les fleurs de mauve , celles de nénuphar.

L'orge, le son (¹), les femences froides… le nitre, le vinaigre, le miel violat (²).

Adouciſſans.

Les feuilles de bouillon-blanc, de guimauve… la graine de lin, les mucilages, les émulſions… le petit-lait, le jaune d'œuf, le beurre… les huiles… l'eau de poulet, les bouillons gras.

Emolliens.

Les racines de guimauve, de nénuphar…. les feuilles de mauve, de guimauve, de mercuriale ³), de pariétaire, de feneçon, de bouillon-blanc, &c .. les femences de lin, de fénugrec, les figues graſſes… le lait, le beurre, les huiles, les bouillons gras…. les mucilages, les gommes.

Purgatifs.

Le miel ſimple, les miels officinaux ou compoſés, le féné, la caſſe, la gratiole ⁴), le turbith…. le fel d'Epſom, le fel marin…. le catholicum, le diaphœnic (⁵), la bénédicte laxative (⁶).

Carminatifs.

Les feuilles d'hyſſope, de rhue, de pouillot, d'origan, de menthe, &c. les fleurs de camomille ⁷), de mélilot (⁸)…. les femences d'anis, de fenouil ; les baies de laurier, de genévrier…. le miel a thoſaum ou de romarin (⁹), le miel de mercuriale (¹⁰), le vin… l'huile de laurier, de rhue, de camomille ; l'électuaire de baies de laurier.

Anodyns.

Les têtes de pavot blanc, l'*opium*... le bon vin, la teinture anodyne, le syrop diacode... l'électuaire *diascordium*, le *phylonium romanum* (¹¹), les trochisques de karabé... l'onguent *populeum*, le baume tranquille.

Astringens.

La prêle, l'écorce de grenade, les roses rouges, les balaustes... le *diascordium*, la thériaque, les trochisques de karabé & les autres anodyns.

Détersifs.

Les feuilles d'aigremoine, de *scordium*, de millepertuis, de petite centaurée... les roses de Provins, l'orge, le son... le jaune d'œuf, le lait, l'urine, le bouillon de tripes... le miel simple, le miel rosat.... le sucre ordinaire, le sucre rosat rouge (¹¹).... la térébenthine, les eaux thermales.

Anti-putrides ou anti-septiques.

Le bon vin rouge... le *scordium*, l'absinthe, la petite centaurée, &c... l'orge, le sucre rouge, l'huile de noix, la térébenthine... l'onguent ægyptiac, la thériaque.

Stimulans.

La sauge, la bétoine, l'origan, le serpolet, &c. le vrai *acorus*, le cardamome, la pyrethre, le turbith végétal... le sel gemme, l'euphorbe... le tabac, l'agaric, la coloquinte... le vin émétique trouble.

Pour le ténesme & les épreintes.

La racine d'ariftoloche ronde, les fommités
de millepertuis... la gomme adragant, la térébenthine... le blanc de baleine, le jaune d'œuf,
le vin... les mucilages, l'huile d'*hypericum*... le
diafcordium, le fyrop diacode, les trochifques
de karabé.

Vermifuges.

Le lait, le petit-lait... les feuilles de gratiole, d'abfinthe, de petite centaurée... de tanaifie, la barbotine, la racine de fougere.

Pour la colique minérale & végétale.

Le vin, l'huile de noix... le miel de mercuriale, le *diaphœnic*.

Anti-néphrétiques.

Les décoctions émollientes, le lait, le miel...
l'huile de noix, la térébenthine.... les têtes
de pavot blanc & les autres anodyns. La thériaque.

Anti-hyftériques.

Les feuilles de rhue, de *vulvaria* ([13]), de matricaire, de tanaifie, d'alliaire... le camphre,
l'huile de rhue, la teinture de *caftoreum*... le
miel de mercuriale, le miel de romarin ou *an-
thofatum*, la bénédicte laxative.

Fébrifuges.

Le quinquina, les plantes ameres & aromatiques... les têtes de pavot blanc, & les autres
anodyns.

Stimulans en suppositoires.

Le poireau, la mercuriale, la poirée ou bette... le lard, le savon, le miel épaissi au feu... le sel gemme, le sel ammoniac... l'euphorbe... le jalap, l'agaric, l'aloës; la coloquinte, ou les trochisques alhandal.

Anodyns en suppositoires.

La cire, le suif, le miel devenu solide par la cuisson... le safran, le *castoreum*, l'*opium*.

Vermifuges qui entrent dans les suppositoires.

Le suc d'absinthe, le fiel de bœuf... la coloquinte, l'aloës.

Astringens en suppositoires.

La noix de galle, l'écorce de grenade, la graine de sumach... le mastic, le sang-dragon.

Adoucissans externes.

Les feuilles de mauve, de guimauve, de bouillon-blanc ([14]), de linaire ([15]), d'orpin, de jusquiame, de grande joubarbe... le safran, les graines de lin & de coings .. le jaune d'œuf, l'huile d'œuf, l'*opium*, le sel de Saturne... l'huile de lin, l'huile de camomille, l'huile de jusquiame... le cérat de Galien, l'onguent *populeum*, le baume tranquille.

Fortifians externes.

La semence de sumach, l'écorce de grenade, la noix de galle, le bois de lentisque... le mastic, la colophane, le cachou, le sang-dragon.

MÉDICAMENS MAGISTRAUX.

LAVEMENS RAFRAICHISSANS.

PRENEZ d'*eau commune*, une livre ; de *bon vinaigre*, deux onces : mêlez.

PRENEZ de *petit lait*, une quantité suffisante ; de *nitre purifié*, deux gros ; de *miel rosat*, une once.

PRENEZ de *décoction d'orge*, une livre ; de *vinaigre*, une once ; de *nitre*, trois gros : mêlez.

PRENEZ *feuilles de laitue & de grande joubarbe*, de chaque une poignée ; de *fleur de nénuphar*, une demi poignée : faites bouillir dans une suffisante quantité d'eau, & réduire à une livre : faites fondre dans la colature deux onces de *miel violat*.

PRENEZ d'*orge entiere*, une poignée ; *feuilles de mauve & de laitue*, de chaque une poignée ; de *semences froides majeures* concassées, une once, dont vous ferez un nouet : faites bouillir dans une suffisante quantité d'eau, & réduire à une livre : passez, faites fondre dans la colature une once de *pulpe de casse*, & autant de *miel violat*.

LAVEMENS ADOUCISSANS.

PRENEZ d'*eau de poulet*, une livre ; de *beurre frais*, ou d'*huile d'amandes douces*, deux onces : mêlez.

PRENEZ de *lait de chévre*, une livre ; de *mucilage de semences de coings*, deux onces ; de *miel rosat*, trois onces.

PRENEZ une *tête de mouton* dont vous ôterez
la

la langue & la cervelle , concaſſez le reſte : faites-le bouillir dans une ſuffiſante quantité d'eau.

PRENEZ *huile d'amandes douces & graine de lin,* de chaque une demi-livre ; de *mucilage de ſemences de coings,* extrait par la décoction dans le lait , quatre onces : mêlez ; pour un lavement.

PRENEZ de *bouillon de tripes ,* une livre ; d'*huile d'amandes douces ,* ou de *miel roſat ,* deux onces. On peut auſſi employer à cet uſage le *bouillon de tripes* ſeul , avec un ou deux *jaunes d'œuf.*

PRENEZ de *régliſſe* ratiſſée & contuſe , une demi-once ; de *graine de lin* concaſſée , une once ; de *feuilles de mauve ,* une poignée : faites bouillir dans une ſuffiſante quantité d'eau , & réduire à une livre : paſſez ; délayez dans la colature une once de *moëlle de caſſe ,* & deux onces d'*huile de lys :* mêlez.

PRENEZ *fleurs de mauve & de violette ,* de chaque une demi-poignée : mettez infuſer dans une livre de *bouillon de poulet* très chaud : paſſez : ajoûtez à la colature deux onces de *beurre* qui ne ſoit ni ſalé ni rance.

LAVEMENS ÉMOLLIENS.

PRENEZ de *décoction émolliente* à lavemens , une livre : ajoûtez d'*huile d'amandes douces ,* deux onces. Tout le monde ſait qu'on tient dans les apothicaireries une décoction émolliente toujours prête , pour compoſer des lavemens au moment du beſoin. Elle ſe fait avec de la mauve , de la guimauve , de la poirée , de la pariétaire, de la mercuriale , de la violette , de l'acanthe , &c. & parmi ces plantes on prend celles que l'on veut.

Tom. II.   X

PRENEZ *fon pur* ou fans farine ; *feuilles de mauve & de pariétaire*, de chaque une poignée : faites bouillir dans une fuffifante quantité d'eau, & réduire à une livre : paffez ; faites fondre dans la colature trois onces de *miel commun.*

PRENEZ *feuilles de mauve, graine de lin & fon*, de chaque une poignée : faites bouillir dans une fuffifante quantité d'eau, & réduire à une livre : paffez : ajoûtez à la colature deux onces dé *beurre frais.*

PRENEZ de *racine de guimauve*, une once ; *feuilles de guimauve & de mercuriale*, de chaque une demi - poignée : paffez ; ajoûtez à la colature deux onces de *miel mercurial.*

PRENEZ *pariétaire & guimauve*, de chaque une poignée ; de *fleurs de camomille*, une demi-poignée : faites bouillir dans une fuffifante quantité d'eau, & réduire à une livre : paffez, ajoûtez à la colature deux onces de *beurre frais.*

PRENEZ *feuilles de mauve & de violette*, de chaque une poignée ; de *fleurs de nénuphar*, une demi-poignée : faites bouillir dans une fuffifante quantité d'eau, & réduire à une livre : paffez : délayez dans la colature une once de *pulpe de caffe*, & deux onces d'*huile d'amandes douces.*

LAVEMENS LAXATIFS.

PRENEZ de *décoction émolliente*, une livre ; d'*électuaire catholicum*, une once ; d'*huile d'o-lives* ou de *miel mercurial*, deux onces : on peut ajoûter une demi once de *fel de Glauber.*

PRENEZ de *caffe en bâtons* concaffés, fix onces ; *feuilles de violette & de mauve*, de chaque une poignée : faites bouillir dans une fuffifante quantité d'eau, & reduire à une livre : paffez.

PRENEZ de *séné*, une demi - once ; faites bouillir dans une livre de *décoction émolliente* : paſſez : délayez dans la colature une once de *diaphœnic* & deux onces de *miel mercurial.*

PRENEZ *feuilles de gratiole & de guimauve*, de chaque une poignée ; de *fleurs de camomille*, une demi-poignée : faites bouillir dans une ſuffiſante quantité d'eau, & réduire à une livre : paſſez : ajoûtez à la colature une once de *catholicum.*

LAVEMENS CARMINATIFS.

PRENEZ de *fleurs de camomille*, deux poignées ; de *baies de laurier*, deux gros : faites bouillir dans une ſuffiſante quantité d'eau, & réduire à une livre : paſſez : ajoûtez à la colature une demi-once d'*huile de laurier :* mêlez.

PRENEZ de *feuilles d'hyſſope*, une poignée ; de *fleurs de camomille*, une demi-poignée ; de *ſemences d'anis*, un gros ; de *baies de genié-vre*, deux gros : faites bouillir dans une ſuffiſante quantité d'*eau* & de *vin* : paſſez : délayez dans la colature une once d'*électuaire de baies de laurier.*

PRENEZ de *baies de genièvre*, une demi-once ; *feuilles de mauve & de pouliot*, de chaque une demi-poignée : faites bouillir dans une ſuffiſante quantité d'eau, & réduire à douze onces : ſur la fin ajoûtez une demi-poignée de *ſommités de rhue :* paſſez : ajoûtez à la colature *miel mercurial & huile de rhue*, de chaque deux onces.

PRENEZ *feuilles de mercuriale*, une poignée ; *fleurs de camomille & de mélilot*, de chaque une demi - poignée ; de *ſemences d'anis*, un gros : faites bouillir dans une ſuffiſante quantité d'eau,

& réduire à une livre : paſſez : ajoûtez à la colature une once d'*électuaire de baies de laurier.*

LAVEMENS ANODYNS.

PRENEZ *feuilles de guimauve & de bouillon-
blanc*, de chaque une poignée ; de *têtes de pavot
blanc*, contuſes, deux gros ; de *graine de lin*,
une once : faites bouillir dans une ſuffiſante
quantité d'eau, & réduire à douze onces : paſſez : ajoûtez à la colature deux onces d'*huiles
d'amandes douces.*

PRENEZ de *lait de vache*, douze onces ; des
jaunes d'œufs, au nombre de deux : mêlez : ajoûtez une once de *ſyrop de pavot blanc.*

PRENEZ de *mucilage de ſemences de pſyllium*,
extrait par l'*eau de roſes*, douze onces ; *huile
d'amandes douces & beurre non ſalé*, de chaque
deux onces : délayez deux grains de *laudanum*
ou de *philonium romanum*, depuis un demi gros
juſqu'à un gros.

PRENEZ *vin rouge & huile de lin*, de chaque
ſix onces ; d'*huile de rhue*, une demi-once ; de
teinture anodyne, trente gouttes, ou deux onces
d'*onguent populeum.*

PRENEZ d'*opium*, quatre grains : faites diſſoudre dans dix onces d'*eau de coquelicot* : ajoûtez une demi-once de *diaſcordium & un jaune
d'œuf* : mêlez ; pour un lavement, qui ſe prendra à l'heure ordinaire du ſommeil du malade.

LAVEMENS ASTRINGENS.

PRENEZ d'*écorce de grenade*, une demi-once ;
de *roſes rouges*, une demi-poignée : faites bouillir
dans une ſuffiſante quantité de *lait de vache*, &

réduire à une demi-livre : paſſez : délayez dans la colature trois gros d'*électuaire diaſcordium*.

PRENEZ de *baies de geniévre*, deux onces ; *roſes rouges & fleurs de camomille*, de chaque une poignée : faites bouillir dans une ſuffiſante quantité d'eau , & réduire à douze onces : paſſez : ajoûtez à la colature une demi-once de *térébenthine* diſſoute dans du *jaune d'œuf*.

PRENEZ d'*électuaire diaſcordium* , une demi-once ; de *thériaque* , deux gros : délayez & faites bouillir légerement dans une ſuffiſante quantité de *lait de vache* ; pour faire deux lavemens.

LAVEMENS DÉTERSIFS.

PRENEZ de *bouillon de tripes*, ou de *tête de mouton* , dix onces ; de *ſucre rouge* ou *conſerve de roſes* , deux onces ; pour un lavement. On peut ſe ſervir également de l'*urine d'un enfant*.

PRENEZ de *lait de vache* , une demi-livre ; de *ſucre roſat*, une once ; deux *jaunes d'œufs* : mêlez.

PRENEZ de *térébenthine de Veniſe* , deux gros ; un *jaune d'œuf* : ces ſubſtances étant agitées & bien mêlées , ajoûtez une demi - once de *thériaque* & huit onces de *lait de vache* : mêlez.

PRENEZ de *térébenthine* diſſoute dans du *jaune d'œuf* , une demi-once ; de *miel roſat*, une once ; de *lait* , huit onces : mêlez.

PRENEZ *feuilles de plantain* & *de prêle* , de chaque une poignée ; *roſes de Provins & fleurs de mélilot* , de chaque une pincée : faites bouillir dans une livre d'eau : paſſez : ajoûtez à la colature trois gros de *ſucre roſat* , & un *jaune d'œuf*.

PRENEZ de *tête de pavot blanc* , depuis deux gros juſqu'à trois : faites bouillir dans une livre de *décoction d'orge* : paſſez : délayez dans la colature deux onces de *miel roſat*, une once de *ſucre roſat rouge*, & trois gros de *térébenthine* diſſoute dans du *jaune d'œuf*.

PRENEZ du *ſon pur* & *feuilles d'aigremoine*, de chaque une poignée ; de *ſommités de millepertuis*, une demi poignée : faites bouillir dans une ſuffiſante quantité d'eau, & réduire à dix onces : paſſez : ajoûtez à la colature un *jaune d'œuf* & deux onces de *miel roſat*.

LAVEMENS ANTI-SEPTIQUES.

PRENEZ d'*orge entiere*, une poignée : faites bouillir dans une ſuffiſante quantité d'eau, & réduire à une livre : ſur la fin, ajoûtez *feuilles de ſcordium* & *de petite centaurée*, de chaque une poignée : paſſez ; délayez dans la colature ſix gros d'*onguent ægyptiac* & une demi-once de *térébenthine* diſſoute dans du *jaune d'œuf* : mêlez.

PRENEZ de *vin rouge*, douze onces ; de *ſucre rouge*, une once ; d'*huile de noix*, trois onces ; de *thériaque*, deux gros.

LAVEMENS STIMULANS.

PRENEZ de *la décoction ordinaire à lavemens*, une livre : délayez d'*électuaire catholicum*, deux onces ; de *vin émétique trouble*, trois onces : faites fondre de *ſel gemme*, deux gros ; pour ſervir dans les affections comateuſes & la colique des peintres ou de plomb.

PRENEZ de *feuilles ſéches de tabac*, depuis deux gros juſqu'à une demi once : faites bouillir dans une ſuffiſante quantité d'eau, & réduire à une livre : ajoûtez deux gros de *ſel gemme*.

PRENEZ de *pulpe de coloquinte*, depuis un

demi-gros jufqu'à un gros, dont vous ferez un
nouet ; de *feuilles de tabac*, un gros : faites bouillir
dans une fuffifante quantité d'eau : paffez : ajoûtez à la colature deux gros de *fel marin*, & deux
onces de *miel mercurial*.

PRENEZ de *décoction de racines de guimauve*,
une livre ; de *coloquinte*, depuis un gros jufqu'à
deux : faites bouillir légérement : paffez : délayez
dans la colature une once d'*électuaire diaphœnic*
& deux onces de *miel mercurial*.

PRENEZ de *feuilles de mercuriale*, une poignée ; *féné* & *pulpe de coloquinte*, de chaque deux
gros ; de *feuilles de tabac*, un demi gros : faites
bouillir dans une fuffifante quantité d'eau, & réduire à une livre : paffez : ajoûtez à la colature
deux onces de *vin émétique trouble* & trois onces
de *miel mercurial*.

PRENEZ de *racine de pyrethre*, une demi-once ;
de *feuilles de bétoine*, une poignée ; de *femences
de fenouil*, une pincée ; de *féné*, une demi once ;
d'*agaric*, deux gros : faites bouillir dans une fuffifante quantité d'eau : paffez : ajoûtez à la colature une once de *vin émétique trouble*, & une
demi-once de *diaprun folutif* : mêlez.

LAVEMENS POUR LE TÉNESME OU LES ÉPREINTES.

PRENEZ de *bon vin*, quatre onces ; de *fyrop
de pavot blanc*, deux onces ; d'*électuaire diafcordium*, deux gros ; de *blanc de baleine*, un gros ;
deux *jaunes d'œufs* : mêlez.

PRENEZ de *racine d'ariftoloche ronde*, une
demi-once ; de *fommités de millepertuis*, une
poignée : faites bouillir dans une fuffifante quantité d'eau, & réduire à une livre : paffez : délayez dans la colature deux onces de *térébenthine*

de Venife , diffoute dans du *jaune d'œuf;* une demi-once *d'huile d'hypericum* , douze gouttes de *laudanum liquide :* mêlez ; pour un clyftere que l'on donnera en plufieurs fois.

LAVEMENS VERMIFUGES.

PRENEZ de *racine de fougere mâle* , une once ; *feuilles d'abfinthe & de tanaifie* , de chaque une demi-poignée : faites bouillir dans une fuffifante quantité d'eau , & réduire à une livre : ajoûtez une once *d'huile d'hypericum.*

PRENEZ de *lait de vache* , une livre ; deux jaunes *d'œufs;* deux gros de *thériaque ancienne.*

PRENEZ de *gratiole verte* , une poignée ; *fommités d'abfinthe & de petite centaurée* , de chaque une demi-poignée ; de *poudre contre les vers* , ou barbotine , une demi-once : faites bouillir dans une quantité fuffifante de *petit-lait* , & réduire à une demi-livre : pour un lavement propre à faire mourir les vers afcarides.

PRENEZ *racines d'ariftoloche ronde & de gentiane* , de chaque une once ; *feuilles d'abfinthe & d'aurone* , de chaque une poignée : faites bouillir dans une fuffifante quantité d'au, & réduire à douze onces : paffez : ajoûtez à la colature quatre onces de *leffive commune* ; pour un lavement qu'on mêlera peu-à peu.

LAVEM. POUR LA COLIQUE MINÉR. ET VÉGÉTALE.

PRENEZ *vin rouge & huile de noix* , de chaque fix onces : mêlez ; pour un clyftere.

PRENEZ de *décoction émolliente* , douze onces ; *d'électuaire diaphœnic* , une once ; de *vin émétique trouble* , trois onces.

PRENEZ de *pulpe de coloquinte* , un gros: faite

bouillir dans une suffisante quantité de *vin blanc*, & reduire à huit onces : ajoûtez *miel mercurial* & *huile de noix*, de chaque trois onces.

PRENEZ *séné* & *pulpe de coloquinte*, de chaque deux gros : faites bouillir dans une suffisante quantité de *décoction émolliente* : passez : délayez dans la colature une demi-once de *bénedicte laxative*, deux onces de *miel mercurial*, & une once de *vin émétique*.

LAVEMENS POUR LES ACCÈS DE NÉPHRÉTIQUE.

PRENEZ de *décoction de fleurs de camomille*, douze onces ; *térébenthine* dissoute dans du *jaune d'œuf*, & *miel commun*, de chaque une demi-once.

PRENEZ de *lait de vache*, douze onces ; de *térébenthine* dissoute dans un *jaune d'œuf*, une once; de *thériaque*, deux gros.

PRENEZ *racines de guimauve* & *de nénuphar*, de chaque une once ; de *feuilles de mauve*, une poignée ; *graines de lin* & *de fénugrec*, de chaque une demi-once : faites bouillir dans une suffisante quantité d'eau, & réduire à une livre : passez : ajoûtez à la colature deux onces d'*huile de noix* & deux gros de *térébenthine* dissoute dans du *jaune d'œuf*.

LAVEMENS ANTI-HYSTÉRIQUES.

PRENEZ *feuilles de matricaire* & *de mercuriale*, de chaque une poignée : faites bouillir dans une suffisante quantité d'eau, & réduire à une livre : passez : ajoûtez à la colature trois onces de *miel mercurial*, & deux onces d'*huile de rhue*.

PRENEZ *feuilles d'armoise* & *de rhue*, de chaque une poignée ; de *semence d'anis*, une pincée :

faites bouillir dans une suffisante quantité d'eau,
& réduire à dix onces : passez : délayez dans la
colature une demi once de *bénédicte laxative*.

Lavemens fébrifuges.

Prenez de *feuilles marjolaine*, deux poignées :
faites bouillir légérement dans une suffisante
quantité d'eau : passez : ajoûtez à la colature trois
onces d'*huile de laurier*.

Prenez de *quinquina*, une once : faites bouillir
dans deux livres d'eau, & réduire à moitié ; pour
un lavement que l'on répétera de quatre en quatre heures.

Prenez de *têtes de pavot blanc* contuses, deux
gros ; de *quinquina* broyé grossiérement, depuis
une demi once jusqu'à une once : faites bouillir
dans une suffisante quantité d'eau, & réduire à
une livre.

Prenez de *quinquina*, une once : faites bouillir
dans une suffisante quantité d'eau, & réduire à
douze onces : passez : ajoûtez à la colature un
gros de *thériaque*, ou une demi-once de *syrop
diacode* ; pour un lavement que l'on donnera une
ou deux fois par jour.

Lavemens nourrissans.

Prenez de *bon bouillon*, une livre ; de *bon
vin*, un verre ; deux *jaunes d'œufs* : mêlez ; pour
un clystere que l'on donnera plus ou moins souvent, suivant les circonstances.

Prenez *bouillon de bœuf & de chapon*, de chaque une livre ; de *crême d'orge*, une demi-livre ;
de *bon vin*, quatre onces ; de *sucre rosat*, une
once ; de *pain de froment* séché & pulvérisé,
une demi-once ; deux *jaunes d'œufs* : mêlez ;

pour faire du tout deux ou trois lavemens. On recommande ces lavemens dans les cas d'esquinancie, de tumeurs à la gorge qui empêchent d'avaler, d'obstructions au pylore, de la paralysie du gosier, &c. & toutes les fois que les alimens ne peuvent parvenir dans l'estomac ou y rester. Avant de donner ces lavemens, il faut évacuer les gros intestins par des lavemens ordinaires.

SUPPOSITOIRES STIMULANS.

PRENEZ de *miel commun*, deux onces; de *sel marin*, un gros : faites bouillir à petit feu, jusqu'à ce que le mêlange soit durci & puisse prendre la forme d'un suppositoire que l'on frotte d'*huile* ou de beurre.

PRENEZ *agaric pulvérisé* & *sel gemme*, de chaque un gros : mêlez : faites un suppositoire avec deux onces de *miel cuit*.

PRENEZ *trochisques alhandal* & *diagrede*, de chaque un scrupule ; de *sel gemme*, un gros : mêlez le tout avec deux onces de *miel épaissi* ; pour faire des suppositoires.

PRENEZ du *miel cuit* jusqu'à la consistance convenable, une once ; de *sel ammoniac*, un gros ; *racine d'hellébore blanc* & *trochisques alhandal*, de chaque un demi-scrupule ; de l'*euphorbe*, deux grains : mêlez exactement, & formez deux suppositoires, qu'on oindra avant de les introduire avec l *huile de castor*. On en use contre les affections soporeuses.

PRENEZ de *l'aloës* & *du sel gemme*, de chaque un scrupule ; de la *poudre de coloquinte*, quinze grains ; *miel*, ce qu'il faut. On le fera épaissir au feu, pour en former un suppositoire qu'on estime propre à rappeller les régles.

SUPPOSITOIRES ANODYNS.

PRENEZ de *graisse de cerf*, deux gros ; de *cire jaune*, un gros ; de *céruse*, un demi-scrupule ; d'*opium*, trois grains : mêlez ; pour former des suppositoires.

PRENEZ *opium*, *safran* & *castoreum*, de chaque un demi-scrupule : faites avec du *miel épaissi* un suppositoire, que vous retirerez au bout d'une demi-heure.

SUPPOSITOIRE VERMIFUGE.

PRENEZ *fiel de bœuf* & *suc d'absinthe*, épaissis par la cuisson, de chaque un scrupule ; *myrrhe* & *aloës*, de chaque un demi-scrupule : mêlez avec du *miel épaissi au feu*.

SUPPOSITOIRE ASTRINGENT.

PRENEZ *mastic* & *sang-dragon*, de chaque un scrupule ; de *semences de sumach* pulvérisé, un demi scrupule : mêlez avec du *miel cuit* ; pour remédier à la chûte de l'anus.

FOMENTATIONS ET FUMIGATIONS ADOUCISSANT.

PRENEZ *feuilles de mauve* & *de bouillon-blanc*, de chaque deux poignées ; de *semences de jusquiame*, une once : faites bouillir dans une suffisante quantité d'eau, & réduire à deux livres ; pour une décoction dont on fera des fomentations à l'anus, ou dont le malade recevra la vapeur au moyen d'un siége percé. Ce remede est propre pour les hémorrhoïdes gonflées & douloureuses.

PRENEZ *feuilles de violette* & *de jusquiame*, de chaque une poignée; *semences de lin* & *de coings*, de chaque une demi-poignée: faites bouillir dans une suffisante quantité d'eau, & réduire à deux livres; pour servir en fomentations ou en fumigations, afin de dissiper le ténesme & les épreintes; & dans ce dernier cas, le malade recevra la vapeur au moyen d'un siége percé.

POUR
L'ANUS.

FOMENT. ASTRINGENTE ET BAINS DE VAPEUR.

PRENEZ d'*écorce de grenade*, deux onces; de *semences de sumach*, une once; de *mastic*, un gros: faites bouillir dans une suffisante quantité de *vin rouge*, & réduire à deux livres; pour servir en fomentations & en bains de vapeur, dont il convient de faire usage dans le cas de chûte du fondement.

FUMIG. POUR LA CHUTE DE L'ANUS OU DU BOYAU.

PRENEZ *encens*, *succin* & *écorce de grenade*, de chaque une demi-once: réduisez le tout en une poudre grossiere qui se mettra sur des charbons, & dont on fera en sorte que la fumée touche les parties malades.

LINIMENS ADOUCISSANS.

PRENEZ d'*huile d'œufs*, deux onces; d'*opium*, six grains: mêlez; pour oindre les hémorrhoïdes externes.

PRENEZ de *fleurs de soufre*, deux gros; d'*huile d'œufs*, une demi-once; d'*huile rosat*, une once: mêlez; pour un liniment.

PRENEZ d'*onguent populeum*, une once; de *baume tranquille*, six gros; d'*huile de graines de lin*, deux gros: mêlez.

Prenez de *fel de Saturne*, une demi-once ; *huile de camomille*, *huile rofat* & *fuc de capillaire du Canada*, de chaque deux onces : mêlez.

Prenez *onguent blanc de Rhafis* & *onguent populeum*, de chaque une once ; un *jaune d'œuf* ; un demi-gros de *fafran* en poudre, douze grains d'*opium* : mêlez ; pour un liniment.

Prenez d'*onguent populeum*, une once ; d'*huile de fuccin*, deux gros : mêlez ; pour faire un onguent propre à guérir les hémorrhoïdes.

LINIMENS POUR LA CHUTE DU BOYAU.

Prenez d'*onguent populeum*, deux onces ; d'*huile d'œufs*, fix gros ; de *fucre de Saturne*, un demi-gros ; d'*opium*, huit grains ; d'*huile de fuccin*, quinze gouttes : mêlez.

Prenez de *blanc de baleine*, trois gros ; d'*huile de jufquiame*, un gros ; de *camphre*, fix grains ; de *fafran*, dix grains ; d'*huile d'œufs*, une quantité fuffifante ; pour employer en liniment.

Prenez d'*onguent rofat*, deux onces ; de *mercure crud*, deux gros : mêlez felon l'art ; pour fervir en liniment fur les hémorrhoïdes enflées & douloureufes.

POUDRE ASTRINGENTE.

Prenez *maftic*, *colophane*, *fang-dragon* & *cachou*, de chaque la quantité que vous jugerez néceffaire : mêlez : réduifez en poudre ; elle s'applique fur le boyau ou anus relâché & fortant.

COMMENTAIRES.

(1.) LE SON DE FROMENT. *Furfur.*

On met communément ce son au nombre des médicamens pectoraux & adoucissans ; c'est pourquoi il se prescrit quelquefois en tisane aux personnes qui toussent ; & la dose du son de froment est d'une poignée pour douze livres d'eau ; mais il est plus commun de l'employer comme adoucissant & détersif en décoction qui sert pour lavement , que ces propriétés font recommander pour diminuer la chaleur des entrailles, ainsi que contre la dyssenterie & les autres flux de ventre.

(2.) LE MIEL VIOLAT. *Mel violatum.*

Il se prépare en faisant infuser chaudement , durant douze heures , des fleurs de violette que l'on exprime en les retirant de l'infusion : celleci se met ensuite sur le feu avec du miel , jusqu'à ce que le mélange ait la consistance de syrop. Souvent on en fait entrer depuis deux onces jusqu'à trois dans les lavemens pour rafraîchir & rendre le ventre libre.

(3.) LA MERCURIALE MALE. *Mercurialis testiculata , sive mas Dioscoridis. C. B. P.*

La mercuriale femelle. *Mercurialis spicata , sive fœmina Dioscoridis. C. B. P.*

Ces deux especes de mercuriale se mettent au nombre des médicamens laxatifs & des apéritifs ; elles font quelquefois utiles dans la cachéxie. On les prescrit en décoction ou en infusion , à la dose d'une poignée pour chaque livre d'eau : on en fait prendre aussi le suc tiré par expression ;

sa dose est d'environ quatre onces. Le syrop de mercuriale emprunte principalement ses vertus de la gentiane : enfin, la mercuriale est du nombre des remedes émolliens externes les plus usités, & s'emploie en lavemens, fomentations & cataplasmes.

(4.) LA GRATIOLE, l'herbe à pauvre homme. *Gratiola*, J. B. *Digitalis minima Gratiola dicta. Inst. rei herb.*

Toute cette plante, qui a une très grande amertume, se met au nombre des purgatifs hydragogues ; elle fait quelquefois vomir. Ces propriétés la font employer dans l'hydropisie ascite, ainsi que dans les fiévres intermittentes les plus opiniâtres. Elle s'ordonne ou en substance, & sa dose est depuis dix grains jusqu'à un scrupule ; ou en infusion, dans laquelle il en entre depuis un scrupule jusqu'à deux, & rarement davantage. Quand on prend ce médicament à petite dose, il ne produit pas d'évacuation ; mais il fait mourir les vers & leve les obstructions. On emploie plus fréquemment la décoction de gratiole, pour composer des lavemens purgatifs & vermifuges : dans ce cas, il entre depuis une demie-poignée jusqu'à une poignée de la plante dans la décoction. Les gens de la campagne sont presque les seuls qui s'en servent à d'autres usages. Nous ne devons pas manquer d'avertir que l'on substitue quelquefois la racine de gratiole à l'ipécacuanha ; mais mal-à-propos regarde-t-on cette plante comme succédanée de la racine du Bresil.

(5.) L'ÉLECTUAIRE DIAPHŒNIC. Le diaphœnic. *Diaphœnicum.*

Cet électuaire, qui est d'un usage très commun, se compose avec de la pulpe de dattes, du sucre

fucre d'orge , & des amandes pilées que l'on fait
cuire avec du miel , & à quoi on ajoûte du diagrede , du turbith avec du gingembre , du poivre , de la canelle , &c. On met ce médicament
au nombre des électuaires draftiques ou qui
purgent avec violence , c'eft pourquoi il eft recommandé dans les affections comateufes , ainfi
que dans le traitement de l'hydropifie ; fa dofe
eft depuis deux gros jufqu'à une demi once. Rarement fait-on prendre ici cet électuaire intérieurement : fon ufage le plus commun, & qui
a le moins d'inconvéniens , eft dans les lavemens
purgatifs , & il en entre depuis une once jufqu'à
deux.

(6.) LA BÉNÉDICTE LAXATIVE. *Benedicta la-
xativa*

Il entre dans cet électuaire un très grand nombre de médicamens , & entre autres le turbith végétal , l'éfule ou réveille matin , le diagrede , les
hermodattes , à quoi l'on joint des clous de girofle , du gingembre , du poivre , des cardamomes,
du macis & du fafran , avec des femences de fenouil , d'ache , de perfil , &c. Le miel ert d'excipient à toutes ces fubftances , & donne au mélange la confiftance d'électuaire. C'eft un purgatif très fort , qui ne s'emploie qu'en lavement :
il paffe aufli pour carminatif & anti-hyftérique.
Pour l'ordinaire on en délaie dans un lavement ,
depuis trois gros jufqu'à une once.

(7.) LA CAMOMILLE ROMAINE. *Chamœme-
lum nobile feu leucanthemum odoratius* , C. B. P.

La camomille ordinaire. *Camœmelum vulgare,
leucanthemum Diofcoridis* , C. B. P.

Ces deux efpeces de camomille font d'un
ufage journalier : mais on emploie la premiere

Tom. II.   Y

par préférence, parcequ'elle paroît plus active ;
étant plus odorante & plus amere que l'autre.
Leurs fleurs font antifpafmodiques : elles font
ceffer les fiévres intermittentes & diffipent les
vents ; on en vante principalement l'ufage dans
les affections hyftériques & hypocondriaques,
ainfi que dans la colique venteufe , convulfive,
ou de toute autre nature, contre laquelle Baglivi
regardoit cette plante comme fpécifique. Ces
fleurs fe prefcrivent en infufion on en décoction ;
leur dofe eft depuis une demi·poignée jufqu'à
une poignée , pour chaque livre de décoction.
On boit auffi depuis deux jufqu'à trois onces du
fuc que l'on tire de cette plante par expreffion :
rien n'empêche de la faire prendre en fubftance,
depuis un demi-gros jufqu'à deux gros, mais cette
méthode eft peu ufitée & peu utile. Il eft bien
plus fréquent d'employer les fleurs en lavemens,
fomentations ou cataplafmes , parcequ'elles font
à un haut dégré émollientes & anodynes. Par
ces propriétés , elles paffent pour falutaires contre les tranchées ou coliques : elles diminuent la
violence des attaques de néphrétique : elles rendent fupportables les douleurs de goutte & de
rhumatifme. On fe trouve bien de les appliquer
fur les mammelles enflées & tendues : enfin elles
rendent plus fouples les membres devenus trop
roides ; & quand on a cette derniere indication à
remplir , on fe fert principalement de l'huile de
camomille dont nous aurons occafion de parler.

(8.) LE MÉLILOT ORDINAIRE. *Melilotus officinarum Germaniæ, C. B. P.*

Le grand mélilot. *Melilotus vulgaris altiffima,
frutefcens , flore luteo. Inft. rei. herb.*

L'on emploie aux ufages internes & externes

les fleurs de ces deux especes de mélilot, qu'on regarde comme des médicamens adoucissans, anodyns, émolliens & carminatifs. Par ces propriétés, elles sont utiles dans les coliques, ainsi que dans les embarras qui se forment aux reins, & quand il y a à craindre qu'il ne survienne de l'inflammation dans les entrailles. Une poignée de fleurs de mélilot, qui ont bouilli dans quatre livres d'eau, forme une tisane que l'on fait boire par verrées, dans les cas indiqués ci-dessus ; mais il arrive plus souvent qu'elles servent, avec les fleurs de camomille, pour composer des lavemens émolliens & détersifs, des fomentations & des cataplasmes résolutifs ou anodyns.

(9.) LE MIEL DE ROMARIN. *Mel anthosatum.*

Ce miel se prépare en mettant en digestion & exposant au soleil, durant quinze jours, des fleurs & des feuilles de romarin dans du miel : on en fait prendre depuis deux onces jusqu'à trois : il rend les lavemens dans lesquels il entre, carminatifs, anti-hystériques & stimulans.

(10.) LE MIEL MERCURIAL ou de mercuriale. *Mel mercuriale.*

On prépare ce miel composé, en faisant cuire du miel & du suc de mercuriale ensemble, jusqu'à ce qu'ils soient épaissis en consistance de syrop. Le miel mercurial entre communément, ainsi que le miel précédent, dans la composition des lavemens laxatifs, carminatifs & anti-hystériques ; sa dose n'est pas différente.

(11.) LE GRAND *PHILONIUM.* Le *philonium* romain. *Philonium romanum.*

Ce médicament est un électuaire narcotique, qui emprunte ses principales propriétés de l'*opium*, de la semence de jusquiame, du *casto-*

Y ij

reum & du safran , auxquels on ajoûte du poivre , de la canelle , du *cassia-lignea* , du *costus* , de la racine de zédoaire , &c. & dont l'excipient est le miel , ainsi que pour la plûpart des électuaires. D'habiles praticiens défendent l'usage interne du *philonium*, & selon eux ce n'est qu'avec réserve & précaution qu'on peut l'ordonner, même en lavement. Il est d'usage d'en faire entrer jusqu'à un ou deux gros dans un lavement ; quelques praticiens n'osent pas en prescrire plus d'un scrupule , tandis que d'autres en font hardiment prendre jusqu'à trois gros. On ne risque pas , à ce que je crois , de l'employer , en commençant par une petite dose , que l'on augmente peu-à peu , en observant ses effets.

(12.) LE SUCRE ROSAT. *Saccharum rosatum rubrum.*

Ce sucre se prépare en faisant fondre & cuire du sucre dans de l'eau de roses rouges , jusqu'à ce que le mélange ait la consistance d'extrait. On le colore en rouge , en ajoûtant quelques gouttes d'esprit de vitriol. Ce sucre rosat , pris intérieurement , rétablit les forces digestives de l'estomac : dans ce cas , sa dose est depuis un gros jusqu'à trois ; mais il est rare qu'il s'emploie à cet usage. On le fait entrer plus communément dans les lavemens détersifs & anti - dyssenteriques ; la dose est alors depuis une once jusqu'à trois.

(13.) *VULVARIA Taber. Icon. Chenopodium fœtidum , inst. rei. herb.*

Cette plante , qui a reçu son nom de la ressemblance qu'à son odeur forte , avec celle des parties génitales des femmes , s'emploie seulement à l'extérieur , comme médicament carminatif, sédatif, ou calmant, & anti-hystérique. Ces propriétés la font entrer, non-seulement dans les lavemens, mais encore dans les fomentations & les cataplasmes destinés à remplir les indications dont il s'agit.

(14.) LE BOUILLON-BLANC. *Verbascum mas, latifolium luteum,* C. B. P.

Verbascum nigrum flore ex luteo purpurascente, C. B. P.

Verbascum fœmina flore luteo majore, C. B. P.

Les fleurs de ces trois especes de bouillon-blanc se prennent en infusion comme du thé. Elles passent pour anodynes : cette propriété en rend l'usage salutaire dans la toux : elles facilitent quelquefois l'expectoration : on les a aussi employées avec succès contre les tranchées & les autres douleurs des entrailles. On met les feuilles de bouillon-blanc au nombre des adoucissans & des résolutifs externes : c'est pourquoi on les recommande sous la forme de lavement ou de fomentation, pour diminuer les épreintes & les douleurs des hémorrhoïdes ; ou bien on reçoit la vapeur de la décoction sur la partie où est le mal.

(15.) LA LINAIRE. *Linaria vulgaris lutea, flore majore,* C. B. P.

Cette plante, employée à l'extérieur, passe pour résolutive & adoucissante. On la fait bouillir dans du lait qui sert en fomentations ; ou le tout s'emploie en cataplasme ; & ces remedes sont propres à diminuer les douleurs violentes des hémorhroïdes : rarement la linaire a-t-elle d'autres usages.

MÉDICAMENS

*Ufités pour certaines maladies des membres
ou extrémités.*

LES médicamens externes que nous avons renfermés dans cet article , pour fuivre le plan que nous nous fommes propofé , ne paroîtront pas devoir fe trouver enfemble , non plus que ceux de l'article précédent , parcequ'ils font deftinés au traitement de plufieurs maladies très différentes , comme les engelures , les panaris , l'enflure des jambes , les tumeurs froides ou blanches des membres , les entorfes & foulures , la goutte & les cors aux pieds. Nous avons cru devoir joindre aux remedes magiftraux de cet article des bains de pieds , que l'on peut employer avec fuccès , foit pour fortifier ces parties ou même tout le corps , foit pour diffiper les infomnies ou procurer du fommeil. Les médicamens , dont on fe fert pour guérir les engelures , font les réfolutifs & les anodyns : ce font des émolliens & des maturatifs que l'on met fur les panaris ; les claffes des fortifians & des réfolutifs fourniffent des remedes falutaires dans les enflures des jambes : on prend de même dans les différentes claffes les remedes propres à chaque partie & à chaque maladie. Il fuffira de faire remarquer , au fujet des lotions narcotiques qui terminent ces formules magiftrales , que l'effet quelquefois très prompt , qui fuit leur ufage , dépend moins de l'immerfion du pied dans la liqueur narcotique , que de la vapeur ou fumée qui s'en éleve & entre pour l'ordinaire dans le corps, par la bouche & les narines. Enfin, il n'y a perfonne qni n'ait entendu parler des topiques que l'on applique au poignet, dans le dedans de la main & à la plante des pieds, auxquels on attribue des vertus febrifuges ou autres : comme ce ne font pas des remedes fur lefquels on puiffe compter, & que la plûpart des fuccès qu'on leur attribue ont eu d'autres caufes, nous n'en parlerons pas.

MÉDICAMENS SIMPLES
ET OFFICINAUX

Pour les engelures.

LES feuilles de raifort fauvage, de pain-de-pourceau... les fleurs de fureau & de camomille... les femences de jufquiame, pour fervir en fumigations... le camphre ; le fel ammoniac... le blanc de baleine, l'huile d'olives ; la moëlle de cerf, le favon ; l'eau-de-vie, l'efprit de fel ammoniac... le baume tranquille ; l'emplâtre de favon (¹).

Pour l'enflure ou l'œdeme des jambes.

Les feuilles d'eupatoire, de fureau, de concombre fauvage... les fleurs de camomille, de tanaifie, de fureau ; les baies de geniévre... l'efprit-de-vin, l'efprit-de-vinaigre... l'eau de chaux (²), la leffive de cendres de farment (³)... l'alun, le foufre, l'antimoine.

Pour les tumeurs des membres.

Le vinaigre, le bol d'Arménie... la myrrhe, le maftic.

Pour les eutorses & foulures.

Le bon vin rouge... l'abfinthe, les baies de geniévre, les fleurs de fureau, les rofes rouges.

Pour la goutte.

La grande joubarbe, l'ivette (⁴), l'aurone..., les fleurs de fureau, de primevere, le fafran..., le fel ammoniac, le fel de tartre, le camphre, le favon.... l'eau de fleurs de fureau, de frai de grenouille... l'efprit de fel ammoniac, le fel marin... l'emplâtre favonneux, l'emplâtre contre la goutte (⁵).

Pour les cors des pieds.

Les feuilles d'orpin (⁶), de grande joubarbe..., le *galbanum*, la gomme ammoniac.

Fortifiants.

La fauge, le romarin, la tanaifie, l'abfinthe..., les rofes rouges ou de Provins ; les baies de geniévre... l'alun, le fel marin, le vin.

Narcotiques.

La morelle, la jufquiame... les têtes de pavot blanc.

Fébrifuge.

L'ail (⁷), appliqué fur le poignet, eft un des plus célebres des prétendus fébrifuges populaires.

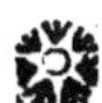

MÉDICAMENS MAGISTRAUX.

LOTIONS POUR LES ENGELURES.

PRENEZ d'*eau-de-vie* , une demi-livre ; *fel
ammoniac* & *camphre* , de chaque deux gros :
mêlez ; pour être employé en lotions. La feule
eau-de-vie & *le vin chaud* font encore employés
utilement.

PRENEZ *feuilles de pain-de-pourceau* , deux poignées ; *fleurs de fureau* , une poignée : faites
bouillir dans deux livres de *bon vin* : paffez : faites fondre dans la colature deux gros de fel ammoniac.

PRENEZ *feuilles de cyclamen* & *fleurs de camomille* , de chaque une poignée ; *favon* & *fel ammoniac* , de chaque un gros : faites-les infufer
dans trois livres d'eau bouillante.

LINIMENS POUR LES ENGELURES.

PRENEZ de *baume tranquille* , une once ; de
moëlle de cerf , une demi-once ; de *blanc de baleine* , deux gros : faites liquéfier au bain-marie :
après avoir éloigné le mêlange du feu , ajoûtez
huile de térébenthine & *efprit de fel ammoniac* ,
de chaque deux gros.

PRENEZ de *la graiffe de porc fraîche* , trois
onces : faites la fondre au bain-marie , & ajoûtez
la bile qu'on trouve dans la véficule du même
animal : mêlez ; pour un liniment.

FOMENTATION POUR LES PANARIS.

PRENEZ *fleurs de camomille* , de *bouillon-blanc*

& *de fureau* , de chaque une demi-poignée ; *farine de fénugrec & de graine de lin*, de chaque deux gros : faites bouillir dans une fuffifante quantité de *lait de vache*, & réduire à une livre : paffez ; pour faire des fomentations.

FOMENT. POUR L'ENFLURE ŒDÉMAT. DES IAMB.

PRENEZ de *cendres de farment*, deux livres : faites infufer fuivant l'art dans douze livres d'eau : paffez ; la colature s'emploiera tiéde en fomentations.

PRENEZ *efprit-de-vin & vinaigre*, de chaque fix onces ; de *fel commun*, deux gros : mêlez.

PRENEZ *foufre vif* pulvérifé & *baies de geniévre* concaffées, de chaque deux onces : faites bouillir dans une livre d'*eau de chaux* & une livre de *leffive de cendres de farment* : paffez. La colature fervira en fomentations.

PRENEZ *feuilles de fureau & de concombre fauvage*, de chaque deux poignées ; *fleurs de camomille & de fureau*, de chaque une demi-poignée ; d'*antimoine crud*, une demi-livre ; d'*alun*, deux onces : faites bouillir dans une fuffifante quantité d'eau, & réduire à quatre livres.

FOMENTATION POUR LES TUMEURS BLANCHES.

PRENEZ de *litharge*, une demi-livre ; de *bol d'Arménie*, une once ; *maftic & myrrhe*, de chaque une demi-once : faites bouillir durant une demi heure dans une fuffifante quantité de *vinaigre fort*, & réduire à deux livres, qu'on emploiera en fomentations.

FOMENTATION POUR LES ENTORSES.

PRENEZ *feuilles d'abfinthe & fleurs de fureau* ;

de chaque une poignée ; de *roses rouges*, une demi-poignée ; de *baies de geniévre*, deux onces : faites bouillir dans deux livres de *vin rouge*.

CATAPLASME POUR LES ENTORSES.

PRENEZ deux livres de *son* bien dépouillé de sa farine : faites le bouillir dans ce qu'il faut d'*eau & de vinaigre*, à égale quantité ; pour un cataplasme qu'il faut renouveller souvent.

FOMENTATIONS POUR LA GOUTTE.

PRENEZ de *safran*, un demi-gros : mettez infuser dans une livre d'*eau de fleurs de sureau*.

PRENEZ *feuilles d'ivette & d'aurone*, de chaque quatre poignées : faites bouillir dans six livres d'eau, & réduire à quatre livres : passez : faites fondre dans la colature *sel de tartre & sel ammoniac*, de chaque deux onces.

CATAPL. POUR LES DOUL. DE LA GOUTTE SCIAT.

PRENEZ de *racine fraîche de bryone blanche*, la quantité que vous jugerez nécessaire : pilez : ajoûtez une quantité d'*huile de lin* suffisante, pour que le mêlange ait la consistance de cataplasme ; appliquez-le chaud.

LINIMENT POUR LA GOUTTE.

PRENEZ de *savon de Venise*, deux onces ; de *camphre*, deux gros : faites dissoudre dans une suffisante quantité d'*esprit-de-vin* : & ajoûtez une demi-once d'*esprit de sel ammoniac*.

BAINS DE PIEDS, PROPRES A FORTIFIER.

PRENEZ *feuilles de romarin & de sauge*, de chaque quatre poignées ; de *baies de geniévre*, une livre : faites bouillir dans une suffisante quantité d'eau , pour servir en bain de pieds , qui se prendra après les attaques de goutte.

Prenez *feuilles de sauge & d'absinthe* , de chaque deux poignées ; de *roses rouges* , une poignée ; *sel marin & alun* , de chaque une once : faites bouillir dans une suffisante quantité d'un mêlange d'*eau & de vin* ; pour servir en bain de pieds.

Bains de pieds propres a assoupir.

Prenez de *feuilles de jusquiame* , deux poignées ; des *têtes de pavot blanc* , au nombre de douze : faites bouillir dans une suffisante quantité d'eau.

Prenez *feuilles de mauve & de morelle* , de chaque deux poignées ; des *têtes de pavot blanc* , au nombre de dix ; des *fleurs de nénuphar* , une poignée : faites bouillir dans une suffisante quantité d'*oxycrat* ; pour un bain de pieds , que l'on prendra à l'heure qu'on s'endormoit précédemment.

S i n a p i s m e s.

Prenez de *mie de pain blanc* , deux onces ; *semence de moutarde* pulvérisée, une once ; d'*essence* ou *huile de girofle* , trente gouttes ; de *vinaigre* , trois onces ; de *miel* , une quantité suffisante pour donner au mêlange la consistance de cataplasme. Ce sinapisme s'applique à la plante des pieds & y doit rester jusqu'à ce qu'en appuyant le bout du doigt sur cette partie, elle ne blanchisse point.

Prenez *levain aigre & savon noir* , de chaque une once & demie ; de *sel de prunelle* , un gros ;

de *vinaigre de rhue*, une quantité suffisante pour faire un cataplafme deftiné à être appliqué à la plante des pieds.

COMMENTAIRES.

(1.) L'EMPLATRE SAVONNEUX. *Emplaftrum faponaceum.*

Cet emplâtre fe compofe avec du *minium*, de la cérufe & du favon : auxquels la cire fert d'excipient : il paffe pour un puiffant réfolutif, & on s'en fert fréquemment contre les engelures.

(2.) L'EAU DE CHAUX. *Aqua calcis.*

Tout le monde connoît l'eau de chaux, ainfi que cette pierre commune qui acquiert par la calcination la nature de la chaux vive & qui étant enfuite expofée long-temps à l'air, y perd cette qualité & fes vertus. Sur une livre de chaux vive nouvellement faite, on verfe depuis fix jufqu'à dix livres d'eau ; après que l'effervefcence ordinaire eft paffée, on laiffe la matiere en repos pendant vingt-quatre heures, afin que les molécules les plus groffieres, les plus pefantes fe précipitent au fond. Enfuite on verfe la liqueur en inclinant le vafe, & on la filtre : la colature fe conferve pour le befoin. On verfe une feconde fois de l'eau fur le réfidu de la chaux, pour en retirer, en fuivant le même procédé que ci-deffus, ce qu'on nomme l'eau de chaux feconde. Ces deux eaux de chaux ne peuvent pas fe conferver plus de deux ou trois mois propres aux ufages médicinaux. L'une & l'autre s'emploient à l'extérieur comme de puiffans médicamens ré-

folutifs : on en vante l'efficacité dans le traitement des tumeurs, tant fanguines que féreufes ;
& elles s'appliquent principalement avec fuccès
fur les jambes devenues œdémateufes : on fe
trouve bien encore de s'en fervir dans les cas
de brûlure ; l'eau de chaux en outre, eft un defficatif & un déterfif puiffant. Par ces propriétés,
fon ufage convient dans le traitement des ulceres
putrides, fordides & rebelles : on en fait auffi
des injections falutaires dans la gonorrhée & les
fleurs blanches : enfin il en entre quelquefois dans
les collyres déterfifs.

Quand on s'en fert à l'intérieur, elle eft un
excellent remede déterfif, c'eft pourquoi on la
recommande avec beaucoup de confiance contre
les ulcérations des vifceres & des poumons même. On peut en faire prendre jufqu'à une ou
deux onces, deux ou trois fois par jour, pourvu
qu'on la mêle avec du lait ou quelque tifane
adouciffante ; très fouvent auffi on fait ufage
d'eau de chaux avec le lait, afin que cet aliment n'aigriffe pas dans l'eftomac ; en pareil cas,
on met un demi - gros d'eau de chaux par livre
de lait. Il n'y a pas lieu de douter que l'eau de
chaux, prife intérieurement, ne produife l'effet
des meilleurs déterfifs, & même ne mérite d'ê-
tre comptée au nombre des remedes apéritifs &
incififs : ainfi on ne doit pas être furpris qu'on
la recommande dans les écrouelles, l'hydropifie,
l'afthme, &c. Cette eau agit encore comme médicament abforbant ; ce qui fait qu'elle eft propre à guérir certaines diarrhées & dyffenteries.
Enfin, d'après des expériences récemment faites,
on lui attribue la vertu lithontriptique, c'eft-à-
dire, de brifer ou fondre les pierres engendrées

dans le corps, sur-tout quand elle est composée
avec huit livres d'eau & une livre de chaux faite
avec des coquillages. Des praticiens célebres ont
publié qu'on peut sans danger faire prendre jusqu'à deux livres & même davantage de cette eau
de chaux par jour; cependant nous croyons que
la prudence exige qu'on ne porte pas la dose si
haut, du moins jusqu'à ce que l'usage y ait ha-
bitué. Quelques éloges que l'on ait donnés à
l'usage interne de l'eau de chaux, il y a des médecins qui en redoutent les effets; quelques-
uns même, fondés sur leurs propres observations, n'hésitent pas à dire que ce remede est
nuisible, sur-tout dans le cas de dégoût, &
quand le ventre est resserré. Les personnes qui
sont dans l'atrophie, le marasme, doivent l'éviter comme un poison, ainsi que celles qui ont
de la disposition à l'état inflammatoire, & qui
sont sujettes aux hémorrhagies, &c. parcequ'il
n'est pas possible de se dissimuler que ce qui agit
dans ce remede est une substance corrosive.

(3.) LA CENDRE DE SARMENT DE VIGNE. *Cinis
sarmentorum.*

En mettant cette cendre dans de l'eau, on a
une lessive que l'on peut faire boire, ainsi que
celle qui se prépare avec les cendres de genêt,
d'absinthe, &c. Ces lessives ont les mêmes vertus; cependant il est rare qu'on fasse usage intérieurement de la lessive de cendre de sarment:
le plus souvent celle-ci s'applique sur les tumeurs œdémateuses des jambes. La lessive des-
tinée à ce dernier usage est composée dans la
proportion d'une ou deux onces de cendres pour
chaque livre d'eau.

(4.) L'YVETTE. *Chamæpitys lutea vulgaris folio trifido*, C. B. P. *Iva arthritica officinarum.*

Cette plante, qui eſt amere, & dont le goût a quelque choſe de ſaumâtre, ſe met au nombre des médicamens fortifians & céphaliques : quelques auteurs en recommandent auſſi l'uſage contre la paralyſie. Il eſt fort permis de douter des vertus réſolutives & anodynes qu'on lui attribue dans la goutte. Quoi qu'il en ſoit, l'ivette n'eſt preſque plus d'uſage en médecine, ſi ce n'eſt pour quelques compoſitions officinales. La doſe de l'ivette en ſubſtance eſt depuis un ſcrupule juſqu'à deux : il en entre une pincée dans chaque livre de décoction ou d'infuſion.

(5.) L'EMPLATRE DE TACHÉNIUS, contre la goutte. *Emplaſtrum antipodagricum Tachenii.*

Cet emplâtre ſe compoſe avec le camphre, le *caſtoreum*, la céruſe, le *minium*, auxquels le ſavon & l'huile roſat ſervent d'excipient. C'eſt un excellent remede anodyn & réſolutif, au moyen duquel on diminue les douleurs de goutte, tant pour la violence que pour la durée : ainſi l'emplâtre de Tachénius merite d'être mis au nombre des plus puiſſans topiques contre la goutte.

(6.) L'ORPIN. *Telepium vulgare*, C. B. Pin. *Anacampſeros, ſive ſaba craſſa*, Inſt. rei h rb.

Cette plante paſſe avec raiſon pour un médicament externe, émollient & adouciſſant : on lui reconnoît auſſi la vertu réſolutive & vulnéraire. Par ces propriétés, l'orpin eſt un remede ſalutaire dans les cas d'hémorrhoïdes enflées & douloureuſes : il calme d'une maniere ſurprenante les douleurs des cors des pieds ; c'eſt à-peu-près là tous ſes uſages.

(7.) L'AIL.

(7.) L'AIL. *Allium fativum*, *C. B. P.*

Quoique l'on ne regarde communement ce légume que comme propre à fervir d'aſſaiſonnement aux alimens, néanmoins il a les effets d'un
puiſſant alexipharmaque ; c'eſt pourquoi on l'appelle auſſi la *theriaque des payſans* Il ſuffit, dit-
on, de tenir de l'ail dans ſa bouche, ou de le
porter ſur ſoi, pour ſe garantir de la contagion :
auſſi eſt il ordinaire de s'en ſervir à ces uſages
durant la peſte & les maladies peſtilentielles. On
a une preuve bien convaincante de la propriété
alexipharmaque de l'ail dans les matelots, qui
ne ſont pas attaqués de maladies contagieuſes,
tant qu'ils ont de l'ail à leur diſpoſition, & dont
ils deviennent bien tôt les victimes quand cet
antidote leur manque. L'ail fortifie l'eſtomac &
tue les vers : appliqué à la région de l'eſtomac,
il excite la tranſpiration ; fait couler les urines
qui en deviennent puantes. Cependant on ne doit
pas regarder ce médicament comme incapable de
faire du mal : en effet il y a des tempéramens
qui n'en peuvent ſupporter l'uſage, parceque tantôt il produit une trop forte chaleur, tantôt la
tête en eſt affectée ; quelquefois il cauſe des hémorrhagies, &c. L'ail employé à l'extérieur, non-
ſeulement fait périr les vers, mais produit auſſi
l'effet réſolutif ; c'eſt à raiſon de cette derniere
vertu qu'on en recommande l'application ſur les
parties attaquées de la goutte. On ne vante pas
moins ſon efficacité contre les tumeurs les plus
rebelles & écrouelleuſes. Nous avons parlé ci-
deſſus de l'épicarpe fébrifuge, qui ſe fait avec de
l'ail pilé.

MÉDICAMENS

Propres au traitement de certaines maladies de la peau.

IL NOUS reste à traiter dans ce dernier article, & en suivant toujours notre plan, des médicamens externes que l'on a coutume de mettre en usage, premiérement dans les maladies de la peau, & sur-tout dans celles qui sont accompagnées de démangeaison, après avoir eu soin de remédier préalablement à la cause qui a produit & qui entretient la maladie; secondement pour guérir les brûlures, dont le siege est principalement dans les tégumens; troisiémement pour arracher ou faire tomber les poils qui ne peuvent rester où ils se trouvent sans y nuire; quatriémement pour faire périr les poux, & cesser la maladie pédiculaire ou dans laquelle ces insectes s'engendrent très promptement; cinquiémement dans les affections vénériennes, & les autres maladies du même genre : ces derniers remedes s'emploient sous la forme d'onguent, de fumigation; & leur action n'est autre que celle du mercure. Enfin nous ne devons pas manquer de parler des bains artificiels que l'on prépare & compose de maniere qu'ils approchent beaucoup des eaux thermales pour leurs effets, sans que je prétende pour cela qu'ils soient aussi efficaces que celles-ci; ces bains termineront notre article. Quant aux bains aromatiques, aux bains de marc d'olives, aux bains de lait, &c. & aux

bains de fable, de fon de feuilles d'aulne, &c.
échauffés par le foleil ou par le feu, & dans lefquels le corps ou une partie fe trouve entouré
de ces matieres, comme par l'eau d'un bain, nous
en avons parlé au commencement de cet ouvrage.

MÉDICAMENS SIMPLES
ET OFFICINAUX.

Anti-pforiques ou propres à guérir la gale.

Les racines d'aulnée, de patience fauvage, de
Bourgene (1).

Les feuilles de tabac, de paffe-rage (2).... le
fuc de limon, de chélidoine ou éclaire (3).

L'eau de frai de grenouille, de limaçons, les
mucilages, les graiffes ou axonges.... l'huile
d'œufs, l'huile d'amandes douces, l'huile rofat,
l'huile de laurier.... l'huile de buis, l'huile de
papier, l'huile de myrrhe. l'huile de tartre par
défaillance (4).... l'efprit de-vin, l'eau-de vie
camphrée... le fel marin, le fel de Saturne, la
tuthie, le foufre (5).... le benjoin, le ftyrax liquide; l'onguent Napolitain ... le mercure précipité blanc.... les bains domeftiques, & fur-
tout ceux des eaux minérales les plus actives,
comme les eaux de Plombieres, de Bourbon-
Lancy, de Vichy, de Barèges, d'Aix-la chapelle,
de Digne, de Saint-Amand, de Bagnols (6).

Pour les brûlures.

L'eau & le vin appliqués tiédes; l'oignon,
la grande joubarbe... le blanc d'œuf, les mucilages, l'émulfion commune.... l'huile d'œuf,
l'huile de chénevi.... l'encre à écrire, le fel de

Saturne, le sel marin, le camphre, le savon....
l'eau-de-vie, l'eau de la reine d'Hongrie, l'eau de
chaux, l'onguent blanc de *Rhasis* (7), l'emplâtre
de céruse.

Dépilatoires.

La lessive commune, très chargée du sel des
cendres.... la chaux, l'orpiment.

Pour la maladie pédiculaire.

La cévadille (8), la semence de staphisaigre (9), le mercure (10).... l'æthiops minéral,
les pastilles mercurielles (11) pour servir en fumigations.... l'onguent Napolitain. (12).

Pour composer des bains artificiels.

Les plantes aromatiques, les baies de laurier, de genévrier.... le tartre du vin, le sel de
tartre, le nître, le sel marin, la cendre de sarmens.... la limaille de fer rouillé, le soufre,
l'ochre.... le tartre chalybé ou martial; le vitriol
de Mars, &c. auxquels on peut ajoûter le lait,
le marc d'olives, ou d'autres matieres échauffées
à un degré convenable par le soleil ou le feu, &
dont on entoure le malade comme il le seroit par
l'eau d'un bain; ces matieres sont le sable, le
son, les feuilles d'aulne (13), &c.

MEDICAMENS MAGISTRAUX.

FOMENTATIONS POUR LES DÉMANGEAISONS.

PRENEZ d'*eau de plantain*, huit onces; de *sel
de Saturne*, quinze grains : mêlez ; pour employer en fomentations.

PRENEZ de *sucre de Saturne*, un scrupule :

faites fondre dans six onces d'eau tiéde : ajoûtez un peu d'*eau-de-vie camphrée.*

PRENEZ d'*eau de frai de grenouille*, six onces ; de *sel de Saturne*, un scrupule ; d'*esprit-de-vin*, deux gros.

ONGUENTS POUR LA GALE.

PRENEZ de *soufre vif*, une demi livre ; de *sel marin*, la même quantité ; d'*ax nge de porc*, deux livres ; d'*huile de laurier*, une demi livre : mêlez : faites selon l'art un onguent.

PRENEZ d'*huile de lin*, une once & demie ; de *térébenthine lavée*, une once ; un *jaune d'œuf* : mêlez selon l'art, pour un onguent. Celui ci est propre pour la gale des enfans.

PRENEZ *mercure crud* bien purifié, deux onces ; *esprit de nitre*, ce qu'il faut pour le dissoudre : ensuite pilez dans un mortier deux livres de *graisse de porc*, en y versant peu-à peu cette dissolution ; pour un onguent dont on fait le plus grand usage à l'Hôtel Dieu de Paris.

CATAPLASMES ANTI-PSORIQUES.

PRENEZ *racine de patience sauvage*, six onces : faites-la cuire dans le *vinaigre* : pilez la ensuite dans un mortier ; pour un cataplasme qu'on peut appliquer aux dartres.

PRENEZ *racines d'aulnée & de patience*, de chaque trois onces : faites-les cuire jusqu'à ce qu'on puisse en passer la pulpe : ajoûtez *fleurs de soufre*, une once ; *suc de limon*, une once & demie ; *fleurs de benjoin*, un gros, & de la *graisse de porc*, autant qu'il en faut.

LINIMENS ANTI-PSORIQUES OU CONTRE LA GALE,

PRENEZ de *pulpe de racine de patience sau-*

vage, quatre onces; de *ſtyrax liquide*, une demi-once; de *ſuc de limon*, deux onces; d'*huile roſat*, une quantité ſuffiſante: agitez dans un mortier, pour donner au mélange la conſiſtance de lini-ment.

PRENEZ de *fleurs de ſoufre*, une once; de *graiſſe de porc* qui n'ait pas été ſalée, quatre onces; de *ſuc de limon*, deux onces; d'*huile roſat*, une quantité ſuffiſante.

PRENEZ de *pulpe de racines de patience ſau-vage*, quatre onces; de *fleurs de ſoufre* une once; mêlez ſelon l'art, & ajoûtez une ſuffiſante quan-tité d *huile de laurier*.

PRENEZ *blanc de baleine*, deux onces; *huile d'amandes douces*, trois onces; *litharge & ſel de Saturne*, de chaque un gros: faites, ſelon l'art, une pommade pour les dartres.

PRENEZ de l'*æthiops minéral brûlé*, une demi-once; du *ſoufre*, deux gros; de *benjoin*, un gros, & autant de *ſucre de Saturne*; de *la graiſſe de porc*, ce qu'il faut pour un liniment.

PRENEZ du *benjoin & du ſoufre vif*, à parties égales, autant que vous voudrez: broyez-les dans un mortier, & formez-en un liniment avec ce qu'il faut de *beurre frais*; pour les dartres & la gale.

PRENEZ de *graiſſe de porc* qui ait été lavée plu-ſieurs fois, quatre onces; de *mercure précipité blanc*, une demi once.

PRENEZ *mercure précipité rouge & vitriol verd*, de chaque une once; d'*alun brûlé*, une demi-once; de *verd de gris & borax*, de chaque deux gros; de *ſuc de patience ſauvage*, deux onces; *graiſſe de porc & beurre frais*, de chaque quatre onces; d'*huile de juſquiame* tirée par expreſſion, un gros : faites selon l'art un liniment , qu'il est utile d'appliquer sur les dartres.

EMBROCATION ANTI-SCORBUTIQUE.

PRENEZ *feuilles de romarin* & *d'absinthe* , *fleurs de millepertuis* & *de sureau* , de chaque une poignée ; de *vin rouge* , une quantité suffisante : faites bouillir & réduire à quatre livres : sur la fin , ajoûtez quatre poignées de *feuilles de cresson d'eau* : passez : ajoûtez à la colature deux onces *d'esprit de cochléaria* ; pour une décoction dont on arrosera les parties qui seront le siege du mal.

ONGUENT POUR LA BRULURE.

PRENEZ *d'oignons* , deux onces ; *sel marin* & *savon* , de chaque une once : pilez dans un mortier , avec une suffisante quantité *d'huile rosat*.

DÉPILATOIRES.

PRENEZ de *chaux vive* , deux onces ; *d'orpiment* , une demi-once : faites bouillir dans deux livres d'une *forte lessive* , jusqu'à ce qu'en y trempant une plume , elle en sorte dépouillée de ses barbes ; pour un liniment dont on oindra les parties où il y aura du poil que l'on voudra détruire : ensuite on lavera cet endroit avec de *l'eau de lavande* chaude : ou bien on mêlera ce liniment avec de la pâte d'amandes douces , dont on frottera les mains pour en faire tomber le poil.

PRENEZ de *chaux vive* , quatre onces ; *d'orpiment* , une demi-once : ces substances étant réduites en une poudre très fine , & bien mêlées , ajoûtez une demi-once de *farine de seigle* : agitez le tout avec de l'eau tiéde , pour qu'il s'en forme une pâte que l'on appliquera sur les parties armé de poil, & que l'on en ôtera quelques minutes après.

POUDRE CONTRE LES POUX.

PRENEZ *cévodille*, ou *semences de staphisaigre*, la quantité que vous jugerez nécessaire : réduisez en poudre que l'on répandra sur la tête & les habits.

FUMIGATION MERCURIELLE.

PRENEZ de *cinnabre*, une demi once : jettez-la, à différentes fois, sur des charbons allumés, de façon que le malade en reçoive la fumée ; ce qui se peut faire en tenant sous la même couverture le feu sur lequel on jette la poudre, & tout le corps du malade, à l'exception de la tête qui s'en trouveroit incommodée.

ONGUENT MERCURIEL.

PRENEZ de *mercure*, depuis une demi-livre jusqu'à une livre : éteignez le selon l'art, avec une suffisante quantité d'*huile de térébenthine* : ajoûtez une livre de *graisse de porc*, non salée ; ou de *beurre de cacao*; & pilez le tout ensemble, durant deux jours, ou jusqu'à ce que le mercure soit parfaitement mêlé avec la graisse. On peut ajoûter un scrupule de *camphre* par chaque once d'onguent, en le broyant avec le mercure.

DEMI-BAIN POUR LES CAS D'ÉPREINTES.

PRENEZ *feuilles de guimauve* & *de bouillon blanc*, de chaque deux poignées ; de *graine de lin*, une demi livre : faites bouillir dans une quantité d'eau suffisante, pour que le malade, étant assis dans un demi bain, ait de l'eau jusqu'au nombril.

BAIN ÉMOLLIENT.

PRENEZ *racine de lys & de guimauve*, de chaque deux livres ; *feuilles de mauve & de pariétaire*, de chaque six poignées : faites-les bouillir dans ce qu'il faut d'eau pour un bain.

BAIN POUR LA PARALYSIE.

PRENEZ de *baies de genièvre* concassées, quinze poignées : faites bouillir dans une suffisante quantité d'eau ; & ensuite éteignez-y à plusieurs reprises un *fer ro gi au feu*.

BAINS CHAUDS ARTIFICIELS.

PRENEZ *cendres de sarmens & fleurs de soufre*, de chaque deux livres : faites bouillir durant vingt-quatre heures dans vingt livres d'eau avec laquelle on rendra le bain médicinal.

PRENEZ de *chaux vive*, quatre livres ; de *soufre*, deux livres : faites bouillir dans une suffisante quantité d'eau.

PRENEZ *nitre , tartre crud & soufre*, de chaque la quantité que vous jugerez nécessaire : reduisez le tout en poudre : mêlez : jettez le mêlange dans un creuset rougi sur le feu : mettez dans une cave la matiere qui reste après la déflagration, afin qu'elle s'y liquéfie On rendra l'eau du bain médicinale en y mêlant cette préparation, dans la proportion de quatre ou six onces pour vingt livres d'eau.

PRENEZ de *soufre*, trois livres ; de *nitre*, une livre ; de *baies de genièvre*, deux livres ; *feuilles de sauge & de romarin*, de chaque huit poignées : coupez les plantes : concassez les baies , faites bouillir le tout dans une suffisante quantité d'eau ; pour un bain fortifiant.

PRENEZ de *soufre*, deux livres ; de *sel marin*, une livre ; *tartre blanc & n tre*, de chaque une demi-livre ; de *baies de laurier*, une livre ; *feuilles de lavande & fleurs de camomille*, de chaque huit poignées : faites bouillir dans une suffisante quantité d'eau

PRENEZ de *cendre de sarmens*, deux livres ; de *soufre écrasé*, une demi-livre ; *limaille de fer rouillé, nitre & sel de tartre*, de chaque six onces : faites bouillir dans une quantité d'eau suffisante ; pour un bain.

Les formules précédentes peuvent s'employer & servir de modeles pour préparer des eaux médicinales qui se prendront, tant en bains qu'en douches ; de tels remedes sont utiles dans la paralysie & les autres maladies qui demandent que l'on fasse usage des bains naturels.

COMMENTAIRES.

(1.) LA BOURGENE. *Frangula Dodonæi, Inst. rei herb. Alnus nigra baccifera, C. B. P.*

La seconde écorce de la racine de cet arbre est du nombre des plus violens purgatifs, ce qui la fait recommander dans les affections comateuses, & les maladies causées par des sérosités épaissies ; mais on s'en sert rarement dans ce pays-ci, parcequ'il s'y trouve assez d'autres médicamens qui ont les mêmes vertus, & dont l'usage est plus commun & moins dangereux. La dose de ce médicament en substance est depuis douze grains jusqu'à un scrupule. Il en entre le double dans l'infusion. L'écorce de bourgêne s'emploie plus souvent à l'extérieur comme remede détersif &

desficatif ; & c'eſt à raiſon de ces propriétés qu'on
la fait entrer dans la compoſition de pluſieurs onguens deſtinés au traitement de la gale , ainſi que
dans divers gargariſmes anti-ſcorbutiques.

(2.) LA PASSERAGE. *Lepidium latifolium ,
C. B. P. Raphanus ſylveſtris officinarum Lob.*

Cette plante , qui a une âcreté exceſſive , ſe
preſcrit quelquefois intérieurement , comme remede inciſif & anti ſcorbutique ; mais je ne crois
pas que ſon uſage ſoit ſans danger. C'eſt avec plus
de raiſon qu'on la met au nombre des remedes
externes réſolutifs & déterſifs , ou même rubé-
fians , c'eſt à-dire propres à cauſer une forte irritation & de la rougeur a la peau. Auſſi l'applique-
t-on avec aſſez de ſuccès à l'extérieur , contre la
gale , les dartres , & dans quelques autres maladies qui attaquent la peau. Cette plante entre encore dans la compoſition des ſinapiſmes.

(3) LA GRANDE ÉCLAIRE , la chélidoine. *Che-
lidonium vulgare majus , C. B. P.*

La racine ſeche de cette plante eſt apéritive.
Elle paſſe pour fort ſalutaire dans les cas d'obſtructions , de cachexie , de jauniſſe & d'hydropiſie :
on en met infuſer depuis trois juſqu'à ſix gros
dans une livre de vin blanc , dont on boit depuis
deux onces juſqu'à quatre , une ou deux fois le
jour. Le ſuc jaune qui coule des tiges coupées ou
rompues , ſe met au nombre des remedes déterſifs
& deſſiccatifs. On vante beaucoup l'uſage de ce
ſuc , coupé avec de l'eau , pour diſſiper les taches
des yeux : il n'eſt pas moins utile pour déterger
les ulceres de cet organe. On l'applique encore
avec ſuccès ſur les dartres & pluſieurs autres maladies de peau ; il a même aſſez d'action pour conſumer les verrues. Enfin on tient dans quelques

apoticaireries une eau diſtillée de cette plante, qui entre dans les collyres déterſifs.

(4.) L'HUILE DE TARTRE PAR DÉFAILLANCE. *Oleum tartari per deliquium.*

C'eſt la liqueur dans laquelle ſe réſoud le ſel de tartre, mis dans un lieu froid & humide. Cette diſſolution eſt purement alkaline; & mal-à-propos a-t-elle été nommée huile, *oleum*. L'huile de tartre par défaillance ſe met au nombre des médicamens externes, réſolutifs & deſſiccatifs: elle a auſſi la réputation d'être un remede coſmétique. Par ces propriétés, elle convient dans les cas de boutons & de taches au viſage: elle eſt utile contre les dartres & les autres maladies de peau, accompagnées de démangeaiſons: on la regarde comme efficace contre les tumeurs œdémateuſes qui ne viennent nullement d'une cauſe interne: enfin il y a des perſonnes qui preſcrivent de mettre pluſieurs gouttes d'huile de tartre par défaillance dans le lait, afin qu'il ne devienne pas aigre dans l'eſtomac; d'ailleurs ce médicament ne s'emploie preſque jamais intérieurement dans ce pays-ci.

(5.) LE SOUFRE. *Sulphur.*

Cette ſubſtance, ainſi que tout le monde ſait, eſt graſſe, inflammable, minérale & vitriolique: quand elle eſt allumée, elle répand un acide qui affecte déſagréablement l'odorat, & qui irrite les poumons. La chymie en retire une liqueur tout-à-fait ſemblable à l'eſprit de vitriol. Il y a deux ſortes de ſoufre, le ſoufre vif ou natif, *ſulphur nativum*, & le ſoufre commun ou en canon, *ſulphur fuſum*; c'eſt ce dernier dont on ſe ſert en médecine. On ne fait prendre intérieurement que celui qui a ſubi préalablement une préparation qui confiste à le faire bouillir , durant quelques heures , dans de l'eau que l'on renouvelle douze ou quinze fois ; après quoi on le fait fécher comme il faut , puis on le met en poudre ; c'eft ce qu'on nomme foufre lavé *fulphur lotum* : on croit le purger par cette opération des parties arfénicales qu'on fuppofe y être renfermées. Il y a une autre méthode pour préparer le foufre ; & cette feconde eft peut-être préférable à la premiere , le foufre étant alors moins capable de nuire : c'eft la fublimation dont j'entends parler ; cette opération eft trop connue pour que je la décrive. Le foufre tient un des premiers rangs parmi les médicamens dépuratifs. On le met dans la claffe des diaphorétiques & dans celle des antifeptiques : il paffe auffi pour pectoral & déterfif. Par ces propriétés il devient un fpécifique contre la gale : fon ufage eft falutaire dans les traitemens des dartres & d'autres maladies chroniques de la peau : on fe trouve affez bien de l'employer dans l'afthme & les autres maladies chroniques du poumon. La dofe du foufre lavé & des fleurs de foufre eft depuis quinze grains jufqu'à un demi-gros & même davantage. Celui que l'on prend intérieurement fe mêle au fang & fe diffipe en partie par la tranfpiration , qui a l'odeur du foufre & noircit l'or & l'argent. D'après ces faits on a lieu d'être furpris que M. Cartheufer mette en doute fi le foufre qui entre dans le corps eft porté & mêlé dans la maffe du fang. Enfin l'ufage externe du foufre eft extrêmement commun : on le donne contre la gale & d'autres maladies chroniques de la peau ; pour cela on prépare divers onguens dont nous donnerons les principaux & les plus ufités. Voyez *Fleurs de foufre , Baume de foure , Efprit de foufre.*

(6.) LES EAUX DE BAGNOLS. *Aqua Balneolen-ses.*

Bagnols, où se trouvent ces eaux minérales, est un bourg de Normandie situé à peu de distance d'Argentau. Les eaux de Bagnols sont tiédes & sulphureuses : on les met au nombre des médicamens apéritifs & diurétiques : elles ont aussi l'effet des toniques ; quelquefois elles lâchent le ventre. Ces propriétes les font recommander dans les cas de blessures qui ont intéressé les nerfs, dans les engorgemens des visceres, pour désobstruer les reins, ainsi que dans l'asthme & la phthisie. On boit pour l'ordinaire depuis une livre jusqu'à six de ces eaux : elles sont d'un grand usage comme remede externe, on en use fréquemment en bains & en douches ; prises de ces deux manieres, elles sont fortifiantes : elles passent en même temps pour émollientes : on les dit résolutives ; enfin elles possedent à un haut degré la vertu détersive, & ne sont pas moins propres à guérir la maladie pédiculaire. Ces eaux ont d'heureux succès dans les rechutes : leur usage convient dans le tremblement & la paralysie ; rarement manquent-elles de guérir les contractions des membres : enfin elles contribuent puissamment à dissiper les maladies chroniques de la peau.

(7.) L'ONGUENT BLANC DE *Rhasis.* *Unguentum album Rhasis* ; chez le peuple, *blanc-raisin.*

Cet onguent reçoit ses vertus de la céruse & du camphre, auxquels la cire & l'huile rosat servent d'excipient : on le dit un excellent médicament adoucissant & dessicatif : il s'applique communément sur les écorchures, les ulcérations, la brûlure & les maladies de peau accompagnées de démangeaison.

(8.) LA CÉVADILLE. *Cévadilla*

Ce médicament eſt la ſemence d'une plante de l'Amérique, que Parkinſon a nommé *hordeolum cauſticum amæricanum* : on nous l'apporte du Méxique, dans ſes propres capſules. La cévadille a une âcreté brûlante qui cautériſe : elle eſt très connue & fort d'uſage parmi les moines qui ne ſont pas propres, ou auxquel l'uſage du linge eſt interdit : c'eſt le moyen dont ils ſe ſervent pour ſe délivrer des poux qui ſe cachent dans leurs habits. La propriété de guérir la maladie pédiculaire eſt celle qui fait employer le plus ſouvent la cévadille ; elle ſemble même ſpécialement conſacrée à cet uſage : mais ce n'eſt pas ſa ſeule propriété ; elle a auſſi l'effet des remedes cathérétiques ; on peut ſaupoudrer avec cette ſemence pulvériſée les chairs fongueuſes des ulceres : il eſt vrai qu'on ne manque pas de topiques plus communs qui réuſſiſſent encore mieux.

(9.) LA STAPHISAIGRE. L'herbe-aux-poux

Staphiſagria, J. B. *Delphinium platani folio, ſtaphiſagria dictum*, *Inſt. rei. herb.*

La ſemence de cette plante ſe met au nombre des médicamens déterſifs, deſſicatifs & cathérétiques ; mais il eſt rare qu'on en faſſe uſage, ſi ce n'eſt pour faire mourir les poux : cependant, la cévadille paroît avoir plus d'efficacité. On preſcrit quelquefois la ſtaphiſaigre en maſticatoire, pour exciter une ſécrétion de ſalive abondante, ou pour irriter les nerfs de la bouche, lorſqu'ils ſont attaqués de paralyſie. La maniere de s'en ſervir eſt de former un nouet de cette ſemence pilée, & de le tenir dans la bouche. Ce remede eſt utile, non-ſeulement pour diſſiper les maux de dents & les fluxions qui ſe jettent ſur la tête,

& pour les prévenir, mais encore dans la paralysie de la langue.

(10.) LE VIF-ARGENT. Le mercure. *Hydrar-*
gyrus , Mercurius.

Ce médicament est un minéral fluide & le plus
pesant de tous les minéraux ; qui a l'éclat de l'argent, & qui blanchit l'or. Jusqu'ici les chymistes ont mis le mercure à toutes les épreuves
imaginables ; & leurs travaux sur cette substance
ont dequoi surprendre, par l'attention & la patience qu'ils y ont apportée, aussi les usages de
ce minéral sont-ils presqu'infinis. Outre la vertu
anti-vénérienne que tout le monde sait qu'il
possede à un plus haut dégré que tout autre remede, il mérite d'être mis au nombre des plus
puissans incisifs. On a même dit qu'il est un remede contre quelque vice du sang que ce soit.
Le mercure, car c'est le nom qu'on lui donne en
médecine & en chymie , étant pris intérieurement crud, c'est-à-dire , avant d'avoir subi aucune
préparation , passe difficilement dans les vaisseaux lactés, qui sont la route que les remedes
internes doivent prendre pour parvenir jusqu'au
sang ; mais il pénétre avec la plus grande facilité
par les pores de la peau ; & c'est par cette route
insensible qu'il se mêle à la masse du sang. Lorsqu'on avale du mercure crud , il n'agit dans les
premieres voies, que par sa pesanteur ; & il sort
du canal des alimens par l'anus , presque dans la
même quantité qu'il a été pris. On ne doit pas
faire usage intérieurement du mercure qui se
trouve dans le commerce ; il ne doit même servir aux usages de la médecine , qu'après qu'il a
été entierement privé du plomb, du bismuth ,
& des autres matieres hétérogenes qui empêchent

thent qu'il ne soit pur. Pour le purifier, on le
met d'abord dans du vinaigre très fort, impregné
de sel marin, jusqu'à saturation : ensuite il
se lave deux ou trois fois dans de l'eau très limpide ; enfin, après qu'il est séché, on le fait passer par une peau de chamois. Il est aisé dans
le commerce de connoître si le mercure est pur
ou sans mélange. On n'a qu'à en jetter un ou
deux gros dans une cuiller de fer : & on le fait
évaporer au feu. Si le mercure est pur, il se
dissipe entierement ; il reste une matiere étrangere
s'il est sophistiqué. Le mercure que l'on nomme
mercure révivifié du cinnabre n'a pas besoin de
ces préparations, la distillation le retirant pur de
cette mine.

L'usage interne du mercure purifié de l'une
des deux manieres ne doit pas être redouté ;
car on en donne quelquefois depuis trois onces
jusqu'à quatre, dans certaines coliques, où la
constipation résiste à toute autre remede On en
a fait prendre aussi depuis une demi livre jusqu'à
deux livres & même davantage, avec de l'huile
d'amandes douces ou du bouillon gras, pour
guérir l'affection iliaque ; ce qui a réussi quelquefois : mais il faut être bien sûr que la maladie
n'a pas pour cause une hernie ou l'inflammation
de quelque partie des intestins. Le mercure est
regardé avec raison comme un des plus puissans
vermifuges ; & pour remplir cette indication,
on prescrit depuis un scrupule jusqu'à un gros de
ce minéral que l'on fait paroître sous la forme
d'une poudre, en l'agitant dans un mortier avec
du sucre & un peu d'huile ; ou bien on fait bouillir
une livre de mercure durant une heure, dans quatre ou six livres d'eau, dont le malade fait sa bois-

fon ordinaire. Le mercure crud , pris par la bouche , procure quelquefois la falivation ; & cet effet donne lieu de préfumer qu'il a pénétré dans les
veines lactées, à moins que l'on n'aime mieux pen-
fer, avec quelques auteurs, qu'il eft entré dans les
pores inhalans ou abforbans des membranes internes ; mais la maniere la plus fûre de le faire parvenir jufques dans la maffe du fang , eft de l'introduire par les pores de la peau fous la forme de
pommade, d'onguent , d'emplâtre & de fumigation. Le mercure , employé de l'une de ces manieres , excite quelquefois la falivation ou le flux de
ventre ; mais ces évacuations ne contribuent nullement à la guérifon de la maladie vénérienne ,
comme bien des gens le croyoient : elles font
plutôt capables de la retarder ; c'eft pourquoi les
plus habiles praticiens font tout ce qui leur eft
poffible pour empêcher le mercure de fortir par
ces voies. Il y a lieu de préfumer , d'après des expériences faites depuis quelques années , que le
camphre a la propriété de retenir le mercure dans
la maffe des humeurs : fa dofe eft d'environ vingt
grains pour chaque once de mercure. Mais les
médecins , qui font dans l'habitude de diriger le
traitement de la vérole , favent empêcher que le
mercure ne caufe la falivation ou le dévoiement,
fans cependant employer le camphre. Nous n'ex-
poferons pas ici les différentes méthodes d'adminiftrer le mercure dans les maladies vénériennes, pour ne point répéter ce que nous avons déja
dit.

On ne vante pas moins l'efficacité du mercure
contre la rage, que fa propriété anti-vénérienne ,
& c'eft avec grande raifon ; car , comme nous en
avons déja fait la remarque , il réuffit mieux que-

tous les remedes inventés jusqu'ici. Enfin c'est une
chose très connue que la vertu résolutive du mercure appliqué à l'extérieur , tant sur les dépôts ou
amas d'humeurs de différente espece , que sur les
tumeurs qui ne cédent pas à l'action des autres
remedes. Le nombre des préparations de mercure
qui se trouvent dans les apothicaireries est presqu'infini : les principales ou les plus usitées sont
le cinnabre factice , l'æthiops , le précipité blanc ,
le précipité rouge , le turbith , le mercure doux ,
la panacée , la poudre d'algaroth , le sucre vermifuge , les pilules mercurielles , le sublimé corrosif, l'onguent Napolitain , l'emplâtre de Vigo ,
l'eau mercurielle , &c. Nous avons parlé de chacune en leur lieu.

(11.) LES PASTILLES MERCURIELLES. *Pastilli
mercuriales.*

Ces pastilles sont composées de cinnabre & de
succin auxquels une dissolution de gomme adragant sert d'excipient : elles s'emploient en fumigations qui sont résolutives & anti-vénériennes.

(12.) L'ONGUENT NAPOLITAIN. *Unguentum
Neapolitanum.*

Cet onguent se fait en mêlant avec exactitude
du mercure crud éteint dans de la salive ou de la
térébenthine avec de la graisse de porc , dans la
proportion d'une demi-once à deux onces de
mercure pour quatre onces de graisse. Mais pour
l'ordinaire l'onguent que l'on trouve tout fait dans
les apothicaireries contient une sixieme ou une
huitieme partie de mercure. Cette derniere préparation s'emploie pour le traitement de la gale ,
des dartres & des autres maladies de la peau accompagnées de démangeaisons : il fait périr en
peu de temps l'espece des poux qui se placent aux

aînes, ainfi que les punaifes de lit. Quant à l'onguent mercuriel, dont on doit faire ufage pour
traiter les maladies vénériennes, il faut le préparer fort foigneufement avec le mercure retiré du
cinnabre, puis agité pendant long-temps dans un
mortier, felon le procédé que nous avons indiqué
au commencement de ce paragraphe. La maniere
d'adminiftrer cet onguent fe trouve expliquée
avec affez d'étendue dans la *Médecine Pratique*,
pour ne devoir pas y revenir ici.

(13.) L'AULNE. *Alnus rotundifolia, glutinofa,
viridis, Inft. rei herb.*

Les feuilles de ce grand arbre, étant échauffées
par le foleil ou dans un four, s'étendent fous les
malades, & même par-deffus eux, pour leur
procurer des fueurs abondantes. Cet effet des
feuilles de l'aulne fait vanter leur ufage en efpece
de bain contre la paralyfie & le tremblement :
employées de cette maniere, elles diffipent les
douleurs contractées dans les lieux humides ;
elles calment les douleurs de rhumatifme & de
goutte : on les juge encore propres à diffiper les autres douleurs, même celles qui font vénériennes.

APRÈS AVOIR EXPOSÉ les remedes les plus
ufités & les meilleurs que l'on ait pour guérir les
maladies, ou au moins pour procurer du foulagement au malade, nous croyons avoir rempli ce
que promet au Lecteur le titre de notre Ouvrage.

PRÉCIS

DE MÉDECINE.

SECONDE PARTIE.

LIVRE TROISIEME.

DES ALIMENTS

ET DES BOISSONS.

INTRODUCTION.

Aprés avoir fait l'histoire des médicaments, suivant le plan que nous nous étions formé, il est à propos de parler des aliments, qui, indépendamment de leurs vertus nutritives, possedent encore des propriétés médicinales : en effet, tout le monde convient qu'ils sont également nécessaires, & dans l'état de santé, & en maladie. Par

A a iij

leur ufage bien réglé , non feulement on renouvelle & on répare ce que l'on perd à chaque in-
ftant par l'action continuelle des folides & des
liquides , & par l'infenfible tranfpiration ; mais
encore on vient à bout de guérir , & on prévient
différentes maladies , contre lefquelles ne peut
rien tout le vain étalage des remedes officinaux.
La perfection de la médecine , dit CELSE , eft de
ne pas employer de médicaments ; mais comme
la variété des aliments que nous a prodigués la
main libérale du Créateur , eft immenfe , il eft
donc important d'avoir une connoiffance des bonnes & des mauvaifes qualités de chacun , eu égard
à l'âge , aux faifons , & aux tempéraments. Il
femble qu'il faille regarder comme les meilleurs
& les plus propres à remplir le but de la nature ,
ceux dont l'odeur & la faveur font agréables , &
que l'eftomac digere avec facilité , pourvu cependant que rien ne s'y oppofe de la part des organes
de la digeftion ; car lorfqu'ils font dérangés &
ruinés , il eft clair que le défordre fe met par-
tout , & que la fanté fe détruit bientôt fans efpoir
de la rétablir. Il n'eft pas toujours poffible de
découvrir la caufe de ce fâcheux état ; elle eft
fouvent cachée fous le plus épais nuage : ce n'eft
que par les effets bien obfervés , qu'on peut ob-
tenir cette connoiffance parfaite , & fi néceffaire ,
de l'économie animale. Toutes nos incertitudes ,
tous nos doutes fe trouvent diffipés à l'égard
des aliments qui révoltent l'eftomac ; mais on
fait qu'il fe rencontre par-tout des perfonnes ,
d'ailleurs en bonne fanté , qui , fans autre regle
que l'expérience , font forcées de s'abftenir de
certaines chofes , quelquefois même très agréables ; enforte qu'elles adoptent volontiers la doc-

trine qui admet seulement pour remedes & pour
aliments les substances qui soulagent & qui nourrissent, & qui rejette celles qui nuisent. Ce n'est
que par cette attention scrupuleuse, qu'on peut
connoître les forces de chaque estomac, à l'égard
de tel ou tel aliment : en effet, les estomacs sont
presqu'aussi différents entr'eux que les traits du
visage. Il est impossible de percer dans ces myste-
res de la nature, à moins que d'être instruit auparavant des forces respectives des organes & des
liqueurs destinées à la dissolution des aliments ;
objet sur lequel il nous a paru à propos de nous
arrêter un moment avant que d'entrer en matiere.

Personne n'ignore que les aliments portés à la
bouche, broyés avec les dents, & détrempés par
la salive, lorsque l'appétit invite à manger, sont
précipités dans le ventricule, par le méchanisme
de la déglutition : c'est-là que par le secours de
la boisson & du suc gastrique, & à l'aide d'une
douce chaleur, ils s'attendrissent, se dissolvent,
& se changent en une pâte liquide, qui, combi-
née de différentes matieres, imprégnée du fluide
nerveux, & participante d'une espece de vie,
coule dans le duodénum, afin que par l'addition
de la bile & du suc pancréatique, il en résulte
une humeur laiteuse & presqu'homogêne, qui,
se séparant des féces par une simple filtration, va
par des vaisseaux particuliers, se mêler au sang,
pour le renouveller & le réparer. Il est bon de remarquer en passant, que cette opération ne demande aucune fermentation, puisqu'une foule
d'expériences déposent que le chyle conserve la
nature des aliments ; ce qui n'arriveroit jamais,
s'ils subissoient ce mouvement d'effervescence
gratuitement imaginée. Cependant, si par quel-

A a iv

que caufe que ce foit, ils reftent trop long-temps dans l'eftomac, toute la maffe s'échauffe ; & les molécules d'air venant à fe dégager, elle s'enfle ; d'où réfulte le gonflement du ventre, les borborygmes, & la fortie des vents : mais il eft aifé de comprendre que cette efpece de fermentation eft un état de maladie, lequel nuit à la digeftion naturelle, bien loin d'en être la caufe, comme quelques uns fe l'imaginent.

La falive, .très remplie d'efprits, lefquels, pendant la maftication, fe portent à grands flots vers les organes fécrétoires, pénetre les aliments qui ont été broyés, & s'y mêle intimément, pour en faciliter la diffolution. La préfence des efprits animaux dans la falive, eft démontrée par les phénomenes bien connus des digeftions, & furtout par les effets furprenants que produit cette liqueur fur ceux qui ont été mordus de différents animaux, foit enragés, foit irrités : il eft certain, d'après mille expériences faites par les plus habiles phyficiens qu'elle ne devient mortelle que par l'effervefcence & l'embrafement des efprits : par-là il eft clair que prefque tous les animaux chez lefquels les efprits viennent à s'enflammer à un degré exceffif peuvent contracter cette cruelle maladie : le fait eft évidemment prouvé par différentes hiftoires qui rapportent les fuites funeftes de la morfure d'oie, de coq, de cheval, d'âne, de fanglier, de loup, de chien nullement enragé, & même d'homme. Que les efprits animaux contenus dans la falive contribuent à donner l'énergie à cette liqueur, & la force de diffoudre les aliments ; c'eft ce dont on ne fauroit douter fi l'on examine avec attention les organes de la digeftion, & fpécialement les glandes falivaires, dans lefquelles s'infinuent un grand nombre de nerfs très confidérables : ce qui explique pourquoi, à la vue d'un mets qui flatte, il fe fait une abondante fécrétion de falive : à quoi on peut ajoûter que rien n'eft plus capable d'exciter un grand abord d'efprits, que la fenfation agréable qu'on reçoit en mangeant, fenfation qui n'eft pas ignorée des philofophes les plus féveres. La connoiffance exacte des nerfs qui fe diftribuent dans ces organes, femble prouver d'une maniere invincible que le fuc gaftrique & le fuc pancréatique acquierent de l'activité par une femblable irradiation des efprits. Outre cela, fi l'on obferve avec un jugement réfléchi les progrès de l'appétit & de la faim, on verra très clairement que l'une & l'autre fenfations font excitées par une agitation particuliere des efprits ; puifque, d'après beaucoup d'obfervations, il eft conftant que, chez ceux mêmes qui ont befoin de manger, la faim ne fe fait pas fentir, fi l'abord des efprits n'a pas lieu, ou eft irrégulier : perfonne en effet, n'ignore qu'il fuffit de voir une chofe dégoûtante, ou d'en entendre parler, pour diminuer la faim, ou l'éteindre entiére-ment.

Ce qui montre d'ailleurs la force des efprits à l'égard des fonctions de l'eftomac, c'eft l'appétit déréglé des filles & des femmes groffes, lequel les porte à rechercher avec avidité, non-feulement toutes fortes d'aliments, mais même des chofes abfurdes ; tels font des fruits verds, des viandes crues & fanglantes, de la terre, du plâtre, des charbons, des cendres, de la laine, du coton, du vieux papier, des cuirs pourris, &c... Ce defir invincible prouve le déréglement des esprits, état réel de maladie. C'est de la même source que vient cette disposition particuliere de la bouche & de l'estomac, par laquelle plusieurs personnes des deux sexes ont de l'aversion & de l'horreur pour quelques aliments, qui sont agréables, & d'un usage très commun pour les autres : horreur si grande, que s'ils en mangent, malgré leur antipathie, ou par force, ou par hasard, ou par tromperie, il s'ensuit des symptômes très graves, & que la vie même est quelquefois en danger. Quelques-uns, chose surprenante ! ont tant d'aversion pour le pain, qu'ils ne peuvent en supporter l'odeur : d'autres ont un dégoût invincible & particulier pour telle ou telle viande : plusieurs tombent promptement en foiblesse, à la vue d'une anguille, d'un hareng, d'une écrevisse, &c. . . . L'aversion pour le lait est si grande chez beaucoup de personnes, qu'elles ne peuvent en voir sans éprouver des envies de vomir : d'autres craignent plus que le poison le fromage, dont la vue ou l'odeur est suivie de syncope. On remarque enfin la même antipathie à l'égard du vin de quelqu'espece que ce soit, aussi bien qu'à l'égard de différents fruits, dont les autres font leurs délices. Ces exemples surprenants de sympathie & d'antipathie, ne font-ils pas une preuve de la mauvaise disposition des esprits ? Ne démontrent-ils pas incontestablement que le liquide nerveux dont la salive & les autres humeurs servant à la digestion sont également imprégnées, est l'agent le plus puissant, soit pour exciter, soit pour régler l'appétit.

D'après ces notions, on aura peut-être une connoissance plus précise des phénomenes surprenants & très cachés des digestions : on parviendra

fans doute mieux à évaluer les forces de l'eftomac ;
ce qui mettra plus à portée de faire choix des aliments les plus propres pour chaque tempérament.
Mais il faut encore confidérer la maniere ordinaire de fe nourrir ; quoiqu'elle paroiffe exempte de danger , il ne faut cependant pas y compter , à l'égard des aliments mauvais ou pernicieux
qu'on ne defire que par un goût bifarre & dépravé ; puifque tôt ou tard ils portent dans l'économie animale , des défordres qui demandent le
fecours de la médecine. Quelquefois néanmoins
on peut tolérer l'ufage des aliments , bien que
peu falutaires , auxquels on eft accoutumé ; un
grand nombre de ceux mêmes qui font le plus
occupés du foin de leur fanté , ne peuvent y re-
noncer ; car une longue habitude devient une
feconde nature , qu'on ne contredit pas impunément : ainfi , pour rectifier ce mauvais régime ,
il faut aller par degrés ; il feroit dangereux de le
quitter tout-à-coup. D'ailleurs c'eft fe tromper
beaucoup que d'ajoûter foi à ce proverbe popu-
laire , que tout eft fain pour ceux qui fe portent
bien ; car les aliments trop groffiers & cruds , falés , & chargés d'aromates , ou déguifés par l'art
des cuifiniers , de même que les liqueurs fpiritueufes & fermentées , quelque forte que foit
l'habitude , menacent non-feulement de maladies aiguës très dangereufes , mais encore de
chroniques très opiniâtres : outre ces maux , ceux
qui fe livrent à l'intempérance , n'ont qu'une
vieilleffe miférable , fi cependant ils y arrivent.
Perfonne n'ignore fans doute que les hommes les
plus forts & les plus robuftes , chez lefquels la
chylification & la fanguification paroiffent fe faire
parfaitement , font très fouvent expofés à ces

triſtes accidents. Ceux donc qui veulent jouir d'une ſanté inaltérable, & vivre long-temps, doivent obſerver un bon régime, & préférer un mets ſimple & aiſé à préparer, à ceux que la délicateſſe & le luxe ont introduits ſur nos tables. On ceſſera d'être ſurpris qu'il y ait tant de maladies, diſoit de ſon temps SÉNEQUE, ſi l'on fait attention au nombre des cuiſiniers : tout le monde enfin connoît cet adage : la gourmandiſe tue plus d'hommes que l'épée. Mais les gourmands & ceux qui aiment la bonne chere s'élevent fortement contre les préceptes de ſobriété preſcrits par les médecins ; préférant le plaiſir actuel de ſatisfaire leur appétit & leurs ſens, à l'avantage de ſe porter bien le lendemain. Une vie agitée & tourmentée par tous les maux de l'eſprit & du corps, eſt-elle donc plus heureuſe que ce qu'ils appellent le dégoût continuel du régime ? Qu'ils interrogent à cet égard ceux que l'expérience & la maturité de l'âge ont inſtruits ! On peut conclure de-là qu'un genre de vie bien réglé, tient le premier rang parmi les préceptes ſalutaires que nous donne la médecine ; ainſi nous allons donner une idée de ce petit ouvrage, compoſé pour ſervir de complément au *Précis de Médecine* ; nous croyons pouvoir nous flatter qu'il ne déplaira, ni aux perſonnes curieuſes, ni aux praticiens.

Une partie des aliments les plus ſains eſt tirée des végétaux ; les principaux ſont ſans contredit les grains que produiſent les champs cultivés, & qui different des autres plantes par leurs épis ; tels ſont le froment, le ſeigle, l'orge : on en fait le pain, dont il eſt preſqu'impoſſible d'être privé, que la ſanté n'en ſouffre : on prépare encore avec

leur farine différents mets, comme des potages,
des pâtisseries. Après les bleds viennent les femences légumineuses, qui naiſſent enfermées
dans des filiques ; telles ſont les pois communs,
les pois chiches, les lentilles, les haricots, & autres de ce genre : lorſqu'ils ſont ſecs, ils ont beſoin d'une coction convenable qui les rend moins
venteux & moins difficiles à digérer. On doit
mettre au nombre des meilleurs aliments les légumes tirés des jardins potagers ; tels ſont la laitue, l'endive, les épinards, les choux, &c… il
faut y joindre quelques légumes que l'on ſeme
dans les champs ; les pois, par exemple, les haricots, &c… qui, dans la primeur, l'emportent
de beaucoup ſur ceux qui ſont ſecs, en ſaveur &
en bonté. De cette claſſe ſont auſſi les racines,
comme le raifort, la rave, le panais, la carotte,
le poireau, l'oignon, &c… auxquels on peut
ajoûter les fruits des plantes cucurbitacées, ceux
d'artichauts, les truffes, les champignons, &c….

Les fruits des arbres & des arbriſſeaux, par
leur variété, ſont pour nous d'une grande reſ-
ſource : les premiers ſont les ceriſes, les prunes,
les abricots, les pêches, les pommes, les poires, &c… les plus eſtimés d'entre les ſeconds,
ſont les raiſins, les framboiſes, les groſeilles,
auxquels nous ajoûterons les fraiſes. D'ailleurs
on les diſtingue, en fruits d'été ; tels ſont les ceriſes, les mûres, les fraiſes, &c… en fruits
d'automne, comme les pêches, les prunes, les
raiſins, &c… en fruits d'hyver ; ſavoir, les poires, les pommes, les châtaignes, &c… Les
fruits tendres, doux, d'une ſaveur agréable, qui
ont acquis leur groſſeur & leur degré de maturité, fourniſſent un aliment ſalutaire, ſur-tout à

ceux qui ne boivent point de vin , aux gens de
lettres , aux bilieux , & à ceux qui ont des obftructions.　On peut même , fuivant M. Tissot,
en permettre l'ufage à ceux qui ont la fievre ;
mais on l'interdira aux perfonnes foibles,& à celles qui font incommodées de crudités acides.　Il
n'en eft pas de même des fruits précoces,qui n'ont
d'autre mérite que d'être peu communs , & de fe
vendre fort cher, ni des fruits huileux , tels que
les olives , les noix , les amandes , les avelines ,
qui fouvent chargent l'eftomac ; mais ceux qui
font fecs , trop durs , fibreux , ou dont le tiffu eft
compacte & ferré , fe digerent difficilement , &
doivent être regardés comme des fubftances qui
ne nourriffent point.　Enfin on confit de différentes manieres les fruits & les autres parties des
végétaux , afin qu'ils fe confervent long-temps ,
& qu'on puiffe en avoir dans toutes les faifons de
l'année : on emploie pour cet effet le fel , le fucre , le miel , le vinaigre , l'eau-de-vie , &c....
On juge de la bonté des végétaux qu'on veut garder , par la maniere différente dont ils ont été
confits ; mais on ne fauroit douter que , toutes
chofes égales d'ailleurs , les plus fains ne foient
ceux qui font récemment cueillis.

　　La quantité d'aliments que donne le Regne
Animal , n'eft pas moins confidérable ; les zoographes le divifent en trois claffes , qui contiennent les *quadrupedes* , les *oifeaux* , & les *poiffons*.
L'expérience a appris qu'ils fourniffent une nourriture moins falubre ; quoique les habitants des
villes en faffent un ufage très fréquent , & que
plus analogues à nos humeurs , leurs chairs , au
rapport de Sanctorius , augmentent avantageufement la tranfpiration. On peut même dou-

ter que ces mets soient exempts de tout danger : si on les garde plus qu'il ne convient, ils deviennent putrides, & contractent une odeur fétide insupportable. Personne n'ignore que toutes les parties des animaux tués passent bientôt à cet état de putréfaction, & que les végétaux n'y sont point assujettis. On conçoit de-là pourquoi les parties animales qui séjournent trop long-temps dans l'estomac, forment souvent des amas d'humeurs putrides, nuisibles à l'économie animale. Ce n'est peut-être pas d'une autre source que dérivent quelques fievres d'un mauvais caractere, qui donnent beaucoup de peine aux médecins.

Dans la classe des quadrupedes, on fait plus de cas des jeunes animaux, de ceux sur-tout dont l'accroissement est plus prompt, que des vieux ; la chair de ces derniers plus seche, dure & compacte, ne se digere pas aisément. Ceux qui se nourrissent des fruits de la terre, sont de beaucoup préférables aux carnassiers : ceux qu'on a coupés valent mieux que ceux qui sont entiers. Il faut d'ailleurs avoir égard, non-seulement aux pâturages où ils paissent, & aux endroits marécageux ou montueux qu'ils habitent ; mais encore au ciel, & au climat sous lesquels ils vivent : car les animaux des pays chauds, toutes choses égales d'ailleurs, sont les plus estimés. Ceux qu'on éleve à la maison, & qu'on engraisse, passent pour être plus délicats & plus sains que ceux qui sont dans les forêts : la chair de ces derniers cependant peut être mangée impunément par des hommes robustes & accoutumés à des travaux rudes ; tels sont les laboureurs, les fossoyeurs, les porte-faix, & tous ceux qui exercent une profession pénible & laborieuse : des

viandes trop délicates & trop tendres les nourri-
roient moins bien. Enfin il faut regarder comme
un mauvais aliment, & de difficile digestion,
les parties tenaces & gluantes des animaux ; telles sont les pieds, l'estomac & les intestins, le
foie & la rate, la langue & le cœur : les parties
grasses, en émoussant les forces de la salive &
des liqueurs digestives, résistent à l'action du
ventricule, sur tout si elles sont mêlées avec des
acides ; d'ailleurs à un certain degré de chaleur,
& après un long séjour dans l'estomac, dont le
ton est affoibli, elles contractent une rancidité
cachée, qui a été précédée d'une certaine acidité : c'est ainsi que les chairs tombent en putréfaction, & que les bouillons qu'on en fait tournent à l'aigre.

La seconde classe du regne animal regarde les
volatils qui le disputent aux quadrupedes par
l'excellence & la délicatesse de leur chair ; elle
est moins nourrissante, il est vrai, mais elle se
digere plus facilement. On mange très communément tout ce qu'on connoît sous le genre des
poules, dont les œufs donnent une nourriture
très agréable, & qui se trouve par-tout. De la
chair de ces oiseaux domestiques, bien digérée,
il résulte un chyle louable & très doux. Joignons-
y les paons, les faisands, les perdrix, les canards,
les bécasses, les cailles, & d'autres oiseaux,
tant domestiques que sauvages, lesquels ne cedent point aux premiers en saveur & en qualité ;
sans parler de divers petits oiseaux qui sont regardés comme des mets friands, & qui font les
délices des tables. Les oiseaux enfin qui vivent
en liberté, passent pour être plus sains que ceux
qu'on nourrit en voliere, ou dans les basse-
cours.　　　　　　　　　　　　　　　　La

La troisieme claſſe du regne animal renferme les POISSONS, dont la variété eſt ſi grande, que la ſenſualité y trouve abondamment de quoi ſe ſatisfaire : les ichthyographes les diviſent en poiſſons de mer & poiſſons de riviere; les premiers ſont mous, cartilagineux, teſtacées, & cruſtacées, ou couverts d'une écaille particuliere ; les ſeconds, ou qui vivent dans les eaux douces, ſe diſtinguent par la même raiſon, en poiſſons de riviere, de marais, d'étang. Les meilleurs ſont ceux qui vivent dans la pleine mer, agitée par le vent; & les plus mauvais ceux qui habitent dans les étangs, ou ſur les côtes qui reçoivent les immondices des villes. Les poiſſons qui ſe nourriſſent dans les fleuves les plus grands & les plus rapides, ou qui ſe tiennent dans des eaux agitées, & dans celles qui roulent ſur des cailloux, ſont plus eſtimés que ceux qui demeurent dans des eaux dormantes, limoneuſes & ſales; ils ſentent ordinairement la boue. On eſtime beaucoup ceux qui habitent la mer & les fleuves, qui abandonnant la mer, ſe retirent dans les fleuves, ou qui, ſortant des eaux douces, deſcendent dans la mer. Le pays entre encore pour quelque choſe dans cette préférence : en effet, on vante en France & en Angleterre, comme excellent, tel poiſſon dont on ne fait aucun cas en Italie & dans les autres pays chauds; *& vice versâ.* Cette eſpece d'aliments trop long-temps gardée, doit néanmoins être rejettée comme nuiſible ; il n'y a rien qui ſe corrompe ſi promptement : la diſſolution dans l'eſtomac s'en fait en peu d'heures ; mais ils nourriſſent peu. Nous avons dit des quadrupedes & des oiſeaux, que les jeunes étoient préférables; il n'en eſt pas de même des poiſſons :

les vieux au contraire , & les gros (à l'exception cependant des très vieux) , font les plus favoureux & les plus exquis, fur-tout fi on les met cuire dans le vin blanc ou rouge. Les poiſſons d'ailleurs nourriſſent plus que les végétaux ; mais moins que les oiſeaux & les quadrupedes. Il eſt bon enfin d'obſerver à l'égard des poiſſons , que quelques cétacées ont le ſang chaud comme les quadrupedes : ceci montre l'erreur de ceux qui tirent , de la nature du ſang froid , la différence des poiſſons d'avec les autres animaux ; elle vient plutôt de l'huile, qui , dans les poiſſons , fait l'office de graiſſe , & qui , étant préparée d'une maniere particuliere , s'emploie par quelques peuples ſeptentrionaux à la place de la meilleure huile d'olives. Cette obſervation indique aſſez bien quelle eſt la nature des poiſſons ; & le doute, qui s'eſt élevé au ſujet des oiſeaux nommés *macreuſes* , ſe diſſipe & s'évanouit par la même raiſon.

A ces notions préliminaires , il eſt bon d'ajoûter quelques réflexions ſur les aſſaiſonnements , tant étrangers que de notre pays, imaginés par les cuiſiniers , & recherchés par les gourmands : leur uſage modéré n'entraîne aucun danger ; il eſt même utile & néceſſaire. Les chairs des animaux ne ſauroient preſque s'en paſſer ; mais ſur-tout les chairs froides & inſipides des poiſſons , qui en deviennent non-ſeulement plus agréables , mais encore plus ſalubres. Ceci doit s'entendre auſſi des légumes cruds ou cuits qui ont beſoin d'être relevés. Mais on évitera avec ſoin les mets âcres & de haut goût, qui impriment ſur la langue une ſaveur piquante & aromatique , & qui ſont farcis de ces ſubſtances exotiques, connues ſous le nom d'épices : ces ragoûts, qui font les délices des gourmands, se changent pour eux en poisons ; ils engendrent des humeurs âcres, ou caustiques, ou rongeantes, qui agissant insensiblement sur les petits vaisseaux, y causent un désordre irréparable, donnent un chyle de mauvaise qualité, favorisent la stagnation des humeurs, & portent le ravage dans toute l'économie animale. Il n'est point douteux que les mets assaisonnés de sel, de poivre, de canelle, & autres aromates, ne tournent à l'aigre muriatique, lequel corrompt de différentes manieres le sang & les humeurs, & qui donne naissance à une infinité de maladies cutanées & rhumatismales, aux catarrhes, aux concrétions pierreuses, &c.... Il n'est pas moins pernicieux de manger les chairs, tant des quadrupedes que des oiseaux & des poissons, salées, durcies à la fumée, arides & desséchées pour avoir été long-temps exposées à l'air ; on convient généralement qu'elles fatiguent l'estomac, & qu'elles fournissent un chyle mal préparé ; il ne faut point chercher d'autre cause du scorbut qui vient attaquer les matelots, les pauvres & les gens de lettres, &c. Quiconque veut conserver sa santé, doit s'abstenir des bouillons gras, de ces jus forts de viande, nommés coulis, des essences, des gelées, composés de viandes fraîches ou salées, inconnus aux Sybarites mêmes & aux Syracusains, mais si employés aujourd'hui par les cuisiniers pour notre malheur, & qui, par le feu, acquierent une âcreté capable de nuire à la santé. On voit par-là que toutes les viandes, de quelqu'espece qu'elles soient, roties, grillées, ou bouillies, sont plus saines que celles qui sont apprêtées par l'art funeste du cuisinier, contre

B b ij

lequel les Stoïciens se sont autrefois si fort élevés ; que la faim est, de tous les assaisonnements,
le plus sûr, & peut-être le plus agréable ; mais par
je ne sais quelle fatalité, les riches, les grands,
les gourmands, & les voluptueux, ne l'éprouvent presque jamais ; ils ne rougissent point de
s'occuper de l'art d'apprêter & d'assaisonner les
mets, fonction méprisable qui fut autrefois le
partage des plus vils esclaves. L'estomac de ces
Apicius, sollicité de tant de manieres par des
ragoûts de toute espece, contracte avec le temps
un certain engourdissement, qui le conduit au
point d'être dégoûté des mets les plus délicats.
Nous ne dirons rien de plus des assaisonnements
de notre pays moins nuisibles sans doute que
ceux qu'on tire des contrées éloignées.

Les regles que l'Hygiene établit pour la conservation de la santé, regarde non seulement les
différentes qualités des aliments, mais encore la
quantité ; on sait que les vaisseaux gonflés par
l'abord excessif du chyle & du sang, sont incapables de faire leurs fonctions. En effet, le boire
& le manger doivent être pris dans la quantité
convenable, pour ne pas surcharger l'estomac &
y être digérés, & suffisante pour réparer les pertes du corps : il faut qu'il y ait une juste proportion entre la nourriture & les déjections, ensorte
qu'on ne prenne pas plus que l'on n'évacue ; autrement il est clair que c'est une cause de maladie. Pour prescrire la dose des aliments, il faut
avoir égard à l'âge ; car les enfants ont besoin de
manger plus souvent, parcequ'une plus grande
quantité de nourriture est employée pour leur accroissement : dans la vieillesse au contraire, la
transpiration étant moins abondante, la quantité

d'aliments doit être moindre. Si cette proportion n'eſt pas obſervée, les fonctions animales ne ſe font plus ſi bien; & tôt ou tard les gourmands ſont attaqués de maladies aiguës ou chroniques. Outre cela, lorſque l'eſtomac eſt trop rempli de nourriture, ſes orifices ſe rétréciſſent, enforte que le pylore, trop ſerré, ne permettant point la deſcente des aliments, ils ſont forcés d'y demeurer trop long temps; ce qui cauſe des cardialgies, le gonflement des hypochondres, la difficulté de reſpirer, ſur tout lorſqu'on eſt couché ſur le côté gauche. Le ventricule, accablé du poids des aliments, & hors d'état de travailler à leur élaboration, ſouffre alors, & par ſympathie le canal inteſtinal : de-là naiſſent des tranchées & différents flux de ventre. Dans cet état, le chyle mal broyé, crud, & de mauvais caractere, communique au ſang ſes vices, qui ſont la ſource d'une infinité de maux. Il ne ſuffit point, pour preſcrire un régime de vie, de connoître l'âge, on doit encore faire attention au ſexe, au tempérament, à la taille, au pays même; on apprendra par là quelle doit être la meſure propre & naturelle des aliments; elle n'eſt bien connue que par ceux qui obſervent une exacte ſobriété, & qui ſortent de table avec un reſte d'appétit. Tel eſt le véritable moyen de prévenir les maladies, & de parvenir à une longue vie : ce moyen n'a-t-il pas réuſſi à ces anciens anachoretes, qui ſont parvenus à l'âge de cent ans & au-delà, ſans reſſentir les infirmités de la vieilleſſe.

Pour fixer la juſte quantité d'aliments à prendre, il faut conſulter l'eſtomac; c'eſt lui qui peut ſeul en décider. Les enfants qui ſe contentent à peine du déjeuner, du dîner, du goûter & du

fouper, ont befoin d'une nourriture plus abondante ; en avançant en âge, la quantité en fera
moins confidérable. Vingt-quatre onces environ
d'aliments, pris de l'un & l'autre regne, fuffi-
fent pour un jour entier à un homme fait, bien
portant, & d'une taille ordinaire ; il faut diminuer quelque chofe de cette quantité aux vieillards, aux perfonnes foibles, aux malades, aux
gens de lettres, & à ceux qui menent une vie
fédentaire & oifive Il en eft de la nourriture
comme du travail, dit HIPPOCRATE ; faute d'e-
xercice, la tranfpiration diminue, & les aliments
portés dans l'eftomac, fe diffolvent & fe digerent
moins bien : l'eftomac de ceux qui pâliffent fur
les livres devient languiffant ; d'où naît une
foule de maux qui affiégent les hypochondres &
le *fenforium commune* ; la fobriété, l'exercice,
& la gaieté en font les remedes. Il n'y a perfonne
qui ne connoiffe les fignes de la trop grande re-
plétion, tels que l'engourdiffement & la pareffe
auffi tôt le repas, ou quelques heures après ; l'efprit plus pefant que de coutume, la douleur
gravative de la tête, l'infomnie fatigante & agitée, le penchant exceffif au fommeil, la perte de
l'appétit, les naufées, les rapports acides & nidoreux, la flatulence, le flux de ventre, les vents
infects, &c... On évite ces incommodités, fi
l'on ne mange jamais, que les aliments du dernier repas ne foient parfaitement digérés & def-
cendus dans les inteftins, & qu'il n'en refte plus
dans l'eftomac ; c'eft alors que la faim fe fait fentir, mais plutôt chez ceux qui exercent leur
corps, que chez ceux qui vivent dans l'oifiveté.

On voit par là combien ceux qui s'abandon-
nent aux plaifirs dangereux de la table, & qui fa-

tisfont leur gourmandise irritée par la variété des
mets, s'écartent de leur but, en cherchant à donner du ressort à leur estomac fatigué & languissant, par des épices, des préparations de haut
goût, des vins généreux : bientôt ils porteront la
peine de leur intempérance. Mais, disent ces
gloutons, ne voit on pas arriver sans infirmité à
une extrême vieillesse, beaucoup de gens qui font
bonne chere, qui mangent avec avidité, qui contentent leur appétit sur tout, qui tous les jours
font assis à une table délicate & variée, qui boivent à longs traits du vin & des liqueurs ardentes,
qui font toujours rassasiés, & ne connoissent jamais la faim ? On trouve peu d'hommes parta-
gés d'une constitution si heureuse, qui, au milieu de cette intempérance, parcourent une longue carriere ; l'on peut croire au reste que ceux
qui y font arrivés, l'auroient faite encore plus longue, s'ils eussent vécu sobrement, puisqu'il est
prouvé que les délices de la table ont abrégé les
jours de plusieurs. Car on n'a pas d'exemple qu'un
homme d'un tempérament foible & délicat soit
parvenu jusqu'à la vieillesse, en se remplissant
l'estomac au point qu'il souffre une distention incommode & laborieuse. Ceux donc qui veulent
se bien porter, doivent éviter avec le plus grand
foin les tables splendides & recherchées, & les
parties de débauche ; puisque l'homme le plus
sobre a de la peine à tenir contre un service où
tous les mets font aussi variés & multipliés que
déguisés. Un conseil pour se bien porter, donné
par les plus habiles médecins, & autorisé par
l'expérience, c'est de ne pas se rassasier à table, &
de faire de l'exercice. On est d'autant plus incommodé pour avoir pris trop d'aliments, qu'ils

B b iv

ont été avalés avec plus d'avidité. Rien n'entretient davantage cette mauvaise maniere de manger, que cette variété de plats qui ornent les premiers services & le dessert ; avec plus d'économie
on sera moins exposé à succomber à une dangereuse tentation ; l'avidité avec laquelle on mange, est regardée comme la source féconde des maladies, & la cause de la briéveté de la vie.

Les loix de la diététique s'étendent jusques
sur les boissons. On place au premier rang le laitage, qui est mis au nombre des alimens les meilleurs : il tire toutes ses propriétés du chyle mé-
me de l'animal. La nature de cette liqueur est
différente suivant le paturage ; car il n'y a personne qui ne sente combien il se trouve de différence entre les plantes de marais & celles des
montagnes. La crême & le beurre, dont l'usage
est si fréquent sur les tables & dans les cuisines,
se tirent du lait ; on en fait aussi le fromage
dont les qualités sont différentes, selon qu'il est
récent ou vieux : nous en parlerons dans un article séparé. La boisson la plus naturelle & la
plus commune est l'eau ; un instinct secret porte
tous les animaux à la désirer comme une chose
nécessaire à leur conservation. Cette liqueur,
qu'on trouve par-tout, n'est pas du goût des
buveurs de profession, qui aiment à sentir sur
le palais une impression plus forte ; ainsi il n'est
pas étonnant que la gourmandise ait imaginé plusieurs sortes de boissons qui donnent naissance à
une infinité de maux, ou qui entretiennent une
mauvaise santé accompagnée de mille incommodités. Est-il quelqu'un qui ignore le danger que
traînent après elles les liqueurs ardentes & fermentées : ceux-là s'y exposent qui rejettent la

boiſſon la plus convenable , & offerte des mains
mêmes de la nature. L'expérience nous apprend
que ceux qui ne boivent point de vin , peuvent,
ſans danger, manger un peu plus abondamment
des viandes , des fruits , & d'autres aliments ; &
parvenir ſains & vigoureux juſqu'à une vieilleſſe
avancée. On voit par-là , combien eſt déraiſon-
nable & ridicule le conſeil d'Avicenne, de s'eni-
vrer une fois ou deux par mois.

Nous nous garderons bien cependant de re-
fuſer les éloges qui ſont dûs au vin généreux ,
bien fermenté , ni trop nouveau ni trop vieux ;
ni doux ni auſtere , pas trop ardent & ſpiri-
tueux ; mais il faut en faire un uſage modéré ,
ou le détremper de beaucoup d'eau : dans certaines maladies il peut même être regardé comme un des meilleurs remedes. Mais il eſt nuiſible aux enfants & à ceux qui ſont d'un tempérament chaud ; ſur - tout lorſque le pouls ſe
trouve plus vîte qu'on ne l'obſerve dans l'état
de ſanté. Il eſt hors de doute que le vin nuit plus
à la digeſtion qu'il ne la favoriſe , puiſque les
viandes qu'on y jette , bien loin de ſe diſſoudre ,
s'y rident & s'y durciſſent. D'ailleurs il donne
lieu à des crudités acides , ſur tout chez les mélancholiques , ſans parler des autres incommodités qui ſont la ſuite de l'intempérance & des
excès. Mais ces liqueurs ardentes , ſi deſtructi-
ves de l'économie animale , excitent de bien plus
grands déſordres , ſur-tout ſi l'on en boit beaucoup & ſouvent. On ne doit pas regarder comme des liqueurs plus ſalutaires , la biere , le cidre de pommes & de poires , & autres liqueurs
fermentées & enivrantes ; ceux qui ont de la
paſſion pour elles , ſont ſourds au cri de la rai-

fon ; ils voient bien le parti le meilleur , mais un penchant trop fort les entraîne. Tout le monde fait que l'ivreſſe fréquente diſpoſe au maraſme & à la langueur univerſelle du corps, au tremblement, à l'apoplexie & à l'épilepſie ; elle traîne encore à ſa ſuite la perte de l'appétit, le calcul, la goute, l'hydropiſie, l'ictere, & autres maladies chroniques, ſouvent très difficiles à connoître. On prépare auſſi des boiſſons domeſtiques avec le thé, le café, le chocolat, & autres ſemblables, dont les effets ſont différents, eu égard à l'âge, au tempérament & à l'habitude.

SECTION PREMIERE.

DES VÉGÉTAUX.

LES FROMENTACÉES.

BLED OU FROMENT. *Triticum hybernum aristis carens , C. B. Pin.*
Nous ne doutons pas que cette plante excellente , qu'on seme dans nos champs , ne croisse d'elle-même dans la Tartarie : c'est une espece de gramen désigné par les botanistes sous la dénomination suivante , *gramen triticeum spicâ latiore compactâ cristatum* , Buxb. Stérile autrefois , cette plante s'est accrue insensiblement par une culture laborieuse , & après plusieurs années elle a donné ce grain que tout le monde connoît. Parmi les fromentacées , le bled tient le premier lieu : avec ses grains réduits en farine on prépare , de la maniere que chacun sait , un pain qui fait la base de nos repas ; quoiqu'on en mange tous les jours , on ne s'en dégoûte point , tant qu'on est en santé ; il n'en est pas de même des autres alimens : on regarde même , comme l'avantcoureur & l'annonce d'une prochaine convalescence , le desir qu'un malade a de manger du pain. On ne peut enfin s'en passer aisément , que la santé n'en souffre , bien que , suivant le témoignage de Pline , les premiers Romains se soient nourris , non de pain , mais de bouillie. Il n'y a point de nourriture

qui l'emporte fur le pain tendre de froment,
fait de fine fleur de farine, bien tamifée & fans
fon ; exactement pêtri, fermenté, & cuit dans
un four auquel on a donné un degré de chaleur convenable ; il nourrit beaucoup , pourvu
que la farine ne foit point moifie, ni mêlée d'i-
vraie. Le *pain bis*, qui eft plus groffier, nourrit
moins , & ne convient qu'aux gens robuftes, à
moins que l'eftomac n'y foit accoutumé. Le *pain
noir* vaut bien moins ; il eft deftiné pour le peuple & les foldats ; comme il contient beaucoup
de fon, il irrite & picote les inteftins , & nourrit fort peu. Nous ne dirons rien du pain moifi
ou gâté, ni de celui où il y a de la paille & des
ordures ; il eft tout au plus bon pour les chiens.
On fait que le pain, en fortant du four, exhale une odeur agréable qui ranime en quelque
forte. Si l'on mange, avec excès, du pain, foit
blanc, foit bis , il en réfulte fouvent des crudités acides : le *pain raffis*, ou cuit de la veille,
fe digere plus aifément que le tendre ; celui qui
eft encore chaud paffe pour nuifible ; il caufe
une réplétion fubite, paffe lentement & excite
des flatuofités. Le pain fait avec le lait eft agréable, il eft vrai, mais il eft regardé comme peu
fain. On prépare avec le pain de froment une
efpece de bouillie ou panade bonne & pour les
malades & pour ceux qui font en fanté ; elle
n'eft pas moins nourriffante pour les enfants :
voici la maniere de la faire ; on prend quatre
onces de pain fort blanc qu'on laiffe tremper,
durant douze heures , dans une eau que l'on
jette ; on met cuire enfuite fur des cendres chaudes, pendant quatre heures, en ajoûtant de temps
en temps un peu d'eau ; fur la fin de la coction,

il faut remuer souvent la panade à laquelle on ajoûte la quantité suffisante de sel ou de sucre, de beurre ou d'huile.

Avec le seigle, l'orge, l'avoine, le maïs on fait aussi du pain, mais inférieur au précédent ; il possede différentes qualités suivant la matiere dont il est fait ; sans parler du pain de chataignes, de glands de chêne ou de hêtre, de batrate, & de semences légumineuses. On connoît en Amérique un pain d'un autre genre, désigné sous le nom de *caffave* ; il est fait avec la farine de la racine d'une plante qui est appellée par GASP. BAUHIN *Manihot Indorum*, vel *Yucca foliis cannabinis* Il y en a qui disent que ce pain égale en bonté celui de fleur de farine de froment, en sorte que dans le pays on estime peu le maïs qui y croît abondamment. Il est bon d'observer que cette racine d'*yucca* est remplie d'un suc très nuisible, & presque vénéneux, qu'on doit exprimer entiérement avec une presse, ou sous le pressoir, avant que d'employer la farine. Dans les isles Moluques, & dans d'autres contrées orientales, on fait, avec le sagou, un pain qui n'est pas à mépriser, & qui ne peut causer de mal. Si l'on veut en savoir davantage sur ces deux sortes de pains, on peut consulter l'*Art du Boulanger* donné par M. MALOUIN.

Ce qu'on appelle *pâtisserie*, est composé, comme tout le monde sait, de farine de froment, de beurre, d'huile, de graisse, d'œuf, &c.... Le plus souvent elle est compacte & serrée, ce qui la rend très difficile à digérer. Les pâtissiers donnent à leurs ouvrages différentes formes, & font entrer dans leurs compositions différentes choſes , pour les rendre agréables à la vue & au goût ; ce ſont des gâteaux , des tartelettes , des échaudés , des biſcuits , des beignets , &c. ... & autres pieces de four où entrent du ſucre , du miel , des aromates , &c. ... qui flattent plus le goût qu'elles ne ſont ſalutaires. On prépare encore avec la fleur de farine , de l'eau , du ſafran & des jaunes d'œufs , une pâte bonne pour la ſanté ; elle prend différents noms ſuivant la forme qu'on lui a donnée : lorſqu'elle eſt ſous celle de petits vers , elle ſe nomme *vermicelli* ; & *ſemoule* lorſqu'elle eſt réduite en menus grains : l'un & l'autre ſe vendent en Italie & en Provence ; elles ſont d'un grand uſage en cuiſine.

LE RIZ. *Oryʒa , C. B. Pin.*

Ce grain , qui eſt très blanc , lorſqu'il eſt dépouillé de ſon écorce , eſt mis au nombre des meilleurs bleds ; en effet , c'eſt preſque toute la nourriture de quelques contrées orientales ; & il ſe ſeme non-ſeulement en Aſie , mais encore dans quelques endroits marécageux de l'Italie. Les Orientaux font , avec la farine de riz , un pain aſſez ſain , mais qui tourne aiſément à l'acide ; & parmi nous on prépare une eſpece de potage très agréable & très ſain , avec les grains entiers qu'on fait cuire dans du bouillon , ou dans du lait , ou dans de la crême d'amandes : ils ſont au degré de cuiſſon convenable , lorſqu'ils crèvent , ou qu'ils ſe réduiſent en une pulpe ſucculente. On prépare auſſi avec les grains entiers , cuits à propos dans le jus de viandes & bien gonflés , un mets très eſtimé chez les Turcs , & très commun en Provence , qu'on nomme *pilau*. On ſert encore ſur les meilleures tables des mets

aussi agréables que salubres, préparés avec le riz.
Cette espece de bled bien cuit convient à tout
le monde, & principalement à ceux dont le ventre est trop relâché ; il est utile à ceux que rien
ne peut rassasier ; qui sont incommodés de toux,
de douleurs arthritiques ; qui sont maigres &
fluets ; qui se plaignent de l'ébullition de sang,
d'affections prurigineuses, ou qui sont sujets aux
hémorrhagies. Cependant, ainsi que les autres
farineux, cet aliment renfermé dans l'estomac,
y contracte quelquefois un caractere d'acidité.

SEIGLE. *Secale hybernum, vel majus, C. B.*
Pin. Secale vulgatius, PARK. — *Secale ver-*
num, vel minus, C. B. Pin.

Cette espece de bled est communément employée par les habitants des-montagnes & des
pays septentrionaux pour faire du pain ; mais
lorsqu'il est fait avec la farine seule de ce grain,
souvent mal nétoyé, il est noir & pesant, désagréable au goût & de difficile digestion ; aussi
est-il banni de la table des riches. Cependant
quelques boulangers prétendent avoir le talent
de faire, avec la farine seule de seigle, un pain
qui égale en bonté celui du froment le meilleur. Malgré ces belles prétentions néanmoins,
le pain de seigle agit en stimulant sur l'estomac
& les intestins, & lâche le ventre, aussi est-il
utile à ceux qui sont resserrés ; ce qui est cause
que, par raison de santé, on mêle quelquefois
du seigle avec le froment ; & quoique de ce mélange il résulte un pain d'une qualité inférieure,
il n'en est pas pour cela moins sain. Plusieurs
personnes font torréfier le seigle, comme le café,
& en préparent une boisson assez agréable, dont
ils obtiennent l'avantage qu'ils en esperent, de
lâcher leventre.

L'ORGE. *Hordeum polystichum hybernum (vel vernum) , C. B. Pin.*

Personne n'ignore de quel usage est l'orge pour les besoins domestiques ; on en fait du pain bien inférieur à celui de froment & de seigle. Quoique peu agréable , les pauvres & les gens de la campagne s'en servent dans les temps de disette. Mais on prépare avec l'orge mondé un aliment qui n'est point à mépriser , qui , à raison de sa viscosité , possede une vertu adoucissante , & fournit une nourriture agréable , également utile en santé & en maladie. Quant aux autres vertus médicinales de l'orge , nous en avons parlé amplement dans la matiere médicale ; nous parlerons ailleurs de la préparation de la biere , où entre l'orge.

ÉPEAUTRE. *Zea, Briza dicta , vel Monococcos Germanorum , C. B. P. Hordeum distichum spicâ nitidâ , Zea dictum , Inst. rei herb.*

Avec ce grain , qui tient le milieu entre le froment & l'orge , on fait un pain noirâtre & peu agréable , qui cependant vaut un peu mieux que le pain d'orge ordinaire ; aussi n'est-il pas rejetté par les montagnards. On dit même que les Allemands ont le secret d'en faire un pain aussi blanc que celui de froment , agréable , facile à digérer , mais moins nourrissant. Ce grain , purgé de son écorce , qui est , suivant quelques-uns , l'*alica* des anciens , fournit la matiere de plusieurs sortes de bouillie ou gruau, très saines, assez agréables, & d'un grand secours pour les personnes maigres & dans un état de marasme. Remarquons en passant qu'on peut employer l'épeautre au lieu de l'orge vulgaire pour la préparation de la biere.

AVEINE. *Avena vulgaris seu alba , C. B. P.*

L'aveine , plus employée pour la nourriture

des

des bêtes de ſervice, que pour celle de l'homme, peut ſervir, dans les temps de diſette, à faire du pain ; il eſt de mauvaiſe qualité, déſagréable, & peu nourriſſant ; il n'y a guere que quelques payſans qui puiſſent en manger. Mais on en prépare ce qu'on appelle du *gruau*, qui n'eſt autre choſe que l'avoine bien purgée de ſa bale & groſſiérement broyée ; le gruau, comme on ſait, eſt regardé comme un aliment adouciſſant, & aſſez agréable ; il eſt même aſſez eſtimé pour être preſcrit comme un médicament alimenteux.

BLED DE TURQUIE. *Maïs Acoſtæ, Inſt. rei herb. Frumentum indicum, maïs dictum, C. B. P.*

Cette eſpece de froment, qui a beaucoup plus de viſcoſité que les autres grains, ſert à nourrir différentes nations. Il eſt très eſtimé en Amérique ſur-tout. Il l'eſt auſſi des fermiers, des matelots, des gens qui vaquent à des travaux rudes ; ils préparent avec ſa farine, qui eſt très blanche, des eſpeces de potages agréables pour eux, & point malfaiſants pour les eſtomacs qui peuvent les ſupporter : mais il arrive rarement qu'on faſſe du pain avec la farine du maïs, à moins que la diſette des autres grains ne force d'en mêler avec les autres farines ; ce pain eſt dur, ſec, ſemblable au biſcuit de mer, & peu nourriſſant. Il n'y a que la faim qui puiſſe le faire trouver agréable. Chez nous, il ſert ordinairement à engraiſſer les grands animaux : c'eſt encore un aliment qui plaît beaucoup aux pigeons de voliere.

MILLET. *Milium ſemine luteo (vel albo) C. B. P.*

On emploie ce grain pour faire du pain dans quelques pays, & particuliérement en Tartarie, où, comme nous l'avons obſervé, il paroît que croît naturellement le bled qu'on abandonne aux oiseaux & aux bestiaux. Le pain de millet, qui est sec & friable, se mange sans dégoût, si l'on en croit NONNIUS, avant qu'il soit refroidi. Quoiqu'il ait une certaine douceur, mais insipide, c'est d'ailleurs un mauvais aliment, & peu nourrissant ; il se digere difficilement, engendre des flatuosités, & en excitant la sécrétion de l'urine il rend le ventre paresseux. Mais il vaut mieux le réserver pour la nourriture des petits oiseaux ; c'est en effet son seul usage parmi nous, excepté peut-être dans les temps de disette.

PANIS. *Panicum vulgare, J. B.*

Ce grain, moins agréable que le millet, est recueilli pour servir de nourriture aux oiseaux ; le pain qu'on en fait, mais rarement, est d'une saveur insipide & de mauvaise qualité ; il ne peut être que du goût de ceux qui sont affamés, encore ce grain ne sauroit-il être employé que dans les cas de disette, & pour servir de nourriture aux laboureurs & aux pauvre gens. Les especes de bouillie ou de potages qu'on prépare avec sa farine & du lait, ne sont pas estimées davantage, quoiqu'on les reconnoisse comme adoucissantes, & que comme telles, elles soient prescrites par quelques médecins.

SORGO ou BLED BARBU. *Melica sive Sorgum,* DODON. *Milium arundinaceum subrotundo (vel plano semine), Sorgo nominatum, C. B. Pin.*

On a coutume de ranger dans la classe des grains qui approchent du millet & du panis, le sorgo, espece de bled qu'on seme dans notre pays pour nourrir les pigeons & les autres animaux domestiques. C'est la moins estimée des especes de millet ; on en fait rarement du pain, à moins que ce ne foit dans le temps de la plus extrême difette.

BLED SARRASIN. *Fagopyrum vulgare erectum,* *Inft. r. h. Frumentum farracenicum*, MATTH.

Ce grain ne fauroit guère avoir place parmi les fromentacées, bien qu'on en faffe quelquefois du pain, dans les cas d'une preffante néceffité; il eft d'un goût affez agréable, mais de mauvaife qualité. Les pauvres gens préparent avec fa farine des efpeces de bouillie & des gâteaux qui ne manquent point de faveur, mais qui nourriffent peu. On feme le bled - farrafin dans nos champs, pour en faire paître l herbe verte aux bœufs & aux bêtes de charge. Sa graine convient encore aux poules, aux poulets, & les engraiffe.

BLED NOIR ou BLED DE VACHE *Melampyrum, five Triticum vaccinum*, J. B. *Melampyrum purpurafcente comâ*, *Inft. rei herb.*

Cette plante, qu'on feme dans les champs, eft deftinée fur-tout à la nourriture des grans animaux domeftiques; elle donne des femences fromentacées qui ne doivent pas être regarées comme des aliments pour les hommes, bien que les pauvres gens de la campagne, dans une extrême difette, mêlent fes grains avec les autres bleds pour en faire du pain; il eft noir, défagréable & de mauvaife qualité; ceux qui en mangent reffentent des pefanteurs de tête, comme s'ils avoient mangé du bled ergoté. Quiconque veut conferver fa fanté, doit s interdire un aliment fi pernicieux.

POIS QUARRÉ. *Pifum majus quadratum*, C. B. *Pin.*

POIS BLANC. *Pifum hortenfe majus*, C. B. *Pin.*

POIS (PETIT). *Pifum vulgare parvum arvenfe,*
J. B.

Parmi les légumes qui fe fement, on donne
le premier rang aux pois qui dans leur maturité
font durs & fecs Quoiqu'ils ne foient pas du
goût de tout le monde, ils fourniffent cependant
un aliment fain & adouciffant, pourvû néanmoins qu'ils foient bien cuits & réduits en purée.
Ils ne conviennent d'ailleurs qu'aux perfonnes robuftes, & à ceux qui s'exercent à des travaux
rudes, lefquels ont befoin d'une nourriture folide, car ils fe digerent difficilement, caufent
des flatuofités, & donnent naiffance aux obftructions. Ce qui fait qu'on abandonne aux pauvres
gens ce mets, dont la décoction a la vertu d'ouvrir le ventre. Peut-être n'y a-t-il pas moins de
danger de manger des pois verds, qu'on attend
avec impatience, & qui paroiffent fur les meilleures tables comme un mets recherché & délicat ; en effet, fi l'on en mange avec excès, ils
troublent la digeftion & occafionnent des vents.

POIS CHICHE. *Cicer fativum, C. B. Pin.*

On met au nombre des meilleures femences
légumineufes, qui fe fement dans les champs,
les pois chiches, lefquels font affez agréables,
nourriffants, mais cependant un peu venteux. Ils
ne fe mangent point verds & en herbe comme
les pois & les féves ; mais lorfqu'ils font fecs,
on en fait des purées qui paroiffent même fur
les tables des habitants des villes. A caufe des
vertus qu'on lui a reconnues en médecine, &
dont nous avons parlé dans la matiere médicale,
on prefcrit aux malades des bouillons faits avec
les pois chiches ; mais l'ufage doit en être interdit à ceux qui fouffrent des reins ou de la

veffie , les diurétiques leur étant principalement contraires. On dit que ces femences légumineu-fes rendent propre & ardent aux plaifirs de l'a-mour ; c'eft à ce titre qu'on en donne aux étalons.

LENTILLE. *Lens vulgaris , C. B. Pin.*

Parmi les graines légumineufes les meilleures que peuvent manger ceux qui font en fanté , on met avec raifon les lentilles , lorfque , par la co-ction fur - tout , elles font réduites en purée ; c'étoit l'aliment le plus ordinaire des enfants chez les anciens Egyptiens. On dit qu'elles tem-pérent les feux de l'amour ; elles nourriffent beaucoup. Mais pour peu qu'on fe fente indif-pofé , il faut s'en abftenir , car elles ne fe dige-rent pas aifément , elles excitent des vents , & favorifent la génération de l'atrabile ; c'eft pour-quoi elles font nuifibles aux mélancholiques & à ceux qui font fujets à des fommeils inquiets. L'ufage habituel des lentilles ne convient pas mieux aux cachectiques , à caufe des obftru-ctione auxquelles elles difpofent , quoique les bouillons qu'on en fait lâchent le ventre.

HARICOT ORDINAIRE. *Phafeolus vulgaris , Inft. rei herb. Smilax hortenfis , J. B.*

Phafeolus minor filiqua fursùm rigente , inft. rei herbariæ.

Les haricots paroiffent l'emporter fur les au-tres légumes ; on en mange les filiques vertes & herbacées , auffi-bien que les femences mû-res & féchées. Leur faveur agréable les fait admettre fur les meilleures tables. Lorfqu'ils font bien cuits ils fe digerent aifément , & donnent une nourriture eftimée & de bon goût. Les fili-ques vertes de la feconde efpece font avec rai-fon les délices des Languedociens & des Provençaux, qui les nomment en patois *banetos*. Ces légumes cependant ne font pas fans danger ; ils contiennent quelque chofe de vifqueux qui les rend difficiles à digérer pour quelques perfonnes ; ils caufent encore fouvent des flatuofités ; ainfi ils ne conviennent point à ceux qui menent une vie oifive & fédentaire, qui font d'une complexon délicate , ou qui font fujets au vertige.

FEVE DE MARAIS. *Faba*, C. B. *Faba major hortenfis* PARK.

Faba minor, five equina, C. B. Pin.

Les gourmands eftiment ces féves vertes & encore tendres ; la digeftion cependant ne s'en fait pas facilement ; elles excitent fouvent des vents très incommodes. Elles perdent de leur mérite, lorfqu'elles font féches & arides, & ne fervent plus d'aliment qu'au petit peuple ; on peut néanmoins en manger fans crainte, fi l'eftomac y eft accoutumé. Il faut cependant convenir qu'elles paffent avec difficulté, ce qui donne naiffance aux gonflements & aux tranchées, procure un fommeil turbulent & agité, & nuit beaucoup aux afthmatiques. C'eft pourquoi on les réfeive ordinairement pour la nourriture des quadrupedes domeftiques, & fur tout pour engraiffer les pourceaux En plufieurs endroits même on les feme pour fertilifer les terres, car le labour fe donne vers le temps où cette plante commence à fleurir.

VESCE. *Vicia fativa vulgaris, femine nigro*, C. B. Pin.

Elle fournit une nourriture peu agréable, & dont perfonne ne fait cas ; elle eft difficile à digérer, & engendre un chyle épais ; auffi ne paroît-elle pas fur nos tables. Cette graine verte ou seche est réservée pour nourrir les bestiaux. On ne la vend point pour servir d'aliment aux hommes , si ce n'est peut - être lorsque les autres grains viennent à manquer absolument.

ERS ou OROBE. *Ervum verum , off. Orobus siliquis articulatis semine majore , C. B. Pin.*

Les médecins s'accordent à rejetter cet aliment amer , très désagréable & de mauvais suc ; bien que la misere ou une dure nécessité oblige quelquefois les pauvres gens à s'en nourrir. C'est pourquoi on ne la seme dans nos champs que pour en faire paître la plante aux bœufs & les engraisser. Il faut effacer de la liste des aliments ces semences , ainsi que les lupins , qui, macérés dans l'eau , y déposent une partie de leur extrême amertume.

LES LÉGUMES.

LA LAITUE COMMUNE. *Lactuca sativa vulgaris capitata (vel non capitata) J B.*

LAITUE ROMAINE. *Lactuca romana dulcis, J B.*

LAITUE A FEUILLES D'ENDIVE. *Lactuca foliis endivia , C. B. Pin.*

La laitue tient le premier rang parmi les légumes & les plantes cultivées dans nos jardins ; en sorte qu'elle est d'un très grand usage , tant dans la cuisine que dans les salades. Elle fournit une nourriture fort légere , mais très douce & très agréable. D'ailleurs elle tempere l'ardeur du sang ; relâche le ventre ; procure le sommeil ; ce qui la rend utile aux jeunes gens , aux personnes sanguines & bilieuses ; à ceux qui sont trop portés à l'amour, ou qui sont sujets à la difficulté d'uriner. Les personnes délicates ne s'accommodent point de la laitue crue, non plus que les convalescents, ni les enfants, ni les vieillards. Cuite, elle est plus saine, pourvu que l'estomac puisse la supporter ; d'ailleurs elle trouble le ventre, & le relâche. On dit que l'usage trop fréquent de la laitue excite des démangeaisons, ce que je n'ai pourtant pas observé.

ENDIVE VRAIE. *Cichorium latifolium, sive Endivia vulgaris, Inst. rei herb. Scariola Arabum.*

ENDIVE FRANCHE FRISÉE. *Cichorium angustifolium, sive Endivia angustifolia,* PARK.

CHICORÉE. *Cichorium crispum, Inst. rei h. Intybus crispa, C. B. Pin.*

CHICORÉE SAUVAGE. *Cichorium sylvestre, sive officinarum, C. B. Pin.*

Ces plantes sont d'un très grand usage en cuisine : on en fait, sur-tout l'hiver, des salades fort estimées. Les maraichers couvrent de terre les premieres especes, afin que leurs feuilles deviennent blanches, & perdent leur amertume. Les endives crues ou cuites donnent une nourriture légere, mais très salubre ; comme elles sont un peu ameres, elles raniment l'estomac ; elles appaisent le bouillonnement du sang & des humeurs ; elles en corrigent la mauvaise disposition ; elles favorisent toutes les sécrétions, & dissipent quelques fiévres. De toutes les especes de chicorées, c'est la scariole qu'on estime le plus. La chicorée sauvage est plus amere & plus saine, parceque la culture lui ôte une partie de son amertume : elle est employée aux mêmes usages que les autres especes, & possede les mêmes vertus ; on s'en fert très fréquemment en médecine, comme nous l'avons dit. On regarde comme une efpece le piffenlit (*Dens leonis , vel Taraxacon*) qui a auffi un peu d'amertume ; il n'eft point inférieur à la chicorée dont il ne dif-fere guère que par la couleur de fes fleurs : comme elle , on le mange en falade.

Épinars. *Spinacia vulgaris , capfulâ feminis aculeatâ , Inft. rei herb. Lapathum hortenfe , feu Spinacia femine fpinofo , C. B. Pin.*

Ce légume , dont l'ufage eft auffi fréquent chez les riches que chez les pauvres , fournit un aliment agréable & facile à digérer. Coupé menu & cuit fans eau , on en fait une pulpe ou purée qu'on permet même aux malades. Les épinars ne fe mangent que cuits ; lorfqu'ils ne font que fortir de terre , ils peuvent entrer dans les falades. La vertu émolliente que poffede toute cette plante , la fait prefque regarder comme le plus falubre de tous les légumes ; elle calme les tranchées du bas-ventre , & remédie à la conftipation ; elle eft utile pour la toux , & adoucit l'afpérité de la gorge. Son ufage n'eft cependant pas abfolument fans danger , puifqu'il eft fouvent fuivi de flatuofités : dans certaines difpofitions de l'eftomac , les épinars excitent des naufées , à moins qu'on ne les affaifonne avec des aromates ; mais ainfi préparés , quoique fort agréables au goût , les perfonnes maigres , ou incommodés de la toux , doivent s'en abftenir avec foin.

Oseille A feuilles rondes. *Acetofa rotundifolia hortenfis , C. B. Pin. Oxalis romana ,* Dod.

Oseille A feuilles oblongues , ou vulgaire.

Acetofa pratenfis , C. B. Pin. Oxalis vulgaris , folio oblongo , J. B.

Cette plante , qui eft remarquable par fa très grande acidité , eft du nombre des légumes les meilleurs & les plus ufités. Elle nourrit peu , mais elle donne de l'appétit ; appaife la foif ; eft utile à ceux qui font échauffés ; émouffe l'im-pétuofité de la bile exaltée ; & ce qu'il eft bon d'obferver , elle s'oppofe à la pourriture. Elle eft fur-tout d'un grand fecours dans la cachexie fcorbutique , & corrige avantageufement la puan-teur de la bouche.

CHOU POMMÉ BLANC. *Braffica capitata alba , C. B. Pin*

CHOU BLOND. *Braffica alba , vel viridis , C. B. Pin.*

CHOU POMMÉ ROUGE , ou cabus. *Braffica ca-pitata rubra , C. B. Pin.*

CHOU ROUGE. *Braffica rubra , C. B. Pin.*

CHOU FLEUR. *Braffica cauliflora , C. B. Pin.*

Telles font les principales efpeces de choux les plus ufités dans les cuifines des pauvres , des riches , & des grands. Le *blanc* & le *rouge* , à raifon du fuc épais & d'une odeur forte qu'ils contiennent , ne fauroient convenir à tout le monde ; ils fe digerent difficilement , excitent des rapports fétides , & lâchent le ventre ; d'ail-leurs on dit qu'ils affoibliffent la vue & caufent le vertige , fur-tout s'ils ne font pas bien cuits ; en effet , ils font d'autant meilleurs & plus fains qu'on aura plus fouvent renouvellé l'eau dans laquelle on les fait cuire ; car la premiere eau purge pour l'ordinaire : ils tiennent d'ailleurs un des premiers rangs parmi les aliments tempérants , adouciſſants & anti - acides ; ce qui les rend très utiles pour les perſonnes maigres & incommodées de la toux : le *rouge* paroît avoir principalement ces vertus. L'expérience a appris que le chou commun appaiſe les fumées du vin & diſſipe l'ivreſſe ; ainſi on ne doit pas s'étonner que les buveurs de tous les temps en faſſent uſage , & le regardent comme un antidote contre la crapule. On n'eſtime pas moins le *chou-fleur* , qui , par ſa tendreté & par ſa ſaveur , paroît le diſputer aux ſommités d'aſperges. De la tige du chou , lorſqu'on en a coupé la tête , ſortent des rejettons que les Italiens nomment *broccoli* ; on les mange cruds , ou cuits & apprêtés de différentes manieres. Mais il eſt à propos de remarquer qu'on donne auſſi le nom du *broccoli* à une eſpece de chou abſolument différente de ces rejettons.

POIRÉE BLANCHE. *Beta alba , vel palleſcens quæ cicla , off. C. B. Pin.*

POIRÉE ROUGE. *Beta rubra vulgaris , Inſt. rei herbariæ.*

BETTE-RAVE. *Beta radice rapæ , Inſt. rei herb.*

On fait un uſage très fréquent en cuiſine des côtes & des feuilles preſque ſans ſaveur des deux premieres eſpeces. Ce ſont des aliments peu eſtimés , qui cependant , lorſqu'ils ſont cuits à propos , fourniſſent aux pauvres & aux gens de la campagne une nourriture ſalubre. Ces légumes néanmoins ſe ſervent auſſi ſur les tables des riches , & même ſur celles des grands ; ils nourriſſent peu , irritent un peu les inteſtins & ouvrent le ventre. La *patience des jardins* , qui eſt un peu plus agréable , approche beaucoup de la bette par ſa ſaveur & par ſes vertus. On fait plus de cas des racines de la bette-rave cuites & coupées par tranches; elles fe mangent, comme on fait, en falade, & font du goût de tout le monde. Quoiqu'elles foient faines, elles ne donnent que peu de nourriture; il arrive même qu'elles chargent les eftomacs délicats, & lâchent quelquefois le ventre.

Blete. *Blitum album & rubrum, C. B. Pin.*

Cette plante, qui croît d'elle - même dans les champs, fe cultive dans les jardins; il y en a de beaucoup d'efpeces. Ses feuilles, qui font infipides ou d'un goût défagréable, paffent pour de mauvais aliments réfervés pour le peuple, ou pour les pauvres, ou pour ceux qui vivent avec épargne. La blete ne convient qu'aux eftomacs robuftes, parcequ'elle trouble fouvent la digeftion & lâche le ventre.

Arroche ou Bonne-Dame. *Atriplex alba hortenfis, five pallidè virens & rubra, C. B. Pin.*

La bonne - dame approche beaucoup de la blete; auffi eft-elle mife au nombre des aliments de peu de valeur, fans goût & fans faveur. Il n'y a guère que les pauvres gens qui en mangent après l'avoir fait cuire. Elle nourrit peu, picotte l'eftomac, & lâche le ventre, à moins qu'elle ne foit affaifonnée de vinaigre & d'aromats. Aux deux dernieres plantes on peut ajoûter la *mauve* ordinaire & la *lampfane* domeftique, lefquelles, au rapport d'Elien, étoient mifes au rang des légumes par les anciens. Elle n'eft plus en ufage que chez les pauvres qui y font forcés par la néceffité & la mifere.

Bon Henri. *Bonus Henricus, J. B. Lapathum unctuofum folio triangulo, C. B. Pin. Chenopodium, Inft. r. h.*

Cette plante sauvage est regardée comme un mauvais mets, & dont on fait peu de cas dans les villes : elle n'est cependant pas insipide, puisqu'elle approche beaucoup de la saveur des épinars; sur-tout lorsque la culture lui a enlevé ce qu'elle a de sauvage. On apprête dans les cuisines des pauvres & des laboureurs le bon-henri de même que les épinars : mais il est bon d'observer qu'on ne mange guère que ses extrêmités, ses jeunes pousses, & ses bourgeons. Il y a bien d'autres especes de patience (*lapathum*), avec lesquelles on peut assouvir sa faim dans des nécessités pressantes.

POURPIER *Portulaca latifolia*, *C. B.*

On met au nombre des aliments les plus doux & les plus rafraîchissants cette plante des jardins, qui est pleine de suc & un peu aigrelette. Elle appaise l'effervescence de la bile & du sang, étanche la soif & procure le sommeil. Elle entre ordinairement dans les salades, & est fort employée en cuisine. On sait assez combien le pourpier mâché est utile contre la stupeur des dents.

CELERI. *Apium dulce. Celeri Italorum*, RAII *hist.*

ACHE. *Apium palustre vel officinarum*, *C. B. Pin.*

La premiere de ces deux plantes, qui ne different que par la culture, est regardée comme un des aliments les plus agréables; tandis que l'autre est réservée pour les apothicaires. Sa racine & ses feuilles encore tendres entrent dans les salades les plus recherchées, & s'apprêtent de différentes manieres dans les cuisines. Elles excitent l'appétit, elles sont utiles aux estomacs foibles, remédient aux flatuofités, préviennent la pourriture, & excitent l'écoulement de l'urine. L'ache eft nuifible à ceux qui font incommodés de la toux, aux perfonnes maigres & hypochondriaques ; celles qui font fujettes aux hémorrhagies doivent également s'en abftenir.

CRESSON ALENOIS. *Nafturtium hortenfe vulgatum*, *C. B. Pin.*

Cette plante, qui l'emporte en âcreté fur le creffon de fontaine, approche beaucoup de la moutarde ; mais elle eft du goût de très peu de perfonnes, bien qu'elle entre quelquefois dans les falades ; il me femble cependant qu'elle eft rarement employée en cuifine. Elle excite pourtant l'appétit, & convient dans la foibleffe & le relâchement de l'eftomac ; il y en a qui croient qu'elle n'eft pas inutile dans la cachexie fcorbutique.

CRESSON DE FONTAINE. *Nafturtium aquaticum vulgare*, PARK. *Sifymbrium aquaticum*, MATTH. *Inft. r. herb.*

Sa faveur eft âcre, mais modérée : ce qui le fait entrer dans les falades les plus eftimées, & employer de plufieurs façons par les cuifiniers, bien qu'elle fente quelquefois la boue. On convient géneralement que c'eft un mets très fain. Le creffon de fontaine tient, avec raifon, le premier rang parmi les meilleurs anti-fcorbutiques ; néanmoins, ce qu'il eft important d'obferver, il occafionne quelquefois la dyfurie. D'ailleurs on dit qu'il divife & atténue les humeurs épaiffes & pituiteufes.

ROQUETTE. *Eruca latifolia alba*, *C. B. Pin.*

Cette plante très commune pique fortement la bouche ou la langue, ce qui fait qu'on s'en foucie peu ; on la mêle cependant quelquefois dans les falades avec la laitue ; elle eft même employée affez fouvent dans la cuifine, parceque fa faveur piquante corrige ce que les autres légumes ont de trop froid. Elle rend propre aux plaifirs de l'amour, elle entretient l'ardeur du fang ; mais elle caufe quelquefois la douleur de tête. On comprend aifément par-là pourquoi elle ne convient point à ceux qui font d'une conftitution chaude, ou qui font fujets aux hémorrhagies.

PIMPRENELLE. *Pimpinella fanguiforba minor hirfuta*, C. B. Pin.

On n'emploie guère comme aliment cette plante inodore & prefqu'infipide, qui croît partout d'elle-même : elle entre néanmoins quelquefois dans les falades avec les autres légumes. Mais fon plus grand ufage eft en médecine ; on la prefcrit fréquemment pour la guérifon des maladies chroniques, à caufe de fa vertu un peu aftringente & tempérante, trop exaltée peut-être par quelques-uns.

MACHE. *Valeriana arvenfis præcox, humilis, femine compreffo*, MORIS. *Lactuca agnina*, PARK.

Les anciens donnoient à cette plante, qui s'éleve peu, & qui croît d'elle - même dans les champs, le nom de légume blanc ; elle fe cultive auffi dans les jardins potagers. Ses premieres feuilles, qui font tendres & ont peu de faveur, fe mangent en falade, en hiver & au commencement du printemps, lorfque les autres herbes manquent : elles font affez faines, quand fur-tout l'eftomac peut les fupporter.

CORNE DE CERF. *Coronopus hortenfis*, C. B. Pin.

Sa faveur eft peu agréable ; auffi eft-elle placée au dernier rang des légumes agreftes ; quelquefois cependant on la mange crue en falade,
lorfque les autres n'ont point donné : mais nos
cuifiniers, fi je ne me trompe, ne l'emploient
point.

Asperge. *Afparagus fativa, C B. Pin.*

On mange les jeunes pouffes de l'afperge des
jardins & des prés, qui, chaque année, fortent
de terre au commencement du Printemps ; leur
apprêt eft fimple, on les fait cuire dans l'eau,
elles fourniffent un aliment très agréable & très
fain, mais peu nourriffant. Elles procurent l'é-
coulement des urines, auxquelles elles donnent
une odeur très fétide ; ce qui paroît ne pouvoir
arriver que par la dépuration des humeurs & du
fang. Nous remarquerons en paffant que certaines
perfonnes mangent de même les jeunes pouffes de
houblon, & qu'elles font regardées comme falutaires ; quelques - uns même penfent que la
bonté de leur fuc les rend peut-être fupérieures
aux autres herbes.

Artichaut commun. *Cinara hortenfis foliis
aculeatis, vel non aculeatis, C. B. P. Carduus, five
Scolymus fativus fpinofus, vel non fpinofus, J. B.*

Artichaut a la poivrade. *Cinara hortenfis non aculeata, capite fubrubente,* Hort. Reg.
Parif.

Cardons. *Cinara fpinofa, cujus pediculi ef-
tantur.*

Les têtes écailleufes de ces légumes font très
connues, & mifes au nombre des meilleurs mets ;
celles des deux premieres efpeces font apprêtées
de différentes façons par les cuifiniers. Quant à
celles de la troifieme, on les mange ordinairement
crues,

crues , avec du fel & du poivre , non pas entieres , mais feulement cette partie blanche qui
fe trouve fous le coton du fruit. On prend de
la quatrième efpece les côtes mitoyennes des
feuilles , que l'art du jardinier fait rendre blanches & tendres; elles fe mangent crues ou cuites , & font eftimées de ceux même dont la table eft la plus délicate. Les gourmands font beaucoup de cas de ce légume , qui cependant n'eft
pas de facile digeftion ; aufli refte - t - il long-
temps dans l'eftomac & caufe des flatuofités.
D'ailleurs il augmente l'ardeur du fang , il excite à l'amour , & fait rendre des urines abondantes & fétides : il ne convient point par conféquent aux perfonnes maigres & bilieufes. Les
mélancholiques doivent s'en abftenir , & les autres en manger avec fobriété.

MELON. *Melo vulgaris , C. B. Pin.*

Ainfi que les arbres & les arbuftes , quelques
plantes herbacées donnent des fruits extrêmement gros : de ce nombre font principalement
les melons choifis ; on eftime ceux qui ont le
plus d'odeur & de faveur , & tout le monde les
regarde comme des aliments exquis. Ils paffent
pour être fains , pourvu qu'on n'en faffe pas excès ; car les melons de la meilleure efpece , &
qui ne le cedent point aux fruits les plus recherchés , réparent les forces & nourriffent un peu ,
& de même que les autres cucurbitacées ils ra-
fraîchiffent ; ce qui prouve combien ils font nuifibles aux vieillards & aux phlegmatiques. Mais
les melons d'une efpece inférieure peuvent caufer beaucoup de mal , par exemple , des fiévres
d'un mauvais caractere , la diarrhée , la dyffen-
terie , le cholera , le piffement de fang , &c.

De ce que les cucurbitacées parviennent, en si peu de temps, à une grosseur si considérable, on peut en conclure qu'ils sont tous remplis d'un suc cru & aqueux, qui se corrompt par son long séjour dans l'estomac, ou par toute autre cause; observation que ne doivent point perdre de vue ceux qui aiment les repas & la bonne chere.

CONCOMBRE. *Cucumis sativus vulgaris*, C. B. *Pin.*

Les concombres, qui se servent sur toutes les tables, ne se mangent jamais cruds; les cuisiniers les apprêtent de différentes manieres; ces fruits sont du goût de presque tout le monde. Ils ne contiennent cependant qu'une très petite quantité de suc nutritif: quelques estomacs foibles ne peuvent s'en accommoder. On doit en manger sobrement, & les mêler avec d'autres mets, de peur qu'ils ne pourrissent dans l'estomac. Sans cette attention, leur usage est souvent suivi de fiévres de mauvais caractere, de diarrhée & de dyssenterie : les enfants & les vieillards doivent s'en abstenir; mais ils sont utiles à ceux qui sont très échauffés, & dont la bile est trop exaltée, aussi-bien qu'aux hommes lubriques, ou qui sont d'une complexion amoureuse. Les concombres un peu ameres doivent être rejettés, parcequ'ils fatiguent l'estomac & excitent des tranchées. Ceux de ces fruits qui ont avorté & qui sont encore petits, se confisent avec le vinaigre, le sel, le poivre & l'aneth; ils se gardent toute l'année : on les connoît sous le nom de *cornichons.* Il ne faut pas cependant les colorer avec le verd-de-gris; on n'emploie que trop souvent du cuivre pour leur donner une belle couleur verte : nous savons, & nous devons en avertir,

que ce moyen eſt mis en uſage, ou ſans en connoître les dangers, ou par des fripons, non ſeulement à l'égard des cornichons : mais encore à
l'égard des capres.

COURGE OU CALBASSE. *Cucurbita longa folio
molli, flore albo, J. B.*

Cucurbita latior, folio molli, flore albo, J. B.

On trouve très communément dans les ja-
dins ces fruits, qui, à raiſon de leurs qualités
& de leur uſage, ne different pas beaucoup des
concombres ; ils fourniſſent peu de nourriture,
& pourriſſent aiſément dans les premieres voies,
ce qui n'arrive point que la ſanté n'en ſoit al-
térée. Cependant lorſqu'on en fait un uſage modéré, ils tempérent la férocité des humeurs &
relâchent le ventre. On ne doit point rejetter
les courges confites dans le moût ou dans le miel ;
c'eſt à tort que les grands les dédaignent. Nous
obſérverons que les longues ſi eſtimées ne ſe
trouvent guère qu'en Italie, en Languedoc &
en Provence.

CITROUILLE. *Pepo vulgaris,* RAII hiſt. *Cucurbita major rotunda, flore luteo, folio aſpero,
C. B. Pin.*

La forme des citrouilles, qui ſe trouvent dans
tous les jardins, eſt très variée : elle eſt tantôt
longue, tantôt ronde, applatie ou anguleuſe, &c.
Ainſi que les autres fruits cucurbitacées, elles
nourriſſent peu, moderent l'efferveſcence des
humeurs, & tiennent le ventre libre. Elles tombent auſſi en pourriture, ſi elles reſtent trop
long-temps dans les premieres voies. Leur uſage
menace de bien des maux ceux qui n'en mangent pas avec ſobriété.

POTIRON. *Melopepo verrucosus, Inst. rei herb.*
Cucurbita verrucosa, J. B.

Ainsi que les autres fruits cucurbitacées, les
potirons qui ont quelquefois cinq pieds de cir-
conférence, s'emploient communément en cuisine, & se gardent pour l'hiver. Ils donnent peu
de nourriture, mais elle est douce & tempére
l'ardeur du sang ; ils se digérent aisément, &
conviennent à ceux qui ont le ventre resserré ;
mais ceux qui ont l'estomac foible doivent s'en
abstenir, à moins qu'ils ne soient assaisonnés de
sel, de poivre & d'oignons : si l'on y en met
plus qu'il n'en faut, ils perdent leur premiere
qualité, & deviennent un aliment très chaud
& par conséquent nuisible.

PASTEQUE. *Citrullus folio colocynthidis secto,*
semine nigro, quibusdam Anguria, J. B. Anguria,
Citrullus dicta, C. B. Pin.

Personne n'ignore que la pulpe de pasteque se
mange crue ; qu'elle est d'une saveur agréable,
& d'une grande utilité pour ceux qui sont altérés & échauffés. On doit cependant manger
de ce fruit avec sobriété, autrement il se corrompt aisément dans les premieres voies, &
occasionne diverses especes de fiévres, le flux
de ventre, le cholera, & autres maladies qu'on
guérit difficilement,

OIGNON. *Cepa vulgaris, C. B. Pin.*

Il y a peu d'aliments plus communs & plus
employés en cuisine que la racine bulbeuse de
cette plante, dont les botanistes font beaucoup
d'especes. Elle se mange crue & cuite. L'oignon
cru, mais sur-tout le rouge, possede une âcreté
si grande, que son odeur agit même sur les yeux,

& les force de verſer des larmes ; mais on lui enleve cette âcreté par la coction. Ce genre d'aliment aide légerement à la digeſtion, quoiqu'il nourriſſe peu ; il tue les vers, & tient le ventre libre. Il eſt utile contre les amas d'humeurs épaiſſes, viſqueuſes & acides dans l'eſtomac. Il paroît qu'il doit être bon aux vieillards, aux phlegmatiques & aux ſcorbutiques ; mais il eſt nuiſible aux jeunes gens, aux colériques, & à ceux qui ont le ſang bouillant ; d'ailleurs il cauſe des flatuoſités ; il porte même quelquefois à la tête, il trouble le ſommeil ; ce qui doit s'entendre ſur-tout de l'oignon long, rouge & âcre ; car le blanc eſt plus doux, auſſi ſe mange-t-il crud dans les pays chauds, comme en Italie & en Provence. Nous parlerons de l'échalotte dans l'article des aſſaiſonnements.

PORREAU. *Porrum commune capitatum*, J. B. Pin.

A raiſon de ſa ſaveur & de ſes qualités, le porreau approche de l'oignon auquel il peut ſuppléer ; il a moins d'âcreté, & lui eſt inférieur. Il lâche doucement le ventre, & excite l'écoulement des urines. Il eſt quelquefois utile contre la toux & l'aſthme. On dit qu'il empêche l'ivreſſe & le ſommeil, que même il diſſipe la ſtupeur & l'engourdiſſement. Le porreau eſt mis au nombre des aliments les moins eſtimés, parcequ'il donne un ſuc viſqueux & glutineux, & peu capable de nourrir, ce qui fait qu'on n'en mange guère qu'on n'en ſoit incommodé, ſur tout ſi l'on paſſe les bornes de la ſobriété. En effet il occaſionne des flatuoſités, rend la tête peſante & trouble le ſommeil : on dit encore que ſon uſage trop fréquent obfcurcit la vue ; mais on peut en douter.

A:l　*Allium vulgare & fativum , J. B.*

Le bulbe de cette plante eft très connu ; c'eft le mets familier des matelots & des payfans. Comme tel il n'eft guère ufité parmi les habitants des villes ; mais les cuifiniers l'emploient comme affaifonnement. Plufieurs perfonnes le déteftent , parcequ'il laiffe dans la bouche une odeur forte & défagréable , qu'on peut diffiper en mangeant de la racine d'ache ou de perfil. C'eft un aliment fain pour les vieillards & les phlegmatiques ; on le regarde même comme extrêmement utile aux peuples feptentrionaux, à ceux qui vivent dans des lieux froids & marécageux , à ceux qui vaquent à des travaux rudes , & aux matelots qui font fouvent ufage de viandes & d'eaux également gâtées. Pris en petite quantité , l'ail ouvre l'appetit , redonne des forces à l'eftomac , tue les vers , chaffe les flatuofités , favorife la tranfpiration , & eft bon contre le fcorbut ; il eft quelquefois utile aux afthmatiques & à ceux qui font attaqués de fiévres quartes. Il empêche l'ivreffe , & diffipe les effets de la crapule. Enfin il réfifte à la pourriture , écarte la contagion , enforte qu'on s'en fert contre les miafmes dangereux , dans le temps des épidémies ; ce qui lui a mérité le nom de *thériaque des pauvres* , lefquels en effet le mangent crud. Il a coutume d'ailleurs d'incommoder l'eftomac , de caufer la foif & de porter à la tête. Son ufage eft pernicieux aux perfonnes maigres, bilieufes, & d'un tempérament chaud ; il nuit également à ceux qui font fujets au piffement & au crache-

ment de fang. Appliqué fur la peau, l'ail la corrode, & y excite des veſſies. On voit par-là ce
que l'on a à craindre de ſon uſage exceſſif ou
journalier. Le ſuc d'ail peut ſervir de gluten ou
de maſtic, & être employé pour procurer la réunion des vaiſſeaux rompus. Dans l'article des aſſaiſonnements nous parlerons des tubercules qui
ſortent des racines d'une eſpece d'ail, & qui
ſont connus ſous le nom de *rocamboles*.

RAVE. *Rapa ſativa, rotunda (& oblonga)*,
C. B. Pin.

Les gens de la campagne & le bas peuple ont
coutume de faire uſage, comme aliment, de
cette racine charnue, d'un volume peu conſidé-
rable, mais qui quelquefois parvient à une groſſeur démeſurée, & dont le poids eſt de quarante
ou cinquante livres & même au-delà. Celle qui
eſt oblongue eſt d'une ſaveur plus douce & meilleure; cuite avec de la viande, elle donne une
nourriture aſſez abondante, mais elle procure
ſouvent des flatuoſités; ce qui la fait bannir des
tables délicates Elle n'eſt mangée crue que par
les pauvres qui y ſont forcés par une urgente néceſſité.

NAVET. *Napus ſativus, C. B. Pin.*

Il diffère peu de la rave par ſa forme & ſes
vertus; mais il a moins de groſſeur; ſa ſaveur
eſt plus agréable; auſſi eſt-il employé dans les
cuiſines des grands, tandis que la rave en eſt
bannie. Le navet étant moins venteux, ſe digere plus facilement, & produit un ſuc plus
doux. Il eſt d'ailleurs d'un bon ſecours pour ceux
qui ſont attaqués de toux & d'enrouement.

PANAIS. *Paſtinaca ſativa latifolia*, C. B. P.
Elaphoboſcum ſativum, TABERNÆMONT.

La racine épaiſſe & charnue de cette plante eſt d'une ſaveur agreable, douçâtre & un peu aromatique ; elle eſt d'un très grand uſage en cuiſine ; elle nourrit peu, elle eſt utile à ceux qui ſont d'un tempérament froid & pituiteux, parcequ'elle provoque l'écoulement des urines. Elle facilite d'ailleurs l'éruption & le retour des régles ; elle rend propre aux plaiſirs de l'amour. Ceux dont le ſang & les humeurs ſont dans l'efferveſcence doivent s'abſtenir de panais, de celui ſur-tout qui n'eſt pas de l'année, ou qui eſt plus vieux encore, on dit qu'il trouble le cerveau. Mais nous ne devons pas paſſer ſous ſilence que ſouvent, ſuivant l'obſervation de BAUHIN, on cueille la ciguë ou la cicutaire au lieu du panais : ce qu'il eſt important d'obſerver, afin de ne pas attribuer au panais de mauvais effets dont il eſt innocent.

CAROTTE. *Carotta vulgaris radice flavâ, adverſ.* LOBEL. *Paſtinaca tenuifolia, radice luteâ (vel albâ), C. B. Pin. Daucus ſativus, radice luteâ, Inſt. rei herb.*

Comme du navet, on fait un uſage très ordinaire de cette racine, d'un jaune-pâle, & charnue, d'une ſaveur aromatique & douce. Elle entre dans les jus de viande ; elle nourrit peu, puiſque par l'ébullition tout ſon ſuc ſe diſſipe ; elle n'eſt guere employée que comme aſſaiſonnement. Elle ne convient point à ceux qui ſont attaqués de toux, qui ſont maigres ou d'un tempérament échauffé ; elle eſt cependant quelquefois utile dans les crudités acides ſtagnantes dans l'eſtomac. Il y a encore des perſonnes qui regardent cette racine comme un excellent topique contre les cancers des mammelles, ſur leſquelles on

applique, fans autre préparation , la rafure de
cette racine.

SCORSONERE , ou CERCIFI D'ESPAGNE *Scorfo-*
nera latifolia finuata , *C. B. Pin. Tragopogon*
peregrinum vel hifpanicum , GESN. hort.

Cette plante croît d'elle-même en Espagne,
elle vaut mieux que celle de notre pays Sa racine, qui fe mange , eft employée par les cuifiniers comme un aliment leger , mais agréable
& falubre. Les eftomacs foibles cependant la
digerent difficilement. Elle paffe un peu par la
tranfpiration ; ce qui la fait eftimer comme médicament pour faciliter l'éruption de la petite
vérole & de la rougeole. Ceux qui font attaqués de la poitrine , & qui ont des chaleurs
d'entrailles , n'en doivent faire ufage qu'avec
beaucoup de circonfpection.

CERCIFI DES PAUVRES. *Tragopogon purpureo-*
cœruleum , parvo folio , quod artifi *vulgò* , *C. B.*
Pin. Barbula hirci , flore purpureo , CAMER.

La racine de cette plante , qui eft d'une faveur agréable , eft employée comme aliment
par le peuple. Elle entre dans les falades ; fimplement cuite dans l'eau , on la mange avec le
beurre & les aromats. C'eft une nourriture qui
eft adouciffante , mais elle ne fe digere pas aifément ; elle n'eft cependant pas nuifible ; & peut
être d'un bon fecours pour ceux qui touffent,
ou qui font dans le marafme.

RADIS. *Raphanus major , orbicularis , vel ro-*
tundus , C. B. Pin.

RAIFORT , ou RAVE DES PARISIENS. *Rapha-*
nus minor oblongus , C. B. Pin.

On mange crue l'une & l'autre racine ; & comme aliment , elle eft du goût de tout le monde ,

parcequ'elle pique agréablement la langue. Elle facilite la sortie des urines, & est utile dans l'affection scorbutique. Le raifort néanmoins étant un peu venteux ne se digere pas aisément par ceux dont l'estomac est foible ; quelquefois même il cause des rapports nidoreux.

CRAM, ou GRAND RAIFORT. *Raphanus rusticanus, C. B. Pin. Cochlearia, folio cubitali, Inst. rei herb.*

Cette racine, qui est dense & ferme, se divise difficilement sous la dent. A cause de sa saveur fort âcre, mais pourtant agréable, on la mange au lieu de moutarde pour exciter l'appétit. Elle facilite la coction des aliments ; elle est d'une très grande utilité aux scorbutiques & aux cachectiques ; mais elle est nuisible aux tempéraments chauds & bilieux.

RAIPONCE. *Rapunculus esculentus, C. B. Pin. Campanula, radice esculentâ, flore cœruleo, Inst. rei herb.*

Son nom latin est dérivé de celui de *rapa*, comme qui diroit *rapa parva* (petite rave). Sa racine est à peine de la grosseur du doigt. Les cuisiniers en font peu d'usage ; elle est mise au nombre des aliments de peu de valeur. On mêle dans les salades d'hiver la racine légerement cuite de cette plante avec ses feuilles tendres, dont le goût est assez agréable. Elle donne de l'appétit, & des forces à l'estomac relaché ; mais elle nourrit peu, bien qu'on dise qu'elle augmente le lait des nourrices.

CHERVI ou RACINE SUCRÉE. *Sisarum Germanorum, C. B. Siser sativum, Inst. rei herb.*

Cette racine, qui est blanche & d'une saveur douce & agréable, est souvent employée en cui-

fine, & eſt du goût de beaucoup de perſonnes :
elle fournit une nourriture ſaine. Elle ſe digere
aiſément ; on dit qu'elle raſſaſie, quoiqu'elle
nourriſſe peu. Quelques uns en vantent l'uſage
dans le crachement & le piſſement de ſang ; ce
qui, ſuivant nous, mériteroit d'être appuyé ſur un
plus grand nombre d'expériences. Il eſt bon de
remarquer que huit onces du ſuc de cette racine donnent une once & demie d'un excellent
ſucre.

TOPINAMBOURS, OU POIRES DE TERRE. *Battata canadenſis*, PARK. *Helianthemum tuberoſum
indicum*, *C. B. P. Corona ſolis parvo flore, tu-
beroſâ radice, Inſt. rei herb.*

Les racines de cette plante, qui s'éleve aſſez
haut, fourniſſent des tubercules ou bulbes bons
à manger au nombre de quarante ou cinquante,
& même plus, dont quelques-uns même ſont
plus gros que le poing. Ils ſe mangent cruds ou
cuits. Ces tubercules ſont remplis d'un ſuc épais
& viſqueux ; ils paſſent pour un aliment de peu
de valeur, venteux, & de difficile digeſtion ; ce
qui fait qu'on ne les ſert point ſur les tables des riches, bien qu'ils nourriſſent beaucoup, & qu'ils
appaiſent la faim ; cependant ils ne ſont pas à mépriſer lorſqu'ils ſont apprêtés par un bon cuiſinier. A raiſon de leur ſaveur douçâtre & agréable, on dit qu'ils calment les âcretés de la poitrine. Ont-ils réellement cette vertu ? l'expérience ſeule peut le confirmer. Que ceux qui
ſont foibles, & qui menent une vie ſédentaire,
s'en abſtiennent, parcequ'ils ne ſe digerent pas
aiſément, & qu'ils cauſent quelquefois des obſtructions.

POMME DE TERRE. *Battata virginiana*, PARK.

Solanum tuberofum efculentum, C. B. P. Papas americanum, J. B.

Cette plante d'Amérique, qui fe cultive dans les jardins & dans les champs, donne aufſi des tubercules bons à manger, qui fortent au nombre d'environ quarante, des racines qui fe répandent au loin : ils font également eftimés des riches & des pauvres. Leur faveur eſt affez agréable ; ils fe digerent aifément, & ne paroiſſent pas moins propres à fournir un aliment folide que les châtaignes ; mais il faut prendre garde de paſſer les bornes de la fobriété. Outre cela les pommes de terre, étant pourvues d'une vertu anodyne, elles peuvent amortir l'effervefcence des humeurs.

BATTATE D'ESPAGNE. *Battata officinarum, C. B. P. Convolvulus indicus radice tuberosâ, eduli, cortice rubro, Battatus dictus, Parad. batav.*

Cette plante du Pérou fe cultive auffi dans nos jardins : fa racine eſt bonne à manger ; elle eſt d'une faveur agréable, & d'un bon fuc ; elle fe mange crue ou cuite ; mais, par la coction, elle acquiert plus de goût, & devient plus faine : on l'eſtime encore davantage rôtie. On la met, avec raifon, au nombre des meilleurs aliments, doux & tempérants.

LES FRUITS.

FIGUE FLEUR-GRISE. *Ficus sativa, fructu præcoci, pallidè virenti, intùs roseo, Inst. rei herb.*

FIGUE CORDELIERE. *Ficus sativa, fructu præcoci subrotundo, albido, striato, intùs roseo, Inst. rei herb.*

FIGUE DE MARSEILLE. *Ficus sativa, fructu parvo serotino, albido, intùs roseo, mellifloro, cute lacerâ, Inst. rei herb.*

FIGUE VIOLETTE. *Ficus sativa fructu majori violaceo, oblongo, cute lacerâ, Inst. rei herb.*

Nous ne parlerons pas d'une infinité d'autres especes qui peuvent se rapporter aux précédentes. Les figues, qui viennent dans les pays chauds & tempérés, tiennent le premier rang parmi les fruits les plus savoureux & les plus exquis. Elles fournissent une nourriture douce, & lâchent le ventre; elles soulagent ceux qui sont incommodés de toux; elles ne sont pas moins utiles aux personnes qui ont des pierres dans les reins. Les figues précoces sont moins estimées que celles d'automne : c'est avec raison qu'on regarde ces dernieres comme plus saines. Cependant leur usage excessif est pernicieux : on sait par expérience, qu'outre les embarras qu'elles occasionnent dans les premieres voies, elles donnent encore quelquefois lieu à des affections cutanées. Les figues seches (*caricæ*) valent moins que celles qui sont récemment cueillies; elles ont néanmoins un certain mérite lorsqu'elles sont grasses, & lorsqu'elles ne sont point saupoudrées de farine, comme cela eſt ordinaire. Ce n'eſt point nous écarter de notre objet que d'obſerver que le ſycomore (*Sycomorus , ſive Ficus ægyptia ,* PARK.), approche aſſez du figuier : ſon fruit, qui, pour le dire en paſſant, tient le milieu entre la mûre & la figue, & qui eſt d'un uſage ordinaire parmi les Orientaux, & principalement parmi les Egyptiens, nourrit fort peu, & eſt contraire aux eſtomacs foibles ; cependant il poſſede la propriété d'amollir & de lubréfier : nous ne dirons rien de ſes autres vertus médicinales.

CERISE. *Ceraſus ſativa fructu rotundo , rubro & acido , Inſt. rei herb.*

GRIOTIER. *Ceraſus ſativa , fructu majori , Inſt. rei herb.*

BIGAROTIER. *Ceraſus major fructu magno , cordato ,* RAII , Hiſt.

MÉRISIER. *Ceraſus major ac ſylveſtris , fructu ſubdulci nigro ,* C. B. P.

Parmi le nombre preſqu'infini d'eſpeces de ceriſiers, nous ne parlerons que des plus communes, dont les fruits different par leur nature. En effet, les ceriſes de la premiere & de la ſeconde eſpece, ſont regardées comme les plus ſaines ; les deux autres eſpeces ſont beaucoup moins eſtimées. Les ceriſes de jardin de la premiere eſpece ſont plus groſſes & plus ſucculentes que celles des champs ; elles ſont auſſi d'une ſaveur plus agréable : on les mange les unes & les autres ſans danger, ſi les forces de l'eſtomac le permettent ; elles humectent & appaiſent la ſoif. Mais les ceriſes douces, un peu ameres, dont la chair eſt dure & compacte, ſont très inférieures aux autres ; elles engendrent des humeurs putrides, des vers, différentes eſpeces de fievres ; auſſi les place-t-on parmi les mauvais aliments.

MURIER. *Morus fructu nigro , C. B. P.*

Les mûres, dans leur parfaite maturité, qui ne font point acerbes, & qu'on cueille avant le lever du foleil, font mifes au nombre des fruits les plus fuaves & les plus fains ; on en permet quelquefois même l'ufage aux malades ; c'eft ce qui les fait nommer par les Provençaux & les Languedociens *amouros de malau* ; en effet, elles étanchent la foif, temperent l'ardeur de la bile, & entretiennent l'appétit. Elles conviennent aux jeunes gens & aux tempéraments fanguins ; mais les vieillards & les phlegmatiques doivent en manger avec fobriété.

PRUNES DE DAMAS. *Prunus fructu majore dulci & atro-caruleo , C. B. P.*

PERDRIGON. *Prunus fructu fubnigro , carne durâ, C. B. P.*

PRUNE JAUNE. *Prunus fructu coloris ceræ, ex candido in luteum pallefcente, C. B. P.*

PRUNE DE LA REINE CLAUDE. *Prunus fructu parvo ex viridi flavefcente , C. B. P.*

BRIGNOLE. *Prunus fructu ex flavo rubefcente, mixti faporis, & gratiffimo , C. B. P.*

Tout le monde fait que les efpeces de prunes font très nombreufes ; nous ne rapporterons ici que les plus connues. Les médecins font cas des prunes douces, & qui exhalent une odeur fuave, qui ne font point acerbes, & qui font récemment cueillies : elles moderent la fougue du fang, & lâchent quelquefois le ventre. Les meilleures de toutes font, fans contredit, les prunes de Damas ; à celles-ci ne font peut-être pas inférieures les brignoles, qu'on nous apporte entaffées dans des cabats, après en avoir ôté la pellicule & le noyau ; elles ont une faveur un peu

acide , & quaſi vineuſe ; ſéchées à propos , elles
ſe conſervent un an & plus ; elles fourniſſent un
aliment très agréable & ſain , qui , dans le temps
de carême ſur-tout , paroît ſur les tables les mieux
ſervies : mais il faut avoir ſoin de les bien mâcher,
& de ne pas en manger une trop grande quantité ;
en obſervant ces deux choſes , on en permet l'u-
ſage aux malades mêmes , cuites ou crues , dans
la vue d'ouvrir le ventre. On obſervera en paſſant , qu'à ces fruits reſſemblent beaucoup les ſé-
beſtes (*ſebeſtena*) ; elles ſont le produit d'un arbre des Indes , déſigné ſous ce nom ; *Prunus ma-*
labarica fructu racemoſo , calyce excepto , RAII ,
Hiſt. Peu différentes des prunes , & nouvellement
cueillies , elles ſont miſes au nombre des aliments
agréables par les Syriens , par les Egyptiens , &
par les Italiens même ; mais ſeches , telles qu'on
les trouve dans nos boutiques , bien qu'on puiſſe
les manger , elles ne ſont plus regardées comme
aliments.

ABRICOTIER. *Armeniaca fructu majori* (*vel mi-*
nori) , *nucleo amaro* (*vel dulci*) , *Inſt. rei herb*.

Les abricots (*mala armeniaca*) , dont nous venons de déſigner les deux eſpeces plus connues ,
different beaucoup entr'eux en ſaveur & en groſſeur ; ce qui dépend de la température de l'air ,
des qualités du ſol , & de la culture. Ils tiennent
un des premiers rangs parmi les meilleurs fruits ;
mais , ainſi que ceux dont la durée eſt courte , ils
nourriſſent fort peu. Les abricots , avant leur maturité , redonnent des forces à l'eſtomac ; mais ils
agacent les nerfs. Ceux qui ſont bien mûrs , &
de meilleure qualité , amolliſſent , adouciſſent,
& deviennent même aliment : mais ils ſe pourriſſent aiſément dans l'eſtomac , & excitent
souvent

souvent des fievres, sur-tout si l'on passe les
bornes de la tempérance ; c'est ce qui fait que
la plûpart, sans avoir aucun égard aux différens
degrés de bonté, les rejettent absolument comme
pernicieux, & comme un aliment équivoque,
lequel, en flattant le goût, agit sourdement sur
l'économie animale. Ils perdent leurs mauvaises
qualités, si on les fait cuire, & si on les confit
avec le sucre ; ce sont alors des fruits excellents
& salubres qui ornent les desserts.

Pêcher. *Persica molli carne vulgaris, viridis
& alba, C. B. P.*

Pavie. *Persica fructu magno globoso carne durâ
& saccharatâ, Inst. rei herb.*

Avant-pêche. *Persica præcoci fructu, præco-
qua dicta, Inst. rei herb.*

Il y a bien d'autres especes de pêches dont nous
ne parlerons point, afin de ne pas nous écarter
de notre plan. Les pêches (*mala persica*) qui font
les délices de toutes les nations, sont très saines
lorsqu'on les cueille dans leur parfaite maturité ;
que la chair en est molle, succulente, d'une saveur agréable, & exhalant une odeur suave. On
préfere les tardives aux précoces : les meilleures
sont celles dont le noyau s'enleve & quitte aisément. Ainsi que les autres fruits horaires, & qui
passent vîte, les pêches nourrissent peu, & tiennent le ventre libre ; dans certains estomacs, elles pourrissent aisément. Il faut les manger nouvellement cueillies, attendu qu'elles conservent
à peine pendant deux jours leur saveur propre &
naturelle. Si elles sont d'un mauvais acabit, ou
si l'on en mange trop, quoique moins pernicieuses
cependant que les abricots, elles excitent quelquefois des tranchées, la diarrhée, & la dyssen-

Tom. II. E e

terie : on leur ôte ce qu'elles peuvent avoir de dangereux, en les mangeant avec du sucre, ou en les faisant cuire. Leur nom latin, *persica*, prouve assez qu'elles viennent originairement de la Perse ; mais on peut douter qu'elles soient un poison dans ce pays, comme on le croit communément.

REINETE. *Malus sativa fructu rotundo, è viridi pallescente, acido-dulci, Inst. rei herb.*

POMME-ROSE. *Malus sativa fructu orbiculato, odorato, Inst. rei herb.*

CALVILLE. *Malus sativa fructu magno intensè rubente, violâ odore, Inst. rei herb.*

POMME D'API. *Malus sativa fructu splendidè purpureo, Inst. rei herb.*

Nous passerons sous silence le nombre infini d'especes différentes de pommes ; celles-ci sont les plus communes & les meilleures. Ces fruits (*Poma sive Mala*) different beaucoup entr'eux, & par leur nature, & par leurs degrés de bonté. On peut regarder comme les plus saines celles qui flattent également par leur odeur & par leur saveur. Il faut les choisir bien mûres, douces, légérement acides, ou vineuses, agréablement odorantes ; telles sont les reinettes. On s'abstiendra de manger celles qui sont insipides, acerbes, inodores ; elles fatiguent & inquietent l'estomac, & causent des vents. Il faut rejetter comme pernicieuses les pommes tombées, & dont l'intérieur est rongé des vers, qu'on expose trop souvent en vente comme entieres. Les pommes bien choisies donnent une nourriture légere, mais saine ; elles ne se digerent cependant pas aisément, parceque leur chair est compacte : on doit avoir attention de les mâcher long-temps. Si l'on en mange en trop grande quantité, elles caufent quelquefois des palpitations & le cochemar. Elles font plus faines & plus agréables cuites, ou en compote, ou fous la forme de gelée : en cet état, elles conviennent davantage aux eftomacs foibles, & font moins venteufes. On fait peu de cas des pommes hâtives & d'été ; elles font nuifibles : on conferve long-temps celles d'hyver, jufqu'au printemps même, afin qu'elles puiffent dépofer leur âcreté naturelle, ou acquérir une parfaite maturité. Ajoûtons qu'on tire, des pommes écrafées & mifes fous le preffoir, un fuc, qui, après avoir fermenté comme le vin, & dépofé fes féces, prend le nom de *cidre*, ou *pommé* : nous en parlerons dans l'article des boiffons.

POIRE MUSCATE. *Pyrus fativa fructu æftivo, parvo, racemofo, odoratiffimo, Inft. rei herb.*

MUSCAT-ROBERT. *Pyrus fativa, fructu æftivo turbinato, carne tenerâ faccharatâ, Inft. rei herb.*

POIRE ROYALE. *Pyrus fativa fructu æftivo, globofo, feffili, ex albido flavefcente, faccharato, odorato, Inft. rei herb.*

BON-CHRÉTIEN D'ÉTÉ. *Pyrus fativa fructu æftivo oblongo magno, partim rubro, partim albido, odorato, Inft. rei herb.*

BEURRÉ. *Pyrus fativa fructu autumnali fuaviffimo, in ore liquefcente, Inft. rei herb.*

POIRE DE NEIGE, OU DOYENNÉ. *Pyrus fativa fructu autumnali, turbinato, feffili flavefcente, in ore liquefcente, Inft. rei herb.*

BON-CHRÉTIEN D'HYVER. *Pyrus fativa fructu brumali, magno pyramidato, è flavo nonnihil rubente, Inft. rei herb.*

SAINT-GERMAIN (la). *Pyrus fativa fructu bru-*

mali longo, viridi flavescente, in ore liquescente, Inst. rei herb.

CRESANE (la). *Pyrus sativa fructu brumali sessili, è viridi flavescente maculato, utrinque umbiculato, in ore liquescente, Inst. rei herb.*

Outre ces especes les plus estimées & les plus connues, les botanistes en comptent bien d'autres, mais très inférieures, dont il nous paroît fort inutile de faire ici l'énumération. Les poires (*pyra*), ont, comme on sait, différents degrés de bonté, qui dépendént du climat, de l'exposition, du sol, de la culture. On vante particuliérement celles qui sont bien mûres, & dont la chair est fondante : on fait moins de cas de celles qui sont insipides & inodores, acides, acerbes, dures & pierreuses. Les poires cuites valent mieux que les crues, & sont plus convenables aux estomacs foibles : confites avec le sucre, elles fournissent une nourriture très agréable & salubre : séchées au soleil ou au four, elles sont de difficile digestion, & regardées comme mauvais aliment. Nous remarquerons qu'on a cru mal-à-propos que les poires étoient nuisibles aux calculeux par la raison que la plûpart sont pierreuses ; car outre que ces grains sablonneux sont absolument différents du calcul de la vessie, on sait que diverses substances pierreuses, telles que les coquilles d'œuf & d'escargot, la pierre judaïque, les yeux d'écrevisses, sont mises au nombre des lithontriptiques.

COIGNASSIER FEMELLE. *Cydonia fructu oblongo, leviori, Inst. rei herb. Cotonea malus, J. B.*

COIGNASSIER MALE. *Cydonia fructu breviore & rotundiore, Inst. rei herb.*

COIGNASSIER SAUVAGE. *Cydonia angustifolia vulgaris* , *Inst. rei herb.*

Le coing (*malum cydonium*) passe pour une nourriture flatulente & dure : mais cuit , rôti , confit avec le sucre , le miel & le moût , c'est un aliment fort agréable , qui remédie aux crudités visqueuses , & qui ne le cede à aucune autre substance pour ranimer l'estomac. Les coings sont utiles contre le flux de ventre , le diabetes , & à ceux qui sont sujets aux hémorrhagies , si rien ne s'y oppose : on dit même qu'ils donnent de la gaieté , & qu'ils empêchent les fumées du vin de se porter à la tête ; les confiseurs enfin les font entrer dans un grand nombre de dragées , conserves , confitures , &c... On en prépare un vin nommé *vinum cydoniatum* ; c'est un excellent remede contre la foiblesse de l'estomac ; nous passons ici sous silence ses autres vertus médicinales , dont nous avons parlé ailleurs. Mais il est bon de remarquer que le coing , comme tous les autres aliments astringents , mangé avant le repas , rend le ventre moins lâche ; & que pris au contraire après le repas , il favorise la descente des aliments , & empêche les rapports , en resserrant l'orifice supérieur de l'estomac.

GRENADIER. *Malus punica sativa* , *C. B. P. Malus punica sativa fructu dulci* , *C. B. P. Malus punica sativa fructu medii quasi saporis* , *C. B. P.*

Les grenades (*mala granata*) sont acides , douces , moyennement acides & douces à la fois , ou vineuses , & quelquefois austeres. On s'en sert rarement comme aliment ; quoique le suc de celles qui sont douces sur-tout , soit agréable pour bien des personnes. Celles qui sont acides excitent l'appétit , arrêtent le vomissement & le flux de ventre ; mais elles agiſſent ſur les dents & l'eſtomac. Les douces ont une vertu tempérante, & ſont de quelque utilité à ceux qui touſſent. On emploie ſouvent les unes & les autres pour calmer l'ardeur de la ſoif chez les malades. Il a été parlé ailleurs des autres vertus médicinales.

ORANGE DOUCE. *Aurantium dulci medullâ vulgare, Ferr. Heſper. Inſt. rei herb.*

ORANGE AMERE. *Aurantium acri medullâ vulgare, Ferr. Heſper. Inſt. rei herb.*

Les oranges (*mala aurantia*), ainſi nommées à cauſe de leur couleur d'or, lorſqu'elles ſont douces & bien mûres, ſont chez les Chinois ſur-tout, du nombre des aliments les plus agréables. Coupées par tranches, & ſaupoudrées de ſucre, après en avoir ôté l'écorce, elles ſe ſervent ſur les tables ; elles ſe mangent auſſi de toute autre maniere. Elles excitent l'appétit, appaiſent la ſoif, moderent l'efferveſcence du ſang ; elles ſont utiles aux ſcorbutiques, & ſont de la claſſe des anti-putrides : auſſi les regarde-t-on comme très ſalubres, lorſqu'elles ſont bien choiſies, & qu'on en prend avec modération, autrement elles fatiguent l'eſtomac, troublent le ventre, & nuiſent très fort à ceux qui ſont incommodés de toux. Les oranges acides, ainſi que les autres eſpeces qui en approchent, ſont miſes au nombre des aliments : on confit leur écorce avec le ſucre ; c'eſt une préparation dont on fait beaucoup de cas. On fait auſſi une conſerve de fleurs d'oranges qui rétablit les forces de l'eſtomac, du cœur, & du cerveau. On reconnoît les mêmes vertus dans l'eau de fleurs d'oranges, qu'il faut mettre au nombre des aſſaiſonnements les plus ſains.

CITRONNIER. *Citreum vulgare, Fer. Heſper.*

Inſt. rei herbar. Malus media , C. B. Pin.

Les citrons (*mala citrea*) par leurs vertus & par leur ſaveur, approchent beaucoup des limons dont il ſera parlé plus loin : c'eſt pourquoi ils ſont également deſtinés pour l'uſage des tables, de la cuiſine, & de la médecine. Son écorce, qui eſt fort épaiſſe, ſe confit avec le ſucre, & eſt du nombre des friandiſes recherchées, elle ranime l'eſtomac, & aide la digeſtion des aliments. On emploie principalement à cet uſage les eſpeces de citron connues ſous le nom de *cédrat* & de *poncire*. Tout le monde ſait que le citron piqué de clous de girofle eſt un prophylactique contre la contagion. Il convient d'obſerver en paſſant, que les limons ne doivent point entrer dans la claſſe des aſſaiſonnements, & qu'ils different peu des citrons ; ils ont ſeulement une forme ronde, & l'écorce plus mince.

PALMIER ou DATTIER. *Palma dactylifera major, vulgaris,* SLOAN. Jamaïc. *Palma vulgaris,* PARK.

Les dattes (*dactyli recentes*) fourniſſent une nourriture fort agréable aux Orientaux, & ſpécialement aux Africains ; mais elle n'eſt pas ſans danger, puiſque l'uſage habituel qu'en font ces peuples, les prive de leurs dents avant l'âge, & leur donne le ſcorbut. On ne doit pas regarder comme plus ſaines les dattes ſeches, telles qu'on nous les apporte ; leur tiſſure dure & épaiſſe les rend difficiles à digérer. Il faut les choiſir molles, humides, douces, ou d'une ſaveur agréable, & prendre garde qu'elles ne ſoient acides, ou rances : cependant on en mangera avec modération, & rarement ; car elles engendrent des flatuoſités & des obſtructions.

E e iv

JUJUBIER. *Ziziphus*, DODON. Pempt. *& Inst.*
rei herb. Zizipha sativa, J. B.

Les jujubes (*jujuba*), qui ont exactement la
forme des olives, & qui croissent dans les pays
chauds & tempérés, paroissent rarement sur les
tables; c'est une espece de friandise qu'on abandonne aux femmes & aux enfants. Leur saveur
est agréable, & elles fournissent un suc doux &
légérement nourrissant. Elles procurent du soulagement dans l'aspérité de la trachée-artere, &
appaisent l'ardeur d'urine; mais elles surchargent
les estomacs foibles; & excitent des flatuosités.
Nous avons parlé ailleurs de son usage en médecine.

MARONNIER. *Castanea sativa*, C. B. P.

CHATAIGNER. *Castanea sylvestris*, *quæ pecu-*
liariter Castanea, C. B. P.

Les fruits de ces deux especes d'arbres ou d'ar-
bustes, dont les plus gros se nomment *marons*,
& les plus petits *châtaignes*, ne different que
par leur grosseur. Bouillis, rôtis, ou cuits sous
la cendre chaude, ils passent pour un aliment
agréable & salubre. Ils font la nourriture des
habitants de la campagne; ils se servent sur les
meilleures tables: les cuisiniers même les mettent
dans leurs ragoûts. Il y en a qui pensent que les
glands, dont se nourrissoient anciennement les
hommes, ne font autre chose que les châtaignes;
mais ce sentiment semble être détruit par l'expérience: elle nous apprend en effet, qu'en plusieurs
lieux, chez les Espagnols, par exemple, & chez
quelque nation des Alpes, il se trouve des glands
bons à manger, qui ne le cedent point aux châtaignes en saveur & en bonté; il y a même dans
certaines contrées méridionales d'Espagne, &

fur tout dans le royaume de Grenade, des glands
qui l'emportent, par leur goût, fur les meilleures avelines. Les châtaignes conviennent à ces
gens affamés & voraces, dont rien n'eſt capable
d'appaiſer la faim ; autrement on a remarqué
qu'on ne pouvoit en manger ſans riſque, ſur tout
ſi l'on en prend juſqu'à être raſſaſié. En effet, les
eſtomacs foibles les digerent difficilement ; elles
occaſionnent ſouvent des flatuoſités ; elles rendent le ventre pareſſeux : elles doivent être in-
terdites aux cachectiques & à ceux qui ſont tourmentés de coliques néphrétiques, ou d'embarras dans les reins. On conſerve long temps les
châtaignes dépouillées de leur écorce, afin d'en
avoir en tout temps pour l'uſage de la cuiſine. Séchées & réduites en farine, on en fait un pain de
mauvaiſe qualité, dont la digeſtion eſt difficile ;
auſſi ne peut-il convenir qu'aux gens robuſtes &
aux payſans. On en prépare en différentes contrées de l'Italie des eſpeces de purées ou bouillies
fort agréables, mais qu'on a de la peine à digérer. On forme encore avec les châtaignes une eſpece de chocolat qui n'eſt point à mépriſer ; pour
cela on met cuire les plus groſſes châtaignes dans
de l'eau de-vie, afin de les dépouiller de leur
écorce & de leur pellicule : on les laiſſe bouillir
enſuite dans huit onces de lait. Après avoir paſſé
cette pulpe, on la repoſe ſur le feu pour y bouillir
avec ſuffiſante quantité de lait, du ſucre, & un
peu de cannelle : on agite enfin la liqueur avec la
ſpatule à chocolat, afin de la rendre mouſſeuſe.
C'eſt un bon aliment pour les perſonnes foibles &
convaleſcentes ; il n eſt pas moins avantageux à
ceux qui ſont phthiſiques & en conſomption.

Noyer. *Nux juglans , sive regia, vulgaris , C. B. P.*

Les noix (*nuces*) se mangent vertes ou mûres. Les cerneaux flattent le palais par leur douceur & leur saveur ; mais ils fatiguent très souvent l'estomac , & se digerent avec difficulté. Dans leur parfaite maturité , les noix sont bien moins agréables : c'est la nourriture des pauvres & des paysans. Si on les mêle avec d'autres aliments , & si l'on n'en mange pas trop , elles passent pour être saines , & pour exciter l'appétit. Autrement la digestion s'en fait difficilement ; elles nourrissent peu , & donnent un mauvais chyle : elles nuisent à ceux qui sont tourmentés de toux & d'enrouement , aussi bien qu'aux gens maigres , colériques & mélancholiques ; souvent même elles occasionnent le mal de tête. Il est bon d'ajoûter qu'elles sont pernicieuses , lorsque par le temps elles sont devenues rances. Il n'en est pas ainsi des noix vertes , avant que leurs écales soient devenues ligneuses : confites avec le sucre , elles ont une saveur très agréable , & rétablissent les forces de l'estomac ; & si l'on en mange avec sobriété , elles ne sont nullement nuisibles. Enfin on tire des noix mûres une huile souvent désagréable , dont on se sert rarement en cuisine : son usage est presque restreint au mêlange des couleurs pour les peintres , ou pour brûler.

Amandier. *Amygdalus sativa , fructu majori , C. B. P. —— Amygdalus dulcis putamine molliore , C. B. P. —— Amygdalus amara , C.B.P.*

Les amandes douces (*amygdala dulces*) sont également d'usage , & pour la cuisine , & pour la médecine. Vertes , & avant leur parfaite maturité, elles se servent sur les meilleures tables ; mûres, elles y paroissent fort rarement, si ce n'est en carême. Les unes & les autres se digerent difficilement ; mais elles nourrissent assez, elles engraissent même ; car elles temperent l'acrimonie des humeurs, & sont utiles aux personnes maigres ; mais elles occasionnent quelquefois la stupeur de l'estomac. Les confiseurs & les pâtissiers en font un très grand usage ; broyées ou écrasées avec du sucre & de l'eau rose, on en fait des *massepins*. Ces gâteaux d'amandes, qu'on nomme *macarons*, font un composé d'amandes, de fleur de farine, d'œufs & de sucre. Il n'y a personne qui ne connoisse les *amandes sucrées*, dont on forme des assiettes de desserts, & qu'on distribue principalement aux enfants. On estime beaucoup celles qu'on nomme *pralines*, lesquelles se préparent avec du sucre brûlé. Les amandes ameres ont une vertu stomachique & anthelmintique ; elles irritent cependant quelquefois les nerfs de l'estomac, aussi bien que le ventricule des oiseaux & de quelques quadrupedes. Les cuisiniers néanmoins, les confiseurs, & les pâtissiers, les font entrer dans différentes préparations ; les mets dont elles sont ingrédients sont agréables. Nous nous sommes ailleurs assez étendus sur leurs vertus médicinales.

Noisettier. *Corylus sativa fructu albo minore, sive vulgaris,* C. B. P. —— *Corylus sativa fructu rotundo maximo,* C. B. P.

Les noisettes ou les avelines (*nuces avellanæ*), dont la saveur est agréable, & qu'on préfere aux amandes, donnent une nourriture douce, mais fort légere : elles appaisent l'âcreté des humeurs ; elles se digerent difficilement, fatiguent l'estomac, portent quelquefois à la tête, & irritent les nerfs, si l'on n'a pas soin de les bien broyer avec les dents, ou si l'on en mange trop. Elles se servent rarement sur les grandes tables ; mais elles sont ordinairement le mets des gens de la campagne. Celles qui sont nouvelles, & qui n'ont pas encore atteint leur maturité, passent pour avoir meilleur goût, & pour être plus saines ; mais la coction s'en fait lentement dans l'estomac.

PISTACHIER. *Pistacia peregrina fructu racemoso, seu Terebinthus indica Theoph. C. B. P.*

Les pistaches (*nuces pistaciæ*) fournissent un aliment agréable ; elles valent beaucoup mieux que les amandes & les avelines. Si elles nourrissent peu, du moins elles ne font point de mal, pourvu qu'on soit attentif à les bien mâcher, & que les forces de l'estomac puissent les soutenir. Elles sont utiles contre la toux & contre les affections des reins, lors sur-tout qu'on en mange avec sobriété ; mais leur usage excessif, & trop long-temps continué, occasionne quelquefois, outre les tranchées de l'estomac, la céphalalgie & le vertige. Ainsi que les amandes, ou les recouvre de sucre, & on les mêle avec les autres préparations du confiseur.

SORBIER OU CORMIER. *Sorbus sativa*, C. B. P. *Sorbus legitima*, CLUS.

Les cormes (*sorba*), avant leur parfaite maturité, ou avant qu'elles aient acquis la mollesse qu'elles doivent avoir, sont si acerbes, que personne ne veut même y goûter ; aussi sont-elles mises au nombre des mauvais aliments, & abandonnées aux paysans & aux pauvres. Elles ont cependant une saveur agréable, si on les tient quelque temps suspendues à l'air, ou si on les mange bien mûres ou molles ; mais elles nourrissent peu. Elles sont utiles à ceux dont le ventre est trop lâche ; mais d'ailleurs on en fait peu de cas dans les villes.

NEFFLIER. *Mespilus germanica, folio laurino non serrato*, C. B. P.

AZEROLIER. *Mespilus apii folio laciniato*, C. B. Pin. *Azarolus*, CÆSALP.

Les neffles (*mespila*) sont regardées comme un aliment de peu de valeur, désagréable, mal sain, & qui n'est connu que des pauvres, bien que dans leur maturité & molles, elles déposent en partie leur saveur acerbe. Elles surchargent l'estomac, resserrent le ventre, & donnent un suc très épais, très nuisible dans la cachexie & dans les obstructions Les azeroles (*azarolæ*) sont fort du goût des enfants affamés ; cependant elles ne doivent pas moins être placées parmi les aliments de peu de valeur & mal-sains. Quant aux neffles sauvages, elles ne sont guere recherchées que par les femmelettes & par les enfants ; aussi faut-il les effacer de la liste des aliments.

CORNOUILLER. *Cornus hortensis mas*, C. B. P.

Les cornes (*corna*) ont la forme d'une moitié d'olive ; leur saveur est un peu acide & astringente ; elles ne peuvent convenir qu'aux estomacs très robustes : on ne s'en sert guere comme aliment, à moins qu'on ne les mange avec du sucre. Au reste elles ne plaisent qu'aux habitants de la campagne, & au bas peuple, ou aux enfants avides & gourmands, lesquels, après en avoir mangé, sont souvent incommodés de pesanteur d'estomac.

ARBOUSIER. *Arbutus folio serrato*, C. B. P.

Cet arbre des forêts, qui conserve sa verdure pendant l'hyver, porte un fruit de la forme de celui du hêtre, de couleur d'écarlate, mais d'une douceur désagréable & nauséabonde. Il n'y a que les pauvres gens & ceux qui ne le connoissent pas qui osent en manger; car il trouble le ventre, & fournit un chyle de mauvaise qualité : ainsi il doit être effacé de la liste des aliments.

OLIVIER D'ESPAGNE. *Olea fructu maximo*, *Inst. rei herb.*

OLIVE PICHOLINE. *Olea fructu oblongo minori*, *Inst. rei herb.*

Parmi les différentes especes d'arbres qui portent des olives bonnes à manger, nous ne ferons mention que de ces deux, qui sont les plus communes, & qui sont les meilleures du territoire d'Aix. On cueille les olives vertes, avant qu'elles aient acquis par la maturité une couleur brune-noirâtre, & on les confit dans de la saumure ou autre liqueur appropriée. Celles qui l'emportent sur les autres, se nomment *picholines* : il est à propos de donner en passant la maniere de les préparer, qui est peu connue. Vertes, & bien choisies, on les fait macérer durant vingt-quatre heures dans une lessive de chaux vive & de cendres de bois de chêne : on les jette ensuite dans de l'eau douce, que l'on renouvelle tous les jours, & où on les laisse pendant neuf jours & plus, jusqu'à ce qu'elles aient déposé leur amertume naturelle, & qu'elles soient devenues presqu'insipides. On les confit ensuite dans de la saumure ou eau salée, dans laquelle un œuf puisse surnager; elles ne sont bonnes à manger qu'au bout d'un mois. C'est alors qu'elles sont très estimées des gourmands & des buveurs. De quelque mahiere qu'on les prépare, elles fourniffent un mauvais aliment, parceque leur tiffure fibreufe les empêche d'être facilement digérées ; étant par conféquent obligées de faire dans l'eftomac un long féjour, elles prennent un caractere d'âcreté qui les rend nuifibles pour les perfonnes maigres, & pour ceux qui ont des chaleurs d'entrailles. Cependant elles excitent l'appétit, & conviennent quelquefois à ceux qui font tourmentés de naufées & de crudités acides : mais le plus fouvent, elles entrent comme affaifonnement de certains mets, felon le goût des perfonnes. On tire des olives mûres une huile dont on fait un grand ufage dans les boutiques & dans les cuifines ; lorfqu'elle eft douce, nouvelle, & qu'elle n'a point paffé par le feu, elle eft fort faine ; mais elle ceffe de l'être, fi elle n'a point ces qualités. Il en fera parlé plus amplement dans l'article des affaifonnements.

CAROUGIER. *Siliqua edulis, C. B. P. Ceratonia,* DOD. Pempt.

Les carouges (*filiqua*) n'ayant qu'une faveur fade, méritent à-peine d'être au nombre des aliments ; fouvent d'ailleurs ils nuifent à l'eftomac ; ce qui fait qu'ils ne fe trouvent guere employés que dans les boutiques, & qu'on les abandonne aux enfants & aux laboureurs, à moins qu'on ne les donne aux pourceaux pour les engraiffer.

HÊTRE. *Fagus,* DOD. Pempt. *& Inft. rei herb.*

Il y a long-temps qu'on a rayé de la lifte des aliments les noix de hêtre, dont les premiers habitants de la terre fe nourriffoient, ainfi que des glands de chêne, avant qu'ils aient eu connoiffance des fromentacées. Les noix de hêtre cependant ne déplaisent point au petit peuple & aux pauvres, dans les temps de disette ; si l'on en mange trop, elles causent, de même que l'ivraie, le vertige. Mais les laboureurs ne les emploient ordinairement qu'à engraisser les pourceaux & les autres animaux domestiques ; les loirs, les rats, les écureuils les aiment passionnément, aussi-bien que les grives & autres petits oiseaux.

RAISIN DE DAMAS. *Vitis damascena, Hort. reg. Paris.*

CHASSELAS BLANC. *Vitis uvâ peramplâ acinis albidis, dulcibus & durioribus, Inst. rei herb.*

CHASSELAS NOIR. *Vitis uvâ peramplâ, acinis nigricantibus & rubentibus, Inst. rei Herb.*

BOURDELAIS. *Vitis uvâ peramplâ, acinis ovatis albidis, Inst. rei herb.*

MARROQUIN. *Vitis africana duracina, J.B.*

ROGNON DE COQ. *Vitis pergulana, acinis prunorum magnitudine & formâ, C. B. P.*

MUSCAT. *Vitis apiana, C. B. P.*

LA CIOUTAT. *Vitis laciniatis foliis, Cornut.*

RAISIN DE CORINTHE. *Vitis corinthiaca, sive apyrina, J. B.*

Nous ne parlerons pas des autres espèces qui peuvent se rapporter à celles-ci ; cette énumération appartient à la botanique. Parmi les fruits d'automne qui se mangent, les raisins tiennent le premier rang ; lorsqu'ils sont bien mûrs, & d'une saveur agréable, ils nourrissent abondamment, étanchent la soif, engraissent même. Ils se digèrent avec facilité, excepté cependant leurs pellicules, qui émoussent les forces de l'estomac, & qui se rendent presque comme on les a pris, de même que les pepins, que plusieurs ont raison de ne pas avaler. Les raisins sont bons pour les
personnes

perſonnes maigres, & pour ceux dont le ventre
eſt reſſerré, pourvu qu'ils ſoient bien mûrs, doux,
& mangés avec modération. Mais ſi l'on paſſe les
bornes de la ſobriété, ils troublent le ventre,
cauſent des flatulences & des rapports, mettent
la bile en mouvement, excitent des diarrhées &
autres flux de ventre. Ceux qui ne ſont point
mûrs, ou qui ſont acerbes, nourriſſent moins,
donnent des tranchées, & reſſerrent le ventre.
Conſervés long-temps ſur de la paille. ou ſuſ-
pendus au plancher, les raiſins acquierent un certain degré de maturité, & perdent un peu de
leur acide; ce qui les fait regarder comme plus
ſains : auſſi en permet-on l'uſage aux malades affoiblis. On vante beaucoup les raiſins ſecs de
Damas ou de Corinthe; ceux de Provence, de
Languedoc & de Guienne, qu'on prépare en les
plongeant dans l'eau chaude, ne leur ſont pas
inférieurs; ils peuvent aller de pair avec les raiſins étrangers, lorſqu'ils ſont bien choiſis. Les
uns & les autres fourniſſent un aliment excellent
& agréable. On préfere ceux qui ſont gros &
charnus; les maigres ne valent rien. Les Italiens
& les Provençaux les font entrer comme aſſaiſonnement dans leurs ragoûts. Au reſte, on
connoît les vertus des raiſins ſecs contre la toux
& l'enrouement; mais tout le monde ne ſait pas
qu'ils nuiſent ſouvent aux bilieux, & qu'ils entretiennent l'ardeur du ſang, qu'ils affectent les
dents & les gencives, qu'ils diſpoſent à la pourriture, & qu'ils cauſent quelquefois des fievres
vermineuſes. Nous parlerons ailleurs du vin, du
ſapa, du verjus, du vinaigre, &c...

FRAISIER. *Fragaria vulgaris*, *C. B. Pin.*
Les fraiſes (*fraga*), à raiſon de leur ſaveur &

de leur bonté, l'emportent de beaucoup fur les fruits du mûrier, de la ronce & de l'arboufier, defquels elles ont exactement la forme. Tout le monde regarde les fraifes comme un fruit très fain & très agréable. Elles font utiles aux jeunes gens, à ceux qui font altérés, & aux colériques. Elles peuvent cependant nuire aux eftomacs foibles, à moins qu'on ne les mange avec du vin & du fucre; car elles fe pourriffent quelquefois dans le ventricule, fur tout fi l'on en mange trop. On les mêle d'ailleurs utilement avec de la crême, ou bien l'on y ajoûte un peu d'eau. Nous obferverons que les fraifes des bois font très fupérieures à celles des jardins, tant par leur faveur que par leur odeur.

FRAMBOISIER. *Rubus idæus fpinofus*, **C. B. P.** Quoique les framboifes (*frambæfia*) ne foient pas du goût de tout le monde, elles font cependant recherchées de quelques-uns, & méritent qu'on en faffe cas; auffi les fert-on fur les meilleures tables, pour y être mangées avec du fucre. Elles étanchent parfaitement la foif; elles font d'un bon fecours dans le fcorbut: on peut en permettre l'ufage dans l'accès même de la fievre; ce qui fait qu'elles font généralement regardées comme faines, pourvu qu'on n'en prenne pas plus que l'eftomac ne peut en porter. Aux framboifes, fe rapportent les fruits peu eftimés d'un arbufte défigné fous ce nom par les botaniftes, *Rubus vulgaris fructu nigro*, **C. B. Pin.** (la ronce). Ces fruits, qu'on appelle en François *mûres de renard* ou *de buiffon*, & qui font très connus des enfants voraces & des payfans, paffent pour un aliment de peu de valeur & mal-fain, qu'on n'apporte point dans les villes.

GROSEILLER BLANC ÉPINEUX *Groſſularia fructu maximo hiſpido , margaritarum ferè colore ,* RAII, *Hiſt. Ribes ramis aculeatis , erectis , fructu hiſpido,* ROY. *Lugd. batav.* —— *Groſſularia ſimplici acino , vel ſpinoſa ſylveſtris ,* C. B. P. *Ribes ramis aculeatis erectis , fructu glabro ,* ROY. *Lugd. bat. Uva criſpa ,* DODON.

Les fruits de ces deux eſpeces , qui ſont connus ſous le nom de *groſeilles perlées* , different beaucoup , par leur forme & par leur ſaveur , des communes. Lorſqu'elles ſont mûres , jauniſſantes , & preſque tranſparentes , elles ſont très agréables au goût , & contiennent un ſuc vineux. Priſes avec modération , elles rafraîchiſſent ; mais elles nourriſſent peu , & paroiſſent rarement ſur les tables délicates Avant leur maturité, on en exprime un ſuc qui eſt préférable au verjus , & qui , comme lui , eſt employé dans les cuiſines.

GROSEILLER ROUGE ET BLANC DES JARDINS. *Ribes vulgaris acidus ruber ,* J. B. *Groſſularia multiplici acino, non ſpinoſa, hortenſis, rubra (vel alba) , ſive Ribes ,* off. C B. *Pin.*

Les groſeilles rouges & blanches (*groſſularia*) ne ſe mangent pas volontiers , à moins qu'on ne les ſaupoudre de ſucre , à cauſe de leur extrême acidité ; ou bien on en prépare une gelée très agréable , & connue de tout le monde. De quelque maniere qu'on en faſſe uſage , elles diſſipent l'ardeur de la ſoif, excitent l'appétit, fortifient l'eſtomac , temperent l'âcreté de la bile , préviennent la putridité & s'y oppoſent ; elles ſont encore utiles dans les maladies de la peau , & arrêtent les flux de ventre. Mais les cachectiques , les mélancholiques , & ceux qui ont le ventre reſſerré , doivent en uſer ſobrement. On a parlé dans la matiere médicale du groſeiller à fruit noir, qu'on nomme *caſſis*.

ÉPINE-VINETTE. *Berberis dumetorum*, **C. B. P.** *Spina acida, ſeu Oxyacantha*, Dodon.

Les baies de cet arbriſſeau, deſquelles l'extrême acidité doit être tempérée avec le ſucre, ſont plus employées en médecine, que dans les cuiſines ; à moins que ce ne ſoit comme aſſaiſonnement. Si l'on en mange modérément, elles appaiſent la ſoif, augmentent l'appétit, & arrêtent le vomiſſement ; mais elles ſont nuiſibles aux tempéraments pituiteux, & dans les engorgements des viſceres.

MAÏENNE. *Melongena fructu oblongo vel incurvo, Inſt. rei herb.* —— *Solanum pomiferum*, **J. B.**

Les fruits de ces deux eſpeces, leſquels ont la forme d'un concombre, entreht quelquefois, cruds ou cuits, dans les ſalades ; mais ils ſont du goût de très peu de perſonnes : on les regarde comme mal-ſains ; ils troublent même quelquefois le cerveau, ce qui les a fait nommer par les anciens *mala inſana* (*pommes qui rendent fou*). Ainſi quiconque veut conſerver ſa ſanté, doit s'abſtenir de ces fruits, bien qu'on nous diſe qu'ils ſoient d'un uſage très fréquent chez les Égyptiens, leſquels, peut-être, diminuent leur qualité délétere par une façon particuliere de les aſſaiſonner.

POMME DORÉE, ou POMME D'AMOUR. *Lycoperſicon Galeni, Inſt. rei herb. Solanum pomiferum fructu rotundo, ſtriato, molli*, **C. B. Pin.**

On regarde comme un aliment de très mauvaiſe qualité ce fruit, qui plaît également, & par ſa forme, & par ſa couleur ; auſſi les perſonnes prudentes

s'en interdifent-elles l'ufage ; quoique les Italiens
ne craignent point d'en manger en falade, affai-
fonné d'huile, de fel & de poivre, comme les
concombres. Mais je ne crois pas qu'on trouve
parmi nous quelqu'un qui ait la hardieffe d'en
goûter ; lors fur-tout qu'il aura fenti l'odeur forte
de la plante, qui femble indiquer affez bien la
vénénofité du fruit.

ANANAS. *Ananas*, ACOSTÆ, COMMEL. *Hort.*
Carduus brafilianus foliis aloës, C. B. P. —— *Ana-*
nas aculeatus fructu pyramidato, carne aureâ,
Inft. rei herb. —— *Ananas aculeatus fructu conico,*
carne aureâ, PLUK. —— *Ananas lucidè virens, fo-*
lio vix ferrato, DILLEN. *Eltham.* —— *Ananas non*
aculeatus, Pitta dictus, PLUMER.

On cultive chez nous cette plante d'Amérique,
qui, par fa figure, approche beaucoup de l'artichaut, & dont on diftingue bien des efpeces. On
la tient dans des ferres vitrées, qu'on échauffe
avec le feu : c'eft le feul moyen de la conferver
l'hyver. Son fruit, qui reffemble affez à la noix
du pin, & qui égale quelquefois le melon en
groffeur, eft porté au fommet de la tige. Il eft
verd d'abord ; mais en mûriffant, il prend une
couleur jaune, & acquiert une odeur très agréable, & une faveur un peu acide, douce cependant, & prefque vineufe. Après en avoir ôté
l'écorce, on le coupe par tranches ; les perfonnes
attentives les laiffent macérer dans de bon vin,
afin de leur ôter la qualité corrofive, dont on n'a
pas tort de foupçonner cet aliment. En effet, il
attaque fouvent les dents, & rend les gencives
fanguinolentes. Si on laiffe l'efpace d'une demi-
heure la lame d'un couteau dans fa chair, on l'en
retire fenfiblement rongée ; ce qui paroît annon-

cer la préfence d'un fuc très âcre : c'eft donc avec raifon qu'on croit qu'il renferme quelque chofe de virulent. La faveur de l'ananas, fans doute trop vantée, eft agréable, & approche, fuivant les goûts de chacun, de celle du melon, de la pêche, de l'abricot, de la pomme de reinette, &c . . . De tout ce que nous venons de dire, il réfulte qu'on peut douter de la falubrité du fruit de l ananas, fur tout dans nos contrées ; quoi qu'en difent ceux qui font leurs délices des chofes rares & cheres On nous apporte confit dans le fucre ce fruit ainfi préparé en Amérique ; il orne les defferts chez les grands & chez les riches. Mais fon ufage eft-il abfolument fans danger ? c'eft ce que l'expérience feule a droit de décider.

SECTION II.
DES ANIMAUX.

LES QUADRUPEDES.

Le bœuf (*Bos*) tient le premier rang parmi les quadrupedes domeſtiques. Tout le monde ſait que cet animal coupé en eſt plus propre à être engraiſſé, & pour le labour; il conſerve alors le nom de *bœuf*: lorſqu'il eſt entier, il s'appelle *taureau*. La chair de ce dernier eſt très ſeche, d'une ſaveur déſagréable, de difficile digeſtion, & n'eſt pas même du goût des payſans. Mais celle du bœuf, bouillie, ou préparée de toute autre maniere par les cuiſiniers, répare les forces, & eſt placée parmi les meilleurs aliments, pourvu qu'elle ſoit de bonne qualité, autrement elle ne ſeroit plus ſaine, & ſe digéreroit difficilement. Les perſonnes graſſes, & qui ne font point d'exercice, ne doivent manger de l'aloyau (*coſta bubula*) qu'avec ſobriété. Le bœuf ſalé, ou ſéché à la fumée, fatigue l'eſtomac, fournit une mauvaiſe nourriture, qui convient à-peine aux perſonnes les plus robuſtes, c'eſt à dire aux payſans, aux laboureurs, aux foſſoyeurs, aux porte-faix, &c ... La vache (*Vacca*) donne une chair de mauvaiſe qualité, dure & ſans ſuc, principalement lorſqu'on la mene à la boucherie, trop vieille ; aussi cette viande ne paroît-elle pas sur les tables des riches ; en effet, la coction la durcit, bien loin de l'attendrir. Mais on fait grand cas du VEAU (*Vitulus*), dont la chair est très agréable & très salubre ; rôtie, bouillie, ou préparée de telle maniere qu'on voudra, c'est une excellente nourriture ; elle relâche le ventre, convient aux personnes foibles, sédentaires, & affectées de la poitrine. Le *veau de lait*, celui de deux mois sur-tout, est préféré, avec raison, à celui qu'on a sevré : le veau enfin est, sans contredit, un aliment des plus estimés, pourvu qu'il soit de bonne qualité. La chair de BUFFLE (*bubalina caro*), dont on fait usage chez quelques peuples orientaux, & dans quelques cantons de l'Italie, approche beaucoup de celle de la vache ; mais elle ne paroît point sur les tables bien servies, à cause de sa saveur fade, & du suc grossier qu'elle contient : on la laisse toute entiere aux paysans, aux porte faix, aux fossoyeurs, & à tous les gens qui vaquent à des travaux rudes & pénibles.

LE MOUTON (*Vervex*), est ainsi appellé pour le distinguer du BÉLIER (*Aries*) destiné à la propagation de l'espece. On met la chair du mouton parmi les aliments les plus exquis ; c'est aussi un des plus communs : il paroît convenir à tout le monde, de quelque maniere qu'il soit apprêté, bouilli, grillé, rôti : de toutes les viandes du même genre, c'est celle qui est la plus propre, dit SANCTORIUS, pour favoriser la transpiration. Quant à la chair du *bélier*, elle est absolument bannie de la table des habitants des villes, à cause de sa dureté, qui est telle qu'elle cede à-peine à une longue ébullition dans l'eau, à cause de son odeur forte, & de sa saveur vireuse : elle ne fert guere de nourriture qu'aux payfans & aux pauvres gens. La chair de BREBIS (*caro ovilla*), qu'on ne fert point fur les tables délicates, n'eft ni plus falubre, ni d'un meilleur goût. Mais on regarde comme un mets excellent la chair d'agneau (*caro agnina*), qui fournit un fuc doux & de bonne qualité; il eft cependant nuifible aux eftomacs foibles, & lâche fort fouvent le ventre, fur-tout fi l'on en mange en trop grande quantité. Les perfonnes abondantes en pituite, & les phlegmatiques, doivent s'en abftenir avec foin.

LE PORC (*Sus*), animal domeftique, immonde, qui fe nourrit d'ordure, & fe vautre dans la boue : on le coupe pour l'engraiffer. C'eft alors, qu'outre le lard, dont les cuifiniers ne fauroient fe paffer, il donne une chair très agréable au goût. On fait avec fes entrailles différents mets ; fes inteftins fervent d'enveloppe à quantité de préparations, qui font eftimées comme de friands morceaux. La chair de porc, plus denfe & plus ferme que les autres, & d'un excellent goût d'ailleurs, procure une bonne nourriture à ceux qui vaquent à des travaux rudes ; mais il faut en manger avec fobriété, autrement elle devient plus nuifible qu'utile ; car la digeftion n'en eft pas aifée ; elle fatigue d'ailleurs l'eftomac, & diminue la tranfpiration. L'ufage en doit être interdit à ceux qui font tourmentés de douleurs de goutte, ou de néphrétique, ainfi qu'à ceux qui font fujets aux fievres putrides, ou aux affections cutanées. On a coutume de faler & de faire macérer à la fumée la chair de pourceau, ainfi que celle de bœuf. Tout le monde connoît les *jambons* (*petafones*), qui formoient autrefois

une partie du premier fervice des tables pour aiguifer l'appétit. Bien qu'on les mette an rang des
mets les plus friands, il n'y a cependant rien de
fi mal-fain pour les perfonnes maigres, pour les
tempéraments chauds, ainfi que pour ceux qui
ont une difpofition au fcorbut, à la pierre, à la
goute, à l'afthme, &c... Il en faut dire autant
des *fauciffons (agumenta)*, & des autres préparations de ce genre, fi vantés par les gourmands,
& fi agréables à tout le monde ; ils ne conviennent
qu'à ceux qui jouiffent d'une fanté & d'une conftitution robufte ; les autres n'en ufent pas impunément, puifque les viandes fpécifiquement pefantes ne font point faines, quoique l'art du cui-
finier fache les rendre agréables au goût. On n'a
pas moins de reproches à faire au lard, dont on fe
fert comme d'affaifonnement pour rendre les mets
plus gras & plus fucculents : perfonne n'ignore
que le lard rance eft fort mauvais. Les *cochons de
lait   porcelli lactentes)* paroiffent fur les tables
les plus recherchées ; ils furchargent cependant
l'eftomac, & l'on convient généralement qu'ils
fourniffent une nourriture mal-faine.

L SANGLIER (*Aper*) n'eft autre chofe qu'un
porc fauvage, dont la chair approche de celle du
cochon domeftique. La chair du fanglier eft cependant moins eftimée, parcequ'elle eft plus
denfe, plus feche, plus dure, & de mauvaife
qualité : bien qu'on la préfere à celle du CERF
(*caro cervina*), elle ne convient néanmoins
qu'aux gens robuftes, & qui s'exercent à des travaux pénibles ; les perfonnes foibles, délicates,
ceux qui menent une vie fédentaire doivent donc
s'en abftenir, à caufe des humeurs épaiffes qu'elle
engendre, lors fur-tout que le fanglier eft vieux ;

ce qui doit s'entendre également de la chair de la LAIE (*Scropha sylvestris*). Quant au MARCASSIN (*porcellus sylvaticus*), sa chair est plus tendre & plus agréable ; on le sert comme un morceau friand sur la table des grands , quoique les médecins en défendent l'usage comme d'un mauvais aliment.

LE LIEVRE (*Lepus*) & le LÉVREAU principalement (*Lepulus*), tiennent le premier rang parmi les animaux sauvages bons à manger ; aussi les voit-on souvent sur les tables délicates & bien servies : leur chair cependant fournit un aliment fort équivoque. Le levreau se mange ordinairement rôti ; le lievre se sert apprêté de différentes façons par les cuisiniers & les pâtissiers. Leur chair quoique très agréable au goût , ne convient point aux dormeurs ni à ceux qui sont lents & pesants , ou qui ne se livrent à aucun exercice ; elle ne convient pas davantage aux cachectiques & aux mélancholiques , parcequ'elle donne un suc trop épais ; ce qui regarde spécialement le vieux lievre , dont on fait généralement peu de cas , si ce n'est pour être mis en pâte.

LE LAPIN (*Cuniculus*), par sa forme , diffère peu du lievre ; mais il en diffère beaucoup par sa saveur : les friands en font cas. Rôti , en pâte , ou apprêté de toute autre maniere , il fait l'ornement & les délices des meilleures tables. Car sa chair, qui est blanche , tendre , & d'un goût très agréable , ne le cede point , sur tout l'hyver , à celle du lievre ; elle passe même pour être plus saine. Ce qui doit s'entendre cependant du lapin jeune & de garenne ; celui qu'on éleve dans les maisons lui est fort inférieur , & n'est nullement estimé de ceux qui aiment la bonne chere.

LE BOUC (*Hircus*) & LA CHEVRE (*Capra*) ont une chair dure & seche, que l'estomac digere mal ; aussi est-elle regardée comme un mauvais aliment qu'on abandonne au peuple. Mais le bouc coupé & engraissé ensuite, fournit une viande plus salubre, & qui approche assez de celle de brebis ; & le CHEVREAU (*Hædus*) qui est gras, & de bon goût, ne le cede point à l'agneau : on le mange rôti ; il va de pair avec les autres animaux quadrupedes pour sa bonté, sur-tout au printemps, & avant qu'on l'ait sevré.

LE CHEVREUIL (*Capreus*) & LA CHEVRETTE (*Caprea*). Le mâle, par sa forme & son bois rameux, ressemble assez au cerf ; mais il est beaucoup moins grand. La chair de ces deux individus se mange ; elle est d'une saveur agréable & d'un bon suc ; à ce titre, elle est préférable à celle des autres bêtes fauves. On sait que le faon du chevreuil, dont les chasseurs font beaucoup de cas, est très tendre, très délicat, & aisé à digérer. On mange également la chair du CHAMOIS (*Rupicapra*) & du DAIM (*Dama*), qui cependant vaut moins, & n'est guere du goût que des chasseurs ; elle ne differe pas beaucoup de celle du bouc, quoiqu'elle soit d'un goût un peu meilleur.

LE CERF (*Cervus*), dont la femelle qui se nomme BICHE (*Cerva*) & n'a point de bois, fournit pour les grands & pour les chasseurs un aliment agréable, pourvu néanmoins que l'animal soit jeune : en effet, la chair de celui qui est vieux, est dure, grossiere, & de difficile digestion ; elle engendre un suc de mauvaise qualité. Les vieillards, les personnes foibles & les mélancholiques doivent s'en abstenir. Mais le faon donne une viande humectante, tendre, de bon goût & salubre; il se sert sur la table des riches & des grands, dont il fait les délices & l'ornement. Personne n'ignore qu'on prépare avec la corne de cerf une gelée d'usage en médecine.

L'OURS (*Ursus*), ainsi que sa femelle, sont mis au nombre des aliments chez quelques peuples septentrionaux, de même que chez les Suisses, les Savoyards, & les habitants des Alpes, qui s'occupent de la chasse; ceux qui y sont accoutumés, en trouvent la chair agréable. Elle n'est cependant pas du goût des friands, qui la regardent comme mauvaise & peu saine. Elle résiste à l'action du ventricule, & forme un chyle grossier; mais on dit que la chair de leurs petits est plus savoureuse, plus délicate, & de meilleur suc; ce qui paroît assez vraisemblable.

Aux quadrupedes domestiques, il est à propos d'ajoûter le CHAMEAU (*Camelus*), le CHEVAL (*Equus*), l'ANE (*Asinus*), le CHIEN (*Canis*), le CHAT (*Felis*), desquels on peut manger la chair, lorsque la nécessité y oblige. En effet, on dit que celle de *chameau*, qui est d'une saveur agréable pour les peuples orientaux, & dont mangent fréquemment les Arabes & les Africains, fournit un suc louable. Cependant, comme elle est dense & compacte, elle se digere difficilement; ainsi elle ne paroît convenir qu'aux estomacs forts & robustes. La chair de *cheval*, dont faisoient autrefois leur nourriture les Sarmates, les Scythes & les Getes, connus aujourd'hui sous le nom de Tartares, passe pour un mauvais aliment: on ne la mange pas dans nos contrées, excepté dans les villes assiégées, & dans les temps de famine. Il faut effacer de la liste des nourritures

la chair d'*âne* ; elle eſt inférieure à celle de cheval , & déteſtée de tout le monde ; ſa ſaveur eſt
déſagréable , & la digeſtion s'en fait mal ; il faut
donc en rejetter abſolument l'uſage , à moins
qu'on n'y ſoit forcé par la diſette des vivres , &
par une grande famine ; ce que les voyageurs at-
teſtent arriver fréquemment en Egypte. L'uſage
de la chair du *chien* n'eſt pas plus sûr ; on dit cependant que les Chinois en mangent, & qu'on la
trouve expoſée en vente dans les marchés : ſa ſaveur déſagréable eſt cauſe qu'on la déteſte généralement en Europe ; elle ne ſe mange que dans
la néceſſité la plus urgente ; car lorſqu'on eſt preſſé
de la faim , on ſe nourrit de ce qu'il y a ſouvent
de plus mauvais : il n'en eſt cependant pas de même de la chair des chiens coupés , qui eſt eſti-
mée chez quelques nations. Celle du *chat* vaut
mieux ; ſa ſaveur eſt plus agreable ; il y en a même
qui prétendent qu'elle approche de celle du lievre ; de ſorte qu'on en mange en pluſieurs endroits de France , d'Eſpagne & d'Italie , ſans y
être forcé par la faim. Les anciens ne mépriſoient
pas la chair des animaux dont nous venons de
parler , bien que d'une qualité fort médiocre ;
puiſqu'HIPPOCRATE diſſerte ſur la chair des
chiens , des renards , des chevaux , &c. On peut
enfin ajoûter à la claſſe des bêtes ſauvages , le
RENARD (*Vulpes*), la MARTRE (*Martes*), l'ECU-
REUIL (*Sciurus*), le BLEREAU (*Meles*), le HÉRIS-
SON (*Echinus*), quelques eſpeces de rats , & autres animaux ſemblables , dont on a coutume de
manger , ſuivant les occaſions , & dans les néceſ-
ſités preſſantes Les frugivores , tels que l'écu-
reuil , le bléreau , &c... ſont les plus ſalubres
& de meilleur goût. Chacun ſait qu'on les ſert
par plaiſir ſur quelques tables.

Outre la chair des muscles, on mange encore différentes parties des quadrupedes ; savoir, le *foie* & la *rate* ; l'*estomac* & les *intestins* ; les *reins* & les *glandes* ; le *cœur* & les *poumons* ; la *langue* & les *extrémités* ; le *cerveau* & la *moëlle* ; la *graisse* & le *sang*. Nous allons nous arrêter un moment sur chacune de ces parties.

Le *foie* est en général difficile à digérer ; il fournit un suc louable mais trop épais : cependant il y a beaucoup de différence entre ces visceres d'animaux, eu égard à l'espece, à l'âge, à la nourriture. Le foie des jeunes animaux, qu'on a mis paître dans d'excellents pâturages, est regardé avec raison comme le meilleur : on vante d'ailleurs extrêmement celui de quelques oiseaux, ainsi que celui du veau, de l'agneau, du cochon, &c...

La *rate*, à cause de sa substance spongieuse, & fongueuse, est un mauvais aliment, d'une saveur désagréable, & qui se digere fort difficilement. Aussi est-il banni des tables somptueuses. Ceux qui ont l'estomac foible, ou des obstructions, doivent s'abstenir du foie & de la rate : ils ne peuvent être d'ailleurs pour les autres un aliment sain.

L'*estomac* & les *intestins*, de même que les autres parties membraneuses, telles que l'épiploon, le mésentere, &c... ne sont nullement estimés par les médecins, parcequ'ils donnent une nourriture très légere, lente & glutineuse, laquelle convient seulement à ceux qui sont très robustes, & qui vaquent à des travaux rudes. On fait avec les intestins diverses préparations, telles que *boudins, saucisses, andouilles, cervelats*, &c... mets fort connus dans les tavernes, & qui étant affaisonnés de sel, de poivre, & d'aromats, se digerent avec peine, qui d'ailleurs fournissent un suc trop épais, âcre, & de mauvaise qualité ; ainsi l'usage doit en être défendu aux personnes délicates, aux valétudinaires, & à ceux qui sont menacés d'obstructions.

Les *reins* & les *glandes*. dont la substance est dense & dure, se digerent difficilement ; ils fournissent un suc épais & de médiocre qualité, lors sur-tout qu'ils sont tirés d'un animal fort vieux. Quelques glandes néanmoins d'un tissu plus lâche, sont plus tendres, plus aisées à digérer, & peuvent passer pour de bons aliments.

Le *cœur*, dont la substance est fibreuse, compacte & dure, s'il est tiré sur-tout de vieux animaux, résiste long-temps à l'action de l'estomac ; il donne un suc épais, difficile à digérer, quoiqu'il puisse nourrir.

Il n'en est pas de même du *poumon*, dont le tissu mou & fongueux se dissout facilement dans l'estomac ; mais il nourrit peu. On estime les poumons de veau & d'agneau, pourvu cependant qu'ils n'aient pas été falsifiés par les assaisonnements & par l'art du cuisinier. Les gourmands font grand cas du poumon de porc ; mais la digestion n'en est pas facile, & il ne fournit pas un suc louable.

La *langue*, à raison de sa substance dense & fibreuse, résiste long temps à l'action des forces digestives, & fatigue les estomacs foibles : on préfere aux autres langues, celles de mouton, de veau, de chevreau. Mais celle de bœuf se sale, & se tient suspendue à l'air pour l'usage de toute l'année : c'est un mets agréable pour les buveurs ; mais il est peu sain.

II

Il faut mettre au nombre des aliments pernicieux les *extrémités* des quadrupedes, dans lefquelles il n'y a point de fang & qui font com-
pofées de ligaments, de tendons & de membranes ; le fuc lent & épais qu'elles renferment, les
rend nuifibles aux mélancholiques & à ceux qui
font menacés d'obftructions. Les perfonnes délicates & foibles doivent s'abftenir de cette efpece
de nourriture, qui eft d'ailleurs infipide, à moins
qu'elle ne foit relevée par des affaifonnements.
Mais on prépare avec ces parties des gelées & des
bouillons épais, agréables, qu'on permet aux malades mêmes.

La *cervelle* eft un mets peu eftimé, infipide &
nauféabonde ; quoique d'une fubftance très molle,
elle paffe lentement : il paroît qu'à raifon de fa
vifcofité, elle s'attache aux parois de l'eftomac :
on préfere au refte celle de veau, d'agneau, de
mouton, de porc & de lievre.

On peut manger fans inconvénient la *moëlle*
des os, laquelle eft graffe & douce, pourvu que
ce foit avec fobriété. On dit même qu'elle eft de
quelque fecours aux fcorbutiques, qui fentent
une crépitation dans les os ; mais fi l'on en
prend outre mefure, elle fatigue l'eftomac, &
excite des nauféées.

La *graiffe* eft plutôt réfervée pour fervir d'affaifonnement naturel aux chairs, que pour fervir d'aliment. Elle eft fort agréable au goût,
lorfqu'on mange avec modération celle qui eft at-
tachée à la viande ; autrement, ainfi que la
moëlle, elle fe digere avec difficulté, caufe des
nauféées, & diminue l'appétit. Les colériques,
& ceux qui font d'un tempérament chaud, doivent s'interdire les viandes trop graffes. Tout le

monde sait que les sain-doux, lorsqu'ils sont devenus rances, sont pernicieux, & qu'ils causent
des rapports nidoreux : on n'ignore pas non plus
qu'ainsi que le *lard*, ils font partie des assaisonnements.

Le *sang* enfin, de quelque maniere qu'il soit
préparé, est un mauvais aliment qui se digere
difficilement. Il en faut dire autant de celui du
porc dont on fait le boudin, mets si estimé des
personnes voraces, gourmandes, ou imprudentes; puisque, pour être digéré, il a besoin d'un
estomac des plus robustes.

LES OISEAUX.

L E COQ de notre pays (*Gallus*) , & la POULE
(*Gallina*) , tiennent, avec raison, le premier
rang parmi les oiseaux domestiques ; puisqu'ils
sont d'un usage très fréquent, non-seulement à
cause de l'excellence de leur chair, & des bouillons restaurants qu'on en prépare ; mais encore à
cause des œufs, qui fournissent un aliment aussi
recherché que commun. Les chairs de ces oiseaux , encore jeunes & engraissés , passent
pour les meilleures ; elles donnent une nourriture
douce & salutaire à ceux qui sont en consomption , aux personnes incommodées de toux habi-
tuelles , & aux convalescents. Il n'en est pas de
même de celle des oiseaux trop vieux & trop lubriques ; elle est dense, dure, trop seche pour
être aisément mangée & broyée sous les dents,
& elle se digere avec peine : c'est cependant un
bon aliment lorsqu'on est parvenu à l'attendrir par

une coction convenable. Le CHAPON (*Capo*), ou coq coupé , se met , à juste titre , au nombre des mets les plus exquis : sa chair est de facile dige- stion ; elle fournit un suc louable , nourrit par- faitement jusqu'à donner de l'embonpoint : on en estime beaucoup le foie , qui l'emporte infini- ment sur celui du veau. Après le chapon vient le POULET (*pullus gallinaceus*) , celui de trois mois sur-tout , & qu'on a engraissé : sa chair , qui est fort tendre , se digere très promptement , & four- nit un suc des plus doux. C'est l'aliment familier des personnes foibles & valétudinaires ; il n'est pas moins du goût de ceux qui se portent bien , & qui sont d'une constitution robuste.

LES ŒUFS DE POULE (*ova gallinacea*) l'empor- tent sur les autres ; savoir sur ceux de faisands , de dindes , de paons , de canards , d'oies , & sur tous ceux enfin qui se mangent. Les œufs d'au- truche , dont les Africains font leur nourriture , sont les moindres de tous ; ils n'appartiennent pas à notre objet , non plus que ceux de tortue , si vantés chez les Américains. Personne n'ignore combien sont estimés des grands & du peuple les œufs frais , qui se mangent à la mouillette , ou qui se prennent en les humant : c'est une excel- lente nourriture pour les convalescents , pour ceux qui sont tourmentés de crudités acides , pour les vieillards , pour les enfants , pour tout le monde en un mot ; car ils contiennent ce qu'une lymphe transparente & gélatineuse a de mieux préparé , à laquelle on donne le nom de *blanc* (*albumen*) & qui constitue la matiere prochaine de la nutrition. A l'égard du jaune , c'est une substance grasse & fort douce , qui donne une nourriture très salubre ; cependant elle paroît fa-

Gg ij

vorifer la génération de la bile , & être par conféquent peu convenable aux tempéraments bilieux , de même qu'à ceux qui font portés à l'a-
mour. Les œufs mollets , ou cuits en confiftance
de miel, paffent pour avoir plus de faveur, & font
également nourriffants. Les œufs durs , & qu'on
a fait cuire par une longue ébullition , fortifient
l'eftomac, refferrent le ventre , & arrêtent l'hémorrhagie. On ne connoît point d'aliment plus
commun que les œufs : on ne finiroit point , fi l'on
vouloit faire l'énumération des différents mets
que préparent avec les œufs les cuifiniers , les pâ-
tiffiers , les confifeurs , &c , &c. Ce que nous
venons de dire des œufs , doit s'entendre de ceux
qui font frais ; car ceux qui font vieux , ou à
demi-pourris , font regardés , avec raifon , comme très pernicieux , & rejettés comme de mauvais aliments. On n'ignore pas enfin que c'eft
avec les œufs & la farine que les cuifiniers font la
liaifon des ragoûts de viandes & de poiffons ,
qui font les délices des perfonnes les plus friandes.

LA PINTADE (*Gallus* & *Gallina guinenfis*) approche de la taille du chapon. Il n'y a pas encore
beaucoup d'années qu'on a mis au nombre des oifeaux domeftiques cet excellent oifeau , dont la
chair fe digere aifément , & qui fournit une très
bonne nourriture. Il ne le cede point en faveur
aux oifeaux du même genre , ni même au chapon ; auffi eft-il fervi fur les tables les plus recherchées ; c'eft le mets defiré des gourmands &
des friands du haut ton.

COQ & POULE D'INDE (*Gallus* & *Gallina indica*).
On met au nombre des meilleurs aliments cet
oifeau domeftique , aujourd'hui fort commun ,
& de grande taille. Sa chair eft de bon goût , &

de facile digeſtion, pourvu cependant que l'oiſeau ſoit jeune, & tué depuis quelques jours
avant que de le ſervir ſur table. Il eſt du goût de
tout le monde ; ſa chair convient auſſi à toutes
ſortes de perſonnes, & fournit une nourriture
excellente. Ainſi que les autres animaux, le
coq d'Inde trop vieux, a une chair dure, ſeche
& qui ſe digere avec difficulté Mais, toutes
choſes égales, la femelle eſt réputée avoir plus
de ſaveur & de délicateſſe.

LE PAON (*Pavo vel Avis junonis*), le plus
beau des oiſeaux, eſt rarement ſacrifié ſous le couteau du cuiſinier pour être ſervi ſur les tables, à
moins que ce ne ſoit pour paroître dans des feſ-
tins magnifiques & ſomptueux. Il approche du coq
d'Inde par ſon excellence & ſon bon goût ; quelques uns même regardent la chair du paon comme un manger très délicat : ce qui doit s'entendre de celui qui eſt jeune & engraiſſé. Autrement
la chair en eſt dure, fibreuſe, difficile à digérer.
Les anciens Romains en faiſoient leurs délices ;
cette eſtime étoit-elle fondée ſur un préjugé ridicule ? Auroit-elle été déterminée par la rareté,
la beauté, l'élégance de cet oiſeau ? c'eſt ce dont
on peut douter. Enfin il n'eſt pas hors de propos
d'obſerver que la chair du paon ſe conſerve plus
long-temps qu'aucune autre, & qu'elle ſe putréfie fort tard.

LE FAISAND (*Phaſianus, ſive Gallus ſylveſtris*)
a été autrefois apporté de la Colchide, aujour-
d'hui la Mingrelie en Europe : le mâle eſt de la
grandeur de notre coq domeſtique. Il l'emporte
en bonté ſur tous les oiſeaux du genre des poules ; ſa ſaveur le fait mettre par les friands au-deſ-
ſus de ce qu'il y a de plus délicat : ils ne tariſſent

pas sur les éloges qu'ils lui donnent. Sa chair est aisée à digérer ; elle fournit un excellent suc, qui nourrit très bien. Aussi ce mets exquis, qui n'a peut-être pas d'égal , convient-il sur-tout aux personnes foibles & aux convalescents.

LE FAISAND DE MONTAGNE (*Urogallus, vel Phasianus montanus*) est plus haut que le précédent ; mais il lui est inférieur en bonté. On le sert cependant sur les meilleures tables, quoiqu'il égale à-peine en saveur & en délicatesse le coq d'Inde : sa chair , en effet, est un peu seche & dure ; ce qui la rend de difficile digestion : elle est pourtant d'une saveur agréable & d'un bon suc.

PERDRIX. L'une , comme on sait , est rouge ; on la regarde comme un manger délicieux : l'autre est grise ; elle est inférieure à la premiere en saveur & en bonté. La perdrix tient le premier rang parmi les morceaux les plus friands ; elle fait l'ornement des plus grandes tables. La chair des perdreaux est tendre, & d'un goût excellent ; elle donne un très bon suc. La perdrix de cinq à six mois est également estimée. Il n'en est pas ainsi des vieilles ; elles surchargent l'estomac des personnes foibles & des convalescents ; elles nourrissent cependant beaucoup. Les jeunes perdrix se mangent rôties, & arrosées de suc d'oranges; les cuisiniers mettent les plus vieilles en ragoût ou en pâte : préparées de l'une ou de l'autre maniere, elles se mangent avec délices, & rassasient parfaitement.

LE FRANCOLIN (*Attagena*) , qui se trouve auprès du champ d'Hercule , aux environs d'Arles , & qu'on nomme dans le pays *Gran'oulo*, mais mieux *Francoule*, est plus grand que la perdrix : sa chair est blanche, tendre, d'un goût excellent,

facile à digérer , & fourniſſant un très bon ſuc.
Il eſt plus rare que la perdrix, mais plus eſtimé ,
& fait l'ornement des repas ſplendides. La GÉLI-
NOTTE des bois (*Attagen* GESN. *vel Gallina cory-*
lorum , ALDROVAND.) en approche : on la trouve
fréquemment au pied des Alpes, dans les endroits
principalement où croiſſent abondamment le cou-
drier & le buiſſon. Elle eſt à-peu près de la taille
de la poule ; comme elle va preſque de pair avec
la perdrix & le faiſand, on la met, avec raiſon ,
au nombre des oiſeaux les plus exquis.

LES PIGEONS (*Columbi* & *Columbæ*), tant mâles
que femelles , ont place parmi les meilleurs aliments ; mais ils ſont bien inférieurs aux poules &
aux poulets. La chair de pigeon , quoique très ſavoureuſe, a quelque choſe de dur & de ſec , ou,
quoique plus molle que tendre , ſe digere difficilement ; elle fournit un ſuc fort chaud, nuiſible
aux jeunes gens , aux perſonnes maigres , & à
ceux qui ſont d'un tempérament bilieux ; ce qui
doit principalement s'entendre des vieux pigeons ; les jeunes, en effet, cauſent moins de
mal ; mais cette nourriture eſt rarement ſalutaire.
LES PIGEONNEAUX (*Pipiones* , *vel Pulli colum-*
bini) ſont plus tendres & plus aiſés à digérer ;
mais ils ſont plus eſtimés qu'ils ne le méritent par
ceux qui aiment à manger.

PIGEON RAMIER (*Palumbus* & *Palumba*) doit
ſe rapporter au genre des pigeons ſauvages. Cet
oiſeau eſt eſtimé, & ſe ſert ſur les meilleures tables , avec les mets les plus friands. Cependant
il eſt inférieur à la perdrix , en ce que ſa chair
eſt un peu ſeche & dure , & qu'elle ne ſe diſſout
pas aiſément dans l'eſtomac ; mais à raiſon de ſa
ſaveur fort agréable , elle paſſe pour ſalutaire :

c'eſt par-là que le pigeon ramier l'emporte ſur celui des champs, & qu'il fournit un aliment de bonne qualité.

La tourterelle (*Turtur*), qui eſt auſſi un oiſeau du genre des pigeons ſauvages, n'eſt point à mépriſer, ſoit à raiſon de ſon goût, ſoit à raiſon de ſa ſalubrité; ſa chair même va de pair, pour la bonté, avec celle des autres oiſeaux congéneres; peut-être même ſe digere-t-elle plus facilement. Au reſte, il paroît conſtant que les pigeons domeſtiques ſont une nourriture très ſalubre; mais que les ſauvages en donnent une plus ſeche & plus chaude, bien que plus agréable au jugement des modernes Apicius.

Le vanneau (*Vanellus*) eſt un oiſeau de la taille du pigeon; ſon plumage eſt agréable, & ſa tête ornée d'un panache ou hupe : il habite auprès des eaux, à cauſe des vers, qui font ſa nourriture ordinaire. On le ſert ſur les tables les plus délicates, parceque ſa chair eſt tendre & facile à digérer, qu'elle eſt d'une ſaveur agréable & d'un bon ſuc. Il y a des perſonnes qui prétendent que le vanneau l'emporte ſur le pluvier par l'excellence de ſa chair; mais ceux qui ſavent juger des bons morceaux, ſont d'un ſentiment tout différent.

Le pluvier (*Pluvialis*), de même que le vanneau, dont il paroît être congénere, & qui eſt de la même grandeur, habite auſſi le long des lacs & des fleuves. Cet oiſeau, eſtimé par les friands & les gourmands, orne les tables des grands; ce n'eſt pas ſans raiſon, puiſque ſa chair eſt tendre & d'un très bon goût : enſorte qu'on le met au nombre des morceaux friands. Nous obſerverons qu'il y a pluſieurs eſpeces de pluviers, parmi lefquels on préfere principalement, tant à raifon de fa faveur que de fa délicateffe, celui qui eft d'une couleur cendrée, marqueté de taches d'or.

LA BÉCASSE (*Rufticula*) eft regardée par beaucoup de perfonnes comme un mets des plus agréables & des plus favoureux ; elle va prefque de pair avec la perdrix & le francolin. Sa chair fait les délices de ceux qui aiment les bons repas ; ils mangent fur-tout avec avidité fes excréments, qu'on reçoit fur une tranche de pain grillé, tandis qu'elle eft à la broche ; ils mettent ce pain, qui en eft imbibé, au-deffus des plus friands morceaux. On n'eftime pas moins la BÉCASSINE (*Rufticula minor*), qui paroît fur les tables les mieux fervies. La chair de ces deux efpeces d'oifeaux, bien qu'agréable au goût, ne fe digere pas aifément ; auffi convient-elle peu aux perfonnes foibles & aux convalefcents.

LA POULE D'EAU (*Gallinula aquatica*), dont les ornithologues diftinguent différentes efpeces, mérite un rang diftingué parmi les meilleurs mets ; auffi paroît-elle avec honneur fur les tables délicates, pourvu néanmoins qu'elle foit jeune & engraiffée ; autrement fa chair eft denfe, dure, & de difficile digeftion ; bien qu'elle fente quelquefois la boue & le poiffon, elle eft cependant d'un bon fuc.

LE HÉRON (*Ardea*), oifeau célebre par le combat opiniâtre que les chaffeurs le mettent à portée de livrer à l'épervier, ou au faucon, pour le plaifir des grands, paroît rarement fur les tables Lorfqu'il a acquis fa grandeur ordinaire, fa chair eft dure & fibreufe ; elle a une odeur de poiffon, & fatigue l'eftomac : mais jeune, il n'eft

point défagréable au goût, & fe digere aifément.

LE CANARD (*Anas*) eft un des oifeaux domeftiques le plus connu : la femelle fe nomme CANE.
Il eft plus ou moins eftimé, felon fon âge ou les
lieux qu'il fréquente. En vieilliffant, fa chair
devient dure, compacte, difficile à digérer, &
d'un fuc mauvais & vifqueux : celle de celui
qui eft jeune, étant plus tendre & plus fapide,
paffe pour être plus faine. Les canards qui vivent
à l'air, hors des villes, l'emportent de beaucoup
fur ceux qui font élevés dans l'intérieur des villes
où ils fe nourriffent fouvent d'ordures & d'immondices. C'eft avec raifon qu'on fait plus d'eftime du CANARD SAUVAGE (*Anas fylveftris*) ; la
chair de celui-ci a plus de faveur que celle de
l'oie ; elle eft plus falubre, plus agréable, plus
aifée à digérer. On ne doit pas en être furpris ;
puifque tous les oifeaux & les bêtes fauvages qui
vivent en liberté, trouvent dans les champs une
nourriture bien plus avantageufe & plus convenable, & font plus d'exercice. Enfin on vante
les œufs de canards, qui, felon quelques-uns,
ne le cedent en rien à ceux de poules.

LA SARCELLE (*Querquedula*), qui peut fe
rapporter au genre des canards fauvages, tient
un des premiers rangs parmi les aliments les plus
recherchés : fa chair, par fa faveur & fa délicateffe, le difpute à celle du canard. La diffolution
cependant ne s'en fait pas facilement dans l'eftomac ; ainfi fon ufage peut être nuifible aux
perfonnes foibles & aux convalefcents, à moins
qu'ils n'en mangent avec précaution & avec fobriété.

L'OUTARDE (*Otis, vel Biftarda*). Les habitants d'Arles l'appellent *Starde* , nom qui lui vient de ce que sa démarche est lente, à cause de sa grosseur ; car cet oiseau est aussi gros que le coq domestique , & pese jusqu'à quinze livres ; aussi a-t-il de la peine à prendre son vol : ce qui fait qu'il est souvent saisi par les chiens, avant que d'être porté sur ses aîles. Sa chair est noirâtre, un peu plus dure que celle du canard , & d'une saveur moins agréable ; elle s'attendrit cependant avec le temps, & en le gardant quelques jours après qu'il est tué , avant que de le manger. Il se digere alors avec moins de peine , & devient plus propre à servir d'aliment ; il acquiert même une saveur qui plaît : aussi cet oiseau rare est-il servi comme un mets recherché sur les tables des habitants des villes, & sur celles des riches.

L'OIE (*Anser domesticus*), qui se plaît dans les eaux , & s'éleve rarement, est regardée comme un des oiseaux dont on tire le plus d'utilité. Elle fournit des poussins & des œufs bons à manger ; elle donne encore un duvet propre à faire des coussins, & à garnir des lits, aussi-bien que des plumes à écrire , &c... On dit que les oies sont des gardiennes très fideles : à ce titre, elles étoient très estimées des anciens ; elles ne l'e-toient pas moins , si l'on en croit les historiens, par leur sagacité supérieure à celle de beaucoup d'animaux. La chair de l'oie est agréable , quoi-qu'elle soit dure & seche, de difficile digestion , & de mauvais suc ; ce qu'il faut seulement en-tendre de celle qui est parvenue à sa grosseur na-turelle , ou qui est vieille. Cependant on regarde comme un morceau friand , & l'on sert sur les tables des grands, les oies jeunes & engraissées, ainsi que les poussins, quoiqu'elles ne donnent pas un fuc bien fain. Plufieurs font grand cas du foie de cet oifeau, qui néanmoins eft fort inférieur à celui des poulets & des chapons. La chair d'oie falée & féchée à la fumée, eft un aliment de mauvaife qualité, & de difficile digeftion, bien qu'elle foit recherchée par les buveurs; elle altere, refferre le ventre, & engendre des obftructions. Les mélancholiques & les valétudinaires doivent s'en abftenir avec grand foin. Il eft bon d'obferver qu'on eftime infiniment davantage l'oie fauvage, dont la chair a plus de faveur, & qui eft plus facile à digérer & plus faine.

LE CYGNE (*Cygnus*), qui fe fait principalement remarquer parmi les oifeaux aquatiques, par fon plumage blanc de neige, acquiert & furpaffe la groffeur de l'oie. Sa chair eft dure, noire, difficile à digérer, fur tout s'il a vécu plufieurs années, ou qu'il foit vieux; mais fes petits font mis au nombre des morceaux les plus délicats, & fe fervent dans les feftins des grands : c'eft cependant une nourriture peu falubre.

LE PLONGEON (*Mergus*). Cet oifeau de mer approche de la grandeur de l'oie, & habite les contrées feptentrionales. Sa chair eft dure, huileufe, & d'un goût défagréable; raifon pour laquelle, fi je ne me trompe, perfonne n'en fait cas; les médecins en interdifent l'ufage, à caufe du mauvais fuc qu'elle fournit. Nous ne parlerons pas de beaucoup d'autres oifeaux de mer & de riviere, qui en en approchent, & qui ne font pas plus eftimés.

LE FOULQUE (*Fulica*), qu'on nomme *Frauco* aux environs d'Arles, eft beaucoup plus petit que le canard; mais il lui reffemble par la forme de fon corps. Sa chair eft dure, & d'une faveur défagréable ; elle a une odeur forte & agreste : elle se digere d'ailleurs avec beaucoup de peine. Celui de mer vaut mieux que les autres, bien qu'il soit du goût de peu de personnes, & qu'il révolte les palais délicats. L'oiseau, que nous appellons MACREUSE, ne differe point, ou fort peu, du foulque ; bien que certaines personnes assurent que celle là dépose ses œufs dans l'eau, & que si le flux vient à les couvrir de limon, elle y en dépose de nouveaux ; mais que le foulque fasse son nid dans les joncs & les roseaux, nous laissons aux physiciens à éclaircir ce point d'histoire naturelle. La chair de la macreuse est d'un goût désagréable, & sent un peu le poisson ; l'usage en est permis en carême. Comme celle des poissons, la chair de la macreuse est imprégnée d'huile, & non pas d'une véritable graisse ; nous avons déja observé qu'en cela consistoit la différence qui se trouve entre les oiseaux aquatiques & les poissons.

LA PIE (*Pica*), aussi connu par son babil que par son penchant à dérober, s'apprivoise aisément ; elle a une chair dure, insipide, & de mauvais suc, ensorte qu'on en fait rarement usage comme aliment ; il n'y a guere que les habitants de la campagne & les pauvres qui en mangent. L'espece de pie qui est nommée par WILLUGHBY *pica glandaria*, & par les Languedociens & les Provençaux *gagé*, n'est pas plus propre à servir de nourriture ; apprivoisée & instruite, elle apprend à articuler des mots : c'est à ce titre qu'elle tient un rang avantageux parmi les oiseaux.

LE GEAI (*Graculus, vel rectiùs Garrulus, è garrulitate*), nommé par les Provençaux *Graio*, est un oiseau noir de la famille des pies, lequel, dit-on, parvient à imiter le langage des hommes. On ne le sert pas sur la table des grands, parce-que sa chair est dure & insipide : on le laisse absolument au petit peuple. On peut douter s'il est différent de la pie glandaire.

La caille (*Coturnix*), qui est d'une saveur très agréable, & réservée pour les tables splendides, fournit un excellent suc, sur-tout au commencement de l'automne. Quelques-uns cependant ne veulent point de cet oiseau lorsqu'il est trop gras, à cause d'une certaine saveur fade, qu'on peut cependant corriger avec des aromats : c'est par la même raison que les médecins en désapprouvent l'usage. Il y a une autre espece de caille qui, en Italie & en Provence, se nomme *rei de caïo*, comme qui diroit *reine des cailles* : elle se sert sur les tables des grands, bien que sa saveur n'ait rien qui la rende estimable.

La grive (*Turdus*), en patois Provençal *Tourdre*, est plus petite que la caille : elle paroît dans les festins bourgeois. Cet oiseau, engraissé de raisins & de baies de genievre, est un aliment qui plaît à tout le monde, & qui passe pour salubre. Il y a une autre espece de grive plus petite que les Provençaux nomment *tourdre gavoue ;* elle habite de même sur les lieux montueux : sa chair a un peu d'amertume ; aussi est-elle moins agréable, bien qu'elle ne fournisse pas un mauvais suc.

L'ortolan (*hortulanus*), qui est un oiseau fort connu dans la France méridionale, & qui est de la grosseur de la caille, est mis au nombre des aliments les plus exquis. Il est quelquefois tellement chargé de graisse, que certains estomacs en sont fatigués, & qu'il survient des nausées, &

du dégoût. Il fournit d'ailleurs un suc sain &
louable.

LE MERLE (*Merula*).Son plumage eſt noir (car
il eſt fort rare qu'on en trouve de blanc) ; il paroît
approcher de la grive ; il l'égale ou la ſurpaſſe en
groſſeur, & n'eſt pas moins eſtimé comme aliment ; mais les friands trouvent que ſa chair n'eſt
pas de la meilleure qualité. Il eſt bon de ſavoir
que le merle pris aux filets, & engraiſſé enſuite,
l'emporte ſur les autres.

L'ÉTOURNEAU (*Sturnus*), qui eſt agréable
par la variété des couleurs de ſon plumage, égale
le merle en grandeur. On le met au nombre des
mauvais aliments, parcequ'il ſe nourrit ſouvent
de charogne ; ſa chair a quelque choſe d'amer,
elle ſe digere difficilement, & exhale une odeur
vireuſe. Au temps des vendanges néanmoins,
lorſqu'il s'eſt engraiſſé en mangeant des raiſins,
il a un meilleur goût ; quelques-uns même l'eſti-
ment alors.

Le BEQUE-FIGUE (*Ficedula*) engraiſſé dans la
ſaiſon, eſt placé au rang des morceaux délicats,
& ſe ſert ſur les tables ; il fournit alors un bon
ſuc. Il eſt d'ailleurs rangé dans la claſſe des petits oiſeaux qui ſe mangent. On doit rapporter
au genre des beque-figues ; 1º. le MOINEAU,
nommé par ALDROVANDE *Paſſer arundinaceus*,
& *Bouſcallo* par les Languedociens & les Provençaux ; il ne le cede pas en ſaveur à ceux du
même genre : 2º. une eſpece d'alouette déſignée
par ALDROVANDE ſous le nom de *Alaudæ conge-
ner*, & connue à Marſeille ſous celui de *Chipar-
dris* ; par ſon agréable ſaveur, elle l'emporte ſur
les oiſeaux de même nature : 3º. l'oiſeau que les
Provençaux appellent QUEOUBLAN (*Œnanthe*,

ALDROV.), a le goût délicat des beque-figues.
On connoît bien d'autres petits oiseaux qui entrent dans cette classe ; car la coutume a voulu
qu'on donnât le nom de beque-figue à différents
petits oiseaux assez semblables, qui sont fort
gras au temps des vendanges.

L'ALOUETTE (*Alauda vulgaris*), que les Parisiens appellent *Mauviette*, nom que l'on donne
aussi à une petite espece de grive, connue en Provence sous celui de *Cauquillado*, est plus petite
que la grive, d'un goût agréable, de facile digestion ; elle se sert sur toutes les tables, pourvu
qu'elle soit bien grasse : c'est alors qu'elle fournit un suc très louable. Mais il faut prendre
garde d'en manger les osselets, ils causent quelquefois des tranchées. On fait ordinairement
rôtir les alouettes ; on les met aussi en pâte. Il y a
un autre petit oiseau, nommé en François *Far-*
louse, en provençal *Pivo*, & en latin *Alauda*
pratorum, lequel a le goût des meilleurs beque-
figues, & paroît sur les tables les plus délicates.
On regarde aussi comme une espece d'alouette un
petit oiseau appellé *Bedouïdo* par les Marseillois :
il ne le cede pas aux précédents en bonté ; il fait les
délices des festins les plus délicats : c'est aussi un
mets de bon suc & très agréable pour l'estomac
languissant des malades. On doit rapporter enfin
au genre des alouettes le petit oiseau nommé *Ca-*
landra ; les oiseliers les attirent par le moyen d'un
miroir mobile, afin d'en tuer plusieurs d'un seul
coup : c'est un aliment d'un goût assez agréable,
& qu'on peut manger sans crainte.

LA GORGE-ROUGE (*Rubecula*), que les Languedociens nomment *Rigaou*, flatte agréablement les oreilles par la douceur de son chant : sa

chair

chair n'est pas inférieure à celle du beque-figue ; elle donne une nourriture salubre. Un autre oiseau que les Provençaux nomment *Queou rouge* (*Ruticilla*), approche beaucoup du gorge-rouge. Sa saveur est cause qu'il orne les tables les plus délicates.

LE COUCOU (*Cuculus*), qui est connu par son cri monotone & désagréable , & qu'on dit déposer ses œufs dans le nid des autres oiseaux, est carnacier ; aussi n'est-il pas de bon goût, ni de facile digestion. On le voit rarement sur les tables bourgeoises ; mais il est mangé par les paysans & les pauvres gens.

LE PIVERT (*Picus viridis*) fait entendre un bruit singulier en frappant les arbres de son bec, pour y faire la recherche des fourmis & des vermisseaux. La maigreur habituelle de cet oiseau a donné lieu à ce proverbe provençal , *es maigre coumo un pi* , en parlant d'un homme exténué & défait ; c'est-à-dire , *tu es maigre comme un pivert.* Il est cependant mis au nombre des oiseaux qui se mangent , bien que sa chair , peu savoureuse , ne soit pas du goût de plusieurs personnes , & qu'elle soit nuisible à quelques gens délicats. On peut rapporter à la famille des piverts , 1°. l'AURIOL (*Oriolus*), qu'on croit mal-à-propos suspendre son nid ; il est de meilleur goût que le précédent , & l'emporte sur lui en bonté : 2°. le TURCOT (*Torquilla* , *vel Jinx*), qui est nommé par les Provençaux *Longo lengo* , à cause de la longueur de sa langue , qu'il fait sortir fort loin hors de son bec pour attraper les fourmis dont il se nourrit ; on l'estime très peu comme aliment : 3°. la HUPE (*Upupa*), nommée par les Provençaux *Petugo* , laquelle est avidement recherchée par quelques-uns, bien qu'elle ne l'emporte peut-être pas sur les autres qui en approchent.

Le moineau (*Paſſer*, en provençal *paſſeron*) s'apprivoiſe & devient familier : ſa chair n'eſt pas délicieuſe, elle a même un peu d'amertume ; ce qui fait qu'on ne l'eſtime guere, & qu'on la regarde comme un mauvais aliment. Il ſe trouve cependant des laboureurs qui en mangent ; mais comme ſa chair n'eſt ni agréable, ni ſaine, elle ne paroît pas même ſur les tables bourgeoiſes. On fait plus de cas d'un moineau de montagne d'une autre ſorte (*paſſer montanus*, Willughby), que les Provençaux ont nommé *Darnagas*, à cauſe de ſa ſtupidité : c'eſt un mets d'un goût aſſez agréable, & d'un aſſez bon ſuc. On connoît un oiſeau différent des précédents, nommé en françois roitelet (*Paſſer troglodytes*, Gesner), & en provençal, *Petoué* : il peſe au plus trois gros avec les plumes ; il eſt mis au nombre des oiſeaux bons à manger.

L'hirondelle (*Hirundo*) eſt à-peine regardée comme aliment ; les pauvres ſont les ſeuls qui peut-être en mangent. Toute autre perſonne rejette abſolument ce petit oiſeau, dont la chair eſt dure & ſeche, & par conséquent peu ſaine, & d'une ſaveur déſagréable.

Il y a encore une infinité d'autres petits oiſeaux, recommandables par leur chant, par leur agrément, ou par la variété de leur plumage, qui ſe nourriſſent en cage ; mais quoique bons à manger, on les voit peu ſervir d'aliment. De ce genre ſont le chardonneret (*Carduelis*), ſi connu par ſon chant mélodieux ; la linotte (*linaria*), dont la voix eſt auſſi très agréable ; le rossignol (*Luſcinia*) ; le serin (*Serinus*) ; la

MÉSANGE (*Parus*) ; le TARIN (*Citrinella*) ; le PINÇON (*Fringilla*) ; le CANARI (*Passer canarius*) ; le VERDON (*Curruca*) ; auxquels on peut ajoûter l'EMBERISA, le *Ligurinus*, le ROITELET, & un grand nombre d'autres décrits par les ornithologues ; lesquels, dans l'occasion, ou suivant la fantaisie de chacun, peuvent se manger. Peut-on le faire avec sûreté ? c'est ce dont l'expérience seule doit décider.

Nous ne parlerons point des autres oiseaux, qui, eu égard à leur rareté ou à leur mauvaise qualité, ne sont presque jamais employés comme aliments ; tels sont la GRUE (*Grus*) ; la CIGOGNE (*Ciconia*) ; le PÉLICAN (*Onocrotalus*) ; le FLAMAND (*Phœnicopterus*) ; la HUPPE (*Upupa*), &c.

LES POISSONS.

LE THON (*Thunnus*, ALDROV. *sive Pelamis*, WILLUGHBY) est un grand poisson qui pese environ cent livres : au commencement de l'été ils sortent de la mer Atlantique, pour se rendre dans la mer Méditerranée, où ils se trouvent en grand nombre. Il tient le premier rang parmi les poissons qui se mangent. Il fournit une nourriture exquise, au jugement de tout le monde ; sa chair approche beaucoup de celle du veau par le goût. Il rassasie extrêmement ; ce qui fait qu'il faut en manger avec sobriété ; car ceux qui ont l'estomac délicat & foible ne le digerent pas aisément. On sale sa chair, & pour la conserver, on emploie encore bien d'autres moyens : ainsi préparé, il se transporte dans toute l'Europe, sous le nom de *thon mariné*, qui est fort recherché des modernes Apicius ; mais on comprend affez que cette chair, bien que d'un goût agréable, eft d'une qualité très équivoque.

L'ESTURGEON (*Sturio*, ALDROV. *vel Acipenfer*, RONDEL.), poiffon de mer, remarquable par fa longueur, & qui pefe quelquefois jufqu'à cent cinquante livres, entre dans les grands fleuves, dans lequel on le prend lorfqu'il les remonte. On le met au nombre des morceaux les plus recherchés, fur-tout dans le temps de la canicule. Sa chair cependant eft dure & denfe, fort graffe & vifqueufe : elle reffemble beaucoup à celle du veau par fa faveur, & en a l'apparence ; elle fe digere difficilement, & engendre un fuc épais ; c'eft pourquoi elle ne convient point aux perfonnes foibles, ni aux convalefcents. Celui qui vit en pleine mer paffe pour être meilleur que celui qui fe trouve le long des côtes. L'efturgeon falé eft de très mauvaife qualité, bien qu'il foit du goût des buveurs & des gourmands. Il eft bon de favoir enfin que ce poiffon, de même que plufieurs autres, fournit l'ichthyocolle.

LE SAUMON (*Salmo*, RONDEL.), qui vit longtemps hors de l'eau, eft fouvent du poids de vingt livres : c'eft un des grands & des meilleurs poiffons Sa longueur eft environ de fix pieds, & pefe quelquefois jufqu'à trente & quarante livres, & même plus. On le prend dans les fleuves qu'il remonte en fortant de la mer. Sa chair eft rougeâtre, tendre, graffe, d'une faveur agréable & d'un bon fuc, à moins qu'il ne foit trop vieux. Il faut cependant en manger avec fobriété, autrement il furcharge l'eftomac, & excite des naufées, ou bien il lâche le ventre, à caufe de fa fubftance graiffeufe. Le faumon falé, ou durci à la fumée, perd fa premiere faveur ; ce n'eſt plus qu'un aliment commun, qui eſt preſqu'abſolument réſervé pour le peuple. Le SAUMONEAU (*Salmerinus*) ne paroît différer du ſaumon que par l'âge ; il ne peſe guere que deux ou trois livres. Il l'emporte en ſaveur & en délicateſſe ſur les poiſſons de riviere & de mer ; auſſi donne-t-il une nourriture très ſalubre, dont on permet quelquefois l'uſage à ceux même qui ont la fievre. On croit qu'il naît dans la mer, d'où il paſſe dans les fleuves en ſuivant ſes pere & mere ; il n'y prend point de croiſſance, il y reſte nain : les pêcheurs les plus inſtruits conjecturent qu'il grandit promptement, s'il peut rentrer dans la mer.

LE DAUPHIN OU MARSOUIN (*Delphinus*, RONDEL. *Phocæna*, GESN. *vulgò Porcus marinus*) eſt un grand poiſſon, dont la forme eſt bien différente de celle que lui donne le caprice des peintres & des ſculpteurs ; il peſe juſqu'à cent livres & plus : on le prend dans la Méditerranée avec les thons ; il ſe vend dans les marchés avec ces poiſſons, enforte qu'on peut y être trompés, ſi l'on n'y fait pas attention. Sa chair, qui a une odeur ſauvage, eſt plus dure & moins agréable que celle du thon ; elle ſe digere difficilement ; elle n'eſt cependant pas à mépriſer ; mais lorſqu'elle eſt ſalée, c'eſt un aliment mauvais & peu ſain qu'on abandonne entiérement au petit peuple.

L'ESPADON OU EMPEREUR (*Xiphias*, PLIN. *ſeu Gladius*, SALVIANI), eſt nommé par les Marſeillois *Pei eſpaſo*. Ce poiſſon de mer, preſque cétacée, eſt long de quinze pieds, & eſt très remarquable par ſon muſeau allongé en forme d'épée. Sa chair eſt bonne à manger ; mais elle a une ſaveur déſagréable, & ſe digere difficilement.

H h iij

Ainfi que le dauphin, on le mange fouvent pour le thon. Lorfqu'il eft vieux, fa chair eft dure & infipide, à moins qu'on ne la corrige par des affaifonnements de haut goût. Il n'en eft pas de même du jeune, qui va de pair avec le thon pour la bonté. On coupe l'efpadon par morceaux, & on le fale pour la nourriture du peuple. Nous obferverons qu'on en trouve une autre efpece dans l'Inde occidentale, dont le mufeau eft allongé en forme d'épée dentelée : on en mange également la chair, laquelle furpaffe en bonté celle de l'efpadon de nos mers; fa hure eft fur-tout eftimée par les modernes Apicius.

MAIGRE (*Umbra*, *vel Sciana*, JONST.). Ce poiffon, de l'une & l'autre mer, que les Languedociens appellent *Oumbrino*, & qui eft de la longueur de fix pieds, & du poids d'environ foixante livres, a coutume d'entrer dans les fleuves. Il tient un des premiers rangs parmi les poiffons les meilleurs & les plus favoureux; plus il eft gras, plus il eft délicat : fa chair cependant ne fe digere pas aifément, bien qu'elle fourniffe d'ailleurs un excellent fuc.

LE LAMANTIN (*Manatus*, ALDROV. *vel Vacca marina*), grand poiffon de mer, de quinze pieds de long, qui habite la pleine mer, & dont la chair eft ferme, & d'une faveur très agréable; c'eft par-là qu'il ne le cede point au thon, & qu'il paffe pour très fain. Ce poiffon eft extrêmement chargé de graiffe, dont les cuifiniers font ufage en place de lard, & qui fe rancit très difficilement.

L'AUSEN des Allemands (*Hufo*, MARSILL.), poiffon de mer & de fleuve, qui paffe de la mer Noire dans le Danube; il pefe environ cinquante livres. Quelques naturalistes le rapportent au genre des cétacées; mais on en fait peu d'usage comme aliment; car sa chair, quoiqu'agréable, se digere difficilement, & fournit un suc de mauvaise qualité. Celle qu'on a salée est encore plus mauvaise; aussi est-elle tout-à-fait abandonnée au petit peuple. Nous remarquerons que ce poisson est de diverses especes, lesquelles ont divers degrés de bonté : il s'en trouve une sur-tout très connue des pêcheurs, laquelle est très agréable au goût, & le cede à peine à l'esturgeon : cette différence viendroit-elle de la différence d'âge de ce poisson ? C'est ce que nous n'examinerons pas. Les œufs salés de l'ausen sont estimés, ils font même les délices de quelques buveurs. On tire aussi l'ichthyocolle de ce poisson que des naturalistes regardent comme une espece d'esturgeon.

SILURE (*Glanis*, SALVIANI , *qui Silurus* , PLINII). C'est aussi un poisson qui habite le Danube : il est très féroce & très vorace, il dévore les plus grands poissons , & n'épargne pas même les hommes ; il pese quelquefois jusqu'à deux cents livres. Sa chair , ainsi que celle de l'anguille , est grasse & dure , mais d'une saveur peu agréable ; elle est presque sans arrêtes ; ce qui fait qu'elle est du goût de plusieurs personnes , & qu'on la voit paroître avec plaisir sur les tables. Salée, elle est assez estimée du peuple ; en cet état néanmoins il est constant qu'elle se digere difficilement , & qu'elle est remplie d'un suc de mauvaise qualité.

PETIT CHIEN DE MER (*Galeus canis*, RONDEL, *Pal* des Marseillois). Poisson de la Méditerranée, qui pese environ quinze livres, dont la

chair flatte peu le palais , & fe digere avec difficulté ; de forte qu'on le met rarement au nombre
des poiffons bons à manger. Sa peau , qui eft
rude, comme celle du chien de mer d'Amérique,
eft employée par plufieurs artifans ; elle fert principalement à polir des ouvrages en bois.

LA TRUITE (*Trutta* , RONDEL.) a un pied &
demi de longueur , & pefe fix à huit livres ; elle
tient le premier rang parmi les poiffons de riviere
les plus agiles & les plus excellents ; elle ne le
cede point au faumon en bonté , lors fur-tout
qu'elle eft pêchée l'été dans une eau limpide. Il
y a deux efpeces de truites très connues : l'une
peu eftimée , marquée de taches noires, & dont
la chair eft molle , blanche , peu favoureufe , &
participante d'une certaine vifcofité : l'autre très
eftimée , marquée de taches rougeâtres ; fa chair
eft ferme , friable , d'une faveur agréable , approchante de la chair des quadrupedes , exempte de
graiffe & de vifcofité, facile à digérer , & très
faine : c'eft un mets des plus friands & des plus
recherchés , tant à caufe de fon excellence que de
fa falubrité. Il y a même des perfonnes qui veulent que ce poiffon , eu égard à fon bon goût ,
l'emporte fur tous les autres , pourvu cependant
qu'on le mange au fortir de l'eau ; autrement il
perd de fon mérite , & fe pourrit aifément. Il
faut remarquer que la truite de lac parvient à une
extrême groffeur , étant quelquefois du poids de
cinquante livres. LA TRUITE SAUMONNÉE (*Trutta
taurina* , WILLUGHBY) ne le cede point à celle
dont nous venons de parler ; elle fe fert fur les
tables les plus délicates.

ALOSE (*Alofa* , SALVIAN. *five Thriffa* , RON-
DEL.), poiffon marin , du nombre de ceux qui

remontent les fleuves ; il eſt le plus ſouvent long de deux pieds , & parvient quelquefois à la grandeur du ſaumon Il a coutume de devenir gras dans l'eau douce : c'eſt alors qu'il ſeroit regardé comme un des meilleurs poiſſons, tant parcequ'il eſt d'une ſaveur agréable , que parcequ'il ſe digere aiſément , ſi ſa chair n'étoit pas farcie d'un milier d'épines qui incommodent en la mangeant. Outre cela , s'il eſt trop long-temps gardé , il prend une ſaveur piquante ; il irrite & agace alors les nerfs, & excite quelquefois des affections cutanées. L'aloſe de mer eſt très inférieure à celle de riviere ; ſa chair eſt maigre , aride , peu ſavoureuſe , de difficile digeſtion ; comme elle eſt quelquefois un peu âcre , elle attaque les dents & les gencives ; ce qui fait qu'on ne doit pas être ſurpris ſi les aloſes de Lyon valent mieux que celles de Marſeille.

Le turbot (*Rhombus levis , vel aculeatus ,* Rondel.). Son nom latin lui vient de ſa forme rhomboïdale : c'eſt un poiſſon de mer , large & plat, dont la chair eſt blanche , ferme , facile à digérer , & d'un excellent goût. Auſſi eſt-il très eſtimé , & regardé , avec raiſon , comme un mets délicat qu'on ſert ſur les tables les plus ſomptueuſes; il eſt d'ailleurs ſalubre : c'eſt pourquoi nous lui donnons aſſez convenablement le nom de *faiſand de mer.*

Ombre (*Thymalus ,* Salviani). Ce poiſſon , qui ſe plaît dans les pierres & les cailloux , eſt long d'un pied & demi : ſon nom latin paroît lui avoir été donné de ce qu'il a l'odeur & le goût du ris de veau (*thymus*). Preſque du genre de la truite , on dit qu'il la ſurpaſſe même en bonté ; tout le monde cependant n'eſt pas de cet avis : il paroît sur les tables les mieux servies, parceque sa chair, blanche & tendre, est agréable au goût, facile à digérer, & d'un bon suc; elle est même si saine, qu'on en permet l'usage aux malades; ce qui est cause qu'on le vend au marché plus cher que tous les autres poissons.

LA RAIE (*Raya*, RONDEL.), dont les ichthyographes distinguent plusieurs especes: c'est un poisson de mer très commun, qui habite sur les côtes, & qui se plaît dans les eaux bourbeuses; il est très large, plat, cartilagineux; sa chair est ferme & très dure, si on le mange au sortir de l'eau: un peu gardée, elle est tendre, plus friable, & d'un goût agréable. Elle n'est cependant pas facile à digérer; néanmoins elle donne un suc assez louable. On préfere à celle-ci la RAIE BOUCLÉE (*Raia clavata*), que les Marseillois nomment *clavelado*; elle est plus petite, & a plus de saveur, peut-être même est - elle plus saine. La raie salée, & séchée à la fumée ou au soleil, est un mauvais aliment uniquement abandonnée au petit peuple.

PASTENAQUE (*Pastinaca marina*, RONDEL.), est une espece de raie, pesant environ dix livres; elle a une queue longue, roide & épineuse, ou munie d'un aiguillon osseux, très aigu, armé de chaque côté de dents en forme de scie; elle pique avec ce dard empoisonné, non-seulement les poissons, mais encore les hommes, & cette piquure peut être mortelle; ce qui fait qu'on ne l'expose jamais en vente, sans lui avoir coupé la queue. Sa chair a peu de goût, elle résiste long temps à l'action des sucs digestifs, & ne sert guere de nourriture qu'au petit peuple.

LA TORPILLE (*Torpedo*, RONDEL.), connue à

Marseille sous le nom de *Dormillouse*, & qu'on a ainsi appellée, à cause de la stupeur qu'elle fait éprouver à ceux qui la touchent, est un poisson de mer cartilagineux, rond, plat, pesant environ cinq livres. Elle a l'apparence de la raie, & possede des qualités différentes, suivant les lieux où elle se trouve. Dans les contrées septentrionales, sa chair est tendre, molle & suave ; elle fournit un bon suc. Elle passe pour être peu saine dans les climats chauds ; il est même défendu par ordonnance du magistrat dans quelques villes d'Italie d'exposer ce poisson en vente.

La perche (*Perca major & minor*, Aldrov.), qui est longue de huit à dix pouces, & qui pese deux ou trois livres, est un poisson de riviere fort connu : sa chair est tendre & assez agréable ; elle a cependant quelque chose de visqueux & de glutineux ; d'ailleurs elle est saine, & plusieurs médecins en permettent l'usage aux malades mêmes. On fait plus de cas de celle qui est jeune ou de moyen âge, & qui habite dans un fleuve, dont les eaux sont limpides, & coulent avec rapidité ; aussi celles que l'on pêche dans le Rhône auprès d'Arles, sont-elles d'un goût exquis. Mais les vieilles qui vivent dans des eaux marécageuses, ont une chair dure & glutineuse, & par conséquent difficile à digérer. On prend quelquefois dans la mer une espece de perche peu différente de la premiere ; mais elle est moins bonne que celle de riviere. Ajoûtons que les œufs de perche sont assez estimés.

Le brochet (*Lucius*, Aldrov. *vel Lupus aquaticus*, parcequ'il dépeuple les lacs & les étangs) habite dans les eaux douces ; sa grandeur n'est pas constante ; mais elle ne va guere au delà d'un pied & demi ; il pese jufqu'à foixante livres : c'eft un mets qu'on abandonne au peuple, s'il a demeuré dans les étangs, les lacs, les eaux marécageufes, & les baffins ou viviers : on fait cas de celui qu'on pêche dans les fleuves purs & rapides ; c'eft alors que fa chair eft blanche, ferme, d'une faveur agréable & falubre : le foie eft également eftimé. Les petits brochets paffent pour être plus tendres & plus favoureux ; les vieux font d'un goût défagréable, & difficiles à digérer. Sa bonté dépend encore des lieux ; car on en fait moins de cas en Efpagne, en Italie, & dans les autres pays chauds, où il paffe pour dur & infipide, qu'en France & en Angleterre : on voit la raifon pour laquelle il eft rejetté par les uns, & recherché par les autres. Il ne faut pas oublier de dire, que les œufs de brochet, ainfi que ceux de barbeau, font mal-fains, & caufent des naufées.

LA CARPE (*Cyprinus*, RONDEL.), poiffon de riviere fort commun, pefe cinq à fix livres ; mais comme elle vit fort long-temps, elle parvient quelquefois à une longueur & une groffeur énorme ; car on en pêche dans les plus grands fleuves qui ont quatre pieds de long, & qui pefe vingt-cinq livres. Sa chair eft graffe, molle, glutineufe ; elle a peu de faveur, à moins qu'elle ne foit relevée par des affaifonnements ; on la regarde même comme peu faine. Les vieilles carpes, celles fur-tout qu'on a gardées dans des viviers bourbeufes, font mifes au nombre des aliments mauvais & nuifibles. Celles qui font de moyen âge, revêtues de larges écailles ; & qui brillent d'une couleur comme dorée, fe mangent communément dans les villes : on trouve même des perfonnes qui les eftiment comme un mets excellent, pourvu néanmoins qu'elles foient pêchées dans une eau courante & limpide : on fait cas des œufs de carpe ; ils paffent pour être fains. La BRAME (*Cyprinus latus* , RONDEL) , qui approche beaucoup de la carpe , eft un poiffon fort large & très plat , du poids d'environ fix livres ; fa chair eft molle , affez graffe , d'une faveur peu agréable , quoique plufieurs en faffent cas. C'eft à nos modernes Apicius à examiner laquelle des deux de la carpe ou de la brame l'emporte en bonté.

LA TENCHE (*Tinca* , SALV.), dont la couleur tire fur le verd noirâtre , ne pefe guere au-delà de deux ou trois livres ; elle a rarement plus de dix à douze pouces de longueur. Elle aime moins les eaux pures & courantes , que les eaux bourbeufes , limonneufes & troubles des lacs & des étangs. C'eft pourquoi elle a une chair molle , mucilagineufe , défagréable , & d'un fuc mauvais & vifqueux , qui eft très pernicieux dans les cas fur-tout d'engorgement & d'obftructions des vifceres : auffi eft-elle regardée comme un aliment de peu de mérite , & fon ufage eft défendu par les médecins. Elle ne manque cependant pas de faveur , fi l'on a eu foin de la bien purger de fa mucofité , & de lui enlever fon odeur marécageufe. Nous parlons ici de la tenche de riviere ; celle de mer eft plus mauvaife encore , & ne peut fervir d'aliment qu'aux plus pauvres gens.

L'ANGUILLE (*Anguilla* , SALVIANI) eft vivipare , de même que la vipere (*anguis*). C'eft un poiffon de riviere qui fe trouve quelquefois emporté dans la mer par le courant ; mais il en fort enfuite pour remonter dans fon élément propre. On en trouve qui pefent jufqu'à quatre livres &

au-delà. Elle aime les eaux bourbeuses & dormantes ; elle se tient au fond. Sa chair est douce, blanche, grasse, visqueuse, lente, un peu flatulente, & difficile à digérer, mais d'une saveur agréable & d'un bon suc. Les anguilles passent pour être fort saines, lorsqu'elles sont pêchées dans une eau pure & limpide ; il n'en est pas ainsi de celles qui vivent dans des étangs bourbeux & limonneux ; elles donnent un suc mauvais & nuisible. L'anguille de mer, toutes choses égales d'ailleurs, est inférieure à celle de riviere. Observons enfin que les anguilles vivent long-temps hors de l'eau ; elles vont jusqu'au quatrieme & même jusqu'au cinquieme jour, lors surtout que le vent du nord souffle.

LA LAMPROIE (*Lampetra*, RONDEL.), qui, par sa forme, differe peu de l'anguille, est un poisson de riviere ou de mer. La chair de la premiere est grasse, d'une saveur agréable, mais un peu tenace & glutineuse ; ce qui fait qu'elle est de difficile digestion : elle produit d'ailleurs un mauvais suc. Mais la lamproie marine (*Murena nonnullis*), semblable par sa saveur & sa figure, à celle de riviere, dont elle ne paroît différer que par sa grandeur (pesant en effet dix livres & plus), a une chair blanche, soutenue par un millier de petites épines, molle & glutineuse, d'un assez bon goût néanmoins, mais mal-saine. On préfere les plus grandes pêchées au printemps, lesquelles se servent même sur les grandes tables. Les mélancholiques, les phlegmatiques & les vieillards, aussi-bien que les calculeux & les gouteux doivent s'abstenir de ces deux especes de poissons. Nous ne dirons rien de la lamproie salée ; elle est proscrite par les médecins, quoique très estimée par les buveurs.

TOURDRE des Marseillois (*Turdus*, RONDEL.), poisson de mer qui se trouve sur les côtes, & qui est remarquable par la variété de ses couleurs : on en distingue de plusieurs especes. Communément il a six pouces de longueur ; quelquefois, mais rarement, on en voit d'un pied & demi. Sa chair est molle, mais tendre & friable, facile à digérer & saine, d'une saveur agréable ; elle donne un suc léger, & qui passe aisément. Les autres especes très multipliées, dont parlent les ichthyographes, sont encore estimées, parcequ'elles fournissent un suc assez louable.

LA MORUE (*Morhua vulgaris*, BELLON. *Asellus major*, WILLUGHBY), poisson très connu de la mer du nord, dont on ne trouve absolument point dans la Méditerranée ; sa chair est blanche, ferme, d'une saveur agréable, pourvu qu'on la mange fraîche. Il n'en est pas de même, lorsqu'elle a été conservée dans de la saumure ; elle est alors dure & coriace, & se digere difficilement ; elle produit un mauvais suc. La morue salée & desséchée, connue sous le nom de *merluche*, est de pire qualité ; elle se vend pour servir de nourriture aux pauvres gens ; je l'ai cependant plusieurs fois entendu vanter par des personnes d'un goût délicat. Ceux qui ont l'estomac foible, ou qui sont d'un tempérament chaud, ne peuvent supporter cet aliment ; il ne convient qu'à ceux qui vaquent à des travaux rudes & pénibles.

LE LOUP MARIN (*Lupus marinus*, SALVIAN.), par sa forme & la couleur rouge de sa chair, differe peu du saumon ; mais il est plus petit, il en est peu qui pesent vingt livres. Sa chair est agréable, tendre & friable, d'un bon suc. De la mer il passe souvent dans les fleuves ; ceux qu'on y pêche, sont les plus estimés. Il fournit une nourriture agréable, il adoucit l'âcreté des humeurs, & amollit un peu le ventre On sale les œufs du loup marin, qu'on sert sur les tables sous le nom de *poutargue*; les buveurs en font un très grand cas.

LA SOLE (*Soles*, ALDROV.), poisson de mer fort connu, qui tire son nom de sa ressemblance avec la semelle d'un soulier, est plat & oblong : sa chair est blanche, tendre, d'un goût exquis, & de facile digestion; ensorte qu'elle tient, sans contredit, le premier rang parmi les poissons les meilleurs & les plus sains : c'est avec assez de raison que quelques-uns la nomment *perdrix de mer*; on en permet l'usage aux malades mêmes, pourvu néanmoins qu'on ne la fasse pas frire, maniere ordinaire de la manger.

LE ROUGET (*Erythrinus*, RONDEL. *sive Rubellio*, GESN.), poisson de mer très vanté, que les gourmands regardent comme un mets délicieux, & qui, par cette raison, est réservée pour la table des riches : on en voit rarement qui aient plus de six pouces. Sa chair est blanche, tendre, très agréable au goût des plus délicats, facile à digérer; elle donne un fort bon suc. Elle remédie à la diarrhée, & rétablit les forces : on dit de plus qu'elle tempere l'âcreté des humeurs, & qu'elle convient par conséquent à ceux qui sont incommodés de la toux. Il est à propos d'observer qu'on connoît sous le nom de *Rouget* un autre poisson de mer peu propre pour servir d'aliment; c'est celui qui est appellé *Lyra* par RONDELET.

PAGEOU (*Pagrus*, RONDEL.) : c'est sous cette dénomination provençale qu'on désigne un poisson de mer très connu sur la Méditerranée, dont

il

il habite les côtes ; par fa forme & par fa couleur,
il approche beaucoup du rouget (*erythrinus*);
mais il eft plus rond & plus large ; fa chair eft
tendre & agréable, elle vaut cependant moins
que celle du rouget. Les Languedociens appellent PICHO-PAGEOU un poiffon du même genre,
qui vit dans la mer & dans les fleuves, & qui
n'eft pas moins eftimé.

LE MAQUEREAU (*Scombrus*, SALVIANI), que
les Marfeillois nomment AURUEOU : poiffon de
mer long de dix à douze pouces, qui fe pêche le
long des côtes. Sa chair eft denfe, prefque fans
fuc, un peu vifqueufe, difficile à digérer, & qui
furcharge l'eftomac ; elle eft d'ailleurs d'un goût
très agréable & d'un bon fuc. Il convient d'obferver que ce poiffon eft moins ferme, plus gras,
& plus délicat dans la Méditerranée que dans
l'Océan, & qu'il eft bien meilleur au printemps,
où pour l'ordinaire il eft engraiffé. A cette efpece fe rapporte un maquereau bâtard (*Scombrus*
fpurius, vel Trachurus, RONDEL.), que les Marfeillois appellent *Suvereau* ; fa chair eft plus dure,
plus vifqueufe, de moindre qualité ; plufieurs
cependant en mangent volontiers.

BRAME DE MER, ou DORADE (*Aurata*, AL-
DROV.), connue à Marfeille fous le nom d'*Au-*
rado, eft un poiffon des deux mers qui habite le
long des côtes : on le trouve néanmoins plus fréquemment dans la mer Méditerranée ; il pefe
deux ou trois livres, quelquefois même huit &
au-delà ; en quelques endroits il va prefque de
pair avec la truite & le faumon ; auffi eft-il mis au
nombre des poiffons les meilleurs. Sa chair eft
blanche, un peu dure, d'une faveur très agréable, & fourniffant une nourriture abondante &

bonne ; mais elle n'eſt pas aiſée à digérer, principalement pour les eſtomacs foibles.

LE SPARRALON des Marſeillois (*Sparus*, ROND·L.) diffère peu de la dorade par ſa grandeur, puiſqu'il excede rarement ſix pouces ; ce poiſſon ſe trouve ſur les côtes de la mer où on le pêche avec la dorade dans les endroits nommés *Bourdiguos*. Sa chair eſt aſſez tendre & ſavoureuſe, facile à digérer, & ſalubre ; auſſi paroît-il ſur les tables les mieux ſervies.

LE MERLAN (*Aſellus*, RONDEL.), que les Marſeillois appellent MARLUS, eſt un poiſſon de mer qui habite le plus ordinairement les côtes ; il eſt long d'environ un pied, fort connu, & communément expoſé en vente dans les marchés. Sa chair eſt blanchâtre, tendre & friable, très légere, d'une ſaveur agréable, facile à digérer ; même par les eſtomacs les plus délicats, qui ne peuvent ſupporter les autres aliments. Mais ce que nous venons de dire, doit s'entendre du merlan qui a vécu dans une eau pure & limpide ; car celui que l'on pêche ſur les bords dans des endroits bourbeux & remplis d'herbages, eſt bien inférieur.

BARBUE (*Barbus*, SALVIANI, *vel Muſlus fluviatilis*, BELLON), eſt un poiſſon de riviere, large, qui peſe trois livres environ, & même plus ; car dans le Rhône, auprès d'Arles, on en pêche ſouvent qui vont juſqu'à dix livres. Sa chair eſt molle & friable, agréable, facile à digérer, & ſaine ; mais elle nourrit peu. Si cependant ce poiſſon eſt pris dans un fleuve bourbeux, ſa chair eſt dure & inſipide. Une obſervation importante, c'eſt qu'en vuidant ſes entrailles, il faut être très attentif à en emporter les œufs, de peur qu'on ne les mette cuire avec le poiſſon : en effet, ſi l'on en mange, ils excitent le vomissement, accompagné de tranchées, & troublent le ventre à la maniere des purgatifs drastiques.

LE SCORPION DE MER (*Scorpius marinus*, RAII), appellé par les Marseillois RASQUASSO, n'a pas reçu ce nom à cause de sa ressemblance avec le scorpion ordinaire, mais à cause des pointes vénéneuses, dit-on, dont il est hérissé, & avec lesquelles il blesse ceux qui le touchent. Ce poisson, qui est du poids d'environ deux livres, a une chair dure, presque cartilagineuse, assez agréable au goût, mais difficile à digérer, & nourrissant fort peu.

L'OMBRE (*Umbla*, ALDROV.), poisson du Danube approchant de la truite, mais plus grêle & plus petit ; il n'excede guere le poids de deux livres. Sa chair est blanche, tendre & fort délicate ; raison pour laquelle on le préfere à la truite. On en connoît deux especes, dont la seconde, beaucoup plus grosse, pese environ six livres.

LA VERGADELLE des Languedociens (*Salpa*, RONDEL.), ainsi nommée parceque son corps est comme vergeté de lignes dorées, argentées, & rouges, est un poisson de mer qui habite le long du rivage ; il est large & pese environ deux livres. Sa chair, dure & insipide, est généralement détestée. On la fait communément saler & sécher pour l'usage des pauvres gens, sous le nom de merluche : sa tissure est plus dure que le bois, ensorte que l'on est obligé de la battre fortement avant que de la faire cuire. Remarquons en passant, qu'outre la morue dont nous avons parlé plus haut, on vend dans les marchés différents poissons séchés sous le nom de merluche.

BAUDROIE (*Rana piscatrix*, BELLON), est un

poisson de mer long d'un demi-pied, & quelquefois bien plus considérable, & qui a une tête monstrueuse. Sa chair est muqueuse, insipide, d'une saveur presque vireuse ; aussi elle est presqu'universellement rejettée, & mise au rang des aliments vils : on la sert rarement sur les tables des grands.

LE NASE (*Naso*, GESNER.), poisson de riviere, ainsi nommée de ce que son museau est camus & obtus ; il est plus oblong & plus tendre que la carpe, & pese deux ou trois livres. Comme sa chair est blanche, molle, presqu'insipide, parsemée d'arrêtes, ce poisson est un de ceux dont on fait peu de cas, & n'est en usage que chez les pauvres. Il est bon de savoir que ce poisson, encore très petit, & pesant à-peine une demi-livre, est nommé par les auteurs *Alburnus*.

MUSTELE (*Mustela vulgaris*, RONDEL.), est peut-être une espece de morue que les Allemands appellent *Pisgurn*. Ce poisson, qui habite les lacs & les lieux marécageux, est oblong & rond, le plus souvent d'un pied ; mais il va quelquefois jusqu'à quatre, & pese alors six livres. Sa chair est un peu roussâtre, ayant une odeur herbacée & de marécage, un peu dure & visqueuse : c'est un aliment des plus vils & uniquement abandonné au petit peuple. Mais la mustele de riviere qui se tient dans les lieux pierreux, & qui est plus rare, a une chair plus délicate & plus salubre ; on en vante sur tout le foie.

LE MUGE, OU MULET (*Mugil, vel Cephalus*, RONDEL.), connu à Marseille sous le nom de *Mujou*, est un poisson fort commun dans la Méditerranée, & remarquable par l'extrême grosseur

de fa tête ; il pefe une ou deux livres. Sa chair eft
d'un goût affez agréable, mais difficile à digérer, & furchargeant quelquefois l'eftomac ; elle
donne d'ailleurs un bon fuc, & nourrit abondamment pourvu qu'on mange ce poiffon récemment pêché ; car au bout de fix heures environ,
il commence à fe putréfier. Il entre quelquefois
dans les fleuves, où il s'engraiffe fi confidérable-
ment que fa chair devient fade. On prépare avec
fes œufs falés un mets très vanté des buveurs, &
connu fous le nom de *Poutargue*.

LE BARBEAU, OU SURMULET (*Mullus*, AL-
DROV.), que les Languedociens appellent CA-
VILLO, eft un poiffon de mer, d'un pied, oblong,
pefant environ deux livres ; il fe trouve en pleine
mer, & le long des côtes. Sa chair eft ferme,
exempte de vifcofité, d'une faveur affez agréable, mais de difficile digeftion ; elle eft cependant faine & propre à nourrir convenablement.
Le barbeau, vanté plus qu'il ne le mérite par les
anciens, n'a pourtant rien qui doive le faire préférer au loup marin, à l'efturgeon, à la dorade,
ou à d'autres poiffons femblables ; quelquefois
même il eft fi gras qu'il donne du dégoût, & excite des naufées ; mais fon foie eft regardé comme un mets délicat par les modernes Apicius.
On fale auffi fes œufs, qui, de même que ceux
du loup marin, du muge & d'autres poiffons, fe
vendent au marché fous le nom de *Poutargue*.

LE MILAN DE MER (*Milvus*, RONDEL.), que
les Marfeillois appellent *Galino*, eft un poiffon
de mer qui fe trouve fur les côtes, & pefe environ deux livres. Sa chair eft dure, défagréable &
mal-faine. Ainfi l'on ne doit pas s'étonner qu'elle

soit placée au rang des aliments mauvais & de peu de valeur.

Petite morue (*Merlucius*, *five Callarias*, Jonston), poisson de mer long d'un pied & demi, dont la chair est blanche & friable, d'une saveur assez agréable, & assez aisée à digérer ; ce qui lui donne rang parmi les aliments estimés, qui garnissent les tables des habitants des villes.

La dorée (*Faber*, *five Gallus marinus*, Rondel.), se nomme à Marseille *Truio*, à cause de sa voracité. Ce poisson, qu'on trouve quelquefois sur les côtes, est très commun dans la Méditerranée ; il est plat, excede rarement la longueur d'un pied & demi ; il est assez estimé, sa chair ayant du goût, étant assez tendre & friable, & d'un bon suc.

La vive (*Draco marinus*, Salviani), poisson de mer qui habite le long des côtes ; son dos est hérissée de pointes venimeuses ; elle vit longtemps hors de l'eau ; sa chair est ferme, blanche, tendre & friable ; ce qui la rend facile à digérer ; elle est d'une saveur assez agréable & de bon suc. On la met au nombre des meilleurs poissons.

Le cantheno des Languedociens & des Marseillois (*Cantharus*, Rondel.), est un poisson de mer qui se pêche sur les bords ; il se plaît dans les endroits limonneux ; il habite sur-tout dans les ports ; il ressemble, par sa forme, à la dorade. Sa chair est molle, humide, insipide, & de mauvais suc ; raison pour laquelle on le regarde comme un des plus vils aliments dont les pauvres mêmes ne veulent point.

Aiguille (*Acus marinus*, Salvian.) ; ce poisson, qui est le plus souvent long d'un pied, est à-peine épais comme le doigt : sa chair , remplie d'épines & d'arrêtes , est seche , & par conséquent à peine mangeable , & de difficile digestion : c'est pourquoi on ne la voit point sur les tables bien servies , & on l'abandonne au petit peuple.

LA LIMANDE (*Passer squamosus* , ALDROV.), dont on compte diverses especes , est un poisson de mer qui , par sa forme , ressemble assez-bien à la petite sole. Sa chair est très blanche , molle & tendre , ou légérement glutineuse , d'un assez bon goût , facile à digérer , & fournissant un suc louable ; elle est d'ailleurs utile à ceux qui sont incommodés de la toux , & soulage ceux qui ont le ventre resserré. A la limande se rapporte le QUARRELET , ou la PLIE (*Passer levis* , ALDROV.), poisson large & très plat , qui de la mer passe dans les étangs & dans les fleuves. Sa chair est blanche , ferme , de bon goût , facile à digérer ; comme elle est un peu visqueuse , elle amollit le ventre : on le fait sécher à l'air , pour le transporter en différents endroits ; mais en cet état , c'est un aliment de peu de valeur.

LE SARGUÉ des Marseillois & des Languedociens (*Sargus* , SALVIAN.) , poisson qui habite les côtes de la Méditerranée , & qui pese une ou deux livres : sa chair ne manque pas de saveur , mais elle est un peu dure , & les estomacs foibles la digerent difficilement ; cependant elle fournit un suc assez sain , mais peu nourrissant. On prend avec le sargué plusieurs poissons qui , par leur forme , n'en paroissent pas fort différents , & qui se vendent sous le nom générique de *Rochaou*.

LE NIGROIL (*Melanurus* , GESN.) , est ainsi nommé de ce que sa queue est noire : c'est l'o-

BLADO des Marseillois. Ce poisson de mer, qui a rarement plus de six pouces de longueur, & qui ne pese guere au delà d'une livre & demie, habite le long des côtes. Il approche beaucoup du sargué, avec lequel on le vend indifféremment dans les marchés. C'est un aliment de peu de valeur.

LA SARDINE (*Sarda, vel Sardina*, RONDEL.), poisson fort connu de l'une & l'autre mer, d'un goût très agréable, & regardé comme un morceau des plus exquis, se digere aisément, & fournit un suc louable, pourvu cependant qu'on le mange frais, autrement il contracte une âcreté nuisible. Mais salé, ou durci à la fumée, pour être transporté en différents endroits du monde, il se mange crud; les médecins cependant en défendent l'usage ainsi préparé; ils le regardent alors comme aussi mauvais que le hareng & l'anchois: c'est un aliment peu estimé qu'on abandonne au petit peuple.

LE HARENG (*Halec*, CHARLETON; *Harengus*, RONDEL.), petit poisson de mer qui se pêche sur les côtes; sa chair est friable & assez agréable, mais pleine de piquants ou arrêtes fines, facile à digérer, & d'un bon suc, pourvu néanmoins qu'on le mange frais. Il n'en est pas de même du hareng salé, ou du hareng soret, qui plus sec & plus dur, se digere alors plus difficilement, & engendre un mauvais suc. Aussi est-il regardé comme un fort mauvais aliment relégué dans les tavernes.

LE MOULÉ des Marseillois & des Languedociens est un petit poisson de mer qui se trouve le long des rochers. Sa chair est molle, d'une saveur agréable, d'un bon suc, laquelle cependant eſt miſe au rang des aliments les plus vils.

LE GOUJON (*Gobius*, ALDROV.) eſt un petit poiſ-ſon, tantôt de mer, tantôt de fleuve & d'étang, re-marquable par la groſſeur de ſa tête, ſe tenant ſou-vent dans la boue, dont l'odeur ſe communique à ſa chair ; il s'en nourrit en effet ainſi que de cada-vres pourris. Sa chair eſt molle & inſipide, hu-mide & viſqueuſe, nauſéabonde & mal-ſaine. Auſſi eſt-il mis au nombre des mauvais aliments ; on le vend même rarement au marché, à moins qu'il ne ſe trouve mêlé avec d'autres poiſſons.

LA LOCHE (*Gobites*, RONDEL.) Il y en a de deux ſortes ; l'une eſt barbue, l'autre eſt armée de piquants. La premiere, la *loche franche*, eſt un petit poiſſon de riviere qui aime les endroits pierreux, & qui n'excede guere la longueur & la groſſeur du doigt : ſa chair eſt un peu dure, d'une ſaveur aſſez agréable, & d'un aſſez bon ſuc. La ſeconde, la loche à piquant, eſt un petit poiſſon de riviere qu'on place parmi les plus vils aliments, à cauſe de ſa chair, qui a peu de goût, remplie de petites épines, & à-peine bonne à manger.

L'ÉPERLAN (*Eperlanus*, RONDEL.), connu à Marſeille ſous le nom de *Pei argentin*, eſt un petit poiſſon de mer & de riviere qui excede à-peine la groſſeur du doigt, d'une couleur argen-tée. Sa chair eſt molle, friable, d'une ſaveur très agréable, & ayant une odeur qui tire ſur la vio-lette ; ce qui fait que ce poiſſon eſt appellé par quelques-uns *Violette de mer*. L'éperlan eſt aiſé à digérer, mais il nourrit peu.

LE GALINETO des Marſeillois (*Cuculus*, RON-DEL.), eſt un très petit poiſſon de la mer médi-terranée, très connu, qui eſt mis au nombre des aliments vils & de peu de valeur, à cauſe de ſa chair dure, feche, & un peu vifqueufe, bien qu'elle ait affez bon goût. Auffi la laiffe-t-on uniquement pour l'ufage du petit peuple.

LE BOGUE des Marfeillois (*Boops*, OPPIANI), petit poiffon de mer qui reffemble beaucoup au hareng; fa chair eft tendre & facile à digérer; elle donne un très bon fuc, au point qu'on accorde aux malades mêmes la permiffion d'en manger, & qu'on le fert fur la table des riches.

LE CAGAREOU des Provençaux (*Mœna*, RONDEL.), nom qui lui vient de ce qu'il provoque & excite la fortie des excréments. C'eft un petit poiffon de mer femblable au bogue, mais peu eftimé; c'eft un aliment mauvais & de peu de valeur: on le fale ordinairement de la même maniere que les harengs; on le mêle même avec eux: mais il fournit une nourriture qui n'eft pas faine.

APHIA. Sous ce nom générique, ARISTOTE comprend divers petits poiffons, dont le premier eft l'ANCHOIS (*Halecula*, BELLON.); après en avoir ôté la tête & les entrailles, on le confit dans la faumure. Le fecond, fi je ne me trompe, eft celui que RONDELET défigne fous le nom de *Membradas*, & que les Marfeillois appellent *Seouclé*; il eft très commun dans la Méditerranée. Le troifieme eft le MELETO des Provençaux (*Antherina*, RONDEL.). Le quatrieme eft nommé en patois PETRES (*Anthiæ fortè fpecies*, RONDEL.). Tous ces petits poiffons ne font regardés que comme des aliments vils & de peu de valeur; ils font cependant d'un affez bon goût, & donnent un fuc louable; mais ils nourriffent peu.

ABLETTES (*Alburni*), célébrées par AUSONE. On donne ce nom à différents petits poiffons de ri-

viere & de lac courts & déliés, d'une couleur blanchâtre ; dont la chair molle, & d'une saveur désagréable, sent la boue. On regarde comme étant
du même genre, & on vend comme tels la *loche à piquant*, le *nase* encore jeune, la *petite
ablette*, & d'autres petits poissons peu estimés,
qui se servent sur les tables bourgeoises, lorsqu'on ne trouve point d'autres poissons.

POISSONS ANOMAUX.

LA SECHE, ou BOUFRON (*Sepia*, RONDEL.),
nommée *Supi* par les Marseillois, est un faux
poisson de mer, long d'un pied ou d'un pied &
demi, d'une figure horrible, approchant du polype dont nous parlerons tout-à-l'heure. Il a sur
son dos un os spongieux, très connu des ouvriers ;
il porte dans un follicule placé proche de l'estomac, une liqueur particuliere, noire comme de
l'encre, qu'il lâche pour se rendre invisible ; car,
une ou deux gouttes de cette liqueur est capable
de teindre plusieurs mesures d'eau. Sa chair, qui
est mangeable, est dure, peu agréable, & difficile à digérer ; elle resserre le ventre ; ce qui la
fait regarder comme un mets vil & mal-sain. Les
supions des Marseillois, qui n'excedent pas la
grandeur du pouce, paroissent être de même nature : ils sont assez agréables au goût, mais d'un
mauvais suc.

POLYPE (*Polypus*, RONDEL.), que les Marseillois nomment POURPRE, est un poisson de
mer, anomal ; il habite le long des côtes, il est
du genre des poissons mous, & se fait remarquer

par la grandeur de ſes jambes. D'ailleurs , par ſa forme & par ſon extérieur , il approche de la ſe-che & du calmar ; il contient auſſi dans le ventre une liqueur très noire. Sa chair n'eſt pas plus eſti-mée ; & ſon uſage n'eſt pas plus ſûr.

Calmar ou tante (*Loligo* , Salviani), le tauteno des Provençaux , parvient rarement juſqu'à trois pieds de longueur : il a ſa tête placée entre les pieds & le ventre : on le met dans la claſſe des poiſſons mous. Il n'habite point, com-me le polype & la ſeche , le long des côtes ; mais il eſt aſſez fréquent en pleine mer. Il a auſſi dans le ventre une liqueur très noire : par ſa forme propre & irréguliere , il approche de la ſeche ; mais on n'en fait pas plus de cas , puiſque ſa chair ſe digere avec difficulté , & qu'elle fournit un ſuc épais & viſqueux. On le voit cependant ſur quelques tables bourgeoiſes ; le petit calmar ſur tout n'eſt pas exempt de mérite, pourvu qu'on le faſſe cuire avec ſa liqueur noire.

Ecrevisse de mer (*Aſtacus marinus* , Ron-del.), appellée lingoumbau par les Marſeil-lois , eſt du genre des cruſtacées ; c'eſt une eſpece d'écreviſſe marquée de quelques taches. Sa chair eſt dure & denſe , & par conſéquent difficile à digérer ; elle ne donne cependant pas un mau-vais ſuc. Il eſt bon de remarquer que l'uſage des écreviſſes de mer & de riviere , des moules , des ourſins & d'autres poiſſons approchants , eſt aſſez ſouvent ſuivi d'effloreſcences cutanées , peu du-rables à la vérité , mais quelquefois accompa-gnées de fievre , qu'on a ſouvent l'imprudence d'attaquer par des remedes adminiſtrés mal-à-propos.

L'écrevisse de riviere (*Aſtacus fluviatilis* ,

RONDEL. *vulgò Cancer fluviatilis*) est fort estimée par les friands, sur-tout lorsqu'elles sont grasses & grosses, & pêchées vers le temps de la pleine lune. Elles ont cependant une chair dure & dense ; aussi est-elle difficile à digérer, bien qu'elle soit salubre. En effet, elle sert avantageusement à la dépuration du sang, & fait dormir ; elle est utile aux phthisiques, aux asthmatiques, aux mélancholiques & aux scorbutiques. On apprête les écrevisses de riviere sous différentes manieres ; elles entrent dans les ragoûts & dans les pieces de pâtisserie, & se servent sur les tables les plus somptueuses.

LE HOMARD (*Cancer marinus*, GESN.), nommé LANGOUSTRE par les Marseillois, paroît différer seulement, par sa grosseur, de l'écrevisse de riviere, qu'il surpasse en bonté. Sa chair est dure & difficile à digérer ; mais d'ailleurs elle est d'un bon suc & d'une saveur agréable. Il est à propos d'observer qu'il y a d'autres especes d'écrevisses qui servent de nourriture au peuple ; la plus connue est celle que les Provençaux appellent FAVOUILLO ; il faut la mettre au nombre des plus vils aliments.

LA CHEVRETTE, le *Sautoir* des Marseillois (*Squilla*, RONDEL.) est une espece d'écrevisse de mer, qui excede au plus la grosseur du pouce, & habite dans les lieux limonneux de la mer Méditerranée. Elle ne tient pas le dernier rang parmi les poissons crustacées bons à manger ; sa chair en effet est molle & tendre, d'une excellente qualité ; elle est utile pour ceux qui sont maigres. Au reste les zoographes en distinguent diverses especes, qui, à raison de leur bonté, different beaucoup entr'elles : il s'en trouve quelques-unes très estimées par les gourmands.

OURSIN, OU CHATAIGNE DE MER (*Echinus marinus*, RONDEL.), est un coquillage fort menu, de forme un peu sphérique, armé de tous côtés d'aiguillons ou de pointes, lequel renferme un petit poisson en forme d'étoile, bon à manger, & servi sur les meilleures tables. Ainsi que l'huitre, on mange crud ce poisson, d'un goût très délicat, sur-tout dans la saison où il est rempli d'œufs. Il favorise merveilleusement la digestion ; mais il donne un suc de mauvaise qualité : aussi est il mal sain, à moins que l'on n'en mange avec sobriété.

L'HUITRE (*Ostreum*) tient un des premiers rangs dans la classe des testacées, suivant nos modernes Apicius. Sa chair est molle & extrêmement visqueuse ; elle se digere fort aisément ; mais elle engendre un mauvais chyle, peu favorable à la nutrition & à la transpiration, & nuisible aux pituiteux. Les huitres, à raison d'un certain sel qu'elles contiennent, excitent l'appétit, portent à l'amour, sur-tout si on les mange crues. Il faut cependant regarder comme plus saines celles qui sont cuites, quoi qu'en disent les gourmands, qui ne trouvent rien de si agréable que les huitres crues.

LA MOULE, OU MOUCLE (*Mitulus*, RONDEL.), petit coquillage de mer, bivalve, d'un bleu-noirâtre, lequel renferme un petit poisson de la grosseur d'une fève, & nageant dans une eau salée. Quoique cet aliment ne soit point désagréable pour sa saveur, il fournit cependant un mauvais suc ; car il est glutineux & visqueux. Ce qui fait, comme je l'ai déja insinué, que l'usage des moules donne naissance à une certaine maladie cutanée, prurigineuse, mais de peu de durée ; sans parler des fievres & des obstructions qu'entraîne fort souvent leur usage journalier & excessif. On estime davantage une petite espece de moule, connue sous le nom de DATTE DE MER (*Pholas*) : elle se trouve sur les rochers, d'où on ne l'arrache qu'avec peine. Nous ne dirons rien d'une autre espece de moule de riviere, qui se mange, mais dont on fait peu de cas.

LES FLIONS (*Tellina*) ; les Provençaux les appellent CLAUVISSOS ; ce sont de petits coquillages bivalves, les uns d'une forme, les autres d'une autre, très communs sur les bords de la mer Méditerranée ; ils contiennent un petit poisson bon à manger, d'une saveur agréable, mais d'un mauvais suc, qui est mis au rang des mauvais aliments, & qu'on laisse pour l'usage seul du petit peuple.

LES LIMAÇONS (*Limaces terrestres*), ainsi appellés de ce qu'ils sont engendrés dans la boue, & qu'ils s'en nourrissent, sont regardés comme des aliments insipides, & de peu de valeur, qui n'ont de mérite qu'autant que l'art du cuisinier leur en donne, & qu'on en prépare un certain ragoût. A cause de leur substance visqueuse & glutineuse, ils se digerent difficilement, & fournissent un aliment de mauvaise qualité. Cette nourriture insipide & absurde, ne convient tout au plus qu'aux personnes robustes, & qui sont occupées à des travaux rudes ; elle ne plaît guere qu'à ceux dont le goût est bisarre ; mais on en fait des bouillons fort doux, qui remédient à l'ardeur de la toux. On préfere les limaçons de vigne, & les plus petits ; & l'on rejette les gros, qu'on nomme en Provence SCARAGOOU. Il est bon de favoir que les Romains regardoient ces limaçons comme un excellent mets, enforte qu'ils avoient formé des viviers pour les y nourrir.

La tortue (*Teftudo*. On en compte trois efpeces; une de mer, une de terre, & une de marais. La premiere, qui acquiert quelquefois une groffeur démefurée, a une chair dont on mange très fréquemment dans les Indes orientales & occidentales; bien qu'elle foit difficile à digérer, elle fournit cependant un affez bon fuc. On mange auffi les œufs de tortue, lefquels font eftimés. La tortue de terre & celle de marais, qui different peu entr'elles, ont également une chair bonne à manger, laquelle cependant n'eft pas fouvent employée par les cuifiniers; parceque, de quelque façon qu'on l'apprête, elle eft toujours dure, coriace, lente & vifqueufe, fur-tout lorfqu'elle a habité dans la boue. Ce qui fait que les tortues font du goût de peu de perfonnes, & qu'elles font renvoyées dans les boutiques d'apothicaires, afin d'en préparer des bouillons adouciffants deftinés pour les phthifiques & les perfonnes en confomption; nous en avons parlé dans la matiere médicale.

La grenouille (*Rana*), connue en Provence fous le nom de Reineto, mérite à-peine d'être mife au nombre des aliments. On ne doit employer comme tels, que celles qui habitent le long des eaux courantes, ou qui fe trouvent dans les rivieres & dans les fleuves. Mais on rejette, comme nuifibles & vénéneufes celles qui ont établi leurs demeures dans les étangs & dans les marais. On ne fait pas plus de cas des grenouilles vertes qui vivent dans les rofeaux & les gazons. Les plus eftimées, comme étant de

meilleure

meilleure qualité, font celles de riviere, dont la
chair eft blanche, tendre, & d'un bon goût.
Les cuifiniers n'en prennent que les cuiffes, qui
font regardées comme un aliment agréable &
adouciffant. C'eft à ce titre qu'on en prépare
fouvent des bouillons pour les perfonnes maigres & phthifiques; ils font également utiles à
ceux fur-tout qui ne peuvent dormir.

SECTION III.

DES ASSAISONNEMENTS.

ASSAISONNEMENTS EXOTIQUES,

OU ETRANGERS.

Tout le monde connoît les aſſaiſonnements, tant exotiques qu'indigenes ; & perſonne n'ignore que les premiers apportés des pays fort éloignés, ſont la cannelle, le girofle, le gingembre, le poivre & la noix muſcade, auxquels on peut ajoûter le galanga, les cubebes, le cardamome, &c. Ces derniers ne ſont jamais, ſi je ne me trompe, ou fort rarement employés par nos cuiſiniers, parcequ'ils ſont inférieurs aux premiers en ſaveur & en vertu. Les premiers ſont donc d'un uſage très commun, non-ſeulement pour aſſaiſonner les mets, afin de les rendre plus agréables, mais encore pour apprêter différents ragoûts qui ont beſoin d'être relevés. Si l'on en uſe avec ſobriété, ils rétabliſſent l'eſtomac languiſſant, & facilitent la digeſtion des aliments ; ils chaſſent quelquefois les vents, & ſont avantageux pour les perſonnes foibles & pituiteuſes ; ils fondent & diviſent les matieres glaireuſes de l'eſtomac ; ils fortifient le cerveau, les nerfs & le cœur, & augmentent la vigueur du corps. Ce qui fait que

ces substances, employées avec précaution, sont
très convenables aux personnes d'un tempérament froid & pituiteux. Mais si l'on n'est pas
circonspect sur l'usage de ces aromats étrangers,
ils peuvent causer beaucoup de mal, sur-tout
lorsque le sang est trop bouillant, que la bile est
exaltée, & que les organes trop secs sont sus-
ceptibles d'irritabilité. Les jeunes gens enfin, les
mélancholiques, ceux qui sont incommodés de
la toux, doivent s'en abstenir. Nous terminons
la liste de ces substances exotiques par le sucre,
lequel est tout-à-fait différent des premiers, tant
par sa nature que par ses propriétés.

La canelle (*Cinnamomum*), très remarquable par son odeur & par sa saveur aromatique,
est l'écorce d'un arbre de l'isle de Ceylan, assez
ressemblant au laurier, suivant Linnæus. Elle
tient presque le premier rang parmi les assaisonnements les plus agréables & les plus usités ; elle
excite l'appétit, & facilite la digestion des aliments ; elle est utile aux pituiteux, & à ceux
qui sont sujets aux flatuolités, aux crudités mu-
queuses & au flux de ventre ; outre cela, elle réveille les forces du cerveau, du cœur & de
l'estomac. Cette espece d'assaisonnement doit
être défendu aux mélancholiques, aux personnes délicates, & à ceux qui sont incommodés de
la toux, aussi-bien qu'à ceux qui sont d'un tempérament sanguin & colérique, puisque son usage
journalier ou excessif entretient & augmente
l'effervescence du sang, & excite le bouillonnement de la bile.

Le gingembre (*Zingiber*), suivant les botanistes les plus modernes, est la racine d'un certain amome arondinacée de l'Inde, d'une odeur

très agréable, & d'une faveur piquante. Soit sec, soit confit avec le sucre, le gingembre le dispute à la cannelle, à raison de ses vertus; & il n'est pas moins employé dans les cuisines. Quand on en fait un usage modéré, il rétablit les forces de l'estomac & des autres organes; d'ailleurs il porte l'inflammation dans le sang, & met la bile en mouvement; ce qui fait qu'on l'interdit à ceux qui sont d'un tempérament chaud & bilieux, de même qu'aux phthisiques, & à tous ceux qui sont incommodés de la poitrine.

LES CLOUS DE GIROFLE (*Caryophylli*) sont les fleurs pas encore formées, d'un certain arbre de l'Inde, qui a l'apparence du laurier, selon G. BAUHIN. Ils sont d'une odeur très suave, & d'une faveur aromatique, & passent pour un assaisonnement des meilleurs, malheureusement trop prodigué par les cuisiniers des grands. Ainsi que les aromats précédents, ils relevent les forces & le ton de l'estomac & des autres parties; ce qui les rend utiles aux personnes foibles & valétudinaires; mais ils causent beaucoup de mal lorsque le sang est en effervescence, & la bile trop exaltée; dans l'état même de la meilleure santé, leur usage, long-temps continué, n'est pas exempt de danger; car avec le temps ils portent à l'économie animale des coups cachés, mais destructeurs; les gourmands & les friands, qui cherchent à l'emporter sur les autres dans le choix des ragoûts, doivent se défier de ces aromats perfides.

LE POIVRE (*Piper*) est le fruit, de forme très variée, d'une plante grimpante de l'Inde qui porte le même nom; c'est l'assaisonnement le plus connu dans les cuisines des pauvres & des riches ; on ne peut pas plus se passer de poivre sur les tables que de sel. Il pique la langue par une saveur âcre, brûlante & aromatique ; aussi possede-t-il les mêmes propriétés & vertus que les autres aromats ; comme eux, il favorise particuliérement la digestion des aliments : on avale avec le même avantage les grains de poivre entiers dans la foiblesse d'estomac ; mais son usage mal-entendu peut porter l'incendie dans le sang & dans les humeurs ; ce qui donne lieu à une infinité de maladies aiguës ou chroniques, qui causent beaucoup de tourmens aux médecins. Nous ne dirons rien de cette opinion ridicule que le poivre est rafraîchissant.

La muscade (*Nux moschata*) est un fruit de la grosseur d'une petite noix, qu'on apporte des Indes orientales, & qui est recouvert d'une enveloppe particuliere, connue sous le nom de *macis* : elle est d'une odeur aromatique, mais douce, d'une saveur un peu âcre, mais suave ; elle tient le premier rang parmi les assaisonnemens les plus doux & les plus tempérés. Outre le goût agréable qu'elle donne aux mets, elle favorise la digestion, & est utile aux personnes foibles, pourvu qu'on en fasse usage à propos, & avec modération ; autrement elle met le sang en mouvement, & irrite les visceres déja échauffés. Ce qu'il faut entendre aussi du macis, dont l'odeur est plus pénétrante & la saveur plus âcre ; & qui devient plus nuisible si l'on s'en sert trop long-temps. Tout le monde sait que les Indiens eux-mêmes confisent dans le sucre la noix muscade, qui plaît beaucoup aux friands, & qui n'est point dépourvue de vertus.

Le sucre (*Saccharum*), inconnu aux anciens

Grecs, est le suc exprimé d'une espece de canne dont nous avons parlé dans la matiere médicale : par l'art, on est venu à bout de lui donner l'apparence d'un sel. Il fournit l'assaisonnement le plus agréable & le plus doux pour les substances fades & insipides, qu'il rend très gracieuses ; soit qu'on s'en serve pour les préparer sur-le-champ, ou pour conserver différents fruits, aussi-bien que des racines, des tiges, des écorces, &c... qui sont en cet état les délices de tout le monde ; & qui ornent les desserts ; cependant l'usage, trop long-temps continué ou excessif de ces préparations, n'est pas exempt de danger. Mais le sucre, pris avec modération, est bienfaisant ; car il adoucit l'âcreté des humeurs, émousse les acides, mitige la salure des liqueurs, tempere ce qu'elles ont d'austere & d'acerbe, aide à la digestion, & relâche un peu le ventre. Il est utile aux vieillards, & paroît être avantageux contre la toux & l'enrouement ; il y en a cependant qui soutiennent que son trop long usage est nuisible aux poumons ; ce qui pourtant n'est pas encore bien décidé. L'expérience nous a appris néanmoins que le sucre ne convenoit pas à tout le monde ; il nuit en effet aux coleriques ; la chaleur de l'estomac lui fait quelquefois contracter de l'acidité ; dans les enfants, il favorise la génération des vers ; il cause même la puanteur de la bouche ; il gâte les dents qu'il carie & qu'il noircit. Enfin son usage immodéré met le sang en mouvement ; desseche les visceres, & entretient l'affection scorbutique. Il est dangereux de suivre inconsidérément la passion qu'on a pour les sucreries. Outre cela, le sucre est très employé par les pâtissiers, les confiseurs, & par tous ceux qui préparent mille fortes de friandifes & de pâtifferies, dont la faveur & l'agrément font dus au fucre.

LES ASSAISONNEMENTS INDIGENES,

OU DE NOTRE PAYS.

CES efpeces d'affaifonnements font tirées des trois regnes. Les plus communs, & les meilleurs font le fel marin, le beurre, l'huile, la graiffe, le lard, &c... dont l'ufage modéré n'eft point nuifible. Autrement ces fubftances, tant exotiques qu'indigenes, ne font qu'irriter l'appétit, ou rendre plus dangereux les mets apprêtés par les cuifiniers, & font la fource de prefque toutes les maladies ; puifqu'indépendamment d'une certaine qualité délétere , qui infecte & corrompt fenfiblement les humeurs, quand on n'eft pas réfervé fur leur ufage, ils excitent une faim dévorante, & qu'on ne peut affouvir qu'en furchargeant l'eftomac d'une quantité confidérable d'aliments. Par-là les forces des organes de la digeftion font léfées, & les aliments mal élaborés ne donnent qu'un mauvais chyle. Il n'en eft pas de même des acides , qui, employés à propos, préviennent la pourriture des aliments dans l'eftomac, & celle des humeurs : le vinaigre , le verjus, le fuc de limons , d'oranges, &c... poffedent ces vertus : auffi doit-on regarder comme falubres les mets affaifonnés avec le vinaigre & les autres acides, pourvu néanmoins qu'il n'y entre point trop de fel , de poivre, & d'autres fubftances trop chaudes : mais le lard, la graiffe, le

beurre, & l'huile, qui font d'un ufage fi ordinaire
dans les cuifines, produifent, fuivant la difpofition des humeurs, l'état de l'eftomac & l'habitude, différents effets dont il eft parlé ailleurs.

Le sel commun (*Sal marinum vel culinare*) eft
l'affaifonnement le plus ufité pour tous les mets,
le plus néceffaire, celui qu'on a employé de tout
temps pour conférver les viandes, & dont on ne
fauroit prefque fe paffer, fans altérer fa fanté.
C'eft le feul qui fe tire du regne minéral ; il
donne de la faveur aux aliments, il excite l'appétit, il aide à la digeftion, lâche le ventre, &
provoque l'écoulement des urines, pourvu qu'on
ne paffe pas les bornes de la modération dans fon
ufage : mais il entraîne après lui bien des incommodités, fi l'on en prend mal-à-propos, à contre-temps, ou en trop grande quantité, fur-tout
fi l'ardeur du feu l'a rendu âcre ; car il excite la
foif, il lefe les inteftins & l'eftomac, il brûle le
fang & les vifceres, il engendre le fcorbut & le
calcul ; il caufe des affections prurigineufes de la
peau, difpofe aux obftructions, & les augmente ;
il nuit aux nourrices, & eft enfin très préjudicia-
ble aux perfonnes maigres, à ceux qui font tourmentés par la toux, & aux phthifiques.

Outre fon ufage journalier, tant fur les tables
que dans les cuifines, le fel eft ordinairement
employé pour préferver plus long-temps de la
pourriture certaines fubftances, telles que les
viandes, les poiffons, le beurre, le fromage, &c...
Mais les chairs des quadrupedes & des poiffons,
qu'on conferve par ce moyen, deviennent par-
là plus dures, plus denfes, & plus difficiles à
cuire ; elles enflamment le fang, & augmentent
la fécrétion de la bile ; enforte que leur ufage,

trop long-temps continué, lors sur-tout qu'on n'a
pas l'attention de les faire bien macérer avant que
de les mettre cuire, corrompt entiérement les
humeurs, qui contractent une disposition scorbutique. Ces aliments salés doivent être évités
avec le plus grand soin par ceux dont les humeurs
tendent à l'alkalescence ; cette disposition du
sang se manifeste par la chaleur du corps, la
puanteur de la bouche, aussi-bien que par celle
de la sueur, de l'urine & des excréments. Les
viandes rances salées doivent être regardées comme les plus mauvaises ; elles deviennent telles
aussi lorsqu'elles restent trop long-temps dans
l'estomac, aussi-bien que le lard, les graisses, les
huiles, &c... qui dans cet état deviennent très
pernicieuses.

LE VINAIGRE (*Acetum*), dont l'usage est si
connu, est d'autant plus fort & plus estimé, qu'on
l'a préparé avec un vin généreux. Outre les salades dans lesquelles il entre, il sert encore à assaisonner les poissons, les chairs, les légumes, &
une infinité d'autres choses. Cet assaisonnement
est très sain ; en effet, pris avec sobriété, il redonne des forces à l'estomac, & aiguise l'appétit ;
il tempere l'effervescence de la bile ; il appaise le
vomissement, le hoquet, & l'hémorrhagie : il
convient à ceux qui sont fort gras, il résiste à la
pourriture, il corrige l'infection de l'air ; aussi
est-il très vanté dans le temps de peste. Il n'est cependant pas sans danger ; car les vieillards, les
mélancholiques, & les femmes hystériques, ne
se trouvent pas bien de son usage ; il est également
nuisible aux personnes maigres & tourmentées
par la toux. On prépare un vinaigre excellent,
en y faisant infuser des roses, des œillets de jar-

dins, des fleurs de fureau & d'orange, de l'ail, de l'eftragon, des framboifes, &c… Ces fub-ftances différentes, ou augmentent fa force, ou lui donnent de l'agrément.

Le verjus (*Omphacium*) eft le fuc exprimé de raifins pas encore mûrs, qu'on a le foin de couler, & qu'on met dans un vafe bien bouché pour le befoin : on s'en fert, comme du vinaigre, dans les cuifines, & pour l'apprêt de différents mets, des viandes fur-tout, & du poiffon. Il fortifie l'eftomac, & excite l'appétit ; il fait ceffer les naufées, & arrête le flux de ventre ; il tempere l'ardeur des entrailles, & l'effervefcence de la bile ; il s'oppofe à la pourriture ; mais il eft nuifible pour ceux qui font maigres, & pour ceux qui font tourmentés par la toux ; & fon ufage exceffif eft pernicieux à tout le monde : cependant le verjus eft moins à craindre que le vinaigre. Il eft bon de favoir que les anciens faifoient épaiffir au foleil en confiftance de rob leur verjus, qui d'ailleurs poffédoit les mêmes vertus.

Les limons (*Limones*), font les fruits du limonnier, arbre que les botaniftes défignent fous cette phrafe (*Limon vulgaris*, FERR. *Hef-per. & Inft. rei herb. Malus limonia acida*, C. B. *Pin.*). Ces fruits font également eftimés pour la table, pour la cuifine, & pour les boutiques d'apothicaires ; ils fourniffent un fuc acide qui tient le premier rang parmi les affaifonnements les plus agréables : on emploie au même ufage les citrons & les oranges acides dont nous avons parlé ailleurs. Perfonne n'ignore qu'on prépare avec le fuc de limon une boiffon très gracieufe, connue fous le nom de limonade ; elle étanche la foif, modere & calme l'ardeur du fang, redonne du

ton & de la force aux organes de la digeftion ;
elle eft d'ailleurs fort bonne contre le fcorbut.

L'HUILE D'OLIVES (*Oleum olivarum*) fe tire
par la trituration de ces fruits dans leur maturité ,
c'eft-à-dire , lorfqu'ils ont acquis une couleur
brune & noirâtre ; on en exprime une quantité
d'autant plus grande , mais de moindre qualité ,
que les olives font plus groffes & plus mûres ,
qu'on les garde plus long-temps en tas , où elles
fuent , & qu'on tarde davantage à les mettre fous
le preffoir. Les olives vertes , ou à demi-mûres ,
cueillies avant qu'elles aient une couleur brune ,
& portées au preffoir fur-le-champ , fourniffent
une huile de la premiere qualité , & d'un goût
exquis : mais confervée au-delà de l'année , cette
huile perd ce qu'elle a d'agréable , & devient
mal faine. Il n'y a perfonne qui ne connoiffe l'u-
fage de l'huile , tant dans les falades , que dans
les cuifines , où on l'emploie à la place de beurre ,
enforte qu'elle eft la matiere ordinaire des affaifonnements dans les pays chauds , où les oliviers
fe cultivent. C'eft avec raifon que l'on regarde
comme bienfaifante l'huile d'olives de la premiere qualité ; favoir , lorfqu'elle eft douce , récente , crue , d'une faveur agréable , & prife avec
modération : mais il n'en eft pas de même de
l'huile cuite , fur-tout dans la poële ; le feu la
rend âcre & cauftique , ce dont tout le monde
convient : c'eft pourquoi elle eft très nuifible
aux bilieux , à ceux qui font incommodés de la
toux , & aux perfonnes maigres. On exprime de la
même maniere *des noix bien mûres une huile* dont
les peintres font un grand ufage , & dont on fe fert
auffi pour brûler. Elle eft encore employée pour
la préparation des aliments par quelques labou-

reurs peu à leur aife ; elle n'eft cependant pas fi méprifée par les riches, lorfqu'elle a été exprimée de noix bien choifies, & qu'elle eft récente ; elle va de pair alors pour la bonté avec l'huile d'olives, & elle entre même dans les falades.

Le beurre (*Butyrum*), comme tout le monde fait, eft la portion la plus graffe & la plus douce du lait de vache, laquelle s'en fépare après une certaine agitation, & prend de la confiftance ; elle fe fond fur un petit feu. Le meilleur beurre eft celui qui eft jaunâtre, nouveau, & fait au mois de Mai ; celui qui eft vieux & falé, eft de moindre qualité. Crud, il eft bienfaifant ; mais par une longue coction, il acquiert, de même que l'huile, une certaine âcreté, qu'il faut corriger avec les acides ; auffi plufieurs perfonnes en font-elles incommodées. On emploie généralement le beurre dans les cuifines pour l'apprêt des aliments ; on le croit même plus fain que l'huile, bien qu'il ait moins de faveur. Il eft d'ailleurs mis au nombre des aliments ; car il nourrit, & engraiffe même. Outre cela, il adoucit la trachée-artere ; il eft utile dans la toux, & amollit un peu le ventre. Lorfqu'on en prend avec excès, il affoiblit l'eftomac, éteint l'appétit, & excite des naufées, fur-tout dans les cas de crudités acides, muqueufes, & de flatuofités. Le beurre falé, comme nous l'avons déja infinué, eft de qualité bien inférieure : il eft très mauvais, lorfqu'il eft rance ; peu agréable au goût, il fomente l'âcreté du fang & des humeurs : il eft donc raifonnable de s'en abftenir avec foin. Nous avons parlé de la graiffe, du lard, & de ces jus de viande, connus fous le nom de *coulis*, &c...

Le miel (*Mel*), autrefois très ufité pour la

préparation des nourritures , eſt aujourd’hui bien moins employé, depuis qu’on a trouvé le ſucre. On s’en ſert cependant encore pour confire quelques fruits ; les pâtiſſiers & les confiſeurs préparent avec le miel des tourtes, des gâteaux, & autres friandiſes recherchées ; mais on en fait un plus grand & un plus fréquent uſage en médecine , comme on peut le conclure de ce que nous avons dit plus haut. Il faut le choiſir peſant, blanc, doux, d’une odeur ſuave, tel que ceux d’Eſpagne , de Narbonne , &c … nouveau, & exprimé des ruches au printemps. Il eſt d’abord liquide ; il s’épaiſſit avec le temps , & eſt alors moins eſtimé ; lorſqu’il devient vieux ; il contracte une certaine amertume. On fait moins de cas de celui qui donne beaucoup d’écume , lorſqu’on le fait cuire. Il doit ſes vertus & ſes qualités aux plantes d’où les abeilles le tirent ; le thym, le romarin, la ſarriette, le ſerpolet, l’origan , & autres plantes qui en approchent , ſont regardées comme les meilleures pour l’ouvrage de ces inſectes. Le miel redonne un peu de force à l’eſtomac ; il eſt utile contre la toux & l’aſthme ; il convient aux vieillards & à ceux qui ſont d’un tempérament froid, & aux perſonnes affectées de catarrhe ; il favoriſe l’écoulement de l’urine, & lâche ſouvent le ventre. Mais il eſt nuiſible aux jeunes gens & aux bilieux ; il occaſionne des vents & des tranchées , à moins qu’il n’ait été bien écumé. Il eſt bon de ſavoir qu’on tire du miel, ainſi que du ſucre , par l’analyſe, un ſel vitriolique qui a la force de corroder les pierres mêmes.

Le sapa des anciens, qui eſt le ſuc épaiſſi de tous les fruits épaiſſis par la coction, s’entend particuliérement du moût exprimé des raisins blancs choisis & bien mûrs, cuit en consistance de syrop, c'est-à-dire, jusqu'à l'évaporation des deux tiers de la liqueur. On l'appelle aussi ROB; les Languedociens le nomment RU. C'est avec le moût, ainsi qu'avec le miel & le sucre, qu'on confit différents fruits, tels que les coings, les poires, la chair du concombre & de la citrouille: par ce moyen très simple, & fort connu dans les pays chauds, on conserve au-delà de l'année ces fruits, qui ne le cedent point en saveur & en bonté aux autres especes de confitures, & qui passent pour fort saines: c'est une nourriture convenable à ceux qui ont l'estomac foible. Outre cela, avec le moût épaissi en consistance d'extrait, on fait ce que l'on appelle RAISINÉ (*Rob*, *vel Defrutum*), d'une saveur douce un peu acide, très agréable dans les pays chauds, à cause de l'excellence des raisins; dans les autres pays c'est un aliment beaucoup moins estimé. Il ne sera point inutile d'observer qu'avec le sapa & le vin, mêlé à une certaine proportion, les marchands fripons composent des vins qu'ils vendent pour celui de Crete, de Malvoisie, &c...

LA MOUTARDE (*Sinapi rapi folio*, C. B. P. *Sinapi hortense*, CORD. —— *Sinapi apii folio*, *C. B. Pin. Sinapi alterum sativum*, *Adv.* LOBEL.). Des semences de l'une & l'autre especes broyées avec du vin, du moût & du vinaigre, on prépare un assaisonnement très usité dans les contrées septentrionales, très agréable, & très sain; il est très estimé, puisqu'il est d'une grande utilité dans la disposition au scorbut, ainsi que dans les cas où les humeurs sont visqueuses & pituiteuses Outre cela, il provoque l'appétit, &

aide à la digestion ; mais il excite assez souvent la dysurie.

L'ESTRAGON (*Dracunculus esculentus vel hortensis*, C. B. Pin. *Abrotanum mas lini folio acriori & odorato*, Inst. rei herb.). On estime beaucoup sur les tables cette plante aromatique, & d'une saveur très suave, dont les sommités encore tendres, se mêlent avantageusement dans les salades de laitue & de pourpier : on s'en sert également dans différents ragoûts comme assaisonnements. L'estragon rétablit les forces de l'estomac, & aide la digestion des aliments. Il tient rang d'ailleurs parmi les anti-putrides & les vermifuges : mais il ne convient point aux personnes maigres, ni à celles qui sont incommodées de la toux, ni aux tempéraments bilieux & portés à l'amour.

L'AIL (*Allium sativum*, C. B. Pin. *Allium vulgare sativum*, J. B.).

ROCAMBOLE (*Allium sativum alterum, sive Allioprasum, caulis summo circonvoluto*, C. B. P.).

Nous ne dirons rien de la premiere espece dont nous avons parlé dans l'article des aliments. La seconde, qui ne doit être placée que parmi les assaisonnements, possede les mêmes vertus, mais à un degré plus foible. Elle communique aux mets une saveur très agréable ; elle redonne de l'appétit, & corrige les crudités acides. Elle est très vantée par les Espagnols ; nos Apicius n'en font pas moins de cas. Ceux qui sont d'un tempérament chaud & bilieux ne doivent manger de l'une & de l'autre espece qu'avec modération & avec précaution ; car il est prouvé, par une foule d'expériences, que son usage, trop long-temps continué, porte l'incendie dans le sang, ou qu'il le dispose à s'enflammer. Il n'y a personne qui ne fente d'après cela combien il peut être dangereux.

ÉCHALOTTE. *Cepa afcalonica*, MATT. *Porrum
fativum juncifolium*, *C. B. Pin.*

CIBOULE. *Cepa fiffilis*, MATT. *Lugd.*

L'une & l'autre efpece eft très connue des cuifiniers ; elles font d'une faveur très agréable ; elles
aiguifent l'appétit, & rétabliffent les forces languif-
fantes de l'eftomac ; elles corrigent l'acidité des
humeurs qui y croupiffent ; elles favorifent la fécrétion de l'urine & celle des autres fluides ; elles font utiles aux fcorbutiques, & tuent les
vers ; mais l'ufage en eft interdit aux bilieux &
à ceux chez qui le fang eft trop bouillant.

PASSE-RAGE. *Piperitis, five Lepidium vulgare,*
PARK. *Lepidium latifolium*, *C. B. Pin. Raphanus fylveftris officinarum*, *Adv.* LOBEL.

Cette plante tire fon nom latin du mot *piper*,
(le poivre), dont elle a la faveur âcre : on la
trouve fur-tout dans fa racine. Elle fortifie l'e-
ftomac affoibli, & remédie quelquefois au défaut
d'appétit. Outre cela, elle diffipe les flatuofités,
& eft bonne contre la cachexie. On l'emploie cependant rarement dans les cuifines, parceque
l'on a d'autres affaifonnements plus agréables &
plus eftimés.

SARRIETTE. (*Satureia fativa*, *J. B. Satureia
domeftica*, *Horti eyftet.*).

On place au nombre des affaifonnements les
plus familiers cette plante âcre & aromatique,
laquelle communique aux ragoûts une faveur
des plus agréables. Elle excite l'appétit, & favorife la fécrétion de l'urine. Les jeunes gens ne
doivent pas en ufer fans précaution, & principalement ceux qui fe plaignent de chaleur d'entrailles.

ANETH.

ANETH (*Anethum hortenſe. , C. B. Pin*).

La ſemence de cette plante , dont l'odeur eſt agréable , eſt employée pour aſſaiſonner pluſieurs mets ; ce qui entretient l'appétit , & favoriſe le digeſtion des aliments. Elle eſt utile aux cachectiques & aux phlegmatiques ; c'eſt un bon remede contre le hoquet , & pour rendre les forces à ceux qui les ont perdues. Ceux qui ont des ardeurs d'entrailles , ainſi que ceux qui ſont maigres & tourmentés par la toux , doivent s'en abſtenir.

ANIS [grand & petit] , (*Aniſum herbariis ſemine majore*) [*vel minore*] *C. B. Pin. Apium , Aniſum dictum , femine ſuavè olenti majori* [*vel minori*] *, Inſt. rei. herb.*).

Les ſemences de l'une & l'autre plante ſont très connues , non-ſeulement des cuiſiniers , mais auſſi des confiſeurs , qui ſavent les couvrir de ſucre , & qui les font entrer dans beaucoup de préparations. Outre leur agrément particulier , qu'elles communiquent aux aſſaiſonnements , elles corrigent l'haleine forte & puante ; elles fortifient l'eſtomac , & remédient aux flatuoſités ; enfin , on dit qu'elles favoriſent la ſécrétion du lait. Mais , ainſi que les autres aromates , elles ſtimulent & agitent fortement le ſang.

LA CORIANDRE [grande & petite] (*Coriandrum majus* [*& minus*] *, C. B. Pin.*).

Les ſemences de l'une & l'autre eſpece ſont d'uſage , mais on eſtime davantage celles de la premiere ; de même que celles de l'anis , elles ſont fort ſouvent employées par les cuiſiniers , par les confiſeurs , qui les recouvrent de ſucre , & en font des dragées. Elles fortifient le cerveau , & ſont utiles à ceux qui ſont attaqués de vertige ;

elles calment la puanteur de la bouche ; elles aident la digeſtion des aliments, & chaſſent les vents. La coriandre ne vaut rien pour ceux qui ſont d'un tempérament bilieux.

Le carvi (*Carvi Caſalp. Inſt. rei herb. Cuminum pratenſe , Carvi officinarum , C. B. Pin.*).

De même que des ſemences d'aneth & d'anis, les cuiſiniers ſe ſervent, mais rarement ſi je ne me trompe, des ſemences aromatiques de carvi, leſquelles aident à la digeſtion ; elles réchauffent l'eſtomac & diſſipent les vents. Elles corrigent auſſi la puanteur de la bouche ; mais elles nuiſent aux jeunes gens & à ceux qui ſont d'un tempérament chaud. Outre cela on les revêt encore du ſucre, & elles paroiſſent ſur les tables avec les autres ſucreries pour orner les deſſerts.

Fenouil des vignes (*Feniculum vulgare minus , acriori & nigriori ſemine , C. B. Pin.*).

Fenouil doux (*Feniculum dulce , majore & albo ſemine , J. B.*).

Les ſemences de ces deux eſpeces, ainſi que celles des plantes précédentes, ſont très ſouvent employées par les cuiſiniers & les confiſeurs ; & elles paroiſſent avec les autres ſucreries pour l'ornement des deſſerts Elles favoriſent la digeſtion des aliments, remédient aux flatuoſités, & aident la ſécrétion du lait. Elles ſont utiles dans la cachexie & dans l'engorgement des viſceres ; les aſthmatiques & ceux qni ſont attaqués de vertige s'en trouvent bien ; on dit même qu'elles aiguiſent la vue. Le fenouil , ainſi que les autres plantes ſemblables , doit être employé avec précaution par ceux qui ſont ſujets à l'efferveſcence du ſang & des humeurs.

Persil (*Petroſelinum vulgare* , Park. *Apium*

hortenſe , ſeu *Petroſelinum vulgò* , *C. B. Pin.*).

Il n'y a point de plante légumineuſe plus uſi-
tée dans les cuiſines que le perſil , à cauſe de la
ſaveur agréable qu'il communique aux aliments ;
ce qui fait qu'il eſt très ordinairement employé
comme aſſaiſonnement , & qu'on l'eſtime pour
ſa ſuavité & ſa ſalubrité. Il excite l'appetit , corrige la puanteur de la bouche , diſſipe les flatuoſités , eſt utile aux cachectiques & aux mélancholiques ; mais ceux qui ſont d'un tempérament
chaud , & ſujets aux hémorrhagies , doivent en
faire uſage avec précaution. On dit enfin que
l'uſage immodéré de cette plante attaque le
cerveau , qu'elle cauſe même l'épilepſie : eſt ce
ſans raiſon ? nous laiſſons ce point à examiner
aux phyſiciens & aux médecins obſervateurs.

CERFEUIL (*Cerefolium.* MATTH. *Chærophyl-
lum ſativum* , *C. B. Pin.*).

Cette plante , également agréable par ſon
odeur & par ſa ſaveur , eſt d'un très grand uſage
en cuiſine , comme aſſaiſonnement ; & comme
elle flatte beaucoup le palais , elle entre dans
les ſalades. Elle eſt utile à ceux qui ſont foibles ; elle rétablit les forces affoiblies de l'eſtomac , & s'oppoſe à la pourriture ; elle ranime
le corps débilité , & elle excite les deſirs amoureux : on voit par-là que le cerfeuil ne convient
point aux perſonnes exténuées & d'un tempérament bilieux.

BAUME DES JARDINS (*Mentha hortenſis verticillata* , *ocimi odore* , *C. B. Pin.*).

Cette plante , qui eſt d'une odeur très agréable , entre dans la claſſe des aſſaiſonnements ,
& eſt fréquemment employée par les cuiſiniers
pour donner à différents mets plus de ſuavité. A

cette plante se rapportent différentes plantes aromatiques qui en approchent beaucoup ; telles que la citronelle (*melissa*), le serpolet (*serpillum*), la sauge (*salvia*), la marjolaine (*majorana*), le basilic (*ocimum*), le pouliot (*pulegium*), le calament (*calamintha*), le thym (*thymus*), l'hysope (*hyssopus*), le romarin (*rosmarinus*), l'aurone (*abrotanum*), les feuilles de laurier (*lauri folia*), &c. .... Toutes ces plantes, qui sont très odorantes, possedent à-peu près les mêmes vertus, & sont employées presque de même dans les cuisines.

LE SAFRAN (*Crocus sativus. C. B. Pin. Crocus verus sativus autumnalis.* PARK).

On fait usage de ses étamines d'un jaune rougeâtre, lesquelles exhalent une odeur douce & très agréable. On emploie ordinairement le safran de notre pays ; mais tout le monde convient que l'oriental l'emporte de beaucoup. Il aide la digestion des aliments, répare les forces, est utile aux asthmatiques & à ceux qui sont incommodés de la toux, & fait dormir. On ne le croit pas cependant exempt de danger, car plusieurs femmes ont de l'aversion pour cette plante ; il porte quelquefois à la tête & l'affecte ; bien plus, si l'on en prend outre mesure, il peut troubler le cerveau & causer une espece d'ivresse. On en prépare enfin une sorte de teinture spiritueuse, connue sous le nom de *Scubac*, qui, bien que fort vantée, paroît, si je ne me trompe, être un peu tombée.

CAPRIER (*Capparis spinosa, fructu minore folio rotundo, C. B. Pin .*).

• C'est mal-à-propos que quelques personnes regardent les capres (*cappares*) comme les fruits de cet arbriſſeau épineux ; puiſque ce n'eſt autre choſe que les petites têtes ou les rudiments des fleurs pas encore épanouies ; macérées & conſervées dans le vinaigre, elles paſſent pour un aſſaiſonnement ſalubre & le plus convenable des mets, & principalement des poiſſons ; pourvu néanmoins qu'on n'emploie point le verd-degris pour leur communiquer une belle couleur verte, ce que je ſais n'arriver que trop ſouvent. Les capres excitent fortement l'appétit, & ſont utiles à ceux qui ont des obſtructions ; elles font uriner, bien qu'elles paroiſſent douées d'une certaine qualité aſtringente. Il eſt bon d'obſerver que la fleur de genêt encore verte (*geniſta florum rudimenta adhuc virentia*), les fleurs de la capucine (*flores cardamindi*), les cornichons (*cucumeres abortivi, corniculorum inſtar contorti*), ſont employées de différentes manieres par les cuiſiniers, & qu'elles donnent un bon goût aux ſalades dans leſquelles on les fait entrer.

CHAMPIGNONS DE COUCHES (*Fungus campeſtris albus ſupernè & infernè rubens. J. B. Fungus vulgariſſimus eſculentus*, LOBEL. ICON.).

MOUSSERONS (*Fungi verni, odori & eſculenti. J. B.*).

Parmi pluſieurs eſpeces qui ſe mangent, nous ne faiſons mention que de ces deux, parceque les autres ſe diſtinguent difficilement des champignons vénéneux. La gourmandiſe, qui ne connoît point les précautions, déſire avec avidité cette fauſſe plante (*pſeudo-planta*).

Les modernes Apicius en effet mettent au nombre des mets les plus friands les champignons, ſur-tout connus ſous le nom d'*Orongas*, quoiqu'ils ſoient inſipides, & d'une ſaveur bizarre.

Ll iij

Tout le monde convient que les champignons fournissent une mauvaise nourriture ; on peut d'ailleurs se tromper sur le choix , parcequ'il s'en rencontre plusieurs especes qui ont l'apparence des champignons bons à manger , lesquels sont très dangereux , & peuvent même causer la mort , comme on en a des exemples. Quiconque veut se conserver en santé , doit absolument s'abstenir de ce mets si douteux. Parmi les champignons bons à manger , on croit qu'il n'y a rien à craindre de ceux qui paroissent dans les vingt-quatre heures , & qu'on cueille sur le champ , ou avant qu'ils soient entiérement développés : on doit regarder comme vénéneux ceux qui sont jaunes , ou qui ont contracté une odeur désagréable , ou qui en les lavant déposent leur couleur naturelle ; en effet ils bouleversent l'estomac , occasionnent la suffocation , & entrainent souvent après leur usage la paralysie & l'apoplexie. Différentes observations enfin nous apprennent que des assemblées entieres ont péri pour avoir mangé de ce mauvais & pernicieux aliment ; il y a même des champignons si puissamment vénéneux que leur odeur seule cause la mort.

La morille (*Boletus esculentus , rugosus , albicans , & quasi fuligine infestus , C. B. Pin.*).

Quoique la morille par son extérieur & par sa forme differe du champignon , elle en approche beaucoup cependant à raison de ses propriétés : son usage n'est pas plus sûr ; aussi les personnes prudentes n'en mangent-elles qu'avec la plus grande circonspection ; mais les gourmands , qui regardent les morilles , comme fort innocentes , agissent bien différemment ; aussi

font-ils fouvent punis de leur imprudence Je me
fouviens d'en avoir vu de mauvais effets, &
d'autres les ont obfervés avant moi. Il eft donc
certain qu'à quelque âge que ce foit , & de
quelque tempérament que l on foit, il y a p'us
d'inconvénient que d'avantage à manger des
champignons & des morilles , qui , par un goût
dépravé & mal entendu font par-tout les délices
des plus grandes tables.

LES TRUFFES (*Tubera*. MATTHIOLI.) naiffent
abondamment dans les lieux fablonneux & fecs
de l'Italie & de la France méridionale. On les
tire de terre principalement au printemps. On
compte parmi les mets les plus exquis & du
meilleur goût ces racines qui n'ont ni tiges ni
feuilles. Cuites elles rendent une odeur très
agréable , & méritent le premier rang parmi les
affaifonnements ; elles fe fervent fpécialement
fur les tables des grands. Les truffes fe mangent
crues ou cuites ; les cuifiniers les apprêtent de
différentes manieres , pour rendre ce mets encore plus friand. Elles réfiftent long-temps à l'effort des organes de la digeftion , auffi troublent-
elles fort fouvent l'eftomac ; elles occafionnent des
vents & des tranchées ; donnent de l'ardeur pour
les plaifirs amoureux ; elles fourniffent un mauvais fuc & peu propre pour nourrir Les jeunes
gens , les bilieux & les mélancholiques doivent
s'en abftenir , ou en manger avec précaution ,
auffi bien que ceux mêmes qui les aiment avec
le plus de paffion.

PIN (*Pinus fativa. C. B. Pin. Pinus urbana*
vel *domeftica.* PARK).

Les noix de pin (*les pignons*) font également
employées comme reméde & comme aliment ;

L l iv

elles entrent fort souvent, en qualité d'assaisonnement dans les ragouts des Italiens & des Provençaux. Lorsqu'elles sont récentes elles flattent
le palais & l'estomac ; mais lorsqu'elles ont été
gardées elles contractent une rancidité très nuisible. Ainsi que les amandes on les recouvre de
sucre ; & elles tiennent un des premiers rangs
parmi les friandises. Elles donnent pour les personnes maigres un aliment doux ; & procurent
quelque soulagement dans la toux.

Aux différents assaisonnements dont nous avons
parlé, on peut ajouter les eaux de fleurs d'o-
ranges & de roses, lesquelles mêlées à certains
aliments leur communiquent de l'agrément, sans
parler de leurs vertus médicinales qu'on a expli-
quées ailleurs.

SECTION IV.
DES BOISSONS.

DES BOISSONS NATURELLES.

IL nous reste à parler actuellement, mais en peu de mots, des différentes especes de boissons les plus usitées ; nous commencerons par ce qui regarde l'eau & le lait, deux liqueurs que la Divinité a accordé à presque tous les animaux. Après ces boissons simples & naturelles, il sera question des liqueurs fermentées, comme le vin, la biere, le pommé, &c. Nous finirons cet article par quelques autres qui se préparent sur le champ avec des substances étrangeres ; boissons qu'on peut appeller domestiques, & dont nous faisons un très grand & très fréquent usage, sans nous arrêter à leurs vertus médicinales dont il a été traité dans la matiere médicale ; ainsi que des jus de viande ou bouillons qui entrent dans la classe des aliments.

L'EAU COMMUNE (*Aqua*). Quoi qu'en disent tous ceux qui sacrifient à Bacchus, l'eau est la meilleure de toutes les boissons, soit pour étancher la soif, soit pour servir de véhicule naturel aux aliments ; elle est également utile aux malades & aux personnes en santé : la nature semble l'avoir préparée elle-même pour être d'un usage journalier, & pour être le principal soutien de la vie. Les végétaux en ont befoin pour germer, & ne peuvent s'en paffer : il n'y a donc rien de fi utile & de fi falubre. La meilleure eau, celle qui réunit tous les avantages de falubrité, eft celle qui eft limpide, légere, inodore, fans faveur, qui, expofée fur le feu, s'échauffe promptement, & fe réfroidit auffi promptement lorfqu'on l'en retire ; qui accélere la cuiffon des légumes ; qui diffout aifément le favon, & qui eft très propre pour laver & nettoyer le linge. Les eaux de fleuves, de fontaines jailliffantes, ou qui coulent fans aucune interruption, celles de pluie l'emportent fur les autres ; les eaux de puits ou qui coulent fous terre, font moins eftimées ; on regarde comme nuifibles celles de neige ; les plus mauvaifes de toutes font fans contredit celles d'étang, de marais & de lacs. C'eft avec raifon que Boerhaave, d'après Galien, avertit de fe défier de l'eau qui coule dans des canaux de plomb, elle n'eft point falubre.

L'eau extrait admirablement bien le fuc des aliments, & fournit au fuc nourricier un véhicule convenable ; elle délaie les humeurs épaiffes & falées, & entretient les pores ouverts. Elle convient aux enfants, aux jeunes gens, à ceux qui font d'un tempérament chaud, aux mélancholiques, & à ceux qui vaquent à des travaux & des exercices rudes & pénibles. On ne doit pas la regarder comme abfolument incapable de nourrir ; puifqu'il eft conftant qu'une infinité d'hommes, & fur-tout les mélancholiques, ont, par fon ufage, prolongé leur vie durant vingt & trente jours & même au de-là. Cependant l'eau bue en grande abondance, principalement le matin, affoiblit les vifceres, &

occaſionne quelquefois l'hydropiſie ; car l'expérience a appris que les jambes œdémateuſes deviennent beaucoup plus enflées en buvant une trop grande quantité d'eau, ce qu'il eſt bon de remarquer en paſſant. L'eau très froide, qu'on rend telle avec de la glace ou de la neige, eſt nuiſible à pluſieurs perſonnes, & ſur tout à ceux qui ſont affectés de la poitrine ; ou bien elle attire la ſtupeur ſur les eſtomacs foibles, ce qui détruit ſenſiblement les fonctions de cet organe & le rend inepte à la digeſtion, bien qu'on en faſſe avec raiſon grand cas en Italie, en Eſpagne, dans la France méridionale & dans les autres pays chauds. L'eau d'ailleurs eſt inférieure au vin, ſi par quelque cauſe que ce ſoit il y a de l'amertume dans la bouche ; mais elle eſt bonne dans les crudités acides de l'eſtomac, obſervation bien conſtatée par les buveurs d'eau. On corrige de différentes manieres les mauvaiſes qualités de l'eau ; 1°. par la décoction ou par la ſimple ébullition, qui lui ôte, comme on dit, ſa crudité ; 2°. par le froid qu'on lui communique ; en cet état elle convient mieux en été pour appaiſer la ſoif des perſonnes altérées ; 3°. en la filtrant, moyen qui la rend beaucoup plus ténue & plus limpide ; 4°. en la laiſſant dépoſer ; elle ſe dépouille par là de toutes parties hétérogênes & en devient enſuite plus ſalubre.

Le lait (*Lac*), celui de vache principalement, de brebis & de chévre, eſt une boiſſon très agréable, que toutes les nations d'ailleurs méttent au nombre des aliments les plus doux & les plus exquis, pourvu néanmoins qu'il ſoit de bonne qualité. C'eſt la nourriture ordinaire des enfants, mais il convient auſſi aux adultes, qui par son usage semblent rajeunir, s'ils le prennent pur & seul. C'est avec le lait qu'on repare les corps maigres & épuisés, pourvu qu'il soit parfaitement exempt de salure & d'acidité, & qu'il soit tiré d'une femelle jeune, qui ne soit point actuellement pleine, & qui ait été nourrie d'herbages verds & de bon suc. Lorsque ces conditions se trouvent réunies, il est utile non-seulement aux phthisiques, mais encore aux goutteux; il remédie même à la diarrhée & à la dysenterie. Ceux qui ont la fievre & les bilieux doivent s'en abstenir; on le defend à ceux qui ont des engorgements dans les visceres, aux catarrheux, aux pituiteux & aux vieillards. Tout le monde sait que le lait se coagule dans l'estomac, lorsqu'il est farci d'une saburre acide, & lorsqu'il y a actuellement fiévre; on n'ignore pas non plus qu'on empêche son acescence dans le ventricule en y mêlant du suc de cerfeuil.

On épaissit ou l'on coagule le lait crud ou cuit, par le moyen de la *préfure*, substance très connue, qui n'est autre chose qu'une matiere caséeuse, laquelle se trouve dans l'estomac de l'agneau ou du veau. Le lait épaissi de cette maniere est appellé par quelques-uns *colostrum* (en françois, *lait caillé*), ce qui fait donner l'épitéte de *colostrati* aux enfants dans l'estomac desquels le lait vient à se coaguler. On sert d'ailleurs le *lait caillé* comme entremets ; il passe pour une nourriture très agréable & salubre, pourvu que l'estomac puisse le supporter. On fait cailler de même le lait de brebis & celui de chevre ; il se mange ainsi très communément en Italie, en Languedoc & en Provence. Ce qu'on appelle *fromage à la crême*, est du lait caillé qu'on a préparé avec de la crême ; c'eſt un aliment de très bon goût , & qui ne fait point de mal à ceux qui ſe portent bien , pourvu cependant qu'on n'en prenne pas une trop grande quantité. La partie la plus graſſe du lait qu'on en ſépare d'une maniere très connue , ſe nomme *beurre* ; on le mange ſeul , & il eſt employé comme aſſaiſonnement : il en a été parlé plus haut. Mais la *crême* , ou la fleur du lait (*cremor vel flos laƈtis*) eſt une ſubſtance graſſe , huileuſe , qui nage à la ſuperficie du lait : elle poſſéde à-peu-près les mêmes vertus & les mêmes qualités que le beurre ; elle differe de celui - ci , en ce que le beurre eſt faƈtice & que la ſéparation s'en fait par art , au lieu que la crême nage naturellement & comme d'elle même à la ſuperficie. La crême flatte le palais ; le lait , qui en fournit le plus eſt celui de vache : de même que le lait elle ſe ſert ſur les tables , & eſt employée dans la cuiſine. Son uſage n'eſt cependant pas exempt de danger , lors ſur-tout qu'on s'écarte des régles de la ſobriété.

Le lait caillé & ſalé ſe conſerve long temps, & devient *fromage :* il eſt à propos d'en dire quelque choſe en paſſant. Il y a bien de ſortes de fromages , eu égard à la nature du lait , & au pays où on le fait. Le meilleur eſt celui qu'on tire du lait de vache ou de brebis ; celui de chevre lui eſt inférieur. Le moins eſtimé de tous eſt celui dans la compoſition duquel il n'entre rien de la ſubſtance butyreuſe. Le fromage , fait avec le lait de vache , nourrit convenablement , mais il ſe digere difficilement ; celui de chevre fournit moins de nourriture , mais la digeſtion en eſt plus aiſée ; celui de chevre eſt digéré ſans beaucoup de difficulté, mais il donne un suc plus âcre, & peu propre à suftenter. Le fromage, pour être bon, ne doit être ni trop nouveau ni trop vieux ; fi l'on en mange avec modération, il eft affez fain ; il favorife même la digeftion, & eft regardé comme nourriffant. Trop nouveau, il pefe fur l'eftomac & caufe des flatuofités : trop vieux, trop dur, trop fec & d'une faveur piquante, il met le fang en mouvement ; quelquefois même la rancidité & l'âcreté qu'il contracte, caufent des érofions fur la langue & le gofier, en forte qu'il eft à craindre qu'il n'opere la même chofe fur l'eftomac & fur les inteftins. On regarde comme le plus mauvais de tous, celui qui eft puant & pourri, bien qu'il foit très eftimé par les buveurs & les grands mangeurs, comme étant capable d'aiguifer l'appétit. Celui qui eft gras & butyreux, qui eft léger & a des yeux, eft plus fuave & plus falubre que celui qui eft dur, fec & compacte, ou dépourvu de crême & de beurre. De quelque qualité qu'il foit, il eft nuifible pour les calculeux, les mélancholiques, & ceux qui font fujets à des engorgements dans les vifceres ; ils doivent s'en abftenir, auffi bien que ceux fur-tout qui ont le ventre refferré. Il faut bien prendre garde enfin de faire excès de fromage, quel qu'il foit ; car, fuivant un axiome connu, le meilleur eft celui dont on en mange très peu. Les grands mangeurs & les voraces, vantent les fromages d'Italie, parmi lefquels le Parmefan & le Milan tiennent le premier rang ; de Hollande, fçavoir, d'Amfterdam & de Roterdam ; de Suiffe, & fur tout ceux de *Gruiere* & de *Berne*, defquels different peu les fromages qui fe font en Savoie. La France en fournit auffi

d'excellents ; la Lorraine & la Bourgogne en
donnent une espece qui n'est presque point différente de celui de Suisse.

On estime généralement les fromages de Brie,
dont un des meilleurs est celui qu'on nomme
de *Maroles* ; ceux des environs d'un bourg du
Dauphiné, nommé *Saffenage* ; ceux de Guienne
auprès de la ville de *Roquefort* ; ceux du Forez
auprès de *Roche* ; ceux d'Auvergne & autres
lieux, dont les pâturages excellents fournissent
aux bestiaux une nourriture forte & abondante.

Mais pour revenir à mon objet, on sait que
plusieurs personnes ont de l'aversion pour le laitage, aversion fondée sur une disposition particuliere de l'estomac, & que dans cette circons-
tance c'est une espece de poison. Rien de si nuisible en effet que le lait de mauvaise qualité,
car tantôt il se change en un acide très âcre &
qui tient presque de la nature du verd-de-gris,
& tantôt en un coagulum des plus pernicieux ;
d'autres fois il se putréfie & lâche le ventre : dans
l'un & l'autre cas ses effets se manifestent par des
rapports acides & nidoreux. Enfin avec le lait,
la crème, le beurre & le fromage, on prépare
une infinité de mets qui plaisent presque à tout
le monde. Le laitage est employé, non seulement par les cuisiniers, dans différents mets &
ragoûts ; on s'en sert encore pour faire des
tartelettes, des tourtes, des gateaux, &c....
qui sont généralement estimés. Quant aux vertus
médicinales du lait & du petit lait, nous en
avons traité ailleurs.

DES BOISSONS FERMENTÉES.

PERSONNE n'ignore que le VIN (*vinum*), est cette liqueur qu'on tire des raisins écrasés, soit qu'elle coule d'elle-même, ou par l'effort du pressoir ; qui ensuite se perfectionne par la fermentation, & qui en se reposant enfin, devient limpide en déposant au fond des tonneaux des féces grossieres. Mais ce seroit nous écarter de notre objet que de décrire l'art particulier avec lequel on compose différentes sortes de vins exquis. Le vin généreux, qui n'a point été falsifié par les marchands, c'est-à dire celui qui plaît également par sa couleur, sa limpidité, son odeur & sa saveur, qui ne cause aucun déboire, & qui n'attaque ni la tête ni les pieds, fournit une boisson très agréable, & est d'une grande utilité en cuisine ; il nourrit beaucoup & appaise la soif, ce qui le fait regarder comme très salubre & très avantageux pour les vieillards & les personnes foibles. Outre cela on l'appelle le germe & la source de l'esprit, & le miroir de l'ame, pourvu néanmoins qu'on en boive avec modération ; il fait la consolation de ceux qui sont enfoncés dans de profondes méditations, ou abbattus par le chagrin, & passe pour un somnifere des plus agréables. Ceux qui aiment la table, & les buveurs, prodiguent les plus grands éloges à cette liqueur qui dissipe la noire mélancholie ; qui déride le front, qui rend éloquent ; & qui prise avec sobriété convient à tout le monde & surtout aux phlegmatiques. Mais dans tout autre cas, & peut-être toujours, s'il faut dire vrai, le

vin

Vin eſt très pernicieux , non-ſeulement à cauſe de l'ivreſſe honteuſe qu'il cauſe , vice qui a fait le déshonneur de pluſieurs perſonnes , & qui a obſcurci la gloire de leurs belles actions ; mais encore à cauſe des coups ſenſiblement deſtructeurs qu'il porte à l'économie animale , lorſqu'on en boit outre meſure. De l'uſage immodéré du vin s'enſuivent bien de maux, tels que l'ardeur exceſſif du ſang , des fievres opiniâtres, l'hydropiſie , la phthiſie , la léthargie , l'apoplexie , la paralyſie , & autres incommodités très communes aux grands buveurs & aux ivrognes de profeſſion , qui ont le viſage couperoſé , les yeux rouges & enflammés. Ceux enfin qui ſe plaignent de crudités acides , doivent s'abſtenir du vin , auſſi bien que ceux qui touſſent continuellement , & qui ſont expoſés aux maladies que nous venons de nommer , ſans parler des plaiſanteries & des brocards qui ſont lancés contre les buveurs & les ivrognes.

De ce qui vient d'être dit , on peut conclure que tantôt l'eau , tantôt le vin , ſuivant les diſpoſitions où l'on ſe trouve , fourniſſent une boiſſon plus ou moins ſalubre ; c'eſt pourquoi il n'eſt point ſurprenant de trouver par-tout des perſonnes, qui ne boivent que de l'eau, jouir d'une bonne ſanté ; & quelques uns parmi ceux qui boivent du vin largement ſans en être incommodés , parvenir juſqu'à une vieilleſſe fort avancée ; bien que le vin abrége ſouvent la carriere de ceux qui en prennent avec excès L'eau vaut mieux que le vin pour les enfants ; ſon uſage n'eſt pas ſans danger , même pour ceux qui ſont dans la jeuneſſe & dans l'adoleſcence , à moins qu'il ne ſoit très trempé. Il convient davantage dans un âge

Tom. II.   M m

plus avancé, pourvu que rien ne s'y oppose.; ce qui le fait nommer le lait des vieillards. C'est avec raison qu'on regarde l'eau comme beaucoup plus salutaire que le vin, dans les constitutions chaudes, & sur-tout l'été. Quand on est accoutumé au vin, & qu'on n'en ressent aucune incommodité, il est permis de le préférer à l'eau; il vaut mieux encore pour les personnes foibles, & pour celles dont l'estomac est froid & délicat; mais les fébricitants, ceux qui sont sujets à de fréquentes douleurs de tête, les goutteux, les calculeux, &c...... doivent s'en abstenir. Il est bon d'ajouter qu'on a tout à redouter des fraudes & de la friponnerie de certains cabaretiers qui mélangent & falsifient leurs vins, & les rendent par là nuisibles. Il ne faut point boire de vins éventés, ni de ceux que les chaleurs de l'été ont fait tourner, ou qui sont gâtés par toute autre cause; on paie bien cher son imprudence. La moins bonne de toutes les boissons est ce que nous appellons *piquette* (*lora* vel *posca* vel *vinum secundarium*); on la prépare en versant de l'eau sur le marc, qu'on y laisse infuser & qu'on remet ensuite sous le pressoir; cette boisson, dont le peuple seul fait usage, & qui ne mérite pas le nom de vin, ne se conserve pas au-delà de l'hyver, s'aigrit aisément, trouble d'ailleurs l'estomac & cause des tranchées : ceux-là sur-tout doivent s'en abstenir qui ont des engorgements dans les viscères.

Il y a une infinité de sortes de vins, qui diffèrent entr'eux à raison de la couleur & de la consistance, de la saveur & de l'odeur, de l'âge & du sol : la maniere de le faire & le choix des espèces de raisin y entrent encore pour beaucoup.

A raifon de leur *couleur*, les vins font blancs, rouges ou pâles : les *blancs* portent peu d'eau ; ils fe diftribuent promptement dans tout le corps, & font uriner ; on les croit utiles aux gens de lettres, & à ceux qui fe plaignent de douleurs de tête ; mais leur ufage journalier & exceffif affecte ordinairement les organes de la digeftion : les *rouges* portent bientôt à la tête & enivrent ; plus propres à nourrir, ils reparent les forces, mais ils donnent naiffance aux obftructions ; ils occafionnent des amas de férofité, & le calcul fur-tout, lorfqu'ils font trop foncés & mal clarifiés : les *paillets* & les *clairets* tiennent le milieu ; ils conviennent affez aux vieillards, aux pituiteux, & à ceux qui mênent une vie fédentaire ; mais ils font nuifibles aux bilieux, & à ceux qui font exténués par le travail, la faim & la trifteffe ; fouvent enfin ils excitent des douleurs de tête, & attaquent les nerfs.

A raifon de leur *confiftance*, les vins font épais, tenus ou moyens : les *épais* font remplis de tartre, fortifient l'eftomac & nourriffent davantage ; ils font d'un bon fecours pour ceux qui font foibles ou preffés de la faim, auffi bien qu'à ceux qui vaquent à des travaux pénibles : ceux qui font *tenus* & *aqueux* paffent plus aifément & remédient aux obftructions, pourvu cependant qu'ils ne piquent pas trop fort la langue ; ils font encore convenables aux gens de lettres : les *moyens* poffédent les vertus de ces deux efpeces ; ils font d'un plus grand ufage, & fervent par-tout de boiffon ordinaire.

Eu égard à leur *faveur*, les vins font doux, acides, aufteres & infipides : les *doux*, connus fous le nom de *vins de liqueurs*, paffent pour plus

modérés ; ils lachent le ventre , nourrissent parfaitement & troublent moins le cerveau ; ils font
utiles aux personnes maigres & incommodées de
toux ; ils favorifent l'expectoration , mais ils
passent lentement , à moins qu'ils n'aient un peu
de montant ; ce qui les fait regarder comme
nuifibles pour ceux qui ont les visceres obftrués ,
auffi bien que pour les bilieux & ceux qui font
sujets aux flatuofités ; ceux enfin qui éprouvent
de fréquents retours de fievres doivent s'en abftenir. Les vins *acides* temperent l'ardeur du corps
& s'oppofent à la pourriture , mais ils caufent
des flatuofités , troublent le ventre & excitent
des tranchées. Les vins *âpres* & *acerbes* fortifient
l'eftomac & refferrent le ventre ; comme ils paffent très lentement , ils favorifent la naiffance
des obftructions & irritent les poumons.

L'*odeur* eft encore un moyen de diftinguer
les vins ; les plus exquis en ont une fuave &
qui approche de celle de la framboife ; comme ils
réparent promptement les forces, ils conviennent
aux vieillards ; d'où il faut conclure que ceux
qui exhalent une mauvaife odeur ne font pas
fains.

A raifon de l'*âge* ; les vins *nouveaux* , des trois
premiers mois fur-tout, qui confervent encore la
douceur défagréable du moût, font long-temps
portés de côté & d'autre dans les entrailles ;
ainfi ils paffent difficilement , & ce long féjour
caufe l'enflure des hypochondres , rend le fommeil inquiet , agité & turbulent : les vins troubles
& trop épais , qui n'ont point encore dépofé leur
lie, engendrent des obftructions,& donnent quelquefois naiffance à la pierre : lorfqu'il a paffé
trois ou quatre mois , on l'appelle vin de l'an-

née ; ce n'est guére la boisson des personnes aisées ou riches. Les vins *vieux* & *affoiblis*, deviennent balsamiques & fortifient l'estomac ; mais
ils portent à la tête & irritent les nerfs, à moins
qu'on ne les trempe beaucoup, & qu'on n'en
boive avec modération. On doit estimer comme
les plus salubres ceux de moyen âge, c'est-à-
dire ceux de deux, de trois ou de quatre ans,
que nous nommons *vins de deux, trois ou quatre
feuilles* ; ce sont sans contredit les meilleurs, tant
pour ceux qui se portent bien que pour les malades. Quand on les garde trop long-temps ils se
détériorent & perdent leur qualité ; ils deviennent insipides & comme sans force ; ils contractent même une certaine amertume, & de l'a-
cidité. Il n'en étoit pas ainsi de ces vins durables &
perpétuels des anciens, qui, par une préparation
particuliere approchoient de la consistance du
miel, & acqueroient même de la dureté, avec
un peu d'amertume : en cet état ils se conser-
voient cent ans & au-delà. Ils parvenoient à ce
dégré d'épaississement, non-seulement par vé-
tusté, mais parcequ'on les faisoit avec des raisins à demi cuits par la coction & par différents
mélanges : ces vins pouvoient porter vingt parties
d'eau. On ne doit donc plus être surpris de ce qu'on
raconte des vins d'Arcadie, tellement desséchés
dans des outres par la fumée, qu'on n'en buvoit
qu'après en avoir fait dissoudre la rasure dans de
l'eau.

On distingue encore par le *sol* ou le *pays*,
une nombre infini d'especes de vins différentes,
dont il est à propos de rapporter ici briévement
les principales. Parmi les vins grecs, tant vantés
par les anciens & les modernes comme une bois-

son exquife & délicieufe, on compte celui de *Chypre* (*vinum cyprium*) , qui fe garde très long-temps, qui eft balfamique & fort agréable à ceux qui y font accoutumés, bien qu'il fente un peu la poix ; non pas que ce goût lui foit propre & naturel , mais il lui vient des tonneaux où il eft enfermé ; il redonne des forces à l'eftomac , & eft utile pour ceux qui font foibles ; tout le monde peut en boire fans danger , pourvu que ce foit avec fobriété ; mais ce vin, qu'on trouve par-tout, eft rarement naturel & pur. Le vin de *Candie* (*vinum creticum*), eft placé au nombre des vins les plus exquis par nos Apicius modernes , principalement le *mufcat* & la *malvoifie* ; ce dernier n'eft autre-chofe que du mufcat cuit ; le vin de Candie ne le cede point au vin de Chypre , & poffede les mêmes vertus. Celui de *Stancou* (*vinum coum*) , qui eft affez doux , fort agréable , & d'une odeur très fuave , differe peu des précédents. Celui de *Chio* (*vinum chium*) , foit mufcat ou malvoifie , eft très vanté par les fins buveurs ; on l'eftime même plus que celui de Crète. Celui de *Mételin* (*vinum lesbium*), le dif-pute en bonté aux précédents ; mais on apporte rarement chez nous ce vin qui n'a point de pareil, & qu'on peut comparer au nectar. Ajoutons à ceux-ci les vins de Perfe & de Hongrie : parmi les premiers nous n'en connoiffons qu'une efpece, c'eft celui de *Schiras* (*vinum fchirafium*) très vanté par les voyageurs : il n'eft tranfporté en Europe que pour les tables de quelques grands feigneurs. Les vins de Hongrie font plus communs parmi nous ; le plus eftimé d'entr'eux eft fans contredit celui de *Tokai* (*vinum tockavienfe*), lequel, à raifon de fon fol, va de pair , au jugement de

nos Apicius avec celui de Canarie dont il a la
faveur & les vertus ; mais il ne souffre point
l'impression de l'air , & se trouble aisément à
moins qu'il ne soit de la premiere qualité , ou
qu'il ne soit venu sur le haut d'une montagne.

Le premier d'entre les vins d'*Italie* , est celui
d'*Albe* (*vinum albanum*) , ainsi nommé d'un territoire où furent jettés les premiers fondements
de Rome. Ce vin , très vanté par les anciens , &
qui faisoit les délices de leurs festins , le cédoit
à peine à celui de Falerne : il est encore estimé
aujourdhui , sans être aussi violent : mais il est
agréable à l'estomac ; sa saveur est douce , point
graisseuse ni âpre ; il ne porte point à la tête &
passe facilement , en sorte qu'on permet aux malades l'usage du rouge comme du blanc. Parmi
les vins qui approchent de celui ci , on compte
celui de *Monte-Fiascone* dans la Toscane (*vinum
faliscinum*) , lequel differe peu de celui d'Albe ;
d'une saveur très agréable ; il passe pour fort salubre , pourvu qu'on en prenne avec modération.
On donne de grands éloges au vin de Florence
(*vinum florentinum*) , sur tout au muscat ; & il le
dispute en excellence & en bonté aux vins grecs.
Celui de *Pérouse* (*vinum perusianum*) approche
beaucoup de celui de Florence ; il est fait avec le
raisin muscat ; il se transporte dans toute l'Europe pour être bu aux tables des riches. Celui de
Marciminien dans l Etat de Venise (*vinum vicen-
tinum*) , est doux & piquant , excellent & salubre ,
& n'est pas même interdit aux goutteux. Les vins
de Naples parmi lesquels tiennent le premier rang
ceux qu'on appelle *lacryma de Galliti* & *Chiarello
piquante* , sont d'une très belle couleur rouge &
d'une odeur suave ; comme ils sont légers &

doucâtres , ils poffédent une vertu tempérée ; ils paffent aifément , & l'emportent prefque fur tous les vins d'Italie. A ceux là on peut ajouter celui de Tarente , celui de Syracufe , & une infinité d'autres qui ne font point fans mérite , mais qui , je crois , font rarement apportés dans notre pays. Nous ne dirons rien des vins de Marogna , de Thaffo , de Nicouri , de Smyrne , de Falerne . de Sezza , de Cécube , de Maffique , de Gaurus , & autres extrêmement vantés par les anciens Grecs & les anciens Romains. André Baccius en a parlé fort au long ; ils ne font plus aujourd'hui en ufage ; on ne connoit que leurs noms ; il feroit donc inutile de nous en occuper , nous nous éloignerions de notre fujet. Mais ajoutons cependant que les vins d'Italie font plus doux que les autres , parceque pour les faire , on choifit des raifins mûrs & un peu féchés à l'air.

Parmi les vins d'*Efpagne* , les plus eftimés font, celui de *Malaga* (*vinum malacenfe*) , lequel eft gras & fe foutient long-temps ; on en tranfporte une immenfe quantité dans toute l'Europe : il releve les forces abattues , ce qui le rend très utile aux perfonnes foibles & convalefcentes : celui d'*Alicante* (*vinum alonenfe*) ; il eft rouge , épais , agréable ; il eft d'un grand fecours pour ceux qui font épuifés de laffitude & de fatigue ; il n'a point de pareil quand il s'agit de rétablir l'eftomac : le vin de teinte ne differe point de celui-là. Il faut mettre au nombre des plus excellents vins d'Efpagne, celui de *Xérès* (*vinum xerenfe*) , il convient fur-tout aux perfonnes foibles. Le vin de *Rota* (*vinum rotanenfe*), fi vanté pour redonner des forces, en approche beaucoup. Nous pouvons ajouter aux vins d'Efpagne celui des *Canaries*, qui est léger, très vanté, & qui se garde long-temps, est fait du moût cuit de raisins muscats ; il paroît l'emporter sur toutes les autres especes de malvoisie, & posséde les mêmes vertus. Le vin de *Madere* ne le céde point à celui des Canaries ; c'est un des meilleurs & des plus exquis. Il est bon de sçavoir que tous ces vins, tant d'Espagne, que des isles dont nous avons parlé, se préparent par la coction, ce qui fait qu'ils peuvent se garder long-temps ; qu'ils sont très agréables à l'estomac, & qu'ils relevent les forces abattues. Leur usage n'est cependant pas sans danger pour les tempéraments chauds ou bilieux ; mais quiconque veut se conserver en santé doit en user rarement & avec sobriété.

Les vins d'*Allemagne* sont d'un caractere différent : celui du *Rhin* (*vinum rhenanum*), qui tient le premier rang parmi eux, est ainsi nommé parcequ'il vient sur les bords de ce fleuve ; il est doux, tenu & un peu acide, ce qui le rend salutaire ; il passe d'ailleurs fort aisément ; il posséde une vertu temperée ; on le croit même utile aux scorbutiques. Le vin de la *Moselle* (*vinum mosellanum*) ne le cede point à celui du Rhin, & on lui reconnoît à peu près les mêmes vertus. De celui ci approche beaucoup le vin du *Mein* (*vinum mænanum*), qui croît auprès de ce fleuve, & qui se vend fort souvent pour celui du Rhin. Nous ne dirons rien de ceux de Baccarach, très vanté d'ailleurs, de Necker, & autres vins d'Allemagne, qu'on ne trouve point ou fort rarement chez nos marchands.

Il est temps de passer aux vins de *France*. On donne avec raison le premier rang à celui de *Bourgogne* (*vinum burgundiacum*), qu'on boit le plus

communément sur nos tables ; il a de la force
& du corps ; il est très agréable ; il se conserve
long temps sans rien perdre de ses qualités, &
supporte l'eau. Il nourrit fort bien , réchauffe
l'estomac ; il ne porte point à la tête à moins
qu'on n'en boive avec excès. On le transporte
dans toute l'Europe, & il se garde deux ou trois
ans. Parmi les vins de Bourgogne , on vante
extrêmement celui de *Beaune* (*vinum belnense*)
qui l'emporte presque sur tous ceux de cette con-
trée. Le vin de *Lyon* , & principalement celui
de *Condrieux* (*vinum lugdunense*) , qui est fort
& exquis, n'est point inférieur à celui de Bourgogne ; il peut se garder plus long-temps. Celui
de *Champagne* (*vinum campanum*) , qu'on sert
dans les repas splendides, est léger & chaud dans
la bouche ; son odeur est très agréable ; il est doux
& un peu acide ; il n'est guere capable de supporter l'eau : il ranime les esprits ; fait couler les
urines ; cependant il enivre aisément : on le
transporte dans les pays les plus éloignés. Le vin
de *Bordeaux* (*vinum burdigalense*) , & sur-tout
de *Grave* & de *Pontac* , qui est tantôt jaunâtre,
tantôt un peu noir & ayant du corps , légérement
âpre , agréable à l'estomac , nourrit beaucoup ,
enivre difficilement. Il est bon d'observer que
les vins de Bourgogne sont bien meilleurs après
avoir été transportés. Celui d'*Orléans* (*vinum
aurelianense*) , est blanc & rouge, vineux & de
consistance moyenne, agréable ; mais il enivre
aisément ; il n'est dans son état de perfection
que la seconde année ; alors il peut se conserver cinq & même six ans. Le vin d'*Anjou* (*vinum
andegavum*) , qui le plus ordinairement est
blanc, doux & vineux , est estimé & se garde

long-temps. Celui de *Poitou* (*vinum pictaviense*), qui eſt blanc & foible, légérement acerbe & un peu acide, approche beaucoup des vins du Rhin. Celui de *Paris* (*vinum pariſinum*) a peu de ſaveur ; on n'en fait pas grand cas ; il ne porte guere l'eau ; il n'eſt bon que vieux ; il ſert communément de boiſſon aux perſonnes les moins aiſées : cependant on le donne rarement pur ; on le vend dans les tavernes, ſous un autre nom, mélangé & frelaté.

Mais les vins du *Dauphiné*, du *Languedoc*, & de *Provence*, ſont bien ſupérieurs aux autres vins de France dont nous venons de parler. Parmi ceux du *Dauphiné*, on donne les plus grands éloges à celui qu'on appelle de l'*Hermitage* ; il a une légere couleur rouge ; il eſt un peu auſtere ; d'ailleurs il ne fait point de mal ; il eſt agréable à l'eſtomac, & eſt d'une ſaveur des plus exquiſes. On n'eſtime pas moins celui de *Côterotie*, ſi recherché des fins buveurs. Le *Languedoc* produit des vins qui ne ſont pas inférieurs aux précédents : le plus fameux eſt connu ſous le nom de vin de *Frontignan*, ſoit blanc ou muſcat ; il eſt fort & généreux ; il l'emporte peutêtre ſur tous les vins de France. On ne célebre pas moins le vin de *Lunel*, dont il y a auſſi de deux ſortes, blanc & rouge, & qui poſſede les mêmes qualités : ſans parler du vin de *Tavel*, ni d'une infinité d'autres produits dans des lieux obſcurs. La *Provence*, fertile en vignes excellentes, & de toute eſpece, fournit des vins forts & ardents, rouges, blancs, légérement colorés, jaunâtres & muſcats, qu'on doit toujours tremper ſi l'on ne veut pas qu'ils portent à la tête. Les meilleurs & les plus exquis, ſont les vins de la *Marque* & de *Géménos*, proche de Toulon ; ceux de *Barbantane* & de *Caux*, proche d'Arles ; ceux de *Riès*, de *Roquevaire*, d'*Aubagne* & de *Cante-perdrix* ; les vins blancs de *Caſſis*, de *Marignane* & de *Canes* ; les vins muſcats de *S. Laurens*, de la *Ciotat* & de *Cuers* ; & beaucoup d'autres dont la ſaveur eſt très agréable, & qui rétabliſſent merveilleuſement les forces abattues, mais auxquels, par je ne ſçais quelle fatalité, on ne donne point les éloges qu'ils méritent. Ces vins l'emporteroient peut-être ſur tous ceux de France, & ſur d'autres ſi vantés d'ailleurs, ſi l'on pouvoit aiſément les tranſporter, & s'ils étoient de garde. C'eſt à deſſein que nous ne parlerons pas d'une infinité d'autres eſpeces de vins étrangers, le travail ſeroit trop long, & de peu d'utilité.

LE VIN CUIT (*carenum vel vinum decoctum*), très commun en Italie, en Languedoc & en Provence, ſe fait avec du moût de raiſins blancs, choiſis & bien mûrs, cuit juſqu'à la diminution de deux tiers, & écumé avec ſoin ; puis fortement agité tandis qu'il eſt chaud, juſqu'à ce qu'il ſoit refroidi. On garde ce vin dans des tonneaux ; il ſe conſerve très long-temps, & fournit une boiſſon très agréable, laquelle eſt extrêmement utile aux perſonnes foibles & convaleſcentes, & ne cauſe de mal à qui que ce ſoit, pourvu qu'on en boive à propos & avec modération. Si l'on emploie pour le préparer du moût de raiſins muſcats, il en réſulte un vin très exquis nommé *malvoiſie* : ce nom, ainſi que nous l'avons déja inſinué, eſt donné à différents vins étrangers fort vantés, auxquels ne ſont pas inférieurs les malvoiſies de Languedoc & de Provence, qui suivant certains gourmets n'ont point leurs semblables, & qui transportés à Paris y sont débités par les marchands sous les noms de différents vins étrangers.

Pour ne pas être trop longs, nous ne parlerons pas des vins des Indes orientales & occidentales, qu'on prépare avec le suc de divers végétaux, & qui, si je ne me trompe, ne sont jamais apportés en Europe. Mais il est bon de dire quelque chose d'une infusion vineuse, autrefois fort célebre, & aujourd'hui peu usitée, désignée chez nous sous le nom d'*hippocras* (*vinum hippocratum*). Pour le faire, on prend une once de cannelle bien concassée, un scrupule de noix muscade, une livre de sucre blanc ; on met infuser le tout pendant vingt quatre heures dans six livres d'excellent vin rouge ou blanc ; après l'avoir filtré deux ou trois fois, on le conserve pour l'usage. Ce breuvage plaît à quelques-uns ; il convient aux personnes foibles & aux convalescents ; il rétablit les forces de l'estomac & aide à la digestion ; cependant son usage doit être interdit pour ceux qui se plaignent de chaleur d'entrailles ; on sçait que rien n'est si pernicieux pour eux que les choses chaudes & les aromates.

L'EAU DE VIE OU L'ESPRIT DE VIN (*Aqua vitæ* vel *spiritus vini*), que le petit peuple nomme *brandevin*, se tire par la distillation, du vin, aussi bien que de la biere, du pommé, du poiré, de l'hydromel vineux & d'autres liqueurs fermentées. On rend cette liqueur plus subtile par des distillations réitérées. Les anciens étoient si tempérants qu'ils ne buvoient point de vin & en modéroient la force avec de l'eau ; aujourdhui afin de le boire plus pur, on a recours à l'art pour lui ôter l'eau qu'il contient naturellement; cependant cette liqueur très chaude & très pénétrante, dont l'usage entraîne la perte & la destruction de la santé, fait les délices des paysans, des portefaix, des matelots & du bas peuple: mais les plus riches boivent différentes liqueurs ardentes dont la base est l'eau de vie, liqueurs pernicieuses avec lesquelles on avale un poison très destructeur. L'eau de vie ordinaire, bue à propos, & à une dose convenable, a pourtant son mérite, car elle fortifie l'estomac, dissipe les vents, répare très promptement les esprits épuisés par la veille, par la faim & par toute autre cause: elle rétablit les forces, & s'oppose à l'infection de l'air. Néanmoins son usage journalier & excessif devient très nuisible; car outre l'ivresse, la plus dangereuse de toutes, elle éteint sensiblement la chaleur naturelle, affoiblit le ton de l'estomac, détruit l'appétit, desséche les organes & coagule les humeurs, à l'exception de l'urine & de la bile; d'où s'ensuivent la cachexie, les obstructions, l'hydropisie, les tremblements des membres, l'imbécillité, &c. L'eau de vie ne fait pas seulement la base des différentes liqueurs si vantés par les buveurs; elle sert encore pour confire & pour conserver toutes sortes de fruits; par le plus funeste de tous les abus, elle est même fort souvent employée par les cuisiniers.

La biere (*Cerevisia*), est une liqueur faite avec l'orge, ou tout autre grain fromentacée, avec l'eau & le houblon; & qui devient claire ensuite après une fermentation convenable: elle sert de boisson au lieu de vin à différents peuples septentrionaux chez lesquels il ne croît point

de vignes. On laiſſe macérer ces grains juſqu'à ce
qu'ils ſe gonflent & commencent à germer ; on
les met enſuite ſécher au ſoleil ou au four, afin
de pouvoir les réduire en une farine groſſiere,
qu'on fait cuire dans l'eau ; on paſſe la liqueur,
& l'on remet la colature ſur le feu avec des fleurs
de houblon ; on l'agite & on la coule de nouveau ;
enfin, après avoir ajouté de la levure de biere,
on la laiſſe fermenter ; lorſque la liqueur a dépoſé ſes feces, & eſt bien éclaircie, on l'enferme
dans des tonneaux. Ainſi que le vin la biere enivre, ſi l'on en boit avec excès ; d'ailleurs elle
n'eſt point mal ſaine pour ceux qui y ſont accoutumés : les peuples qui n'ont point de vin &
auxquels la biere en tient lieu, ſont ordinairement plus grands & plus forts que les autres
hommes. Il n'eſt donc point douteux qu'elle ne
nourriſſe beaucoup, qu'elle n'engraiſſe même :
outre cela elle étanche la ſoif, porte au ſommeil, & paroît calmer l'ardeur du ſang ; de ſorte
que des Médecins expérimentés en permettent
l'uſage à ceux mêmes qui ont la fievre, pourvu
cependant qu'elle ſoit limpide, d'une belle couleur, d'une ſaveur agréable, ni trop nouvelle
ni trop vieille : elle n'eſt pourtant point exempte
de danger, car elle cauſe ſouvent de flatuoſités ;
elle gonfle le ventre & les hypochondres ; elle excite des tranchées ; elle paſſe difficilement ; elle
fatigue l'eſtomac, agace les nerfs, attaque les
reins & la veſſie ; procure une fauſſe gonorrhée,
ſans parler des obſtructions & du calcul qu'elle
favoriſe. Ces maux ſont principalement occaſionnés par la biere de mauvaiſe qualité, par celle
qui eſt aigre & corrompue. Nous avons déja inſinué qu'il y avoit différentes manieres de préparer

la biere , d'où il résulte qu'elle a différentes qualités , lesquelles dépendent aussi du dégré d'ancienneté , du lieu , des eaux : la meilleure est celle qui se fait dans les pays septentrionaux.

L'HYDROMEL VINEUX (*Hydromel vinosum*) ; ainsi nommé, pour le distinguer de celui des boutiques, & qui se fait sur le moment (on en a parlé dans la Matiere Médicale), n'est autre chose que du miel dissous dans de l'eau , dans la proportion qu'un œuf puisse se soutenir au dessus de la liqueur ; après l'avoir fait cuire , écumer , puis fermenter , on l'enferme dans des tonneaux comme le vin. L'hydromel le plus estimé, differe peu du vin d'Espagne par sa saveur ; ainsi on ne doit pas être surpris que cette liqueur fasse les délices des habitants de la Lithuanie , de la Pologne & de la Moscovie ; on la préfere même au vin, quelque généreux qu'il soit. On en prépare dans ces pays une si grande quantité , qu'on n'a presque pas besoin d'autre boisson. L'hydromel n'est pas mal sain, si l'on en boit avec modération & à propos ; car il reveille l'appétit languissant , lâche le ventre : on dit même qu'il convient aux phthisiques & à ceux qui sont en consomption. Lorsqu'il est nouveau cependant il cause des nausées , & trouble le ventre ; il enivre d'ailleurs aussi bien que le vin & la biere.

LE CIDRE (*Pomaceum*) se prépare avec certaines pommes acides, à peine mangeables, ou cueillies avant leur parfaite maturité , écrasées & mises ensuite sous le pressoir. On laisse fermenter ce suc ainsi exprimé , & déposer exactement ses feces afin qu'il devienne clair & limpide. Il est potable lorsqu'il est doux avec un certain piquant ou stimulus ; en cet état il est peu inférieur

au

au vin en saveur & en vertus. Suivant la qualité
& la nature des pommes , & gardé un certain
temps , mais pas trop , le cidre est plus ou moins
estimé : celui qui est bien fait , sur-tout celui de
Normandie peut se conserver , sans se gâter , pendant trois ou quatre ans : lorsqu'il est parvenu à
un certain dégré de veillesse, il passe pour être fort
généreux. Il enivre comme le vin , si on en prend
outre mesure ; cette ivresse est de plus longue
durée & plus dangereuse que toute autre. D'ailleurs le cidre ne cause point de mal ; car dans les
lieux où il sert de boisson ordinaire les hommes y sont sains , forts & ont une couleur ver-
meille ; il attaque moins le genre nerveux que
le vin ; on dit même qu'il est utile aux mélancholiques & aux scorbutiques Parmi les pommes
destinées à faire le cidre , les meilleures sont
celles qui ont des stries rougeâtres bien qu'elles
soient d'un goût désagréable , & qu'elles approchent
chent beaucoup de la nature fait de pommes sauvages. En effet , le pommé fait de pommes acerbes
se conserve plus long temps , pourvu néanmoins
qu'elles aient acquis une certaine maturité , autrement il s'aigrit : mais si l'on emploie des fruits
d'été , & de ceux qui durent peu , le cidre qu'on
en tire ne demeure pas long-temps dans sa vigueur , il se corrompt bien-tôt.

Le poirée (*Pyraceum*) , est une liqueur vineuse , faite avec des poires acerbes, approchante
du pommé ; elle passe pour être plus vineuse. On
tire le suc des poires de la même maniere que
celui des pommes ; on le laisse ensuite reposer &
fermenter , jusqu'à ce que les feces soient tombées au fond du vase , & que la couleur soit
devenue limpide & claire. On le porte ensuite

au cellier, ainsi que le vin & le pommé; mais au commencement de l'été le poiré perd sa force & s'aigrit ordinairement; plus les poires qu'on emploie sont acerbes, plus il se garde long-temps, mais aussi moins il est bon. Le poiré approche un peu du vin blanc; cependant comme il est un peu plus doux, plusieurs personnes ne s'en soucient point; ce qui fait qu'on abandonne aux plus pauvres cette boisson, avec laquelle ils s'enivrent souvent, comme avec le vin & les autres liqueurs fermentées. Le pommé & le poiré, toutes choses égales d'ailleurs, paroissent causer moins de mal que le vin. Par la distillation on tire du poiré, de même que du pommé & de la biere, une liqueur chaude & très pénétrante, qui, comme nous l'avons déja remarqué, posséde à-peu-près les mêmes qualités que l'eau de vie ou l'esprit de vin.

BOISSONS DOMESTIQUES.

LE THÉ (*Thea*). On connoît sous ce nom, des feuilles un peu vertes ou brunes d'un arbrisseau de la Chine & du Japon, qui, au rapport de PLUKENET, a l'apparence de l'Evonymus, & dont on trouve une excellente figure dans KOEMPFER. On torréfie ces feuilles dans un four, pour leur ôter, dit-on, leur qualité délétere. Tout le monde sçait que vertes & roulées elles servent à préparer une boisson que quelques personnes trouvent fort agréable, & que d'autres vantent avec une sorte d'enthousiasme, puisque ses vertus ne sont guére sensibles, si ce n'est qu'elle contribue un peu à réchauffer la tête, & à disfiper l'ivreſſe. Quant aux autres vertus qu'on lui donne, ne ſont elles pas plutôt dues à l'eau chaude ? Cependant ſon uſage immodéré affoiblit l'eſtomac, irrite les nerfs & cauſe le tremblement ; ce qui fait que quelques Médecins en proſcrivent l'uſage ; de ce nombre ſont KOEMPFER, TRILLER & TISSOT ; nous nous rangeons volontiers de leur côté. Il y a outre cela une grande quantité de plantes indigenes, telle que la véronique, la méliſſe, la ſauge, &c. avec leſquelles on peut préparer des boiſſons agréables & nullement dangereuſes. On verſe ſur une pincée environ de ces feuilles entieres, une livre d'eau chaude peu-à-peu ; on la boit chaude, après y avoir mis du ſucre ; quelques uns, pour la rendre plus agréable y ajoutent du lait ; mais d'ailleurs elle n'a peut-être point d'autre ſaveur que celle qu'elle reçoit du ſucre.

LE CAFFÉ (*Caffetum*), eſt une graine aſſez épaiſſe, de figure ovale, qu'on nous apporte des deux Indes ; elle eſt double, & ſe trouve comme des noyaux dans une enveloppe ou fruit d'une eſpece de jaſmin de l'Inde, dont il eſt fait mention dans les Mémoires de l'Académie des Sciences. Tout le monde ſçait qu'avec ces grains torréfiés, à la doſe d'une once pour chaque livre d'eau, on prépare une boiſſon fort agréable & à laquelle on donne le même nom ; comme le vin on le diſtribue dans des lieux publics ; depuis un nombre d'années il eſt devenu parmi nous d'un uſage preſque général. Le caffé, qui tient le premier rang parmi les boiſſons qu'on prend chaudes, releve les forces, aide un peu à la digeſtion des aliments, ce qui le rend utile à ceux qui ont beaucoup mangé ; il diſſipe l'ivreſſe ; il excite

quelquefois le ventre, les urines & les régles On
dit qu'il convient aux vieillards, à ceux qui ont
beaucoup d'embonpoint, à ceux qui menent une
vie sédentaire, aux gens de lettres, à ceux qui
ne boivent que de l'eau, aux pituiteux, à ceux
qui sont sujets aux catarrhes & au vertige, à
ceux enfin qui sont trop portés au sommeil. On
prétend encore qu'il amortit les désirs vénériens
& qu'il prévient le rhachitis. Il est nuisible aux
jeunes gens, aux personnes maigres, aux bilieux,
aux mélancholiques, aux scorbutiques & dans
tous les cas d'hémorrhagie. Les femmes sujettes
à faire des fausses couches, les hystériques, celles
qui ont des flueurs blanches doivent s'interdire
l'usage du caffé ; il agace fortement les nerfs,
empêche de dormir ; excite chez quelques-uns
le tremblement, & la paralysie ; il cause des érésipeles, & d'autres éruptions cutanées. Quant à
la maniere de préparer cette boisson, elle est très
connue ; il seroit inutile par conséquent de nous
y arrêter ; mais il est à propos d'observer que si
dans douze onces de cette infusion réduites à
trois ; on mêle une égale quantité de suc de limons ; on obtient un excellent fébrifuge, dont
l'efficacité est prouvée par un grand nombre d'expériences : nous en avons parlé ailleurs. A tout
ce qui vient d'être dit, il est bon d'ajouter que
plusieurs emploient à la maniere du caffé, le seigle, l'orge, les feves, &c. & que la boisson qu'on
en prépare est agréable au goût, & approche assez
de celle où entre le caffé. Il y en a qui font grand
cas d'une boisson préparée avec les grains de
caffé crus ; en voici le procédé: Prenez un gros de
caffé crud en poudre, qu'on mettra bouillir pendant un demi-quart d'heure dans huit onces d'eau;

après avoir couvert le vafe on laiffera repofer la
liqueur jufqu'à ce qu'elle foit claire & limpide ;
on la boira alors chaude , peu-à-peu , comme le
caffé ordinaire. Cette boiffon , dont la faveur eft
très agréable , & d'une belle couleur citrine ,
favorife la digeftion , dégage la tête , tempere
l'âcreté de l'urine , & paffe pour être utile dans
la toux.

LE CHOCOLAT (*Chocolatum*) , qu'on peut mettre également , & parmi les aliments & parmi les
boiffons , eft compofé , comme chacun fçait , de
cacao torréfié , de vanille & de fucre , bien broyés
& bien mêlés. Perfonne n'ignore auffi qu'on diffout une once de cette maffe dans fix onces d'eau
bouillante , & qu'on la remue fortement avec une
fpatule de bois d'une forme particuliere , jufqu'à
ce qu'elle devienne écumeufe : on a alors cette
boiffon appellée *chocolat* , qu'on prend chaude , &
qui eft très ufitée parmi nous ; au lieu d'eau on
peut employer du lait de vache ou du lait d'a-
mandes ; on y ajoute , fi l'on veut , pour la rendre plus agréable , des aromates , comme du poivre , du girofle , de l'anis , de l'ambre gris , du
mufc , &c... mais ces ingrédients communiquent
fouvent au chocolat des qualités nuifibles ; il eft
plus fain s'il eft fait feulement avec le cacao & le
fucre , auxquels on aura ajouté un peu de vanille ;
on donne à cette préparation plus fimple le nom
de *chocolat de fanté* ; il eft ftomachique & pectoral. Nouveau , il eft bon pour les vieillards , les
perfonnes foibles & les convalefcents , auffi bien
que pour ceux qui font exténués après un travail
long & pénible ; il nourrit en effet ; il rétablit les
forces , & favorife la digeftion ; c'eft avec raifon
qu'on le croit d'un fecours certain contre la toux

& la phthisie, à moins qu'il n'y ait trop d'aromats. Il est nuisible aux hypochondriaques, aux gens de lettres & à ceux qui n'y sont pas accoutumés : il est à craindre que son usage trop long-temps continué ne cause des obstructions au foie, ce que l'expérience ne prouve que trop. Si l'on en prend plus souvent qu'il ne faut, ou en trop grande quantité, quelqu'excellent qu'il soit, il peut exciter des nausées & même le vomissement. On n'est pas assuré de la vertu des autres especes de chocolat que chacun compose à sa maniere. Nous avons fait mention, en parlant des chataignes, d'une sorte de chocolat qui se prépare sur le moment.

Pour ne pas tomber dans des répétitions inutiles, nous n'ajouterons rien à ce que nous avons dit dans la Matiere Médicale, au sujet de l'orgeat, de l'amandé, de la limonade, &c. nous remarquerons seulement que ces boissons, très froides, ne sont pas sans danger, si l'on en prend avec excès, puisqu'elles peuvent occasionner la stupeur de l'estomac, d'où s'ensuit insensiblement la lésion de l'organe principal de la digestion : elles sont cependant moins pernicieuses, si on les prend peu-à-peu ; la raison en est facile à saisir. C'est à dessein que nous ne nous arrêtons pas à rapporter plusieurs autres sortes d'aliments & de boissons très usitées parmi certaines nations & inconnues chez nous, de peur de grossir mal-à-propos notre ouvrage de choses étrangeres, futiles ou inutiles.

F I N.

TABLE DES MATIERES.

A

C.

Oo ij

E.

I.

Injection

Tome II.   P p

N.

O.

Magistrales internes.

Magistrales externes.

Tom. II.

Qq

Qq iij

Qq iv

Fin de la Table des Matieres.

P R I V I L E G E   D U   R O I.

me, pendant le temps de *vingt années* confécutives; à compter du jour de la date des Préfentes, fans toutefois qu'à l'occafion des Ouvrages ci deffus fpécifiés, il en puiffe être imprimé d'autres qui ne foient pas de ladite Académie : Faifons défenfes à toutes fortes de perfonnes, de quelque qualité & condition qu'elles foient, d'en introduire de réimpreffion étrangere dans aucun lieu de notre obéïffance ; comme auffi à tous Libraires & Imprimeurs d'imprimer ou faire imprimer, vendre, faire vendre, & débiter lefdits Ouvrages, en tout ou en partie, & d'en faire aucunes traductions ou extraits, fous quelque prétexte que ce puiffe être, fans la permiffion expreffe & par écrit defdits Expofants, ou de ceux qui auront droit d'eux, à peine de confifcation des Exemplaires contrefaits, de trois mille livres d'amende contre chacun des contrevenants, dont un tiers à Nous, un tiers à l'Hôtel Dieu de Paris, & l'autre tiers auxdits Expofants, ou à celui qui aura droit d'eux, & de tous dépens, dommages & intérêts ; à la charge que ces Préfentes feront enregiftrées tout au long fur le Regiftre de la Communauté des Libraires & Imprimeurs de Paris, dans trois mois de la date d'icelles ; que l'impreffion defdits Ouvrages fera faite dans notre Royaume, & non ailleurs, en bon papier & beaux caracteres, conformément aux Réglements de la Librairie ; qu'avant de les expofer en vente, les Manufcrits ou Imprimés qui auront fervi de copie à l'impreffion defdits Ouvrages, feront remis ès mains de notre très cher & féal Chevalier le fieur D'AGUESSEAU, Chancelier de France, Commandeur de nos Ordres ; & qu'il en fera enfuite remis deux Exemplaires dans notre Bibliotheque publique, un dans celle de notre Château du Louvre, & un en celle de notredit très cher & féal Chevalier le fieur D'AGUESSEAU, Chancelier de France ; le tout à peine de nullité des Préfentes : du contenu defquelles vous mandons & enjoignons de faire jouir lefdits Expofants & leurs ayant caufe pleinement & paifiblement, fans fouffrir qu'il leur foit fait aucun trouble ou empêchement. Voulons que la copie des Préfentes, qui fera imprimée tout au long au commencement ou à la fin defdits Ouvrages, foit tenue pour duement fignifiée, & qu'aux copies collationnées par l'un de nos amés & féaux Confeillers-Secrétaires, foi foit ajoutée comme à l'Original. Commandons au premier notre Huiffier ou Sergent fur ce requis, de faire pour l'exécution d'icelles, tous actes requis & néceffaire, fans demander autre permiffion, & nonobftant Clameur de Haro, Charte Normande, & Lettres à ce contraires : CAR tel eft notre plaifir. DONNÉ à Paris, le onzieme jour du mois d'Août, l'an de grace mil fept cent cinquante, & de notre Regne le trente-neuvieme. Par le Roi en fon Confeil. MOL.

Regiftré fur le Regiftre XII de la Chambre Royale & Syndicale des Libraires & Imprimeurs de Paris, N 410, fol 404, conformément au Réglement de 1723, qui fait défenfes, article 4, à toutes perfonnes, de quelque qualité & condition qu'elles foient, autres que les Libraires & Imprimeurs, de vendre, débiter & faire afficher aucuns Livres pour les vendre, foit qu'ils s'en difent les Auteurs ou autrement ; à la charge de fournir à la fufdite Chambre huit exemplaires de chacun, prefcrits par l'article 108 du même Réglement. A Paris, le 5 Juin 1750. Signé, LEGRAS, Syndic.